O LIVRO DA MEDICINA

O LIVRO DA MEDICINA

GLOBOLIVROS

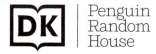

DK LONDRES

EDITORA DE ARTE SÊNIOR
Helen Spencer

EDITORAS SENIORES
Camilla Hallinan, Kathryn Hennessy, Laura Sandford

EDITORAS
Anna Cheifetz, Lydia Halliday, Joanna Micklem, Victoria Pyke, Dorothy Stannard, Rachel Warren Chadd

ILUSTRAÇÕES
James Graham

GERENTE DE CRIAÇÃO DE CAPA
Sofia MTT

EDITOR DE PRODUÇÃO
George Nimmo

PRODUTORA
Nancy-Jane Maun

EDITOR-CHEFE SÊNIOR DE ARTE
Lee Griffiths

EDITOR-CHEFE
Gareth Jones

DIRETORA DE PUBLICAÇÕES ASSOCIADA
Liz Wheeler

DIRETORA DE ARTE
Karen Self

DIRETOR DE DESIGN
Philip Ormerod

DIRETOR DE PUBLICAÇÕES
Jonathan Metcalf

GLOBO LIVROS

EDITOR RESPONSÁVEL
Lucas de Sena

ASSISTENTE EDITORIAL
Renan Castro

TRADUÇÃO
Cristina Yamagami

CONSULTORIA
Arnaldo Lichtenstein

PREPARAÇÃO DE TEXTO
Fernanda Marão

REVISÃO DE TEXTO
Vanessa Raposo

DIAGRAMAÇÃO
Crayon Editorial

Publicado originalmente na Grã-Bretanha em 2019 por Dorling Kindersley Limited, 80 Strand, London, WC2R 0RL.

Copyright © 2019, Dorling Kindersley Limited, parte da Penguin Random House

Copyright © 2023, Editora Globo S/A

Todos os direitos reservados. Nenhuma parte desta edição pode ser utilizada ou reproduzida – em qualquer meio ou forma, seja mecânico ou eletrônico, fotocópia, gravação etc. – nem apropriada ou estocada em sistema de banco de dados sem a expressa autorização da editora.

1ª edição, 2023 — 1ª reimpressão, 2024

Impressão: COAN

For the curious
www.dk.com

CIP-BRASIL. CATALOGAÇÃO NA PUBLICAÇÃO
SINDICATO NACIONAL DOS EDITORES DE LIVROS, RJ

L762

O livro da medicina / Anna Cheifetz ... [et al.] ; ilustração James Graham ; tradução Cristina Yamagami. - 1. ed. - Rio de Janeiro : Globo Livros, 2023.
336 p. (As grandes ideias de todos os tempos)

Tradução de: The medicine book
Inclui índice
ISBN 978-65-5987-132-2

1. Medicina - História. I. Cheifetz, Anna. II. Graham, James. III. Yamagami, Cristina. IV. Série.

23-86289
CDD: 610.9
CDU: 616(09)

Meri Gleice Rodrigues de Souza - Bibliotecária - CRB-7/6439

COLABORADORES

STEVE PARKER, CONSULTOR EDITORIAL

Steve Parker escreveu e editou mais de 300 livros informativos de ciências, em particular biologia, medicina e ciências biológicas afins. Ele é bacharel em zoologia, fellow científico sênior da Sociedade Zoológica de Londres e autor de livros para várias idades e editoras. Recentemente ganhou o Prêmio de Compreensão Pública da Ciência da Associação Médica Britânica por *Kill or Cure: An Illustrated History of Medicine*.

JOHN FARNDON

John Farndon é um escritor de livros científicos que já foram indicados cinco vezes para o Prêmio de Livros Científicos para Jovens da Royal Society, entre eles *The complete book of the brain* e *Project body*. John já escreveu ou contribuiu para cerca de mil livros sobre vários assuntos, entre eles a história da medicina. Colaborou em livros importantes como *Science* e *Science Year By Year* e para o site do Prêmio Nobel de Fisiologia ou Medicina.

TIM HARRIS

Tim Harris é um autor amplamente publicado de ciências e natureza para crianças e adultos. Escreveu mais de cem livros de referência, principalmente educacionais, e colaborou em muitos outros, incluindo *Knowledge encyclopedia human body!*, *An illustrated history of engineering*, *Physics matters*, *Great scientists*, *Exploring the solar system* e *Routes of science*.

BEN HUBBARD

Ben Hubbard é um talentoso autor de não ficção para crianças e adultos. Tem mais de 120 livros publicados e já escreveu sobre temas como espaço, samurais, tubarões, venenos, animais de estimação e os Plantagenetas. Seus livros foram traduzidos para mais de uma dúzia de idiomas e são encontrados em bibliotecas de todo o mundo.

PHILIP PARKER

Philip Parker é um autor aclamado pela crítica, editor premiado e historiador especializado no mundo clássico e medieval. É autor do *Guia ilustrado Zahar: história mundial*, *The Empire Stops Here: A Journey Around the Frontiers of the Roman Empire* e *A History of Britain in Maps* e colaborou em *Medicine*, da DK. Ele atuou como diplomata nas relações do Reino Unido com a Grécia e o Chipre e é formado em relações internacionais pela Escola de Estudos Internacionais Avançados da Universidade Johns Hopkins.

ROBERT SNEDDEN

Robert Snedden tem mais de quarenta anos no mundo editorial, pesquisando e escrevendo livros de ciência e tecnologia para jovens sobre temas que vão desde ética médica, autismo, biologia celular, nutrição e o corpo humano até exploração espacial, engenharia, computadores e a internet. Também contribuiu para livros de história da matemática, engenharia, biologia e evolução e escreveu livros para adultos sobre descobertas na matemática e na medicina e as obras de Albert Einstein.

SUMÁRIO

10 INTRODUÇÃO

MEDICINA ANTIGA E MEDIEVAL
PRÉ-HISTÓRIA A 1600

18 Um xamã para combater a doença e a morte
Medicina pré-histórica

20 Um especialista para cada doença
Medicina egípcia antiga

22 O equilíbrio dos *doshas* livra o corpo de doenças
Medicina ayurvédica

26 Reconstruímos o que a sorte tirou
Cirurgia plástica

28 Primeiro, não faça mal
Medicina grega

30 Corpo em equilíbrio
Medicina chinesa tradicional

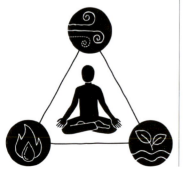

36 A natureza é o melhor médico
Fitoterapia

38 O diagnóstico requer observação e lógica
Medicina romana

44 Saiba as causas da doença e da saúde
Medicina islâmica

50 Erudito, especialista, engenhoso e adaptativo
Cirurgia e escolas médicas medievais

52 O vampiro da medicina
Sangria e sanguessugas

53 Guerras e o progresso da arte da cura
Medicina de combate

54 A arte da prescrição está na natureza
Farmacologia

60 Ensinar e aprender com dissecações
Anatomia

CORPO CIENTÍFICO
1600–1820

68 Ciclo de sangue
Circulação sanguínea

74 Uma doença conhecida já está meio curada
Nosologia

76 O desejo de um parto bom e rápido
Parteiras

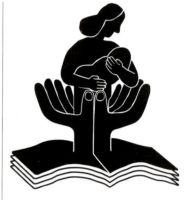

78 Trabalho e doenças adquiridas
Medicina ocupacional

80 As circunstâncias peculiares do paciente
História clínica

82 Restaurar a saúde dos enfermos com rapidez
Hospitais

84 A grande e desconhecida virtude da fruta
Prevenção do escorbuto

86 A eficácia da casca da árvore
Aspirina

88 A cirurgia torna-se uma ciência
Cirurgia científica

90 Atendimento prioritário aos gravemente feridos
Triagem

91 Uma visão peculiar
Daltonismo

92 Não mais temido, mas compreendido
Cuidados de saúde mental humanizados

94 Treinamento para o sistema imunológico
Vacinação

102 Semelhante cura semelhante
Homeopatia

103 Ouvir as batidas do coração
O estetoscópio

CÉLULAS E MICRÓBIOS
1820–1890

108 Sangue saudável para o enfermo
Transfusão de sangue e grupos sanguíneos

112 Calmante, tranquilizante e muito agradável
Anestesia

118 Lave as mãos
Higiene

120 A medicina requer homens e mulheres
Mulheres na medicina

122 Todas as células vêm de células
Histologia

124 Confundindo fumaça com fogo
Epidemiologia

128 Um hospital não deve adoecer os enfermos
Enfermagem e saneamento

134 Distúrbios no nível celular
Patologia celular

136 Sejam mestres da anatomia
O livro de anatomia de Gray

137 É preciso substituir o tecido cicatricial
Enxertos de pele

138 A vida está à mercê desses corpos minúsculos
Teoria dos germes

146 Um erro de impressão genética
Hereditariedade e doenças hereditárias

148 Todo mal surge das partículas
Antissépticos nas cirurgias

152 O campo dos fenômenos vitais
Fisiologia

154 Defesa contra intrusos
O sistema imune

162 Basta uma picada de mosquito
Malária

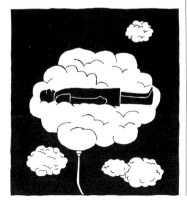

VACINAS, SOROS E ANTIBIÓTICOS
1890–1945

168 Resolvendo o enigma do câncer
Tratamentos do câncer

176 A sombra mais escura dos ossos
Raio-X

177 Os vírus são predadores alfa
Virologia

178 Os sonhos são a estrada para o inconsciente
Psicanálise

184 Deve ser um mensageiro químico
Hormônios e endocrinologia

188 Pulsos elétricos no coração
Eletrocardiografia

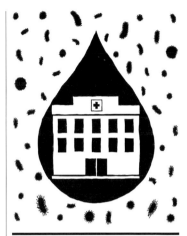

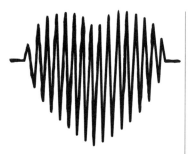

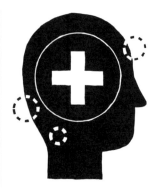

190 Trilhas de centelhas intermitentes e itinerantes
O sistema nervoso

196 Uma doença peculiar do córtex cerebral
Doença de Alzheimer

198 Balas mágicas
Entrega direcionada de medicamentos

200 Substâncias desconhecidas essenciais para a vida
Vitaminas e dieta

204 Um micróbio invisível e hostil
Bacteriófagos e terapia fágica

206 Uma forma enfraquecida do germe
Vacinas atenuadas

210 Imitando a ação do pâncreas
Diabetes e seu tratamento

214 Nenhuma mulher é livre se não for dona de seu corpo
Controle de natalidade

216 O maravilhoso fungo que salva vidas
Antibióticos

224 Novas janelas para o cérebro
Eletroencefalografia

226 Identificação precoce da doença silenciosa
Rastreamento oncológico

SAÚDE GLOBAL
1945–1970

232 Defendemos o direito de todos à saúde
Organização Mundial de Saúde

234 O rim artificial pode salvar uma vida
Diálise

236 Um antídoto dramático da natureza
Esteroides e cortisona

240 O efeito calmante
Lítio e transtorno bipolar

241 Uma penicilina psíquica
Clorpromazina e antipsicóticos

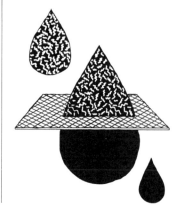

242 Mudando seu jeito de pensar
Terapia cognitivo-comportamental

244 Uma nova dimensão do diagnóstico
Ultrassom

245 Todas as células tinham 47 cromossomos
Cromossomos e síndrome de Down

246 Morte que se torna vida
Transplantes

254 Uma molécula promissora, porém rebelde
Interferon

255 Uma sensação para o paciente
Marca-passo

256 O centro da nossa resposta imunológica
Linfócitos e sistema linfático

258 O poder de decidir
Contracepção hormonal

259 Provas de segurança
A FDA e a talidomida

260 Retorno à locomoção
Cirurgia ortopédica

266 Fumar mata
Tabagismo e câncer de pulmão

268 Ajudando a viver até a morte
Cuidados paliativos

GENES E TECNOLOGIA
1970–HOJE

276 Evidências que curam
Medicina baseada em evidências

278 Vendo dentro do corpo
Ressonância magnética e imagiologia médica

282 Anticorpos sob demanda
Anticorpos monoclonais

284 Fizemos o que a natureza não faz
Fertilização in vitro

286 Vitória sobre a varíola
Erradicação global de doenças

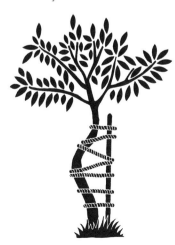

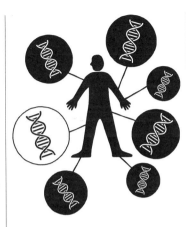

288 Nosso destino está em nossos genes
Genética e medicina

294 Um problema de todos
HIV e doenças autoimunes

298 Espiando pelo buraco da fechadura
Cirurgia minimamente invasiva

299 O primeiro vislumbre em nosso manual do usuário
O Projeto Genoma Humano

300 Consertando um gene defeituoso
Terapia genética

301 O poder da luz
Cirurgia ocular a laser

302 Esperança de novas terapias
Pesquisa de células-tronco

304 Quanto menor melhor
Nanomedicina

305 As barreiras do espaço e da distância caíram
Robótica e telecirurgia

306 O inimigo número 1 da saúde pública
Pandemias

314 Reprogramando uma célula
Medicina regenerativa

315 De cara nova
Transplantes de rosto

316 OUTROS NOMES IMPORTANTES

324 GLOSSÁRIO

328 ÍNDICE

335 CRÉDITOS DAS CITAÇÕES

336 AGRADECIMENTOS

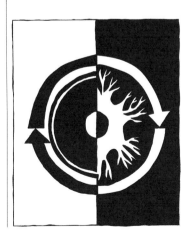

INTRODU

ÇÃO

INTRODUÇÃO

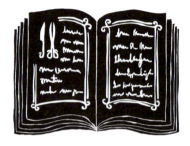 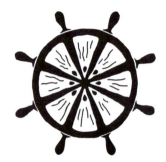 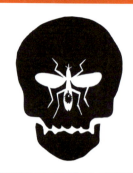

Doenças e enfermidades sempre nos acompanharam e encontrar maneiras de preveni-las e tratá-las pode ser literalmente uma questão de vida ou morte. Com o tempo, muitas novas técnicas foram testadas e várias descobertas importantes, como vacinas e antibióticos, mudaram o mundo, salvaram vidas ou restauraram a saúde das pessoas.

As primeiras práticas

Na Pré-História, as pessoas recorriam ao conhecimento tradicional, curandeiros e até magia quando adoeciam. Abordagens mais sistemáticas foram criadas e a cura ayurvédica surgiu na Índia antiga por volta de 3000 a.C. Muitas delas ainda têm diversos adeptos, como o sistema chinês de medicina, que inclui a acupuntura. Embora essas práticas tenham perdurado, as ideias que levaram à medicina atual, baseada na ciência, foram desenvolvidas na Grécia antiga.

No fim do século V A.E.C., o médico grego Hipócrates defendeu que a doença tem causas naturais e, portanto, também pode ter curas naturais. Este princípio orienta a medicina desde então. Hipócrates também fundou uma escola de medicina e os alunos se comprometiam com o dever de cuidar dos pacientes. Esse ideal, consagrado no Juramento de Hipócrates, segue orientando a ética e a prática médicas.

Os gregos não possuíam muitos tratamentos médicos e, como dissecar corpos era tabu, sabiam pouco de anatomia. As campanhas militares romanas ajudaram os médicos a criar técnicas cirúrgicas. O célebre médico romano Cláudio Galeno desenvolveu o conhecimento anatômico dissecando animais e estudando as feridas dos gladiadores.

Galeno escreveu os primeiros grandes manuais de medicina com abordagem meticulosa. Mas suas teorias tinham por base a ideia equivocada, vinda da Grécia antiga, de que as doenças são causadas pelo desequilíbrio entre

Curar quando possível, aliviar quando necessário, consolar sempre.
Hipócrates
(*c.* 460–*c.* 375 A.E.C.)

quatro fluidos corporais, os "humores": sangue, bile amarela, fleuma e bile negra. Essa ideia persistiu na Europa até o século XIX.

Investigação científica

Quando o Império Romano caiu, os ensinamentos de Galeno foram preservados no mundo islâmico por acadêmicos–médicos que criaram novas técnicas cirúrgicas e medicamentos inovadores. Al-Razi foi pioneiro em tratamentos com drogas químicas e Avicena escreveu a obra definitiva *O cânone da medicina*.

Mais para o fim do período medieval, os conceitos médicos do mundo islâmico e de Galeno voltaram para a Europa. Escolas de medicina baseadas nas práticas galênicas e islâmicas foram criadas em universidades de cidades como Salerno e Pádua. A medicina foi reconhecida como um tema legítimo de estudo acadêmico e a Renascença inaugurou uma nova era de descobertas baseadas em pesquisas e observações.

Em meados do século XVI, as dissecações detalhadas do médico flamengo Andreas Vesalius começaram a criar uma imagem precisa da anatomia humana. Os médicos também aprenderam sobre a fisiologia: a ciência do funcionamento do corpo. Um grande

INTRODUÇÃO 13

 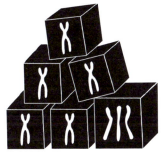 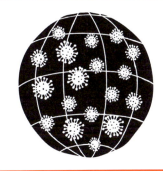

avanço foi a demonstração do médico inglês William Harvey, em 1628, de que o coração é uma bomba que faz o sangue circular pelo corpo.

O progresso no tratamento de doenças foi lento. No século XVI, o médico e alquimista suíço Paracelso lançou a ideia do corpo como um sistema químico que poderia ser tratado quimicamente. Sua sugestão quanto ao uso do mercúrio para tratar a sífilis foi um padrão por quase 400 anos, mas a abordagem química só foi aplicada em terapias medicamentosas no século XX.

Combatendo doenças

O combate a doenças ganhou força em 1796, quando o médico britânico Edward Jenner criou uma vacina contra a varíola. Em 1881, o químico francês Louis Pasteur demonstrou que a vacinação poderia combater outras doenças e hoje a busca por vacinas é uma área importante da pesquisa médica.

Pasteur e o médico alemão Robert Koch também ajudaram na compreensão do que é a doença. Eles contestaram a crença nos humores ao comprovar a teoria dos germes: a ideia de que doenças infecciosas são causadas por microrganismos, como bactérias. Isso gerou um novo campo de pesquisa, com os cientistas buscando os germes responsáveis por cada doença. Ao isolar a bactéria causadora da tuberculose, Koch inspirou a cientista russa Élie Metchnikoff a identificar as células do corpo que combatem os germes. A descoberta do intrincado sistema imunológico do corpo no último século é uma das histórias mais incríveis da medicina.

No início do século XX, novas abordagens em microbiologia e química revolucionaram o tratamento de doenças. Ao identificar minúsculas partículas imunológicas no corpo, os anticorpos, o cientista alemão Paul Ehrlich concebeu as drogas que combatem os germes, mas deixam o corpo ileso. Seu sucesso no desenvolvimento do Salvarsan, o primeiro medicamento eficaz contra a sífilis, em 1910, marcou o advento da indústria farmacêutica global.

Medicina moderna

A descoberta da penicilina pelo bacteriologista escocês Alexander Fleming em 1928 marcou uma nova era da medicina. Pela primeira vez os médicos puderam tratar uma série de doenças até então fatais. Os antibióticos também possibilitaram um dos milagres da cirurgia moderna, os transplantes de órgãos, que podem causar infecções.

Desde os anos 1950, avanços como o mapeamento do código genético esclareceram como as doenças se desenvolvem e levaram à criação de novos métodos para combatê-las. A engenharia biomédica também produziu soluções em todas as áreas da saúde, como imagiologia não invasiva, cirurgia robótica e dispositivos médicos implantáveis, como marca-passos e próteses.

Seja por insights individuais ou anos de pesquisa e testes feitos por grandes equipes, o avanço da medicina livrou milhões de pessoas de sofrimento e morte. Mas as inovações da ciência médica também são sujeitas a mais cautela e regulamentação do que muitas outras disciplinas – afinal, vidas humanas estão em jogo. ∎

Avanços na medicina e na agricultura salvaram muito mais vidas do que as que se perderam em todas as guerras da história.

Carl Sagan
Cientista estadunidense (1934–1996)

MEDICIN
ANTIGA
MEDIEVA
PRÉ-HISTÓRIA

AE L
A 1600

INTRODUÇÃO

Crânios humanos encontrados na Europa apresentam orifícios lascados ou perfurados, uma prática chamada **trepanação**, talvez para aliviar a dor ou liberar "espíritos malignos".

6º MILÊNIO A.E.C.

Papiro de Edwin Smith, do Egito, um dos primeiros documentos médicos que restaram, descreve 48 casos de traumatismo no corpo.

C. SÉCULO XVII A.E.C.

Hipócrates, médico da **Grécia antiga**, inicia sua carreira médica. Ele e seus seguidores criam um código de ética para médicos, que ficou conhecido como o Juramento de Hipócrates.

C. 440 A.E.C.

O soldado–médico romano **Pedânio Dioscórides** compila sua obra **De Materia Medica** (**Sobre substâncias medicinais**), listando centenas de medicamentos fitoterápicos e outros.

C. 70 E.C.

SÉCULO XXVII A.E.C.

No **Egito antigo**, o arquiteto, sumo sacerdote, vizir e médico **Imhotep** ascende à fama. Séculos depois, ele é deificado como o deus das práticas médicas na Terra.

C. 500 A.E.C.

Na **Índia**, o médico Sushruta começa a compilar o **Sushruta Samhita**, um compêndio de métodos cirúrgicos **ayurvédicos** que incluem procedimentos reconstrutivos.

C. 300 A.E.C.

Na China, o **Huangdi Neijing** (**Cânone de medicina interna do Imperador Amarelo**) estabelece os princípios e métodos da medicina tradicional chinesa.

Evidências pré-históricas, como esqueletos, ferramentas e arte rupestre, indicam que os humanos praticavam a medicina há mais de 40 mil anos. Seres humanos já sabiam que certos minerais, ervas e partes de animais eram benéficos para a saúde. Os detentores desse conhecimento eram especialistas disputados e sua capacidade de curar muitas vezes era associada a mitos, magia e adoração de poderes sobrenaturais.

Em muitas regiões – América do Norte e do Sul, África e grandes partes da Ásia e Australásia –, eram usadas práticas espirituais nas quais pessoas que teriam acesso a seres sobrenaturais entravam em transe para contatar e até se unir a esses espíritos. Os praticantes acessavam os poderes curativos dos espíritos ou negociavam o alívio de doenças e enfermidades. Essas práticas ainda perduram em algumas sociedades indígenas.

Sistemas médicos

Toda civilização antiga desenvolveu práticas médicas, muitas delas ligadas a rituais religiosos. No Egito, no 4º milênio A.E.C., doenças graves eram consideradas obra dos deuses – talvez como punição por um delito na vida atual ou passada da pessoa. Sacerdotes ministravam remédios fitoterápicos, realizavam rituais de cura e aplacavam os deuses com oferendas. No 2º milênio A.E.C., já havia médicos egípcios especializados em distúrbios dos olhos, digestão, articulações, dentes e em cirurgias com base em séculos de experiência em mumificação e embalsamamento.

Na Índia, por volta de 800 A.E.C., desenvolveu-se a medicina ayurvédica. Praticada por alguns médicos até hoje, sua premissa é que doenças são causadas por um desequilíbrio entre os três *doshas* elementais do corpo: *vata* (vento), *pitta* (bile) e *kapha* (fleuma). O *vaidya*, o médico ayurvédico, detecta desequilíbrios e os corrige com remédios à base de ervas e minerais, sangrias, laxantes, enemas, eméticos e massagens.

A China antiga desenvolveu uma teoria médica baseada no equilíbrio entre os opostos *yin* e *yang*, os cinco elementos (fogo, água, terra, madeira e metal) e o *qi* (a energia de sustentação da vida) fluindo ao longo dos vários meridianos (canais) do corpo. A medicina chinesa incluía remédios comuns a outras civilizações

MEDICINA ANTIGA E MEDIEVAL

Desenvolvimento da medicina no **mundo islâmico**, pelo médico **Rasis** em Bagdá e depois por **Avicena** na Pérsia.

O médico islâmico **Ibn al-Nafis** afirma corretamente que não há óstios de comunicação entre os ventrículos do coração e descobre a **circulação pulmonar**.

O médico e cirurgião francês **Guy de Chauliac** conclui seu influente tratado *Chirurgia Magna* (*A grande obra sobre cirurgia*).

Andreas Vesalius revoluciona a medicina com seu livro *De Humani Corporis Fabrica* (*Sobre a estrutura do corpo humano*).

↑ **SÉCULOS IX–XI** ↑ **1242** ↑ **1363** ↑ **1543**

162 E.C. **1180** **1347** **ANOS 1530**

↓ O médico **Cláudio Galeno** muda-se para **Roma** e defende a teoria dos **quatro humores** e a importância da observação, experimentação e conhecimento anatômico.

↓ Na Itália, **Rogério**, professor da Schola Medica Salernitana, a primeira **faculdade de medicina** da Europa, escreve *Practica Chirurgiae* (*Prática cirúrgica*).

↓ A **Peste Negra** chega a Gênova, na Itália. Terminando em 1353, mata até **200 milhões de pessoas** na Ásia, na Europa e no Norte da África.

↓ **Paracelso** prepara e usa **remédios químicos para tratar doenças**, fundando a **farmacologia**: a ciência dos medicamentos.

---

antigas, como ervas, dietas e massagens, mas também criou as próprias práticas. Dava ênfase em medir o pulso para o diagnóstico e na acupuntura – a inserção de agulhas ao longo dos meridianos – para corrigir desequilíbrios.

Novos insights
A medicina floresceu na Grécia antiga no 1º milênio A.E.C. Um dos muitos médicos célebres foi Hipócrates de Cós, cuja atitude de cuidar dos pacientes e abordagem racional ao diagnóstico e tratamento influenciam a medicina até hoje. Os romanos contribuíram em muitas áreas, em especial na cirurgia. Também acreditavam que a boa saúde dependia do equilíbrio de quatro fluidos corporais, ou humores: sangue, fleuma, bile amarela e bile negra. No século II

E.C., o médico Cláudio Galeno conquistou um enorme respeito por estudos de anatomia, e suas obras foram referência até boa parte do século XVI.

Com o declínio e a queda, em 476 E.C., do Império Romano, a Europa entrou em um período de fragmentação. Muito conhecimento médico se perdeu e, na maior parte da era medieval (c. 500–1400), apenas os mosteiros prestavam assistência médica. Mas, com a propagação do islamismo, o mundo árabe fez grandes avanços em muitas áreas da ciência, incluindo a medicina. Na Idade de Ouro Islâmica (c. 750–1258), acadêmicos da corte abássida em Bagdá traduziram e estudaram os textos de medicina do mundo antigo e médicos como al-Razi e Avicena escreveram obras influentes que

foram traduzidas para o latim por estudiosos europeus.

O Renascimento europeu surgiu na Itália no século XIV inspirado pela redescoberta da cultura e ensinamentos greco-romanos. Espalhou-se pela Europa, causando uma explosão de novas ideias nas artes, educação, política, religião, ciência e medicina.

Cientistas e médicos se voltaram à observação direta, experimentação e análise racional em vez de confiar apenas em textos antigos como os de Galeno. Duas figuras importantes da época foram o médico suíço Paracelso, que fundou a farmacologia, e o anatomista flamengo Andreas Vesalius, cuja obra-prima *De Humani Corporis Fabrica* (*Sobre a estrutura do corpo humano*) revolucionou o conhecimento da medicina sobre o corpo humano. ∎

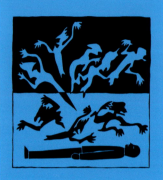

UM XAMÃ PARA COMBATER A DOENÇA E A MORTE
MEDICINA PRÉ-HISTÓRICA

EM CONTEXTO

ANTES
47000 a.e.c. Evidências de dentes de neandertais encontrados em El Sidrón, uma caverna na Espanha, sugerem o uso de plantas medicinais.

DEPOIS
7000–5000 a.e.c. Uma arte rupestre em Tassili n'Ajjer, Argélia, retrata figuras parecidas com xamãs carregando ou cobertas por cogumelos *Psilocybe mairei*, conhecidos por seus efeitos psicodélicos.

c. **3300 a.e.c.** Estudos do corpo de Ötzi, a Múmia do Similaun, encontrado nos Alpes Ötztal, na fronteira austro-italiana, em 1991, indicam que ele ingeriu ervas medicinais.

c. **1000 e.c.** Curandeiros espirituais da Bolívia usam drogas psicoativas, incluindo a cocaína; vestígios das drogas foram encontrados no Altiplano de Lípez em 2010.

2000 Morre Chuonnasuan, um dos últimos xamãs praticantes da Sibéria.

Os primeiros humanos se medicavam com ervas e argila para tratar feridas e doenças, de forma semelhante aos chimpanzés ou símios. Também recorriam ao sobrenatural para explicar infortúnios, culpando espíritos malévolos por ferimentos e doenças.

Cura mágica

Cerca de 15 mil a 20 mil anos atrás, uma nova figura surgiu no mundo pré-histórico. Parte curandeiro e parte mágico, acreditava-se que esse metamorfo podia acessar e até entrar no mundo espiritual para influenciar as forças ali existentes e trazer paz e cura aos angustiados e doentes.

Acredita-se que a arte rupestre pré-histórica da África e as pinturas rupestres da Europa representem antigas práticas ritualísticas, incluindo a transformação do curandeiro em uma criatura. A sepultura de uma possível curandeira espiritual em Hilazon Tachtit, Israel, de cerca de 11000 a.e.c., contém as asas de uma águia, a pélvis de um leopardo e um pé humano decepado – sugerindo sua capacidade de

---

As pessoas sofrem e **culpam espíritos malignos** por seu infortúnio.

⬇

O **curandeiro** pode **comunicar-se** com espíritos.

⬇   ⬇

O curandeiro **convence os espíritos malignos a saírem** do corpo, **restaurando a saúde**.

Quando **a doença é fatal**, o curandeiro **transporta a alma** para fora do corpo.

MEDICINA ANTIGA E MEDIEVAL 19

Ver também: Medicina egípcia antiga 20-21 ▪ Medicina ayurvédica 22-25 ▪ Medicina grega 28-29 ▪ Medicina tradicional chinesa 30-35 ▪ Fitoterapia 36-37 ▪ Cirurgia e escolas médicas medievais 50-51

O homem-pássaro das cavernas de Lascaux na França, de *c.* 15000 A.E.C., pode retratar um xamã. Sua cabeça, mãos com quatro dedos e o pássaro a seu lado sugerem que ele podia assumir a forma de uma ave.

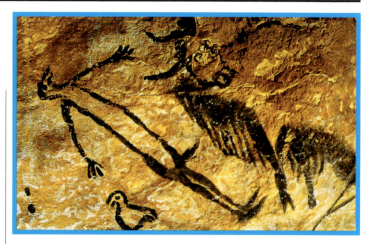

transformar e transcender o estado humano normal. Essas pessoas também podem ter aprendido a curar, já que os arqueólogos encontraram evidências do uso de plantas medicinais e de procedimentos cirúrgicos, como trepanação e tentativas de restaurar ossos quebrados.

Atendendo a uma necessidade

A crença na cura sobrenatural deu lugar a outras práticas, mas nunca desapareceu. No século XVII, viajantes europeus redescobriram os curandeiros espirituais siberianos chamados "xamãs" – da palavra tungúsica *šaman* ("aquele que sabe") – e o termo xamanismo passou a ser aplicado a práticas espirituais em outros lugares.

Na Sibéria, cada vez menos xamãs seguem usando alucinógenos, tambores e cânticos para entrar em transe e ter visões do mundo espiritual. Acredita-se que os curandeiros mais poderosos se projetam (muitas vezes guiados por um espírito animal) ao outro mundo para persuadir o espírito maligno a liberar o doente e restaurar sua saúde. Quando a cura não é possível, um xamã realiza um ritual semelhante para conduzir a alma da pessoa em segurança para a vida após a morte.

Hoje, várias formas de cura espiritual persistem no leste da Ásia, África e entre os povos originários da Austrália, Ártico e Américas. Por milênios, essas crenças atenderam à necessidade primal de explicar as doenças e por que – quando os espíritos são fortes ou resistentes demais – elas não podem ser curadas. Embora menos difundidas com a diminuição das populações originárias, as crenças continuam vivas. ▪

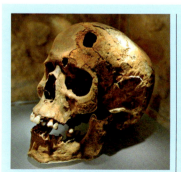

Um crânio do século XI descoberto abaixo da Praça do Mercado na Cracóvia, Polônia, sugere o uso da trepanação na era medieval.

Trepanação pré-histórica

Arqueólogos encontraram milhares de crânios com um pequeno orifício perfurado ou serrado, sugerindo a prática de trepanação por volta de 8000 A.E.C. Talvez realizada por curandeiros comunitários, a trepanação podia ser um ritual para expulsar os maus espíritos – o osso removido às vezes era usado como amuleto. Como esses crânios muitas vezes têm sinais de lesões ou doenças prévias, o procedimento pode ter sido usado para aliviar dores de cabeça e tratar ferimentos e doenças neurológicas. Em um dos exemplos mais antigos, um crânio de 7 mil anos de um homem, encontrado em Ensisheim, França, nos anos 1990, foi trepanado duas vezes. O crescimento do osso demonstra que os pacientes trepanados podiam sobreviver por alguns anos.

A medicina de antigas civilizações do Egito, Grécia, Roma, China e América do Sul praticou a trepanação. Mais tarde, na Europa e nos Estados Unidos, os cirurgiões a usaram para tratar concussões, encefalite e para limpar ferimentos na cabeça (como na Guerra Civil Americana).

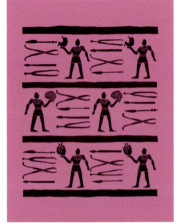

UM ESPECIALISTA PARA CADA DOENÇA
MEDICINA EGÍPCIA ANTIGA

EM CONTEXTO

ANTES
c. 3500 A.E.C. No Egito, a trepanação (perfurar ou serrar o crânio) é usada para aliviar a pressão craniana.

c. 2700 A.E.C. Os egípcios começam a mumificar cadáveres, permitindo aos embalsamadores conhecer os órgãos internos.

DEPOIS
c. 2600 A.E.C. Morre o primeiro dentista conhecido, Hesy-Re, reverenciado como "o grande cortador de marfim".

c. século XVII A.E.C. O papiro de Edwin Smith (nome em homenagem ao negociante que o comprou em 1862) mostra conhecimento de cirurgia para tratar feridas, fraturas e outros traumas.

c. 440 A.E.C. Heródoto observa o alto nível de especialização dos médicos egípcios.

1805 E.C. O Moorfields Eye Hospital, um dos primeiros hospitais especializados modernos, é inaugurado em Londres.

Muitas das sociedades mais antigas acreditavam que as doenças tinham causas sobrenaturais e por isso, em muitas culturas, a cura era domínio de xamãs ou sacerdotes. Na antiga Mesopotâmia, dizia-se que uma pessoa com uma doença venérea tinha sido atingida "pela mão de Lilith", um demônio da tempestade, e os primeiros médicos egípcios atuavam em templos conhecidos como Per-Ankh, ou casas de cura.

No antigo Egito, o primeiro médico cujo nome sobreviveu foi Imhotep, vizir do faraó Djoser no século XXVII A.E.C. Pouco se sabe sobre suas abordagens medicinais, mas seu talento o levou a ser deificado como um deus da medicina.

A especialização egípcia

Imhotep lançou uma tradição na medicina, criando medidas práticas para preservar a vida dos pacientes e marcou a divergência entre sacerdotes e médicos. No século V

Instrumentos cirúrgicos em uma parede esculpida no Templo de Com Ombo, perto de Aswan, mostram a importância da cirurgia na cultura egípcia antiga.

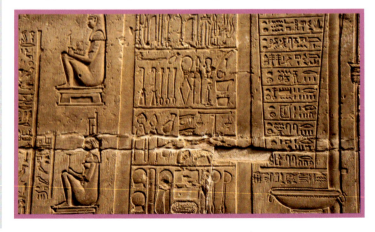

MEDICINA ANTIGA E MEDIEVAL

Ver também: Medicina pré-histórica 18-19 ▪ Medicina grega 28-29 ▪ Hospitais 82-83 ▪ Cirurgia ortopédica 260-265

> **Médicos** do antigo Egito começam a **diversificar** e tratar doenças e partes específicas do corpo.
>
> ↓
>
> Esse é o primeiro exemplo conhecido de **especialização na medicina**.
>
> ↓
>
> O conceito egípcio de **especialização médica** é a base das especialidades da **medicina moderna**.

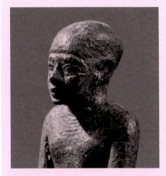

Imhotep

As informações biográficas sobre Imhotep datam de mais de mil anos após sua morte e sabe-se pouco sobre ele. Seu nome aparece em uma estátua do faraó Djoser do Reino Antigo, mantida no Museu do Cairo. Nascido no século XXVII A.E.C., ele foi um plebeu que ascendeu a vizir (chanceler) de Djoser. Acredita-se que ele tenha sido o arquiteto da pirâmide de degraus em Saqqara, um estilo de túmulo que antecedeu as pirâmides construídas em Gizé um século depois. Também foi o sumo sacerdote de Ra em Heliópolis.

A reputação de Imhotep como médico levou a tentativas de identificá-lo como o autor do papiro de Edwin Smith ou como a fonte das técnicas cirúrgicas nele contidas. No entanto, não há evidências diretas para confirmar isso, e ele só foi associado à medicina no século IV A.E.C. Após sua morte, Imhotep foi reverenciado como um deus da medicina e como o filho de Sekhmet, uma deusa da cura. Também foi associado a Asclépio, o deus grego da medicina, e a Tote, o deus da arquitetura e da sabedoria.

A.E.C., o historiador grego Heródoto escreveu que a medicina egípcia era notável por ter especialistas em várias disciplinas, como odontologia, estômago e "doenças ocultas". Documentos egípcios da época confirmam o relato de Heródoto, e a tumba de Hesy-Re (um oficial egípcio e contemporâneo de Imhotep) revela seu título de "o grande dentista". Outros registros mencionam o *swnw* (clínico geral), especialistas em problemas oculares ou intestinais e médicas mulheres, como Merit-Ptah, que viveu por volta de 2700 A.E.C., além de parteiras e cirurgiãs.

Cirurgia egípcia

A cirurgia foi uma das especialidades mais desenvolvidas no Egito antigo, ao menos as externas (operar órgãos internos era arriscado por causa do perigo de infecções fatais). O mais antigo texto cirúrgico egípcio conhecido, o papiro de Edwin Smith, escrito por volta do século XVII A.E.C., descreve 48 casos de cirurgias de trauma, detalhando instruções para fraturas, feridas e luxações. A abordagem prática sugere que o texto foi escrito para o uso de um médico militar, ao contrário de documentos como o papiro de Ebers (c. 1550 A.E.C.), que propõe remédios populares e magias para tratar doenças infecciosas.

Mesmo com a especialização, o conhecimento dos médicos egípcios sobre a anatomia interna era rudimentar. Eles sabiam que o coração era importante para a saúde do corpo, e acreditavam que veias, artérias e nervos faziam parte de 46 "canais" que permitiam a passagem da energia pelo corpo. A influência mais duradoura foi o pioneirismo da especialização, passada à medicina romana, árabe e europeia medieval. Essa segmentação se acelerou no século XIX com a fundação de hospitais especializados, como o Moorfields Eye Hospital de Londres em 1805; na década de 1860, Londres já tinha mais de sessenta centros especializados. ■

O EQUILÍBRIO DOS *DOSHAS* LIVRA O CORPO DE DOENÇAS

MEDICINA AYURVÉDICA

EM CONTEXTO

ANTES
c. 3000 a.e.c. Diz a lenda que os *rishis* (videntes) da Índia receberam o Ayurveda de Dhanvantari, o médico dos deuses.

c. 1000 a.e.c. O *Atarvaveda* é o primeiro grande texto indiano a conter orientações médicas.

DEPOIS
Século xiii e.c. O *Dhanvantari Nighantu*, um léxico abrangente de remédios ayurvédicos à base de ervas e minerais, é compilado.

1971 O Conselho Central de Medicina Indiana é criado para supervisionar o ensino em instituições reconhecidas e criar práticas.

Anos 1980 Os praticantes ayurvédicos Vasant Lad e Robert Svoboda e o estudioso védico estadunidense David Frawley disseminaram os ensinamentos do Ayurveda pelos Estados Unidos.

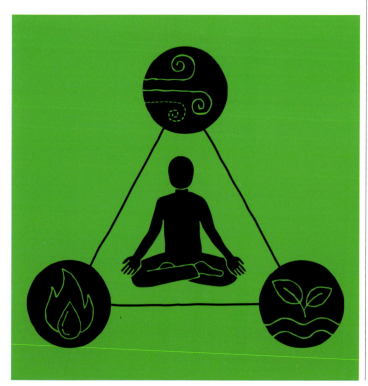

Entre 800 e 600 a.e.c. surgiu na Índia a Ayurveda – das palavras sânscritas para vida (*ayur*) e conhecimento (*veda*) –, um sistema médico preventivo e curativo permeado por uma robusta filosofia e com base na teoria de que a causa das doenças é um desequilíbrio dos elementos que compõem o corpo humano. As intervenções e terapias buscavam restabelecer e manter o equilíbrio do corpo e eram adaptadas às necessidades físicas, mentais e espirituais dos pacientes.

O Ayurveda tem origens no *Atharvaveda*, um dos quatro textos sagrados – os Vedas – que

MEDICINA ANTIGA E MEDIEVAL 23

Ver também: Medicina grega 28-29 ▪ Medicina tradicional chinesa 30-35 ▪ Fitoterapia 36-37 ▪ Medicina romana 38-43 ▪ Medicina islâmica 44-49 ▪ Cirurgia e escolas médicas medievais 50-51

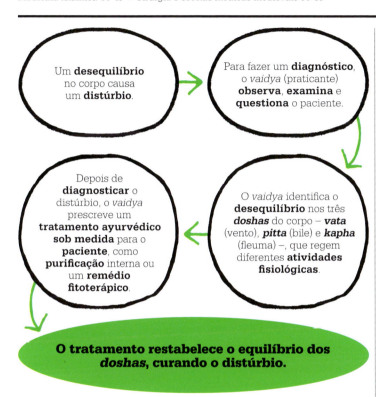

Um **desequilíbrio** no corpo causa um **distúrbio**.

Para fazer um **diagnóstico**, o *vaidya* (praticante) **observa**, **examina** e **questiona** o paciente.

O *vaidya* identifica o **desequilíbrio** nos três ***doshas*** do corpo – **vata** (vento), **pitta** (bile) e **kapha** (fleuma) –, que regem diferentes **atividades fisiológicas**.

Depois de **diagnosticar** o distúrbio, o *vaidya* prescreve um **tratamento ayurvédico sob medida** para o **paciente**, como **purificação** interna ou um **remédio fitoterápico**.

O tratamento restabelece o equilíbrio dos *doshas*, curando o distúrbio.

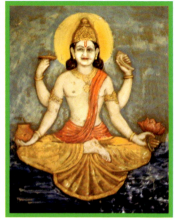

Segundo a tradição hindu, o Ayurveda foi transmitido a Dhanvantari pelo deus criador Brahma. Na Índia, o aniversário de Dhanvantari é celebrado como o Dia Nacional do Ayurveda.

Hridayam, escritos por Vagbhata, discípulo de Charaka, e o manuscrito de Bower, em homenagem a Hamilton Bower, o oficial britânico que o adquiriu em 1890. Juntos, os seis textos constituem a tradição médica ayurvédica que prosperou por séculos na Ásia e, mais recentemente, no Ocidente.

Os elementos e os *doshas*

No centro da medicina ayurvédica está a noção de harmonia e equilíbrio entre todos os componentes do corpo. O principal papel do *vaidya*, ou médico ayurvédico, é diagnosticar e corrigir os desequilíbrios. Acredita-se que o corpo (como o mundo material) é composto de cinco elementos: *akasha* (éter), *vayu* (ar), *jala* (água), *prithvi* (terra) e *teja* (fogo). No corpo, certas combinações desses elementos se »

consagram as crenças centrais da civilização surgida na Índia no 2º milênio A.E.C. Com fórmulas e rituais, o *Atharvaveda* contém uma série de prescrições mágico-religiosas para tratar doenças, como o exorcismo de espíritos malignos, mas também apresenta curas menos místicas, como remédios fitoterápicos.

Dois tratados posteriores, o *Sushruta Samhita* e o *Charaka Samhita,* elaboraram os princípios básicos da teoria e da prática médica ayurvédica. O *Sushruta Samhita* – atribuído ao médico Sushruta, que atuou por volta de 500 A.E.C. em Varanasi, norte da Índia – é um compêndio de *shalya chikitsa*, ou métodos cirúrgicos ayurvédicos. Ele orienta procedimentos complexos, como remoção de catarata, cirurgia de hérnia e recuperação de ossos quebrados, além de centenas de remédios fitoterápicos. O *Charaka Samhita*, compilado por volta de 300 A.E.C. e atribuído a Charaka, um médico da corte, é mais teórico. Voltado ao *kaya chikitsa* ou "medicina interna", concentra-se na origem das doenças.

No século V E.C., outras três obras acadêmicas expandiram o conhecimento ayurvédico: o *Ashtanga Sangraha* e o *Ashtanga*

24 MEDICINA AYURVÉDICA

manifestam como três *doshas* (mais ou menos análogos aos humores das antigas tradições médicas gregas e romanas). Esses *tridosha* são *vata* (vento), *pitta* (bile) e *kapha* (fleuma). A boa saúde e o bem-estar resultam do equilíbrio dos três *doshas*, mas as proporções ideais variam de uma pessoa à outra. Doenças e distúrbios metabólicos ocorrem quando os *doshas* não estão em equilíbrio. O excesso de *vata*, por exemplo, pode causar problemas como indigestão e flatulência, enquanto o excesso de *kapha* pode causar problemas pulmonares ou respiratórios.

Na medicina ayurvédica, o corpo é visto como um sistema dinâmico, não estático, e o fluir das energias pelo corpo é tão importante quanto sua anatomia. Cada *dosha* é associado a uma forma de energia: o *vata* com o movimento, governando a ação dos músculos, a respiração e os batimentos cardíacos; o *pitta* com o sistema metabólico, digestão e nutrição; e o *kapha* com a estrutura do corpo, incluindo os ossos.

Os *doshas* fluem pelo corpo por canais porosos chamados *srotas*. Há 16 *srotas* principais, sendo que três nutrem o corpo na forma de ar, comida e água; três eliminam os resíduos metabólicos; dois levam leite materno e a menstruação; um é o canal para o pensamento; e sete ligam-se diretamente com os tecidos do corpo: os *dhatus*. Os *dhatus* são *rasa* (plasma sanguíneo), *rakta* (sangue), *mamsa* (tecidos musculares), *meda* (tecido adiposo), *asthi* (ossos), *majja* (medula óssea e tecido nervoso) e *shukra* (tecidos reprodutivos). O equilíbrio interno do corpo também é controlado pelo *agni* ("fogo biológico"), a energia que alimenta os processos metabólicos. O aspecto mais importante do *agni* é o *jatharagni*, ou "fogo digestivo", que garante a eliminação de resíduos. Se estiver baixo demais, a urina, as fezes e o suor se acumulam, causando problemas como infecções urinárias.

Diagnóstico e tratamento

Os praticantes da medicina ayurvédica diagnosticam doenças observando e questionando diretamente o paciente para planejar o tratamento. Os principais métodos de diagnóstico físico são: medição do pulso, análise da urina e das fezes, inspeção da língua, verificação da voz e da fala, exame da pele e dos olhos e avaliação do aspecto geral do paciente.

O médico também pode examinar o pontos *marma*. São 108 pontos em que os tecidos do corpo (veias, músculos, articulações,

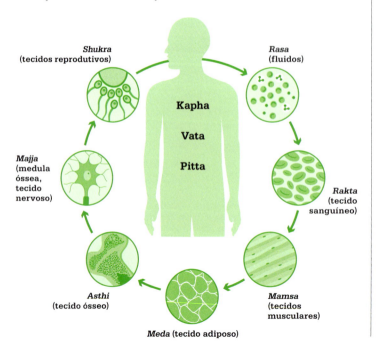

Os sete dhatus, ou tecidos do corpo, atuam sequencialmente. Se um *dhatu* for afetado por um distúrbio (causado pelo desequilíbrio de um dos três *doshas* – *vata*, *pitta* ou *kapha*), afetará diretamente a nutrição e o funcionamento do próximo *dhatu*.

Com a dieta errada, de nada servem os remédios. Com a dieta correta, não há necessidade de remédios.
Antigo provérbio ayurvédico

MEDICINA ANTIGA E MEDIEVAL   25

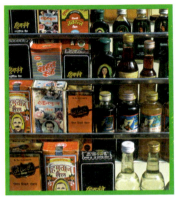

Medicamentos ayurvédicos são encontrados por toda a Índia em lojas e farmácias. Ao longo de 3 mil anos, cerca de 1.500 plantas medicinais foram integradas à farmacopeia do Ayurveda.

ligamentos, tendões e ossos) se cruzam. Também são junções entre o corpo físico, a consciência e a energia que flui no corpo.

Com o diagnóstico, os praticantes ayurvédicos escolhem entre várias terapias para corrigir o desequilíbrio dos *doshas* ou de outros elementos dos sistemas fisiológicos ayurvédicos. Entre as terapias estão o *panchakarma*, uma purificação em várias etapas que emprega vapores, massagens terapêuticas, *virechana* (laxantes), *vamana* (vômito induzido), *raktamokshana* (sangria), *basti* (enemas) e *nasya* (um tratamento nasal) para eliminar o excesso de resíduos. Também são prescritos remédios fitoterápicos que atuam de forma mais direta nos *doshas*. Dos vários ingredientes vegetais, animais e minerais usados, o alho é considerado especialmente potente. É usado para tratar uma ampla gama de problemas, como resfriados, tosse e distúrbios digestivos, e como emoliente em feridas, mordidas e picadas.

Alimentos, incluindo especiarias, são importantes na prática ayurvédica, ajudando nos processos de cura. Com uma abordagem holística (da pessoa como um todo), o *vaidya* pode prescrever mudanças na dieta para restaurar o equilíbrio entre corpo, mente, espírito e ambiente. A regulação dietética considera a composição física e emocional do paciente e seu *dosha* dominante, e os praticantes utilizam seis "sabores" principais para recomendar uma dieta: adstringente, azedo, doce, salgado, picante e amargo.

A chegada da medicina islâmica no século XI (incorporando conceitos greco-romanos)

É mais importante prevenir doenças do que buscar uma cura.
Charaka Samhita

introduziu uma nova abordagem, assim como a fundação de escolas médico-científicas e hospitais nos séculos XIX e XX. Mesmo assim, os praticantes ayurvédicos são os principais prestadores de cuidados de saúde na Índia. Hoje, eles atendem cerca de 500 milhões de pacientes somente na Índia, que usam o Ayurveda exclusivamente ou aliado à medicina ocidental convencional.

Considerações de segurança

No Ocidente, o Ayurveda é usado como uma terapia complementar aos tratamentos convencionais. Alguns estudos e ensaios sugeriram a eficácia de suas abordagens, mas há dúvidas sobre a segurança dos medicamentos ayurvédicos. Vendidos em grande parte como suplementos alimentares, a presença de metais em alguns deles pode prejudicar a saúde. Segundo um estudo de 2004, 20% dos setenta medicamentos ayurvédicos produzidos por 27 fabricantes do sul da Ásia continuam níveis tóxicos de chumbo, mercúrio e arsênico. Eles também podem neutralizar os efeitos dos medicamentos ocidentais e seu uso deve ser sempre supervisionado por um médico ayurvédico qualificado. ∎

Outras tradições médicas indianas

O Ayurveda não é o único sistema médico indiano tradicional. A medicina Siddha (derivado de *siddhi*, da língua tâmil, que significa "alcançar a perfeição") é muito popular no sul da Índia. Enquanto também busca restaurar o equilíbrio do corpo, a abordagem defende que a dualidade entre matéria e energia deve ser mantida em harmonia. A Siddha tem três ramos: *Bala vahatam* (pediatria), *Nanjunool* (toxicologia) e *Nayan Vidhi* (oftalmologia).

A medicina Unani (de uma palavra hindi que significa "grego") tem origens nas antigas práticas médicas gregas e islâmicas. Busca manter os humores (sangue, fleuma, bile negra e bile amarela) em equilíbrio. Ela também valoriza o exame do paciente, dando especial importância à medição do pulso.

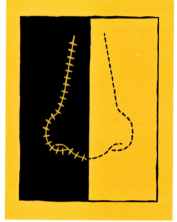

RECONSTRUÍMOS O QUE A SORTE TIROU
CIRURGIA PLÁSTICA

EM CONTEXTO

ANTES
c. século XVII A.E.C. O papiro egípcio de Edwin Smith mostra como tratar feridas para reduzir cicatrizes.

c. 950 A.E.C. Um dedo de madeira encontrado em uma tumba egípcia é a primeira prótese conhecida.

DEPOIS
c. 40 E.C. Em *De medicina*, Celso faz menção a cirurgias para reparar lóbulos danificados.

1460 Heinrich von Pfolspeundt descreve uma cirurgia de reconstrução do nariz (rinoplastia).

1814 A primeira rinoplastia usando as técnicas de Sushruta é realizada na Europa Ocidental.

1914–18 Na Primeira Guerra Mundial, o cirurgião neozelandês Harold Gillies especializou-se em reparos faciais.

2008 O cirurgião francês Laurent Lantieri afirma ter realizado o primeiro transplante facial total.

Inúmeras pessoas ficam **desfiguradas** em **acidentes**, **tortura** e **guerras**.

Uma lesão desfigurante pode ter efeitos **psicológicos danosos**.

Cirurgiões inovadores e compassivos inventam novos procedimentos **reconstrutivos**.

Uma cirurgia plástica **disfarça** ou **reconstrói danos** no **rosto** e **outras partes** do corpo.

Esses procedimentos ajudam a **curar** feridas físicas e psicológicas, aumentar a **confiança** e **transformar vidas**.

Na maior parte da história humana, os médicos pouco puderam fazer por vítimas de acidentes, doenças ou problemas congênitos desfigurantes. Manchas podiam ser disfarçadas com cosméticos e próteses substituíam membros perdidos, mas os mais gravemente afetados sofriam ostracismo social. A cultura médica surgida na Índia no 1º milênio A.E.C. criou técnicas que davam esperança a esses pacientes.

Cirurgia ayurvédica
As primeiras referências a cirurgias – que supostamente restauravam cabeças decepadas – aparecem nos Vedas, os antigos textos que formam a base religiosa e filosófica hindu. No entanto, a primeira evidência clara de cirurgia reconstrutiva vem do *Sushruta Samhita* (*Compêndio de Sushruta*), escrito por volta de 500 A.E.C.

Da tradição *Shalya*, ou cirurgia ayurvédica, acredita-se que o texto em sânscrito seja de autoria de um médico de Varanasi, no norte da Índia. A abordagem médica de Sushruta era avançada para a época – por exemplo, ele incentivava os alunos a dissecar cadáveres para estudar a anatomia

MEDICINA ANTIGA E MEDIEVAL 27

Ver também: Medicina ayurvédica 22-25 ▪ Medicina grega 28-29 ▪ Medicina de combate 53 ▪ Anatomia 60-63 ▪ *O livro de anatomia de Gray* 136 ▪ Enxertos de pele 137 ▪ Transplantes faciais 315

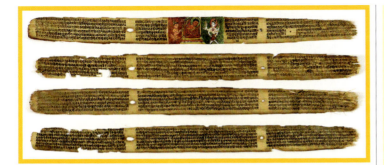

interna. Sushruta inovou nas descrições de procedimentos reconstrutivos e é considerado "o pai da cirurgia plástica".

Entre as trezentas cirurgias descritas no *Sushruta Samhita*, estão instruções para a *nasa sandhan* (rinoplastia ou reconstrução do nariz) e a *ostha sandhan* (otoplastia ou reconstrução da orelha). Sushruta explica como uma camada de pele deve ser destacada da bochecha e virada para cobrir o nariz enquanto ainda presa à bochecha – uma técnica que depois passou a usar a pele da testa. Na época, a mutilação do nariz era uma punição comum e essas cirurgias eram

O *Sushruta Samhita* apresenta ideias modernas sobre treinamento, instrumentos e procedimentos cirúrgicos. Esta versão do século XII ou XIII foi encontrada no Nepal.

muito procuradas. Sushruta também recomendava o vinho como anestésico.

A disseminação da cirurgia plástica

A cirurgia plástica indiana passou mais de dois milênios sendo mais avançada do que qualquer outro procedimento na Europa. No século I, o médico romano Aulo Celso descreveu como a otoplastia corrigia os lóbulos de orelhas danificados por brincos pesados. No século XV, o cirurgião alemão Heinrich von Pfolspeundt descreveu como reconstruir um nariz "totalmente removido". Nos séculos XVII e XVIII, quando os europeus colonizaram a Índia, eles conheceram as sofisticadas técnicas indianas de rinoplastia. O cirurgião britânico Joseph Carpue foi o primeiro a adotá-las, em 1814.

A cirurgia plástica progrediu rapidamente no Ocidente. Em 1827, foi realizada nos Estados Unidos a primeira operação para corrigir uma fenda palatina. A alta demanda

A cirurgia plástica e a Segunda Guerra Mundial

Nascido na Nova Zelândia, o cirurgião plástico Archibald McIndoe tornou-se consultor-chefe de cirurgia plástica da Força Aérea Real britânica em 1938. Em 1939, quando a Segunda Guerra Mundial começou, ele tratou aviadores com queimaduras graves.

A maioria dos tratamentos para queimaduras da época usava geleia tânica, que causava contração do tecido da ferida e cicatrizes permanentes. McIndoe criou novas técnicas, como imersão em solução salina e reconstrução com retalhos de pele para reparar rostos e mãos. Também defendeu a reabilitação pós-operatória e criou o Guinea Pig Club, uma rede de apoio com mais de seiscentos aviadores operados na unidade de queimados de McIndoe no Hospital Queen Victoria em East Grinstead.

causada pelas duas Guerras Mundiais levou ao desenvolvimento de enxertos de pele. As técnicas de cirurgia plástica se sofisticaram no século XX e a cirurgia estética se popularizou. A primeira correção facial foi realizado em 1901 e, no fim do século XX, várias cirurgias faciais e corporais já estavam disponíveis. Em 2018, foram realizadas mais de 10 milhões de cirurgias estéticas. No mesmo ano, o canadense Maurice Desjardins, de 64 anos, que levou um tiro no rosto, tornou-se a pessoa mais velha a fazer um transplante facial completo. ∎

O cirurgião deve […] tratar o paciente como a um filho.
Sushruta
Sushruta Samhita,
século VI A.C.

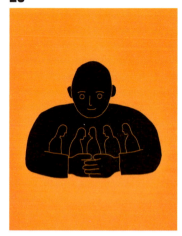

PRIMEIRO, NÃO FAÇA MAL
MEDICINA GREGA

EM CONTEXTO

ANTES

c. 1750 A.E.C. O Código de Hamurabi estipula pagamentos para médicos e penalidades por erros.

c. 500 A.E.C. Alcméon de Crotona identifica o cérebro como o centro da inteligência.

DEPOIS

Século IV A.E.C. O grande filósofo Aristóteles expande a teoria dos humores, mas vê o coração como o centro da vitalidade, intelecto e sentimento.

c. 260 A.E.C. Herófilo de Alexandria estabelece a ciência da anatomia, descrevendo nervos, artérias e veias.

c. 70 A.E.C. Asclepíades de Bitínia afirma que o corpo é composto de moléculas e que sua desestabilização leva a doenças.

c. 70 E.C. Dioscórides escreve *De Materia Medica*, que continua sendo o texto central da medicina fitoterápica dezesseis séculos depois.

A prática médica antiga tinha profundas raízes na crença de que as doenças eram causadas por espíritos malignos ou punição dos deuses. Em geral, as tentativas de curar uma doença envolviam rituais e orações, não curas medicinais. Embora curandeiros egípcios e sumérios tenham criado medicamentos usando plantas, a eficácia era questionável.

Por volta de 1750 A.E.C., o rei babilônico Hamurabi regulamentou a prática médica e criou um código legal para os serviços médicos. O código tinha uma tabela de honorários – para extirpar um tumor de um nobre podia-se cobrar dez siclos – e também estabelecia punições severas por erros médicos – um cirurgião poderia perder as mãos por causar a morte de um paciente. Mas a medicina babilônica

Na **Grécia antiga**, considerava-se que as doenças tinham uma **base sobrenatural** e eram vistas como uma **punição** dos deuses.

→

Hipócrates rejeita esta crença e enfatiza que as doenças são um **fenômeno natural** e busca **encontrar suas causas**.

↓

Como isso, ele define as bases para um **estilo de medicina novo** e **holístico**, com ênfase no **prognóstico** e no **tratamento**.

←

Hipócrates usa uma **abordagem racional** à medicina e examina as doenças por meio da **lógica** e da **observação**.

MEDICINA ANTIGA E MEDIEVAL

Ver também: Medicina egípcia antiga 20-21 ▪ Fitoterapia 36-37 ▪ Medicina romana 38-43 ▪ Farmacologia 54-59 ▪ Anatomia 60-63

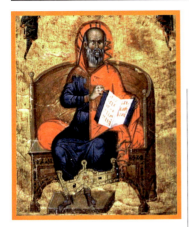

Hipócrates, o pai da medicina ocidental, é retratado com sua obra nesta pintura do século XIV. Amplamente traduzidas, suas teorias tiveram grande influência no conhecimento medieval.

seguia empregando exorcistas para afugentar os espíritos causadores de doenças e foi só quando os gregos antigos tentaram explicar a natureza do Universo em termos filosóficos e não divinos que a prática médica começou a mudar.

Filosofia e medicina

Um dos primeiros a adotar uma abordagem mais racional à medicina foi o filósofo-cientista Alcméon de Crotona. No século V A.E.C., ele identificou o cérebro como o centro da inteligência e fez experimentos científicos, como a dissecação de um olho para estudar a estrutura do nervo óptico. Ele acreditava que o corpo era governado por influências opostas (seco/quente ou doce/amargo) que deviam ser equilibradas. Empédocles, outro filósofo grego do século V, acreditava que o corpo humano era governado pelos quatro elementos: terra, ar, fogo e água.

Essas duas teorias foram sintetizadas por Hipócrates (c. 460 A.E.C.–c. 375 A.E.C.), o médico mais importante do mundo grego antigo, levando a uma ampla teoria da fisiologia humana. Ele fundou uma escola de medicina em Cós, sua terra natal, onde desenvolveu e ensinou a teoria dos quatro humores (sangue, fleuma, bile amarela e bile negra), cujo equilíbrio era necessário para a boa saúde. Ao contrário das escolas rivais, como a de Cnido, ele via o corpo como um sistema único e insistia na observação dos sintomas da doença para embasar o diagnóstico e o tratamento.

Uma abordagem racional

O Corpus Hippocraticum é uma coletânea de mais de sessenta obras (incluindo *Epidemias* e *Sobre fraturas e articulações*) atribuídas a Hipócrates e seus seguidores. Com estudos de caso detalhados, determina categorias de doenças usadas até hoje, como *epidemia*, *crônica* e *aguda*. Hipócrates promoveu o tratamento holístico dos pacientes, dando ênfase tanto à dieta, aos exercícios, às massagens e à higiene quanto aos medicamentos. Essa abordagem se refletia na insistência de que os alunos de sua escola jurassem evitar ferir os pacientes e respeitar a confidencialidade deles.

O racionalismo de Hipócrates lançou as bases para outros médicos, como Galeno e Dioscórides, estabelecerem a medicina como uma profissão respeitada e de vital importância. Os avanços mais importantes derivariam da ciência, distanciados de práticas questionáveis e velhas crenças de curandeiros e exorcistas itinerantes. ■

O Juramento de Hipócrates

Atribuído a Hipócrates e nomeado em homenagem a ele, o juramento estipulava que os novos médicos prometessem seguir um código de ética. Hipócrates viajou muito e foi um médico e professor respeitado e influente. O juramento estabelecia altos padrões de conhecimento e conduta e afiançava a medicina como uma profissão confiável. Separava os médicos de outros "curandeiros" e instituía a promessa de não prejudicar os pacientes e de proteger a confidencialidade deles. O próprio Hipócrates insistia para que os médicos se cuidassem, pois os pacientes não confiariam em um médico incapaz de cuidar de si mesmo. Segundo o juramento, o médico deveria ser tranquilo, honesto e compreensivo.

O juramento tornou-se a base da ética médica no mundo ocidental e muitos de seus princípios continuam relevantes, como a confidencialidade e o respeito aos pacientes.

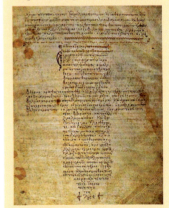

Cópia medieval grega do Juramento de Hipócrates. O original pode ter sido escrito por um seguidor de Hipócrates, c. 400 A.E.C. ou depois.

CORPO EM EQUILÍBRIO

MEDICINA CHINESA TRADICIONAL

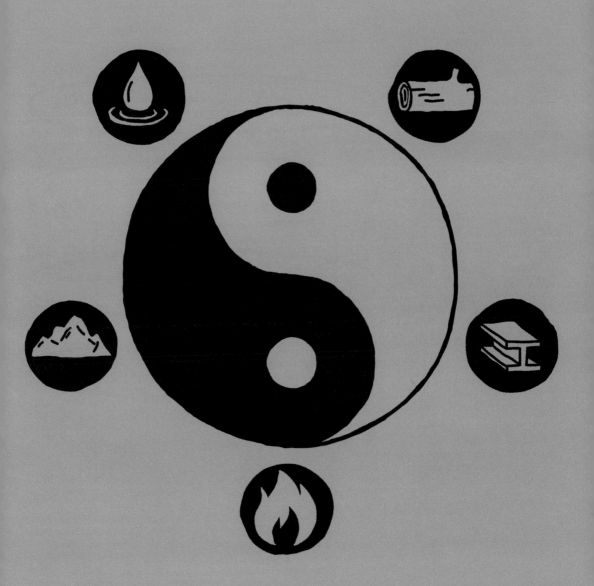

32 MEDICINA CHINESA TRADICIONAL

EM CONTEXTO

ANTES

2697 a.e.c. Diz a lenda que Huang Di, o Imperador Amarelo, inicia seu reinado e funda a medicina tradicional chinesa.

1700–1100 a.e.c. Ossos oraculares da dinastia Shang descrevem doenças, o uso de vinho como remédio, e facas e agulhas cirúrgicas.

***c.* 1600 a.e.c.** Yi Yin, um oficial de Shang, inventa a decocção (ferver ingredientes em água ou álcool para criar um remédio concentrado e puro).

DEPOIS

113 e.c. Quatro agulhas de acupuntura de ouro e cinco de prata – as mais antigas conhecidas – foram enterradas com o príncipe Liu Sheng e redescobertas em 1968.

Século II Hua Tuo cria novas anestesias, técnicas cirúrgicas e exercícios baseados em movimentos de animais como tigre, cervo, urso, macaco e garça.

1929 Com a maior influência ocidental, o ministério da saúde da China tenta proibir a acupuntura e outras formas da medicina tradicional chinesa.

Anos 1950 Mao Tsé-tung promove a medicina tradicional chinesa e cria institutos de pesquisa de acupuntura por toda a China.

2018 A Organização Mundial da Saúde (OMS) inclui a medicina tradicional chinesa em sua 11ª *Classificação Internacional de Doenças*.

Um **desequilíbrio** das forças complementares *yin e yang*, que influenciam os órgãos do corpo, causa uma **doença** ou um **distúrbio**.

↓

Cada **órgão** está alinhado a um dos **cinco elementos**, ou fases: fogo, água, madeira, metal e terra.

↓

Seis excessos associados aos elementos causam **sintomas**. Por exemplo, o excesso de *huo* (fogo) causa **febre**.

↓

Depois de avaliar o **sintomas**, o médico usa **oito princípios** para **diagnosticar a causa** do desequilíbrio.

↓

Os tratamentos prescritos, como **acupuntura**, **medicação**, **dieta** ou **exercícios**, restauram o **equilíbrio**.

O texto fundamental da medicina tradicional chinesa é o *Huangdi Neijing* (*Princípios da medicina interna do Imperador Amarelo*). Foi escrito por volta de 300 a.e.c., no Período dos Estados Combatentes antes de a China ser unificada sob um único imperador, mas inclui ideias anteriores, como os métodos de diagnóstico do famoso médico Bian Qiao, descritos em seu *Nan Jing* (*Clássico das dificuldades*).

Os princípios da medicina tradicional chinesa são muito mais antigos e atribuídos a três imperadores míticos. O imperador Fuxi criou o *baguá*, oito símbolos que representam os componentes fundamentais da realidade (céu, terra, água, fogo, vento, trovão, montanha e lago). Cada símbolo é composto por três linhas tracejadas (*yin*) ou contínuas (*yang*). Shennong, o Imperador Vermelho, descobriu quais plantas tinham uso medicinal e quais eram tóxicas. Huang Di, o Imperador Amarelo, inventou a acupuntura e aprendeu com os deuses como misturar pós mágicos de cura e a medir o pulso para diagnóstico.

Independentemente da origem, *yin* e *yang* (o conceito universal que

MEDICINA ANTIGA E MEDIEVAL 33

Ver também: Medicina ayurvédica 22-25 ▪ Medicina romana 38-43 ▪ Medicina islâmica 44-49 ▪ Cirurgia e escolas médicas medievais 50-51 ▪ Farmacologia 54-59 ▪ Anestesia 112-117 ▪ Vitaminas e dieta 200-203

> Se o *qi* autêntico flui bem [...] como a doença pode surgir?
> **Huangdi Neijing**

fundamenta a filosofia médica chinesa), exame e diagnóstico (o procedimento para a cura) e acupuntura e ervas (os meios de cura) são a essência da medicina tradicional chinesa e estão reunidos no *Huangdi Neijing*. O texto tem o formato de conversas entre o Imperador Amarelo e seus ministros. Huang Di faz perguntas sobre problemas médicos e os conselheiros respondem com os princípios do conhecimento médico chinês.

Os princípios-chave

O *Huangdi Neijing* descreve as oposições de *yin* e *yang*, os cinco elementos (fogo, água, madeira, metal e terra) e o *qi*: a energia que flui pelos canais (meridianos) do corpo, sustentando a vida. O texto também determina procedimentos diagnósticos, como medir o pulso ou observar a língua do paciente, e tratamentos, como acupuntura, ervas, massagens, dietas e exercícios físicos.

O conceito de equilíbrio entre *yin* e *yang* é fundamental; eles são forças opostas, porém complementares, que regem diferentes aspectos do corpo e manifestam sua influência de maneiras diferentes. O *yin* é frio, escuro, passivo, feminino e mais parecido com a água, enquanto o *yang* é quente, claro, ativo e masculino, com afinidade com o fogo. O desequilíbrio entre eles causa doenças.

Os principais órgãos internos são influenciados pelo *yin* ou pelo *yang*. Os órgãos *yin* – coração, baço, pulmões, rins, fígado e pericárdio (uma membrana ao redor do coração) – são considerados sólidos, com funções como a regulação e o armazenamento de substâncias importantes, como o sangue e o *qi*. Os órgãos *yang* – intestinos delgado e grosso, vesícula biliar, estômago e bexiga – são considerados ocos; sua função é digerir nutrientes e eliminar resíduos.

Cada um dos cinco elementos, interagindo em um sistema denominado *wu-xing*, corresponde a um órgão *yin* e *yang*: fogo para coração/intestino delgado, água para rins/bexiga, madeira para fígado/vesícula biliar, metal para pulmões/intestino grosso e terra para baço/estômago. As interações entre os elementos criam um ciclo dinâmico e autoajustável de *sheng* (gerar ou nutrir), *ke* (controlar), *cheng* (exagerar) e *wu* (rebelar). A força vital *qi* passa pelos meridianos, animando os órgãos. Comer e respirar reabastece o *qi*. Sem ele, o corpo morrerá e, onde for insuficiente, adoecerá.

Diagnosticando doenças

A medicina tradicional chinesa busca identificar e corrigir desequilíbrios no *yin* e *yang*, *wu-xing* e *qi*. Uma deficiência de *yin*, por exemplo, pode se manifestar como insônia, suores noturnos ou pulsação rápida, enquanto a falta de *yang* pode causar extremidades frias, língua pálida ou pulsação lenta. Oito princípios diagnósticos ajudam a identificar os complexos padrões de desarmonia. Os dois primeiros princípios são o *yin* e o *yang*, que ajudam a definir os outros seis: deficiência, frio, interior, excesso, calor e exterior.

»

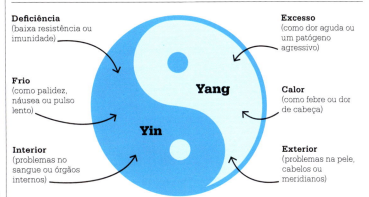

A medicina tradicional chinesa usa oito princípios para identificar distúrbios. São eles: o *yin* e o *yang*, e os seis princípios que eles regem: os princípios *yin* são deficiência, frio e interior; os princípios *yang* são excesso, calor e exterior.

MEDICINA CHINESA TRADICIONAL

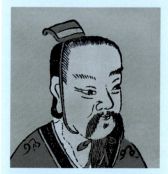

Bian Qiao

Nascido no século V A.E.C., Bian Qiao é o primeiro médico chinês de quem se sabe algo – em grande parte graças a uma biografia escrita cerca de trezentos anos após sua morte pelo historiador Sima Qian. Diz o texto que uma figura misteriosa deu ao jovem Qiao um livro de segredos médicos e algumas ervas, e então desapareceu. Depois de tomar as ervas em uma solução por trinta dias, Bian Qiao tornou-se capaz de ver através do corpo humano para diagnosticar doenças.

Bian Qiao viajou pelo país tratando doenças e realizando cirurgias e ganhou fama como um médico talentoso. Uma das muitas curas quase milagrosas foi a de Zhao Jianzi, ministro-chefe do reino de Jin, que entrou em coma e foi considerado morto: Ban Qiao o reviveu com a acupuntura.

Em 310 E.C., Bian Qiao foi assassinado por um rival: Li Mi, um médico da realeza.

Principais obras

Nan-ching (Clássico das dificuldades)
Bian Qiao Neijing (Clássico de medicina interna de Bian Qiao)

O médico diagnostica a causa de distúrbios externos de acordo com seis excessos (vento, frio, calor de verão, umidade, secura e fogo) aliados aos elementos. Os problemas internos estão relacionados a sete emoções (raiva, alegria, pensamento obsessivo, tristeza, medo, surpresa e ansiedade).

No século IV A.E.C., o *Nan-ching* de Bian Qiao estabeleceu quatro etapas do diagnóstico: observar o paciente (especialmente o rosto e a língua); ouvir a voz e os sons internos (além de sentir o hálito e os odores corporais); questionar o paciente sobre os sintomas; e medir o pulso. No fim do século III E.C., Wang Shuhe escreveu o *Mai Jing* (*Clássico do pulso*), explicando onde medir o pulso: no *cun* (perto da mão), no *guan* (um pouco acima no braço) ou no *qui* (mais acima). Segundo ele, medir no pulso direito era melhor para aferir o *yin*, e o esquerdo para o *yang*. Para avaliar a saúde de diferentes órgãos, ele recomendava fazer duas medições em cada ponto: primeiro pressionando levemente, depois com mais força.

Na medicina tradicional chinesa, o diagnóstico é feito para cada paciente, conforme o ditado *yin bing tong zhi*; *tong bin yi zhi*, ou "doenças diferentes, mesmo tratamento; mesma doença, tratamentos diferentes". Ou seja, pessoas com sintomas diferentes podem precisar do mesmo tratamento, enquanto o tratamento para pessoas com sintomas semelhantes pode diferir.

A cura com agulhas

A acupuntura busca corrigir os desequilíbrios do corpo inserindo agulhas em pontos-chave para redirecionar o fluxo do *qi* ao longo dos doze principais meridianos e outros secundários. Esses pontos podem não ser na área do problema; por exemplo, para dores na região lombar, os pontos de acupuntura ficam na mão. O primeiro texto-chave, listando

> O pulso irregular é uma pulsação que vem e vai com interrupção ocasional.
> **Wang Shuhe**

Médicos chineses prescreviam exercícios para ajudar a restaurar o equilíbrio do corpo. Esta imagem faz parte de um manuscrito de seda do século II A.E.C. encontrado em uma tumba no centro-sul da China.

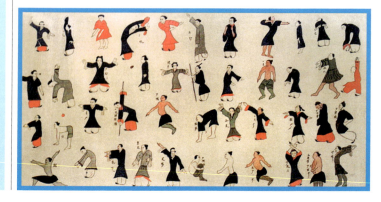

MEDICINA ANTIGA E MEDIEVAL

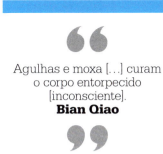

> Agulhas e moxa [...] curam o corpo entorpecido [inconsciente].
> **Bian Qiao**

349 pontos, foi o *Tratado clássico de acupuntura e moxabustão*, escrito por volta de 260 E.C. por Huangfu Mi e revisto nos anos 630 E.C. por Zhen Quan. Em 1030, tinham sido compilados 657 pontos, segundo Wang Weiyi, um renomado acupunturista que fez modelos de bronze em tamanho real para ilustrar a localização de cada um.

Moxabustão e outras técnicas

Outro importante componente da medicina chinesa é a moxabustão: queimar artemísia (moxa) na superfície da pele ou bem próximo a ela para estimular o *qi*. Tal qual a acupuntura, a fitoterapia, as dietas específicas e outros tratamentos foram aperfeiçoados no 1º milênio E.C. O médico da dinastia Han, Zhang Zhongjing (150–219 E.C.), escreveu sobre alimentação e febre tifoide, mas é mais conhecido por *Shang Han Za Bing Lun* (*Tratado sobre febres e outras doenças*). Seu contemporâneo Hua Tuo é considerado o primeiro anestesista da China. Ele desenvolveu um pó chamado *mafeisan* (acredita-se que continha ópio, cannabis e pequenas quantidades de ervas tóxicas), que era dissolvido em água e ministrado ao paciente antes da cirurgia.

Com o advento da medicina europeia, introduzida por missionários jesuítas no fim do século XVI, a China imperial passou a ver a acupuntura como mera superstição, e os tratamentos com ervas se tornaram a principal ferramenta terapêutica dos médicos chineses. O *Bencao Gengmu* (*Compêndio de matéria médica*), de 1576, do médico Li Shizhen contém 53 volumes e lista 1.892 ervas e mais de 11 mil combinações de ervas para doenças específicas.

Andando com duas pernas

Com o aumento da influência ocidental a partir de meados do século XIX, a medicina tradicional chinesa foi criticada por uma suposta falta de base científica. Ela renasceu depois do estabelecimento da República Popular da China, em 1949, em parte porque o governo comunista se comprometeu a dar assistência médica a uma população de mais de 500 milhões, para a qual havia apenas 15 mil médicos treinados na medicina ocidental. A combinação da medicina moderna e tradicional ficou conhecida como a "política de andar com duas pernas".

Embora cientistas ainda apontem a falta de evidências clínicas de sua eficácia, a medicina tradicional chinesa (MTC) continua em alta. A acupuntura é muito usada para tratar a dor, e a inclusão da MTC em um compêndio de diagnósticos da Organização Mundial da Saúde em 2018 deve aumentar ainda mais sua influência. ∎

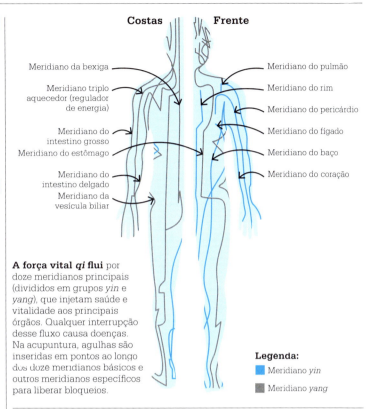

A força vital *qi* flui por doze meridianos principais (divididos em grupos *yin* e *yang*), que injetam saúde e vitalidade aos principais órgãos. Qualquer interrupção desse fluxo causa doenças. Na acupuntura, agulhas são inseridas em pontos ao longo dos doze meridianos básicos e outros meridianos específicos para liberar bloqueios.

A NATUREZA É O MELHOR MÉDICO
FITOTERAPIA

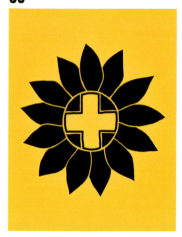

EM CONTEXTO

ANTES

c. 2400 a.e.c. Uma tabuleta cuneiforme suméria registra doze receitas de medicamentos incluindo ingredientes vegetais.

c. 1550 a.e.c. O papiro de Ebers lista mais de setecentas espécies de plantas usadas pelos antigos egípcios como medicamento.

c. 300 a.e.c. Na Grécia antiga, Teofrasto classifica, em seu *Historia Plantarum*, mais de quinhentas plantas medicinais.

DEPOIS

512 e.c. A cópia mais antiga sobrevivente de *De Materia Medica* é produzida para a filha do imperador romano Olíbrio.

c. 1012 *O cânone da medicina* do médico islâmico Avicena compila muitas fontes, incluindo Dioscórides.

1554 O botânico e médico italiano Pier Andrea Mattioli escreve um extenso comentário sobre *De Materia Medica*.

Muitas sociedades antigas utilizavam ervas em tratamentos medicinais e registravam seus usos. O papiro egípcio de Ebers, uma coletânea de textos médicos compilados por volta de 1550 a.e.c., cita setecentas espécies de plantas medicinais e suas aplicações. Na cultura grega antiga, os poemas épicos de Homero *Ilíada* e *Odisseia*, compostos por volta de 800 a.e.c., mencionam mais de sessenta plantas de uso medicinal. Mas foi só depois que a medicina começou a receber uma abordagem mais científica, iniciada por Hipócrates no século v a.e.c., que foi adotado um método mais sistemático de classificar as plantas de acordo com a ação terapêutica.

Sociedades antigas fazem uso regular de plantas para tratamentos.

↓

Dioscórides compila *De Materia Medica*, o primeiro **sistema de classificação** de plantas e suas propriedades medicinais.

↙ ↘

De Materia Medica **dá origem** à prática da **fitoterapia tradicional**.

A obra de Dioscórides **funda** a prática moderna de usar plantas para produzir **remédios**.

MEDICINA ANTIGA E MEDIEVAL

Ver também: Medicina grega 28-29 ▪ Medicina romana 38-43 ▪ Medicina islâmica 44-49 ▪ Cirurgia e escolas médicas medievais 50-51 ▪ Farmacologia 54-59 ▪ Aspirina 86-87 ▪ Homeopatia 102

Pedânio Dioscórides

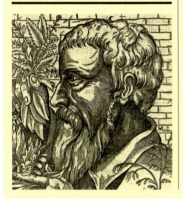

Nascido em Anazarbus (atual Turquia) por volta de 40 E.C., Dioscórides foi um cirurgião do Exército romano no reinado do imperador Nero. Viajou por todo o Mediterrâneo oriental e coletou informações sobre plantas medicinais da região. Por volta de 70 E.C., usou esse conhecimento para produzir os cinco volumes de seu *De Materia Medica*. Escrito em grego, sua língua nativa, a publicação foi organizada de acordo com as propriedades terapêuticas das plantas e outras substâncias. Nas traduções para o latim e o árabe, essa organização se perdeu, pois os editores decidiram colocar as plantas em ordem alfabética. A edição ilustrada tornou-se um favorito de copistas de manuscritos medievais e de editores dos primeiros livros impressos no fim do Renascimento. Dioscórides morreu por volta de 90 E.C.

Principal obra

c. 70 E.C. *De Materia Medica* (*Sobre substâncias medicinais*)

No fim do século IV A.E.C., o botânico pioneiro Teofrasto de Lesbos (aluno de Aristóteles) aperfeiçoou os sistemas de classificação. Em seu *Historia Plantarum* (*Investigação sobre plantas*), criou um método para categorizar quinhentas plantas medicinais em grupos detalhados, como características visuais, habitats e uso prático.

De Materia Medica

No século I E.C., a fitoterapia avançou muito com a obra do médico e soldado romano Dioscórides. Seu texto seminal *De Materia Medica* (*Sobre substâncias medicinais*) reflete seu conhecimento sobre plantas com base em anos de observação de usos medicinais. A grande sacada de Dioscórides foi organizar a obra de acordo com o efeito fisiológico de cada droga no corpo, por exemplo, plantas e substâncias com efeito diurético (aumento da produção de urina) ou emético (causadoras de vômito). Ele registrou 944 medicamentos, dos quais mais de 650 derivados de plantas, e detalhou propriedades físicas, métodos de preparação, efeitos medicinais e as doenças que combatiam. Muitas dessas plantas, como o salgueiro e a camomila, por tratarem várias doenças, se tornaram importantes ervas medievais.

A ascensão das ervas

De Materia Medica foi influente na Roma antiga e manteve sua influência mesmo depois da queda do Império Romano, no século V. Quando Roma caiu e suas bibliotecas foram destruídas, muitos textos médicos se perderam, mas *De Materia Medica* sobreviveu graças a cópias feitas por estudiosos dos impérios bizantino e islâmico. A obra de Dioscórides foi amplamente traduzida e tornou-se o principal meio de transmissão do conhecimento médico clássico.

No período medieval, *De Materia Medica* inspirou um novo gênero de herbários: extensas compilações de plantas medicamentosas. No Renascimento, a publicação foi revitalizada e lançada em luxuosas edições impressas comentadas por estudiosos.

De Materia Medica levou a ciência moderna a considerar as plantas como uma fonte crucial de novos medicamentos (levando, por exemplo, à extração do quinino medicinal em 1820). Também fundamentou a prática da fitoterapia tradicional, devido ao valor terapêutico de plantas e preparações com elas. ∎

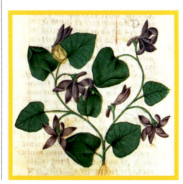

De Materia Medica foi o texto seminal da fitoterapia e da farmacologia por dezesseis séculos. Estas violetas desenhadas à mão são de uma edição ilustrada do século XV.

O DIAGNÓSTICO REQUER OBSERVAÇÃO E LÓGICA

MEDICINA ROMANA

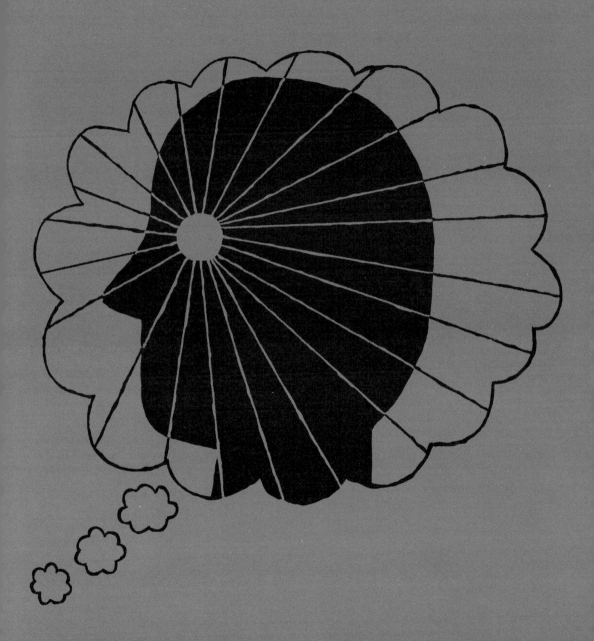

40 MEDICINA ROMANA

EM CONTEXTO

ANTES

753 A.E.C. Roma é fundada. Mais tarde, imperadores romanos conquistam territórios gregos e constroem um dos maiores impérios da história.

219 A.E.C. Archagathus de Esparta torna-se o primeiro médico grego a exercer a medicina em Roma.

Século II A.E.C. Roma constrói seus primeiros banhos públicos, onde as pessoas se reúnem para se banhar e socializar, mas doenças são comuns.

DEPOIS

c. 390 E.C. O primeiro hospital geral é construído em Roma.

c. 400 Oribásio, médico pessoal do imperador Juliano, compila as *Coleções médicas*, uma das últimas grandes obras médicas romanas.

c. 900 Al-Razi escreve *Dúvidas sobre Galeno*.

c. 1150 Burgundio de Pisa produz as primeiras traduções latinas das obras de Galeno.

Na Roma antiga, **três abordagens médicas concorrentes** dificultam o tratamento.

Para os **metodistas**, a medicina é uma questão de **física** e **preceitos**, não de observar cada paciente.

Os **empiristas** acreditam que a **experiência** e a **observação** são mais importantes que as teorias.

Para os **dogmáticos**, ou **racionalistas**, as teorias sobre a **causa da doença** são mais importantes que a observação.

A abordagem de Galeno rejeita a escola metodista e **combina observações clínicas** (método empirista) com a necessidade de **conhecer as causas da doença** (método racionalista).

Essa síntese leva a um melhor entendimento da doença e a novas teorias medicinais.

O Império Romano, cujo auge foi no século II E.C., sob o comando do imperador Trajano, estendia-se por 5 milhões de quilômetros quadrados pela Europa, Norte da África, Oriente Médio e Ásia Ocidental. Os cidadãos se orgulhavam de suas casas de banho e aquedutos, mas as ruas eram insalubres e as doenças, comuns. Mesmo assim, Roma fez avanços na área da higiene e contribuiu para a medicina com impacto duradouro.

Raízes gregas

A medicina romana surgiu de uma síntese de práticas tradicionais, como a fitoterapia, e as abordagens mais teóricas e científicas que evoluíram na Grécia desde o século V A.E.C. No início, os principais empréstimos do mundo médico grego foram religiosos, em particular a adoção da divindade grega Asclépio como o deus romano da cura. Então, em 219 A.E.C., o médico espartano Archagathus chegou a Roma, marcando o início de uma mudança na atitude romana em relação à medicina. Archagathus era famoso por curar doenças de pele e feridas de combate; uma habilidade valiosa, já que os romanos pouco sabiam sobre cirurgias, mas estavam entrando na Segunda Guerra Púnica contra Cartago.

Alguns chamavam Archagathus de "O Açougueiro", mas seus centros de tratamento para soldados abriram caminho para os valetudinários, ou hospitais militares, e ele popularizou as teorias médicas gregas. A mais importante foi a teoria dos humores, desenvolvida pelo médico grego Hipócrates no século V A.E.C. Propunha que o corpo era composto de quatro fluidos vitais – sangue, bile amarela, bile negra e fleuma – e que seu excesso ou falta era um sinal de doença. O papel do médico era identificar o desequilíbrio e restabelecer o equilíbrio do paciente, restaurando sua saúde.

Escolas de pensamento

Com a aceitação da tradição médica grega na cultura romana,

MEDICINA ANTIGA E MEDIEVAL   41

Ver também: Medicina grega 28-29 ▪ Medicina islâmica 44-49 ▪ Cirurgia e escolas médicas medievais 50-51 ▪ Farmacologia 54-59 ▪ Anatomia 60-63 ▪ Circulação sanguínea 68-73 ▪ Nosologia 74-75 ▪ História clínica 80-81

---

mais médicos gregos foram a Roma, mas eles encontraram vários níveis de hostilidade. O historiador e senador Catão, o Velho, em um texto do século II A.E.C., rejeitou as inovações gregas e ovacionou tratamentos tradicionais, como o consumo de repolho, que recomendava para tratar desde distúrbios estomacais até surdez.

Porém, apesar da resistência, a medicina grega se consolidou. Os resultados eram eficazes demais para ser ignorados. E, com o tempo, seus seguidores se dividiram em várias escolas concorrentes.

Os metodistas, fundados pelo médico grego Asclepíades em 50 A.E.C., tinham uma abordagem filosófica. A base teórica era a obra do filósofo Demócrito, que dizia que o Universo era feito de átomos. Acreditavam que o corpo não passava de uma estrutura física o que bastava boa higiene, dieta e medicamentos para restaurar a saúde. Desaprovavam a medicina como profissão, alegando que seus fundamentos podiam ser aprendidos em meses.

Já os empiristas – fundados pelo médico grego Filino de Cós por volta de 250 A.E.C. – acreditavam que o conhecimento médico podia ser aprofundado por meio da observação de pacientes e identificando os sinais visíveis de doenças. Mas também acreditavam que a natureza era incompreensível e que era inútil especular sobre as causas das doenças, de modo que não se interessavam em explorar a anatomia humana interna.

A terceira escola médica, os racionalistas ou dogmáticos, achava que o mais importante era elaborar teorias para tratar doenças. As teorias eram mais valorizadas do que o exame dos sintomas do paciente. Os racionalistas eram melhores do que os empiristas em desenvolver princípios para tratar doenças, mas não enfatizavam a observação clínica dos casos. Se uma teoria estivesse incorreta, poderia levar a resultados desastrosos.

Teorias combinadas

Foi preciso um médico de rara habilidade para sintetizar essas escolas de pensamento concorrentes. Cláudio Galeno, um médico romano de Pérgamo (na atual Turquia), foi um desses homens. Com base em aspectos de cada escola alinhados a teorias próprias, ele criou uma abordagem médica que se manteria como a abordagem predominante por mais de mil anos.

Galeno aprendeu a filosofia grega e as teorias médicas em sua terra natal, Pérgamo, e as desenvolveu quando foi para Roma, em 162 E.C. Como Hipócrates, ele considerava o corpo humano um sistema completo que não deveria ser tratado como uma coletânea de órgãos isolados que produziam sintomas díspares. Para entender a doença e tratar os pacientes, Galeno acreditava que o médico »

É impossível encontrar a função correta de uma parte sem conhecer a fundo a ação do instrumento como um todo.
Cláudio Galeno
De Usu Partium Corporis Humani, c. 165–75 E.C.

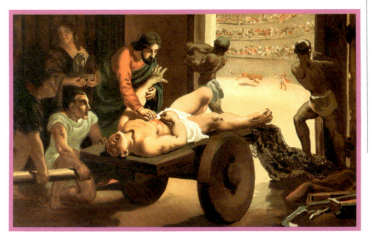

Galeno serviu como médico de uma escola de gladiadores, e assim adquiriu profundo conhecimento da anatomia humana interna ao tratar os feridos e examinar os mortos.

MEDICINA ROMANA

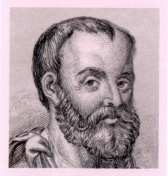

Cláudio Galeno

Nascido em Pérgamo (na atual Turquia) em 129 E.C., Galeno decidiu ser médico quando seu pai viu em sonho o deus da cura Asclépio. Ele estudou em Pérgamo, Esmirna, e depois em Alexandria, onde teve acesso a textos médicos na Grande Biblioteca.

Após cinco anos como o médico-chefe da escola de gladiadores de Pérgamo, Galeno mudou-se para Roma em 162 E.C. Lá, sua fama como médico e sua personalidade intratável lhe renderam inimigos. Forçado a partir em 166, foi reconvocado pelo imperador Marco Aurélio em 169 para servir como médico imperial, cargo que também ocupou sob o comando de Cómodo e Septímio Severo. Galeno morreu por volta de 216. Escritor prolífico, ele deixou cerca de trezentas obras, incluindo livros de linguística, lógica, filosofia e medicina, mas apenas cerca da metade deles sobreviveu.

Principal obra

c. 165–175 E.C. *De Usu Partium Corporis Humani* (Sobre a utilidade das partes do corpo humano)

---

deveria observar tanto o interior quanto o exterior do corpo. Só então ele poderia aplicar uma teoria, com base nos humores de Hipócrates, para propor curas. Com essa abordagem, Galeno combinou o pensamento racionalista e empirista – mas permaneceu cético quanto à escola metodista.

Observação clínica

Galeno acreditava que o conhecimento de anatomia, aliado à observação direta e à experimentação, eram requisitos médicos básicos. Como médico-chefe de uma escola de gladiadores de Pérgamo, ele observou a musculatura e órgãos internos expostos por feridas. Mas a dissecação humana era proibida pela lei romana e ele ficou restrito à dissecação de animais. Os experimentos de Galeno com macacos, bois e porcos lhe possibilitaram alguns avanços, como a constatação de que as artérias continham sangue. Em um experimento, ele cortou o nervo laríngeo de um porco vivo, que continuou a se debater, mas não conseguia mais grunhir. Isso confirmou a hipótese de Galeno quanto ao papel do nervo na vocalização.

A ênfase de Galeno na observação estendeu-se ao exame clínico dos sintomas externos dos pacientes para diagnosticar e prescrever medicamentos. Durante a peste antonina, que eclodiu em 165 E.C., Galeno registrou os sintomas dos pacientes. Em todos os casos, ele observou vômitos, dores de estômago e mau hálito, mas os pacientes que ficavam com o

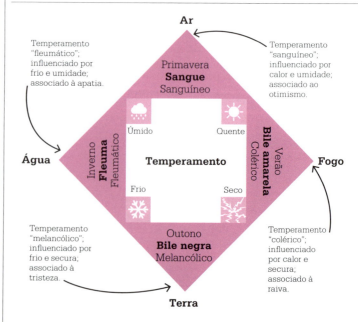

Galeno associou cada um dos quatro humores a uma estação, um elemento (como o ar) e um temperamento (como o sanguíneo). Os humores devem ficar equilibrados; excesso ou falta podem resultar em doença.

MEDICINA ANTIGA E MEDIEVAL

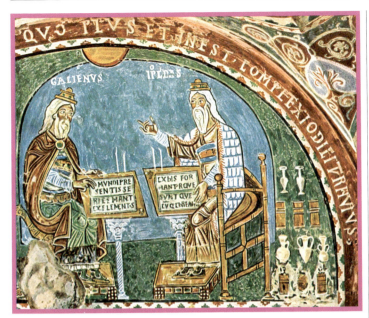

Embora separados por séculos, Galeno e Hipócrates são retratados juntos neste afresco bizantino do século XIII na Itália como os médicos mais importantes do mundo antigo.

corpo coberto de crostas escuras que se descolavam depois de alguns dias tendiam a sobreviver. Já os pacientes que excretavam fezes enegrecidas geralmente morriam. Galeno desconhecia a causa da doença, que pode ter sido a varíola, e não havia muito a fazer além de dar conforto aos pacientes. Mas seu registro detalhado dos sintomas prova seu compromisso em compreender os sinais da doença.

As ideias de Galeno tinham raízes na teoria dos humores de Hipócrates. Ele expandiu as variáveis quente e frio, úmido e seco e atribuiu a cada uma um papel no equilíbrio do corpo. Uma pessoa com tendência fria e seca, segundo Galeno, teria uma constituição suave e esbelta. Ele também acreditava que as combinações desses fatores afetavam o temperamento. Uma pessoa muito fria e seca, por exemplo, provavelmente seria melancólica. Galeno também afirmou que altos níveis de bile amarela contribuíam para a inteligência.

Fama duradoura

Embora Galeno fosse o médico mais famoso de Roma, outros nomes também revolucionaram a medicina. Em meados do século I E.C., Aulo Celso, especializado em dietas e cirurgias, identificou várias doenças de pele. Sorano de Éfeso, no início do século II, foi um pioneiro da obstetrícia e ginecologia. Mas foi a obra de Galeno que sobreviveu à queda de Roma em 476, em livros traduzidos e disseminados por médicos islâmicos do século VII, para se tornar a base da medicina medieval na Europa.

Ironicamente, apesar da ênfase na experimentação prática e na observação clínica, foi a ascensão de Galeno ao status de autoridade médica máxima que impediu o progresso nessas duas áreas. Como a maior parte de sua pesquisa anatômica foi feita em animais, muitas de suas constatações não se aplicavam a humanos. Galeno era tão respeitado que, por séculos, todos os médicos e estudiosos que fizeram dissecações rejeitavam qualquer descoberta divergente. Quando outros médicos tentaram replicar os experimentos de Galeno, problemas em suas teorias foram surgindo. Com a obra do médico flamengo Andreas Vesalius em 1543, a autoridade de Galeno como anatomista caiu por terra.

Apesar da queda, a contribuição de Galeno para a medicina foi imensa. O médico islâmico al-Razi (854–925), autor de *Dúvidas sobre Galeno*, continuou defendendo seus métodos. Até hoje os médicos se baseiam no conhecimento preciso da anatomia humana e na observação clínica dos sintomas para tratar doenças. Assim, Galeno continua sendo uma grande influência na prática da medicina. ∎

Em uma única dissecação [...], Galeno desviou-se em pelo menos duzentas ocasiões da descrição fiel da harmonia, função e ação das partes humanas.
Andreas Vesalius
De Humani Corporis Fabrica, 1543

SAIBA AS CAUSAS DA DOENÇA E DA SAÚDE

MEDICINA ISLÂMICA

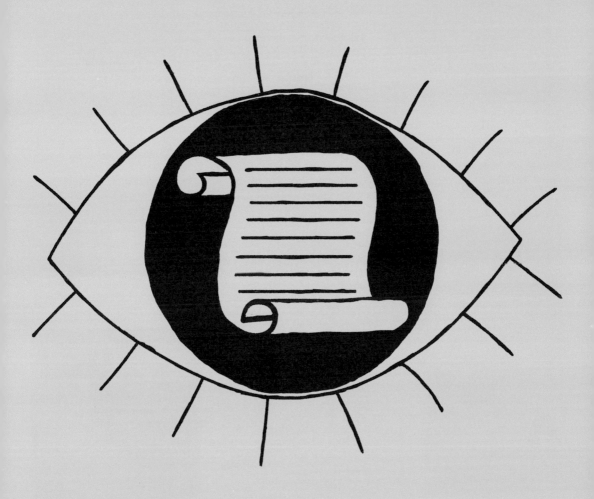

MEDICINA ISLÂMICA

EM CONTEXTO

ANTES

Séculos IV–VI E.C. O primeiro centro médico do mundo é criado em Gundexapur, patrocinado pelas dinastia sassânida, no reinado de Shapur I.

627 O primeiro hospital móvel é uma tenda para muçulmanos feridos montada durante a *Ghazwah Khandaq* (Batalha da Vala).

c. 770 O califa al-Mansur funda o *Bayt al-Hikma* (Casa da Sabedoria), onde textos médicos antigos são traduzidos para o árabe.

DEPOIS

Séculos XII–XIII Na Espanha, a primeira tradução latina da obra de Avicena *Al-Oanun fi al-Tibb* (O cânone da medicina) é encontrada.

1362 Após a peste negra devastar a Europa, Ibn al-Khatib de Granada escreve um tratado sobre infecções contagiosas.

1697 O *Oanun* de Avicena ainda integra o currículo da escola de medicina de Pádua, na Itália.

A verdade na medicina é uma meta inatingível e a arte descrita nos livros está muito aquém do conhecimento de um médico experiente e atencioso.
Rasis

A queda do Império Romano ocidental no fim do século V E.C. levou a um rápido declínio do conhecimento e da prática médica na Europa, mas a cultura helenística (grega) sobreviveu nas províncias orientais do império, conquistadas pelos exércitos de uma nova religião – o islamismo – no século VII. Lá, as teorias médicas da Grécia e da Roma antigas foram transmitidas aos primeiros médicos islâmicos por cristãos nestorianos (orientais) que trabalhavam no centro médico de Gundexapur, no Irã, que era parte do Império Sassânida.

Esse interesse se manteve mais tarde, sob o comando de califas islâmicos, em particular os abássidas, cuja capital Bagdá (fundada em 762) tornou-se um vibrante centro econômico, cultural e científico. No fim do século VIII, o califa al-Mansur fundou a *Bayt al-Hikma* (Casa da Sabedoria), onde textos antigos eram traduzidos para o árabe. Homens como Ibn Ishaq (808–873), o médico da corte que traduziu as obras de Hipócrates e Galeno, garantiu que os médicos islâmicos tivessem acesso às teorias do mundo grego e romano. Com isso se inicia uma nova era da medicina islâmica, impulsionada por indivíduos notáveis como al-Razi (854–925) e Ibn Sina (980–1037), conhecidos no Ocidente como Rasis e Avicena, respectivamente.

Os primeiros hospitais islâmicos

A medicina islâmica abraçou tanto os aspectos práticos quanto a teoria médica. No século VII, o primeiro hospital móvel do Islã tratava feridos em campos de batalha, e a academia de Gundexapur foi um renomado centro de tratamento e aprendizado da medicina. O primeiro hospital geral documentado do Islã – um *bimaristão* ("lugar dos doentes" em persa) – foi fundado por volta de 805 pelo califa al-Rashid em Bagdá e ganhou fama rapidamente. Em um século, outros cinco foram construídos e depois outros foram criados em todo o Oriente Médio.

Esses hospitais tinham escolas de medicina, e os alunos podiam observar o trabalho de médicos qualificados. Alguns hospitais mantinham alas separadas para doenças infecciosas, problemas gastrointestinais, problemas oculares e transtornos mentais. Por causa dessa experiência clínica, os primeiros médicos islâmicos fizeram avanços importantes na identificação de distúrbios e criação de tratamentos.

Conhecimento clínico

No século IX, Rasis, o médico-chefe do califa em Bagdá, escreveu mais de duzentos textos e comentários

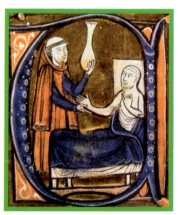

Al-Razi examina um paciente e segura uma mátula, um recipiente para coleta de urina, em uma imagem francesa do século XIII. Ele foi pioneiro na abordagem científica para a uroscopia, o estudo da urina.

MEDICINA ANTIGA E MEDIEVAL   47

Ver também: Medicina grega 28-29 ▪ Fitoterapia 36-37 ▪ Medicina romana 38-43 ▪ Cirurgia e escolas médicas medievais 50-51 ▪ Farmacologia 54-59 ▪ Hospitais 82-83 ▪ Higiene 118-119 ▪ Mulheres na medicina 120-121

O médico […] deve sempre fazer o paciente acreditar que vai se recuperar, pois o estado do corpo está ligado ao estado da mente.
Kitab al-Hawi fi al-Tibb, c. 900

No início da Idade de Ouro Islâmica, a tradução de textos **gregos**, **romanos** e **indianos antigos** revelam uma riqueza de **princípios médicos** e **curas**.

Médicos islâmicos estudam as teorias e obtêm **experiência prática examinando** pacientes em hospitais.

Ao **documentar** e **comparar** os **sintomas** dos pacientes, os médicos fazem **diagnósticos mais precisos**.

Os **tratamentos** são mais eficazes à medida que os médicos **observam** a resposta dos pacientes a **drogas** e outras **terapias**.

Médicos-acadêmicos documentam as **descobertas** e **aperfeiçoam** os princípios existentes. **A medicina progride.**

---

com base nos princípios dos primeiros teóricos médicos gregos, romanos, sírios, islâmicos e indianos. Ele defendia que os diagnósticos fossem feitos examinando e entrevistando o paciente e que o tratamento fosse ministrado segundo experiências anteriores de sua eficácia. Em *Kitab al-Hawi fi al-Tibb* (*O livro completo de medicina*), registrou os sintomas de grande variedade de doenças e foi um dos primeiros médicos a distinguir varíola e sarampo, que até então eram consideradas a mesma doença. Suas observações atentas também o levaram a identificar a gota como uma doença única (não uma variedade de doenças, como os gregos supunham) e, com base na experiência clínica, ele concluiu que muitas doenças não progrediam como sugerido por Galeno, o grande médico romano.

Entre os muitos insights de Al-Razi estavam suas ideias sobre os transtornos mentais e a conexão entre mente e corpo. Ele defendia tratar os transtornos mentais do mesmo modo como as doenças físicas e prescrevia terapias envolvendo dieta, medicamentos e até música e aromaterapia. Também defendia que os pacientes fossem encorajados a acreditar na possibilidade de melhora e na eficácia do tratamento prescrito.

Licença para clinicar
Al-Razi foi venerado como um médico e professor exemplar. Mas nem todos atingiam seus altos padrões e, em 931, quando soube que um erro levou um paciente a óbito, o califa al-Muqtadir ordenou que todos os médicos deveriam ser licenciados. Quando os estudantes de medicina passavam nos exames, faziam o Juramento de Hipócrates e recebiam uma licença de um *muhtasib* (inspetor-geral).

Um excelente guia médico
A ideia de que a medicina deve se basear em um sistema de »

> [A medicina] tem um lado teórico e um lado prático.
> **Avicena**

observação, experimentação e exames para fazer diagnósticos e planejar o melhor tratamento atingiu sua forma mais desenvolvida na obra de Avicena. Em *Al-Qanun fi al-Tibb* (*O cânone da medicina*), publicado por volta de 1012, ele reuniu seu conhecimento de obras gregas, romanas, persas e árabes, além de suas próprias observações clínicas, para criar o guia médico mais abrangente da era medieval. No século XII, foi traduzido para o latim e integrado às escolas de medicina europeias por cerca de quatrocentos anos.

O *Qanun* era formado por cinco volumes grossos. O primeiro tratava da origem das doenças. Com base na teoria hipocrática e galênica dos humores, Avicena classificou as possíveis causas das doenças, tanto extrínsecas (como o clima) quanto intrínsecas (como o paciente dormir/repousar demais ou realizar movimento/atividade em excesso), ao lado de outras causas (como hábitos e a constituição pessoal). Avicena acreditava que os quatro humores interagiam com os "elementos" (terra, ar, fogo e água) e com a anatomia do paciente para causar doenças. Excesso de umidade, por exemplo, pode causar cansaço ou distúrbios digestivos, e o calor elevado pode induzir sede ou pulso acelerado. Como Galeno e Hipócrates, ele considerava que a observação direta de um paciente podia determinar o desequilíbrio.

Remédios, doenças e curas
O segundo volume do *Qanun* catalogava cerca de oitocentos tratamentos e remédios de origem vegetal, animal e mineral, e as doenças que podiam tratar. Avicena baseava-se em autoridades indianas e gregas e oferecia comentários sobre a eficácia e vantagens de remédios, assim como variações das fórmulas de diferentes fontes.

Com conselhos em parte inspirados em Galeno, Avicena também criou sete regras para a experimentação de novas drogas. Alertou que os medicamentos não devem ser expostos ao calor ou frio excessivos, e que um medicamento deve ser testado em um paciente que sofra de apenas uma, não múltiplas doenças, e ministrado em pequenas doses no início para observar o efeito. Nos terceiro e quarto volumes, Avicena aborda distúrbios de partes específicas do corpo, entre eles a tuberculose (identificada corretamente como contagiosa) e a catarata; e doenças que afetam o corpo todo ou várias partes diferentes, como febres, úlceras, fraturas e problemas de pele. O quinto e último volume descreve preparações e tratamentos complexos, assim como uma série de medidas preventivas, incluindo dieta e exercícios. O fato de Avicena ter reconhecido que prevenir é melhor que remediar o colocou vários séculos à frente dos médicos europeus medievais.

Com base nos avanços anteriores
Antes de Avicena, uma constelação de médicos islâmicos contribuiu para o avanço da ciência médica. No fim do século VIII, Jabir Ibn Hayyan (conhecido na Europa como Geber), o médico da corte do califa al-Rashid, formalizou o estudo da farmacologia. Embora muitas das quinhentas obras atribuídas a ele provavelmente foram escritas por seus seguidores, foi Jabir quem defendeu o rigor experimental na prática tradicional da alquimia, que buscava transformar uma substância em outra (principalmente

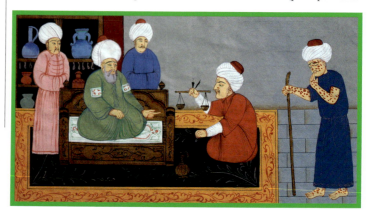

Um farmacêutico pesa a medicação para um paciente de varíola nesta ilustração do livro de Avicena *O cânone da medicina*. Os farmacêuticos islâmicos – tal qual os médicos – eram treinados e licenciados.

MEDICINA ANTIGA E MEDIEVAL   49

Avicena

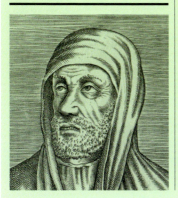

Nascido em 980 E.C. perto de Bucara (no atual Uzbequistão), Avicena, filho de um funcionário público, estudou filosofia, direito e medicina islâmica. Aos 18 anos, ele curou Nuh Ibn Mansur, o sultão samânida de Bucara, o que lhe rendeu um cargo na corte e acesso à extensa biblioteca real.

A queda dos samânidas em 999 forçou Avicena a fugir e passar vários anos em Corasão, uma região que abrange partes do nordeste do Irã, Afeganistão e Ásia Central, antes de se mudar para Hamadã, uma cidade no centro-oeste do Irã. Lá, ele foi médico da corte e vizir do governante Buyid Shams ad-Dawla. Em 1022, Avicena mudou-se para Isfahã, patrocinado pelo príncipe persa Ala al-Dawlah, e concluiu suas principais obras. Morreu em 1037 devido a uma alta dose de ópio adicionada por um escravizado a um de seus remédios.

Principais obras

c. **1012** *Al-Qanun fi al-Tibb* (*O cânone da medicina*)
c. **1027** *Kitab al-Shifa* (*O livro da cura*)

---

metais comuns em ouro). Químico brilhante, ele catalogou processos como a cristalização e a evaporação e inventou o alambique (uma jarra para destilação). O trabalho de Jabir deu aos farmacêuticos da época ferramentas para desenvolver novos medicamentos.

Outro notável precursor de Avicena foi al-Tabari, um médico persa do século IX que deu aulas para Al-Razi e escreveu *Firdous al-Hikmah* (*O paraíso da sabedoria*) – um volume dividido em sete partes e uma das primeiras enciclopédias da medicina islâmica. Al-Tamimi, um médico do século X do Cairo (Egito), ficou famoso pelo conhecimento que tinha de ervas medicinais, por seu guia de nutrição, plantas e minerais (*al-Murshid*) e um antídoto para picada de cobra tão eficaz que ele o chamou de *tiryaq al-faruq* ("tratamento de salvação").

Em Córdoba, Espanha, o médico da corte andaluza e mais famoso cirurgião da era medieval, al-Zahrawi, compilou o livro de trinta partes *Kitab al-Tasrif* (*Os métodos da medicina*) no fim do século X. Incluía um tratado cirúrgico delineando muitas técnicas sofisticadas, como a remoção de pedras na bexiga, a excisão de tumores cancerígenos dos seios, bem como cirurgias ginecológicas e uma das primeiras técnicas de cirurgia plástica para restaurar danos causados por ferimentos.

Influência duradoura

Um produto da Idade de Ouro Islâmica, a medicina islâmica gerou grande impacto na Europa Ocidental desde a era medieval até o século XVII, quando novas ideias científicas surgiram no Iluminismo. A medicina islâmica avançou de várias maneiras, com ênfase no bem-estar, diagnósticos feitos por meio de observação, manutenção de registros detalhados do paciente, a natureza comunitária de seus hospitais, que tratavam todos os membros da sociedade, treinamento de médicos e a inclusão de médicas e enfermeiras mulheres. Seus ensinamentos continuam vivos, especialmente na medicina unani, praticada no Irã, Paquistão e Índia. ∎

Se um médico consegue tratar o paciente com nutrientes, e não medicamentos, ele é bem-sucedido.
Kitab al-Hawi fi al-Tibb, c. 900

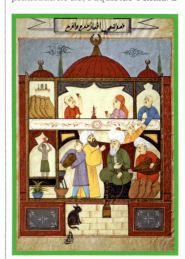

Avicena ensina princípios de higiene nesta gravura de um manuscrito otomano do século XVII. Avicena lecionava diariamente em uma escola de medicina em Isfahã.

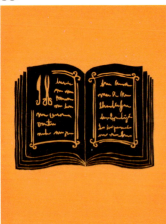

ERUDITO, ESPECIALISTA, ENGENHOSO E ADAPTATIVO
CIRURGIA E ESCOLAS MÉDICAS MEDIEVAIS

EM CONTEXTO

ANTES

Século IX E.C. A escola de medicina de Salerno é fundada, restabelecendo os estudos médicos na Europa Ocidental.

c. 1012 Avicena escreve *O cânone da medicina*, que foi leitura obrigatória nas escolas de medicina até o século XVI.

1130 A Igreja Católica proíbe o clero de praticar medicina mediante pagamento, acelerando a mudança para a medicina secular.

DEPOIS

1363 Guy de Chauliac escreve o consagrado e abrangente *Chirurgia magna*.

c. 1440 A invenção da prensa tipográfica expande a disseminação do conhecimento, incluindo os principais textos médicos.

1543 *De Humani Corporis Fabrica* (*Sobre a estrutura do corpo humano*) de Andreas Vesalius marca novo avanço na anatomia médica.

Após a queda do Império Romano, o que restou do conhecimento médico greco-romano na Europa Ocidental encontrou guarida nos mosteiros. A ordem monástica beneditina da Igreja Católica, fundada no século VI E.C., insistia que todos os mosteiros tivessem uma enfermaria com um monge responsável. Uma das primeiras enfermarias foi o Monte Cassino, no sul da Itália. No início dos anos 800, o sacro imperador romano Carlos Magno decretou que todas as catedrais e mosteiros de seu reino deveriam ter um hospital. Os monges ofereciam cuidados paliativos e tratavam de uma ampla gama de doenças. Muitos mosteiros tinham a própria horta medicinal. Alguns possuíam boticários qualificados que realizavam procedimentos básicos, como a sangria, e prescreviam uma série de remédios à base de plantas ou minérios. Além dos mosteiros, as escolas médicas desenvolveram novas ideias e habilidades, mais notadamente pelo mestre-cirurgião Rogério de Salerno no fim do século XII.

Schola Medica Salernitana

A primeira escola formal de medicina emergiu da Idade das Trevas europeia no século IX E.C. em Salerno, sul da Itália, com influências da medicina islâmica, judaica, grega e romana. Por quatro séculos, esse centro de ensino, a Schola Medica Salernitana, foi um dos mais respeitados da Europa medieval. Alunos, professores e pacientes chegavam de longe. Em 1099, por exemplo, Roberto II da Normandia viajou do norte da França para ser tratado. Salerno tinha a maior biblioteca médica do mundo, com textos dos médicos islâmicos Al-Razi (854–925) e Avicena (980–1037), além de textos de Monte Cassino comentando os

Paris para as ciências, Salerno para a medicina, Bolonha para o direito [...]
Tomás de Aquino
Teólogo e filósofo italiano
(c. 1225–1274)

MEDICINA ANTIGA E MEDIEVAL 51

Ver também: Medicina grega 28-29 ▪ Fitoterapia 36-37 ▪ Medicina romana 38-43 ▪ Medicina islâmica 44-49 ▪ Farmacologia 54-59 ▪ Anatomia 60-63 ▪ Parteiras 76-77 ▪ Mulheres na medicina 120-121 ▪ Pandemias 306-313

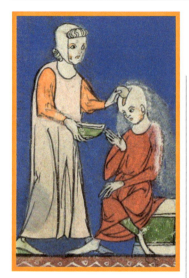

ensinamentos da Grécia e Roma antigas. A escola fornecia ensino curricular completo: três anos de estudo seguidos de quatro anos de treinamento prático.

As mulheres eram bem-recebidas como alunas e professoras. No início ou meados do século XII, a mais proeminente delas foi Trotula, médica, educadora e escritora. Suas especialidades eram ginecologia e obstetrícia, mas ela também ensinava uma variedade de métodos de diagnóstico, como analisar a urina, medir o pulso e examinar o tom da pele.

A gravura representa uma cirurgia craniana, retirada de *Practica Chirurgiae*, de Rogério. Sua obra conquistou o respeito dos acadêmicos pela disciplina da cirurgia.

Rogério de Salerno
A reputação de Salerno atingiu o auge no fim do século XII, quando Rogério (c. 1140–1195) atuou na cidade como professor e cirurgião. Seu *Practica Chirurgiae* (*Prática cirúrgica*) foi um texto obrigatório por pelo menos trezentos anos. Escrito em 1180, era organizado anatomicamente, com diagnósticos e tratamentos para doenças e distúrbios de cabeça, pescoço, braços, tórax, abdômen e pernas. O trabalho pioneiro de Rogério revelou métodos para detectar rupturas na membrana cerebral (a manobra de Valsalva) e realinhar tecidos danificados (reanastomose).

Disseminação das escolas de medicina
No século XII, outras escolas médicas já tinham sido criadas na Europa, entre elas as de Montpellier (França), Bolonha e Pádua (Itália), Coimbra (Portugal), Viena (Áustria) e Heidelberg (Alemanha) – todas com o modelo de Salerno.

O cirurgião francês Guy de Chauliac (c. 1300–1368) estudou em Montpellier e Bolonha e foi nomeado para o cargo mais prestigiado da Europa: médico pessoal do papa Clemente VI. Sua *Chirurgia Magna* (*A grande obra sobre cirurgia*) abrangeu uma série de temas, como anatomia, anestésicos, sangria, medicamentos, fraturas e ferimentos. Os sete volumes ganharam tradução do latim para vários idiomas e até o século XVII foram uma referência para os cirurgiões, quando novas teorias médicas começaram a surgir. ▪

A peste negra

Uma das pandemias mais mortais da história, a peste negra foi um surto devastador de peste bubônica que matou entre 25 milhões e 200 milhões de pessoas na Ásia, Europa e Norte da África em meados do século XIV. Provavelmente se originou na Ásia Central ou Oriental e se espalhou para o Ocidente, atingindo o auge na Europa entre 1347 e 1351. Metade da população da Europa pereceu, principalmente nas cidades. Por exemplo, a população de Florença, na Itália, caiu de 110 mil para 50 mil pessoas. Quem contraía a doença podia morrer em questão de dias.

Na época, a causa da peste não era conhecida, mas alguns médicos culparam "uma grande pestilência no ar" (teoria do miasma). Hoje se sabe que as bactérias responsáveis eram transportadas por pulgas de ratos. Os ratos eram comuns nas cidades superlotadas e anti-higiênicas e eram levados de um porto ao outro em navios. A ideia de quarentena surgiu na cidade-estado de Ragusa (atual Dubrovnik, Croácia) em 1377.

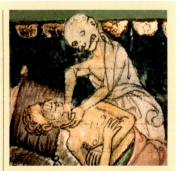

Uma representação do século XIV da Morte estrangulando uma vítima da peste bubônica. Guy de Chauliac a distinguiu da peste pneumônica.

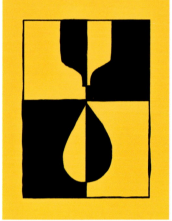

O VAMPIRO DA MEDICINA
SANGRIA E SANGUESSUGAS

EM CONTEXTO

ANTES

c. 400 a.e.c. Hipócrates divulga sua teoria dos quatro humores, que se torna a base para a sangria.

c. 1000 e.c. Al-Zahrawi descreve instrumentos cirúrgicos para uso na sangria.

DEPOIS

1411 Peretta Peronne, uma médica sem licença, é processada por realizar sangrias, uma prática proibida para mulheres.

1719 O cirurgião austríaco Lorenz Heister desenvolve a lanceta automática.

1799 O primeiro presidente dos Estados Unidos, George Washington, morre de choque e perda de sangue devido a sessões excessivas de sangria.

1828 Pesquisas do médico francês Pierre Louis sugerem que o uso de sanguessugas não é eficaz, levando a uma redução no procedimento.

Acredita-se que a prática da sangria medicinal – a retirada de sangue como tratamento para doenças – tenha se originado no antigo Egito por volta de 3000 a.e.c. Foi adotada pela cultura grega antiga no século v a.e.c. e formalizada quando o médico Hipócrates declarou que o sangue era um dos quatro humores corporais que devem ficar em equilíbrio para preservar a saúde.

A sangria foi popular na Europa medieval. Em 1163, a Igreja proibiu os clérigos de realizarem o procedimento e os barbeiros passaram a efetuar sangrias e outras cirurgias. Para isso, usavam instrumentos como flebotomos (lâminas com cabos), lancetas (agulhas) ou a sanguessuga medicinal (*Hirudo medicinalis*) para sugar o sangue e anestesiar a ferida.

Preenchendo a lacuna

A divisão entre médicos, que prescreviam tratamentos, e barbeiros-cirurgiões, que operavam diretamente o corpo, só começou a desaparecer nos anos 1250, quando médicos como o italiano Bruno da Longobucco argumentaram que a sangria não deveria ser feita apenas por barbeiros-cirurgiões. A sangria foi uma importante prática médica até o século xix: François Broussais (1772–1838), médico francês, foi apelidado de "Vampiro da Medicina" por sempre usar sanguessugas.

As sanguessugas são usadas até hoje para retirar sangue congestionado em cirurgias e a sangria é usada em doenças como a hemocromatose (que causa acúmulo de ferro no sangue). ∎

A sangria frequentemente estrangula a febre [...], ela dá força ao corpo.
Benjamin Rush
Médico estadunidense (1746–1813)

Ver também: Medicina grega 28-29 ▪ Medicina romana 38-43 ▪ Cirurgia e escolas médicas medievais 50-51 ▪ Circulação sanguínea 68-73

MEDICINA ANTIGA E MEDIEVAL

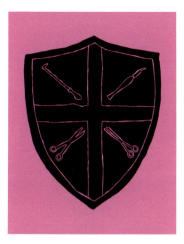

GUERRAS E O PROGRESSO DA ARTE DA CURA
MEDICINA DE COMBATE

EM CONTEXTO

ANTES

c. 500 a.e.c. Sushruta descreve uma forma de torniquete para impedir o sangramento arterial durante amputações.

c. 150 a.e.c. Galeno desaconselha os torniquetes, alegando que intensificam o sangramento.

c. 1380 e.c. O uso de uma maca de vime para remover uma vítima do campo de batalha é registrado na França.

DEPOIS

1847 O cirurgião russo Nikolai Pirogov usa o éter como anestésico na Guerra da Crimeia.

1916 Na Primeira Guerra, Henry Dakin cria um desinfetante para matar bactérias sem prejudicar o corpo.

1937 Na Guerra Civil Espanhola, os caminhões refrigerados do cirurgião canadense Norman Bethune, com os primeiros bancos de sangue móveis, permitem fazer transfusões perto da linha de frente.

Desde os tempos antigos, médicos se dedicaram a curar ferimentos de batalhas. O papiro de Edwin Smith, um texto cirúrgico egípcio mais ou menos do século XVII A.E.C., detalha tratamentos para ferimentos sofridos em combate. O Exército romano desenvolveu um amplo conhecimento em medicina de combate. Na era medieval as técnicas progrediram pouco e os ferimentos mais graves resultavam em morte, seja por choque ou infecção bacteriana.

Técnicas pioneiras

Em uma batalha de 1537, o barbeiro-cirurgião do Exército francês Ambroise Paré ficou sem o óleo fervente tradicionalmente usado para tratar ferimentos à bala (acreditava-se que purgava o corpo da pólvora). Recorrendo a um remédio popular de gema de ovo, óleo de rosa e terebintina, ele descobriu que as feridas cicatrizavam mais rápido e com muito menos dor. Mais tarde, Paré usou ligaduras em vez da cauterização para evitar hemorragias durante as amputações e

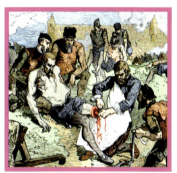

A ligadura (amarração das artérias durante as amputações para interromper a hemorragia) de Ambroise Paré foi um importante avanço cirúrgico.

desenvolveu o *bec de corbin* ("bico de corvo"), uma pinça para afixar a ligadura durante o procedimento. Outras inovações criadas por ele são o fórceps longos para extrair balas e o uso de analgésicos.

Paré inspirou outros, como Dominique-Jean Larrey, um cirurgião francês que, nas Guerras Napoleônicas, introduziu ambulâncias militares para transportar vítimas a um local seguro e foi pioneiro no conceito da "triagem" para avaliar a urgência dos casos. ∎

Ver também: Cirurgia plástica 26-27 ▪ Medicina romana 38-43 ▪ Cirurgia científica 88-89 ▪ Triagem 90 ▪ Transfusão sanguínea e grupos sanguíneos 108-111

A ARTE DA PRESCRIÇÃO ESTÁ NA NATUREZA

FARMACOLOGIA

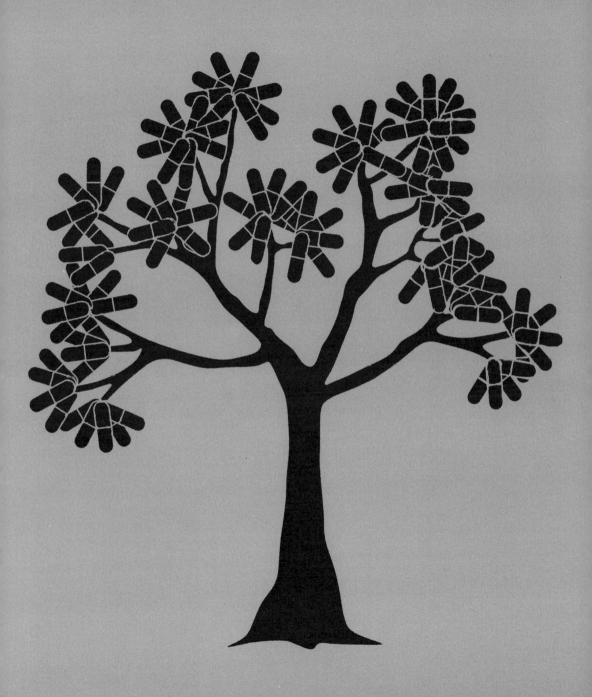

FARMACOLOGIA

EM CONTEXTO

ANTES

c. 70 e.c. Dioscórides escreve *De Materia Medica*.

c. 780 Jabir ibn Hayyan desenvolve maneiras de purificar e misturar drogas.

1498 A primeira farmacopeia oficial, o *Ricettario Fiorentino*, é publicada na Itália.

DEPOIS

1785 O médico britânico William Withering realiza um dos primeiros ensaios clínicos de drogas, comprovando a eficácia da digitalina.

1803 O primeiro alcaloide conhecido, a morfina, foi isolado por Louis Derosne.

1828 Friedrich Wöhler sintetiza ureia a partir de compostos não orgânicos.

Anos 1860 Claude Bernard prova que os medicamentos atuam em locais específicos no corpo.

O **corpo e a doença** são **entidades químicas**.

↓

Portanto, **a doença** pode ser **curada** com o auxílio da **substância química certa**.

↓ ↓

O farmacêutico pode constatar que **a substância química certa já existe** na natureza.

O farmacêutico pode ter de **criar um composto, misturando ou sintetizando substâncias químicas**.

A farmacologia é o estudo de substâncias para tratar ou prevenir doenças, ou para corrigir funções corporais. Hoje, quando adoecem, espera-se que um médico prescreva algum remédio. Essa demanda fez da indústria farmacêutica uma das maiores do mundo, com um valor estimado em cerca de US$ 1,5 trilhão.

Um dos primeiros proponentes da farmacologia foi o médico suíço do século XVI, Philippus von Hohenheim, que atendia pelo nome de Paracelso. Paracelso era alquimista, e não um cientista, e suas teorias envolviam conceitos do ocultismo, mas, ao colocar a química no centro do tratamento de doenças, ele definiu o novo foco da ciência renascentista e deu início ao campo da farmacologia.

Origens antigas

A ideia de usar substâncias específicas para curar doenças remonta aos tempos pré-históricos. Até os animais com frequência sabem por instinto como se alimentar de certas plantas ou minerais quando doentes. Os papiros encontrados revelam que os antigos médicos egípcios prescreviam medicamentos para os pacientes e reconheciam as qualidades purgativas de vegetais como o sene e o óleo de rícino. A medicina popular tinha muito conhecimento das propriedades curativas das ervas e, nos tempos dos gregos e romanos, os médicos começaram a registrá-las. Por volta de 70 e.c., o cirurgião militar grego Dioscórides produziu o *De Materia Medica* – um compêndio de tratamentos médicos, principalmente à base de plantas – que foi uma referência até o século XVIII.

Esse tipo de tratamento dependia da descoberta de substâncias naturais, especialmente ervas. A ideia de criar medicamentos químicos surgiu no mundo muçulmano por volta do século VIII e.c. O polímata persa Jabir ibn Hayyan (conhecido como Geber) fez experimentos com processos como

Jabir ibn Hayyan, conhecido como o "pai da química", promoveu o conhecimento dos processos químicos com seus ensinamentos, textos e experimentos no século VIII e.c.

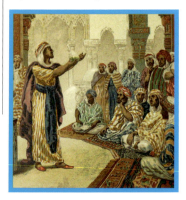

MEDICINA ANTIGA E MEDIEVAL 57

Ver também: Fitoterapia 36-37 ▪ Medicina romana 38-43 ▪ Medicina islâmica 44-49 ▪ Aspirina 86-87 ▪ Homeopatia 102 ▪ Teoria dos germes 138-145 ▪ Fisiologia 152-153 ▪ Entrega direcionada de medicamentos 198-199 ▪ Antibióticos 216-223

cristalização e destilação, criando misturas que testava em seus pacientes. Ele se interessava pela química dos venenos e seus efeitos no corpo. Entre as centenas de textos atribuídos a ele está a mais antiga classificação sistemática conhecida de substâncias químicas.

As primeiras farmacopeias

A maioria dos médicos da Europa medieval tinha pouco interesse em medicamentos e ainda seguia os antigos ensinamentos de Galeno sobre o reequilíbrio dos humores do corpo para tratar doenças. Cabia aos boticários preparar remédios químicos, muitos dos quais ineficazes e alguns até nocivos. Em 1478, contudo, a impressão do livro de Dioscórides *De Materia Medica*, que até então só circulava em manuscritos copiados à mão, despertou um novo interesse no conceito de usar formulações para remédios.

Em 1498, para regulamentar o comércio de boticários e banir remédios de charlatães, as autoridades médicas de Florença, na Itália, publicaram o *Ricettario Fiorentino* (*Livro florentino de prescrições*): a primeira farmacopeia. Utilizadas pelos médicos até hoje, as farmacopeias são listas oficiais de drogas medicinais que contêm seus efeitos e instruções de uso.

O "Lutero da medicina"

No século XVI, Paracelso revolucionou a preparação e a prescrição de compostos químicos. Contemporâneo de Martinho Lutero, o padre iconoclasta alemão que contestou a ortodoxia da Igreja, Paracelso foi apelidado de "Lutero da medicina" por suas tentativas de reformar a ortodoxia médica. Ele questionou os ensinamentos tradicionais de Galeno e Avicena, e rejeitou o conceito dos quatro humores.

Em vez de um desequilíbrio dos fluidos corporais, Paracelso considerava a doença uma intrusão no corpo; de certa forma se adiantando à teoria dos germes. Também argumentou que não se aprendia a tratar os pacientes com livros: o que importava era aprender com a observação e experimentação. Prenunciando métodos farmacêuticos modernos, ele »

Alquimistas preparavam remédios que muitas vezes tinham quantidades ínfimas de ingredientes tóxicos e usavam processos como a destilação, que prefigurou a produção moderna de medicamentos.

> Os pacientes são seu livro didático, e o leito do paciente é seu objeto de estudo.
> **Lema de Paracelso**

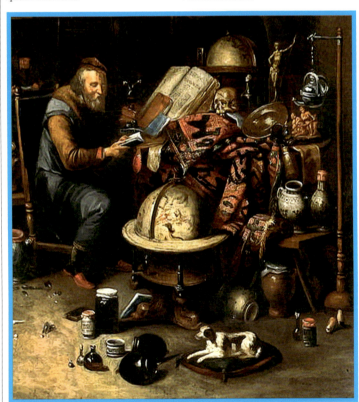

FARMACOLOGIA

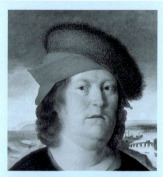

Paracelso

Nascido em Einsiedeln, na Suíça, em 1493, Philippus Aureolus Theophrastus Bombastus von Hohenheim adotou o nome de Paracelso (que significa "além de Celso", o médico romano) como forma de rejeitar o antigo ensino romano depois de estudar medicina em universidades da Áustria, Suíça e Itália.

Paracelso ficou tão decepcionado com o ensino universitário que passou anos viajando, aprendendo com médicos populares e alquimistas. Quando voltou à Áustria em 1524, já era famoso por suas curas milagrosas. Ele dava aulas abertas, queimava textos médicos antigos e valorizava o aprendizado prático. Procurou tratamentos na química e nos metais, mas seu estilo iconoclasta e o interesse pelo ocultismo lhe deram muitos inimigos. Resgatou a reputação com o livro *Der Grossen Wundartzney* (*O grande livro de cirurgia*) em 1536, e tornou-se um médico disputado e rico, mas morreu na Pousada do Cavalo Branco em Salzburgo em 1541 em circunstâncias misteriosas.

Principais obras

1536 *O grande livro de cirurgia*
1538 *Terceira defesa*

conduziu experimentos para fazer compostos medicinais, aquecendo e destilando metais para transformá-los em substâncias eficazes contra doenças. Entre suas descobertas está o láudano, derivado do ópio e do álcool, que se tornou o principal alívio de dores intensas até a descoberta da morfina no século XIX. Também foi um dos primeiros médicos a tratar a sífilis com mercúrio, praticamente o único tratamento para a doença até o século XX apesar dos terríveis efeitos colaterais.

O princípio ativo

Após sua morte, as ideias de Paracelso continuaram a circular por meio de suas obras. Por dois séculos, seus seguidores desenvolveram o campo da iatroquímica, uma forma de química medicinal. Considerando o corpo como um sistema químico e a doença como um distúrbio nesse contexto, eles usavam processos químicos para extrair, de substâncias naturais, o "princípio ativo", que era ministrado para reequilibrar o corpo.

A resistência à iatroquímica persistiu em alguns círculos médicos (no mínimo, devido à toxicidade de algumas substâncias usadas), mas na França do fim do século XVII, cientistas começaram aceitar a afirmação de Paracelso de que as plantas têm um princípio ativo que lhes confere qualidades medicinais. Eles levantaram a hipótese de que, se pudessem extrair ou coletar esse elemento, poderiam reproduzi-lo em grandes quantidades.

Em 1803, o farmacêutico francês Louis Charles Derosne descobriu que a morfina era o ingrediente ativo do ópio. Em 1809, Louis Vauquelin isolou a nicotina do tabaco. Logo depois, Pierre-Joseph Pelletier e Joseph-Beinamé Caventou identificaram a quinina na cinchona, cafeína no café e estricnina nas sementes da *Strychnos nux-vomica*, a "noz venenosa".

O isolamento desses compostos orgânicos levou à constatação de que todos continham nitrogênio e se comportavam como bases, formando sais quando combinados com ácidos. Em 1819, o farmacêutico alemão Wilhelm Meissner os chamou de "alcaloides". Logo depois, outra classe de compostos orgânicos ativos foi identificada: os glicosídeos. Entre eles estava a digitalina, um estimulante cardíaco extraído do gênero *Digitalis*, e a salicina, o analgésico descoberto na casca do salgueiro pelo clérigo britânico Edward Stone nos anos

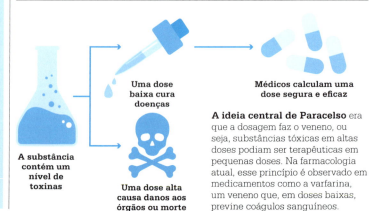

A substância contém um nível de toxinas

Uma dose baixa cura doenças

Uma dose alta causa danos aos órgãos ou morte

Médicos calculam uma dose segura e eficaz

A ideia central de Paracelso era que a dosagem faz o veneno, ou seja, substâncias tóxicas em altas doses podiam ser terapêuticas em pequenas doses. Na farmacologia atual, esse princípio é observado em medicamentos como a varfarina, um veneno que, em doses baixas, previne coágulos sanguíneos.

MEDICINA ANTIGA E MEDIEVAL

A indústria farmacêutica moderna usa novas tecnologias para produzir medicamentos em massa, mas pesquisa, teste e desenvolvimento de formulações ainda seguem processos de Paracelso.

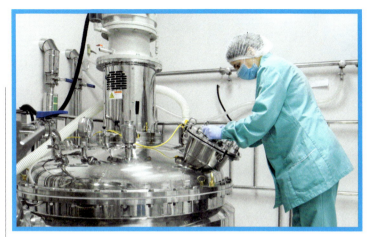

1760 e depois fabricado como a aspirina, o primeiro analgésico comercializado em massa.

Ação das drogas

Enquanto os químicos isolavam compostos orgânicos no início do século XIX, os fisiologistas começaram a identificar seus efeitos no corpo. Na França, François Magendie demonstrou o efeito analgésico da morfina em 1818 e os espasmos causados pela estricnina em 1819. Na época, presumia-se que os medicamentos agiam no corpo todo, mas, em 1864, o assistente de Magendie, Claude Bernard, descobriu que o curare, um veneno produzido pelos povos indígenas da América do Sul, tinha um efeito local específico. Embora transportado pela corrente sanguínea, o curare age apenas no local onde os nervos entram em contato com os músculos, impedindo-os de se mover. Assim, o veneno causa paralisia e, ao atingir os músculos do peito, inibe a respiração, resultando

Venenos e remédios muitas vezes são as mesmas substâncias administradas com intenções diferentes.
Peter Mere Latham
Médico britânico
(1789–1875)

em morte. Bernard demonstrou que as drogas interagem com estruturas químicas das células (depois chamadas de receptores). O conhecimento dessa ação fundamenta o desenvolvimento e os testes de medicamentos até hoje.

Um grande negócio

No decorrer do século XIX, avanços nos processos químicos e industriais possibilitaram a fabricação de medicamentos para tratar as grandes populações dos novos centros urbanos. Em 1828, o químico alemão Friedrich Wöhler sintetizou uma substância orgânica, a ureia, a partir de elementos inorgânicos. Isso refutou a ideia de que as substâncias orgânicas só podiam ser extraídas de organismos vivos. Também indicou que medicamentos com base de compostos orgânicos poderiam ser sintetizados a partir de materiais inorgânicos.

Um grande avanço ocorreu em 1856, quando o estudante de química britânico William Henry Perkin, de 18 anos, tentando sintetizar o quinino, criou por acaso o primeiro corante sintético, um roxo profundo que chamou de mauveína. Outros corantes sintéticos se seguiram,

dando início a uma nova e importante indústria de corantes e moda.

Em meados do século XIX, grandes fabricantes de corantes, como a CIBA e a Geigy na Suíça, e a Hoechst e a Bayer na Alemanha, começaram a comercializá-los como produtos farmacêuticos, redirecionando seu foco para a produção de drogas sintetizadas. A Bayer começou a produzir a aspirina em 1899 e a Hoechst lançou o Salvarsan, o primeiro medicamento eficaz contra a sífilis, em 1910. O Salvarsan marcou o desenvolvimento de medicamentos químicos direcionados. Criados para combater patógenos causadores de doenças específicas, esses medicamentos deixavam o resto do corpo ileso.

No século XX, o desenvolvimento de fórmulas sintéticas de insulina para controlar o diabetes, a produção de vacinas e de antibióticos, como a penicilina, transformaram os produtos farmacêuticos em uma lucrativa indústria global. Mas o uso de drogas como o principal tratamento de doenças, os métodos de produção e os fundamentos de sua ação ainda têm como base a abordagem e os princípios delineados por Paracelso. ∎

ENSINAR E APRENDER COM DISSECAÇÕES
ANATOMIA

EM CONTEXTO

ANTES

c. 1600 a.e.c. No antigo Egito, o papiro de Edwin Smith, o mais antigo tratado médico conhecido, descreve traumas nos órgãos.

Século II e.c. Galeno publica obras sobre anatomia em grande parte fundamentadas em dissecações de animais.

c. 1012 O médico persa Avicena termina *O cânone da medicina*, que inclui uma classificação dos órgãos.

Anos 1490 Leonardo da Vinci inicia estudos anatômicos com base na observação direta da forma humana.

DEPOIS

1832 A Lei da Anatomia é aprovada na Grã-Bretanha, permitindo que médicos e estudantes dissequem corpos doados.

1858 Henry Gray publica sua influente obra *Anatomy: Descriptive and Surgical*.

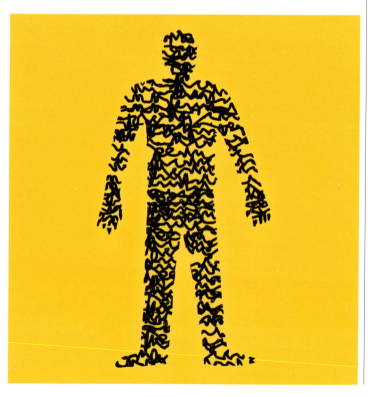

Até a descoberta dos raios X em 1895, inaugurando a imagiologia médica, a única maneira de ver o interior do corpo humano era dissecando cadáveres. Devido a tabus culturais, os médicos dissecavam animais para aprender sobre ossos e órgãos. O anatomista flamengo Andreas Vesalius revolucionou o estudo anatômico no século XVI quando provou, com suas dissecações do corpo humano, que muitas teorias estavam erradas. Usando cadáveres de enforcamentos públicos, ele demonstrou a importância do

MEDICINA ANTIGA E MEDIEVAL

Ver também: Medicina egípcia antiga 20-21 ▪ Medicina grega 28-29 ▪ Medicina romana 38-43 ▪ Circulação sanguínea 68-73 ▪ Cirurgia científica 88-89 ▪ *O livro de anatomia de Gray* 136 ▪ O sistema nervoso 190-195

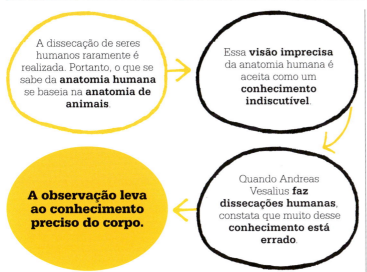

A dissecação de seres humanos raramente é realizada. Portanto, o que se sabe da **anatomia humana** se baseia na **anatomia de animais**.

Essa **visão imprecisa** da anatomia humana é aceita como um **conhecimento indiscutível**.

Quando Andreas Vesalius **faz dissecações humanas**, constata que muito desse **conhecimento está errado**.

A observação leva ao conhecimento preciso do corpo.

---

conhecimento anatômico preciso obtido pela observação direta.

Os médicos já sabiam que precisavam conhecer a estrutura e a localização dos órgãos para tratar doenças. Textos egípcios antigos demonstram conhecimento de órgãos humanos, talvez adquiridos com a mumificação. A palavra anatomia (do grego *anatome*, que significa "cortar em partes") foi cunhada no século IV A.E.C. por Aristóteles, que dissecava animais e fazia generalizações a partir de suas descobertas. Por volta de 275 A.E.C., o médico grego Herófilo dissecou centenas de cadáveres humanos. Acusações de que ele dissecou corpos vivos causaram repulsa pela anatomia e a prática foi abandonada.

O legado de Galeno
Antes de Vesalius, o anatomista mais influente foi o médico romano Galeno, no século II E.C. Galeno formou seu conhecimento dissecando animais como cães e macacos, e examinando gladiadores feridos quando foi médico-chefe da escola de gladiadores de Pérgamo. Os textos de Galeno foram referência por mais de 1.300 anos. A obra do médico islâmico Ibn al-Nafis, que fez dissecações no Egito no século XIII e contradisse Galeno com uma descrição correta da circulação pulmonar, só foi traduzida para o latim em 1547.

Um novo interesse
Com a criação de novas universidades na Europa, o interesse pela anatomia ressurgiu, começando na escola de medicina de Salerno, Itália, fundada no século IX. A Igreja proibiu o clero de realizar cirurgias, mas não de dissecar corpos humanos e, em 1231, o sacro imperador romano Frederico II instituiu que uma dissecação humana deveria ser feita a cada cinco anos. Em 1240, ele também decretou que os cirurgiões deveriam estudar anatomia por pelo menos um ano.

A dissecação entrou nos cursos universitários. Em geral, cirurgiões-barbeiros assistentes, e não professores, realizavam as dissecações, enquanto a equipe acadêmica menos experiente lia as seções relevantes de Galeno. Em 1315, Mondino de Luzzi, professor de anatomia da Universidade de Bolonha, presidiu sua primeira dissecação pública de um corpo humano. Ele publicou *Anathomia* em 1316, mas, como outros textos de anatomia da época, defendeu os consagrados textos anatômicos de Galeno.

O estudo da anatomia começou a mudar no fim do século XV, quando os artistas renascentistas lançaram um estilo de retratos mais realista, envolvendo um estudo mais detalhado da forma humana. Por volta de 1490, o famoso artista, cientista e engenheiro italiano Leonardo da Vinci realizou dissecações em Florença, Milão, Roma e Pavia e fez esboços anatômicos detalhados do esqueleto, músculos e órgãos humanos. Foi Leonardo quem fez a »

É pela dissecação dos mortos que obtemos um conhecimento preciso.
Andreas Vesalius
De Humani Corporis Fabrica

ANATOMIA

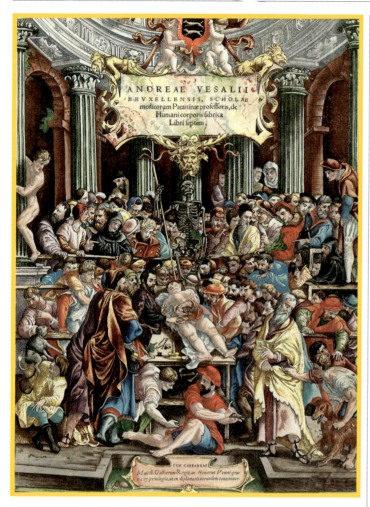

Não me canso de me espantar com minha própria estupidez e excesso de confiança nos textos de Galeno.
Andreas Vesalius
De Humani Corporis Fabrica

primeira descrição clínica da cirrose hepática.

Em Bolonha, Giacomo Berengario da Carpi produziu um livro em 1521 que corrigia a obra de Mondino. O anatomista veneziano Niccolò Massa fez suas próprias observações ao publicar em 1536 o *Liber Introductorius Anatomiae* (*Livro introdutório de anatomia*). Mas em geral as conclusões das dissecações ainda tentavam se adequar às teorias de Galeno.

Dissecações eram parte instrucionais e parte espetáculo público, como demonstra o frontispício de *De Humani Corporis Fabrica Libri Septem*. Entre a plateia estavam dignitários, a população geral e estudantes.

Revolução anatômica

Andreas Vesalius consolidou o princípio de que só se pode conhecer o corpo humano pela observação direta. Trabalhando na Itália na Universidade de Pádua, que tinha uma longa tradição de anatomia prática, Vesalius fazia as dissecações e desenhava as ilustrações para usar em aula. Ele descobriu que as teorias de Galeno sobre a anatomia humana estavam erradas em vários pontos importantes. Por exemplo, Vesalius descobriu que o esterno humano é composto de três segmentos, não sete como Galeno afirmara; o fígado humano tem quatro lobos, não cinco; e a mandíbula é composta de um único osso, não dois. Vesalius também constatou que o úmero (o osso superior do braço) não era o segundo osso mais longo do corpo: a tíbia e a fíbula são mais longos.

Uma obra-prima pioneira

Em 1543, Vesalius publicou *De Humani Corporis Fabrica Libri Septem* (*Sete livros sobre a estrutura do corpo humano*), o primeiro extenso livro ilustrado de anatomia. Impresso com padrões exigentes em Basel, Suíça, e dividido em sete seções (esqueleto, musculatura, sistema vascular, nervos, sistema gastrointestinal, coração e pulmões, e cérebro) foram ilustradas com 82 pranchas e cerca de quatrocentas gravuras. Os artistas não foram creditados, mas podem ter sido alunos do estúdio do grande pintor

MEDICINA ANTIGA E MEDIEVAL

veneziano Ticiano. O livro de Vesalius foi muito criticado por contradizer Galeno, inclusive por Jacobus Sylvius, que ensinou a dissecação a Vesalius em Paris. Alguns críticos atacaram o livro pela nudez escandalosa, mas a maioria dos colegas de Vesalius logo aceitou suas ideias. Em 1561, Gabriele Fallopio, professor de anatomia de Pádua e possível aluno de Vesalius, publicou seu próprio livro, *Observationes Anatomicae* (*Observações anatômicas*), corrigindo alguns erros de Vesalius. Vesalius respondeu às críticas e Fallopio foi quase totalmente esquecido, exceto por sua contribuição na identificação dos tubos que ligam cada ovário ao útero, que levam seu nome até hoje.

Nos anos 1550, um professor de anatomia de Roma, Bartolomeo Eustachi, criou pranchas com 47 desenhos anatômicos para o livro *De Dissensionibus Ac Controversiis Anatomicus* tão detalhados quanto os de *De Humani Corporis Fabrica*. Se Eustachi não tivesse morrido antes da publicação do livro, ele poderia ter compartilhado o título de "pai da anatomia" com Vesalius. Mas sua fama ficou confinada à trompa de Eustáquio, que liga o ouvido médio e

As ilustrações profusas de *De Humani Corporis Fabrica* foram criadas para entreter e surpreender, bem como instruir os leitores. Muitas de suas figuras vivas são retratadas em paisagens imaginativas.

a parte superior da garganta, que ele identificou e descreveu.

Nova ferramenta, novos textos

A invenção do microscópio no início do século XVII permitiu aos cientistas examinarem aspectos da anatomia humana invisíveis a olho nu. No século XVIII, o estudo da anatomia já havia revolucionado o ensino médico e cirúrgico. William Hunter, que era anatomista, obstetra e o médico escocês da rainha Charlotte desde 1764, usou suas observações de partos para desvendar a estrutura do útero. Em 1768, Hunter fundou uma influente escola particular de medicina em sua casa em Londres.

A publicação de *Anatomy: Descriptive and Surgical* pelo cirurgião britânico Henry Gray em 1858 marcou a disseminação do estudo da anatomia. Com o novo título de *O livro de anatomia de Gray*, esse detalhado manual com

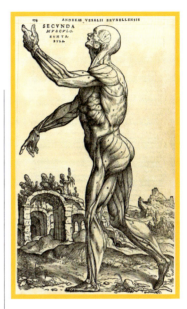

ilustrações comentadas tem sido uma referência para estudantes de medicina desde então.

O legado de Vesalius para a anatomia não se limitou a *De Humani Corporis Fabrica*, mas determinou que o verdadeiro conhecimento do corpo humano só poderia ser obtido pela observação direta e meticulosa. ∎

Andreas Vesalius

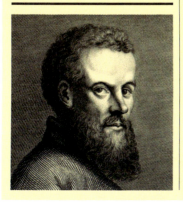

Nascido em Bruxelas, Bélgica (então parte da Holanda dos Habsburgos), em 1514, Vesalius foi filho do boticário dos imperadores do Sacro Império Romano Carlos V e Maximiliano I. Estudou medicina em Louvain, Paris e Pádua. Um dia depois de se formar, em 1538, tornou-se professor de cirurgia em Pádua.

A apresentação de sua obra a Carlos V lhe rendeu o posto de médico imperial em 1544. Ele conquistou o mesmo cargo no reinado de Filipe II em 1559. Isso o levou para a Espanha, mas ele saiu do país cinco anos depois, talvez para evitar acusações de heresia. Em uma peregrinação à Terra Santa, Vesalius soube que havia sido renomeado para o cargo em Pádua, mas, no retorno para a Itália, morreu em um naufrágio perto da ilha grega de Jacinto, em 1564.

Principais obras

1538 *Seis pranchas anatômicas*
1543 *De Humani Corporis Fabrica Libri Septem (Sete livros sobre a estrutura do corpo humano)*

CORPO CIENTÍFI

1600–1820

CO

INTRODUÇÃO

William Harvey desenvolve a primeira descrição completa e precisa da **circulação sanguínea** no corpo humano.

↑ **1628**

O médico inglês **Thomas Sydenham**, um dos principais contribuintes da **nosologia** (classificação das doenças), publica seu *Método de curar febres*.

↑ **1666**

Em *As doenças dos trabalhadores*, Bernardino Ramazzini associa problemas de saúde ao trabalho, criando as bases da **medicina ocupacional**.

↑ **1700**

O filho de 5 anos da escritora britânica e esposa de diplomata **lady Mary Wortley Montagu** é **inoculado** contra a **varíola**.

↑ **1718**

1661 ↓

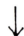

Marcello Malpighi usa um microscópio para identificar **minúsculos capilares** ligando artérias e veias – o "elo perdido" na teoria de William Harvey da **circulação sanguínea**.

1671 ↓

Em *O livro das parteiras*, Jane Sharp fornece abrangentes orientações práticas para **a gravidez e o parto**.

1700–1720 ↓

Na Holanda, Herman Boerhaave muda procedimentos de **exame de pacientes** e sistematiza os **históricos clínicos**.

1725 ↓

O **Guy's Hospital** é aberto em Londres, Reino Unido, com o objetivo inicial de tratar "os doente **incuráveis** e irremediavelmente insanos".

Com a Revolução Científica no século XVII vieram importantes avanços médicos devido a invenções engenhosas, procedimentos inovadores e novas abordagens de outros campos científicos. A nova abordagem científica também influenciou o Iluminismo, que defendia aplicar o pensamento racional e a observação a todos os aspectos da sociedade e, no século XVIII, alimentou a revolução política na América do Norte, França e outros países.

Abordagem científica

As doutrinas do médico romano do século II, Cláudio Galeno, que governaram a medicina europeia por cerca de 1.500 anos, foram desacreditadas. Sob a influência dos principais cientistas europeus, o conceito de método científico começou a tomar forma: a ideia de formular uma hipótese; criar um ensaio ou experimento para testá-la; analisar os resultados e tirar conclusões. Os médicos passaram a adotar este tipo de abordagem para avaliar diagnósticos, tratamentos e resultados.

Em 1628, após quase vinte anos de pesquisas e experimentos científicos, o médico inglês William Harvey publicou *De Motu Cordis Et Sanguinis* (*Sobre o movimento do coração e do sangue*), descrevendo como o coração bombeia o sangue pelo corpo todo. Em 1661, o biólogo italiano Marcello Malpighi descobriu o elo que faltava na descrição de Harvey; como o sangue das artérias passa para as veias. Usando um microscópio, instrumento que revolucionou a pesquisa científica, Malpighi identificou capilares dez vezes mais finos que um fio de cabelo humano ligando artérias e veias.

Muitos médicos resistiram às conclusões de Harvey porque contradiziam a teoria de Galeno de que o sangue era produzido pelo fígado, mas as evidências eram irrefutáveis. A abordagem de Harvey também encorajou os médicos a usarem as próprias observações em vez de se aterem a textos antigos.

Benefícios para toda a sociedade

A parteira inglesa Jane Sharp usou suas décadas de observação e experiência prática para escrever *O livro das parteiras* (1671), aprofundando o conhecimento sobre nascimento, amamentação e cuidados de bebês. O professor de

CORPO CIENTÍFICO

James Lind, cirurgião naval escocês, publica ***Tratado sobre o escorbuto***, relatando o teste clínico que fez em 1747 com tripulantes do *HMS Salisbury*.

↑ **1753**

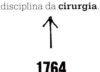

John Hunter funda uma **escola de anatomia** em Londres, onde exerceu seu novo **método científico** para a disciplina da **cirurgia**.

↑ **1764**

O químico britânico **John Dalton** apresenta uma descrição científica da **deficiência de visão de cores**, conhecida como daltonismo.

↑ **1794**

Em *Investigação das causas e efeitos da vacina da varíola*, **Edward Jenner** explica sua técnica de **vacinação** contra a varíola mortal.

↑ **1798**

1763 ↓

Na Grã-Bretanha, o relato de Edward Stone sobre os benefícios da **casca de salgueiro** para a **febre** leva à busca por seu princípio ativo e o desenvolvimento da **aspirina**.

1793 ↓

O cirurgião militar francês **Dominique-Jean Larrey** cria o sistema de **triagem** para classificar os feridos em combate em casos imediatos, urgentes e não urgentes.

1794 ↓

Em suas *Memórias sobre a loucura*, o médico francês Philippe Pinel defende um tratamento mais **compassivo** para **pessoas com transtornos mentais**.

1816 ↓

O médico francês René Laënnec inventa o **estetoscópio** para ouvir o tórax e os pulmões dos pacientes e **diagnosticar doenças**.

---

medicina italiano Bernardino Ramazzini descreveu distúrbios encontrados em 54 diferentes tipos de trabalho no primeiro grande estudo sobre doenças ocupacionais, publicado em 1700.

O médico escocês James Lind realizou o primeiro experimento clínico controlado em 1747, administrando diferentes remédios a marinheiros com escorbuto. O experimento demonstrou que a doença, que é fatal se não for tratada, pode ser curada com vitamina C. O clérigo Edward Stone ponderou que a casca de salgueiro, precursora da aspirina, ajudava a baixar a febre e provou sua hipótese observando os efeitos nos pacientes.

Em uma época que muitos cirurgiões eram barbeiros sem qualificação médica, o cirurgião escocês John Hunter adotou uma abordagem rigorosa do estudo da anatomia. Em sua escola de anatomia, ele aperfeiçoou a prática cirúrgica, que só realizava após uma observação detalhada das condições do paciente, muitas vezes praticando em animais para testar a eficácia de uma intervenção.

Hunter aprendeu muito como cirurgião militar na Guerra dos Sete Anos nos anos 1760. Na França, no fim do século, outro cirurgião militar – Dominique-Jean Larrey – teve a ideia de fazer uma triagem dos feridos em combate para primeiro tratar os casos mais graves. A triagem se popularizou em tempos de guerra e depois em hospitais por volta de 1900.

Ao contrário das descobertas científicas, que levam tempo para serem adotadas, os avanços práticos, como a triagem, têm benefícios imediatos. No início do século XVIII, a criação de hospitais que tratavam de todos os doentes, independente de riqueza ou religião, melhorou a vida de muitas pessoas. No fim do século, esse tratamento mais compassivo foi estendido a pessoas com transtornos mentais, com base no trabalho de Philippe Pinel na França e William Tuke na Grã-Bretanha.

O nascimento da vacinação

Talvez o maior avanço médico da época tenha sido a vacinação. Os experimentos de Edward Jenner em 1796, usando a inoculação de varíola bovina para combater a varíola, estabeleceram a base da vacinação para prevenir doenças letais como poliomielite e difteria. Atualmente, a vacinação evita entre 2 e 3 milhões de mortes por ano ao redor do mundo. ∎

CICLO DE SANGUE

CIRCULAÇÃO SANGUÍNEA

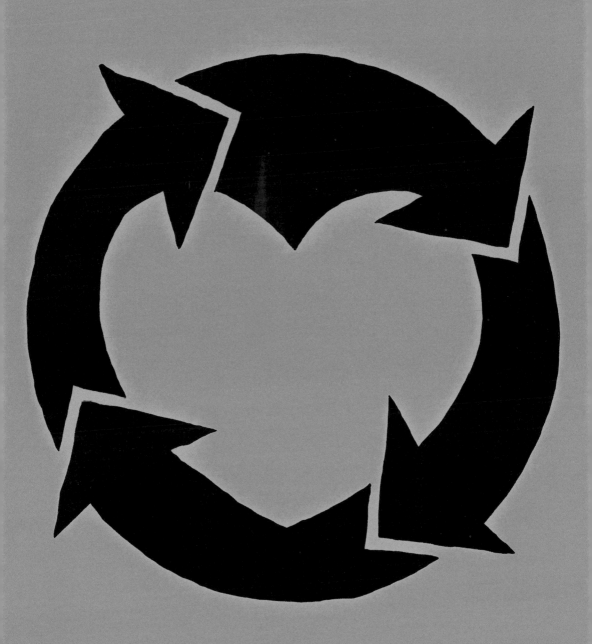

CIRCULAÇÃO SANGUÍNEA

EM CONTEXTO

ANTES
Século II E.C. Cláudio Galeno afirma que o sangue é produzido no fígado e consumido pelos órgãos.

1242 Ibn al-Naf descreve a circulação pulmonar do sangue.

1553 Michael Servetus apresenta a ideia da circulação pulmonar em seu livro *Christianismi Restitutio* (*A restauração do cristianismo*).

DEPOIS
1661 Marcello Malpighi descobre os capilares, o elo que faltava no sistema circulatório duplo.

1733 Stephen Hales descreve e mede a pressão sanguínea (pressão arterial do sangue).

1953 O cirurgião estadunidense John Gibbon realiza a primeira cirurgia bem-sucedida com a máquina coração-pulmão (a primeira máquina de bypass cardíaco).

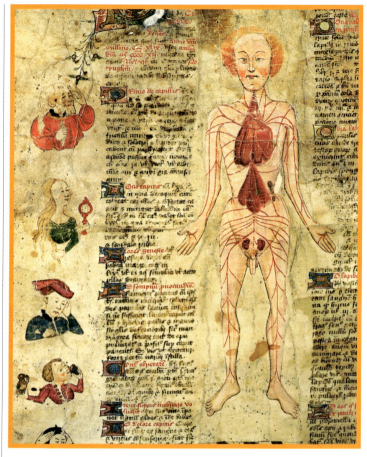

Em 1628, o médico inglês William Harvey publicou uma nova teoria sobre a circulação do sangue. Com base em dez anos de experimentos rigorosos, ele descobriu a fonte e a rota do sangue no corpo. Suas ideias contestaram teorias prevalecentes por quase 1.500 anos.

Primeiras teorias

Os médicos antigos sabiam que o sangue era essencial para a vida humana, que se movia de alguma forma pelo corpo e que o coração tinha um papel essencial, mas o processo não era claro para eles. Na China antiga, o *Huangdi Neijing* (*Princípios da medicina interna do Imperador Amarelo*) levantou a hipótese de que o sangue se misturava com o *qi* (força vital) e espalhava energia pelo corpo. Na Grécia, Hipócrates acreditava que as artérias transportavam o ar dos pulmões e que o coração tinha três câmaras ou ventrículos.

As teorias mais influentes foram as do médico romano do século II E.C. Cláudio Galeno. Ele sabia que o corpo tinha artérias e veias, mas acreditava, incorretamente, que o

A teoria de Galeno de que o sangue vem do fígado é ilustrada em *De Arte Phisicali Et De Cirugia* (*Sobre a arte da medicina e cirurgia*) pelo mestre cirurgião inglês John Arderne (1307–c. 1390).

sangue era produzido no fígado e transportado pelas veias pelo corpo. Galeno dizia que o sangue era absorvido pelos tecidos do corpo e precisava ser constantemente reposto; ele não acreditava que voltasse ao fígado ou ao coração, ou que circulasse pelo corpo. Mesmo assim, ele supôs que o lado direito do coração nutria os pulmões e que

CORPO CIENTÍFICO

Ver também: Medicina grega 28-29 ▪ Medicina tradicional chinesa 30-35 ▪ Medicina romana 38-43 ▪ Medicina islâmica 44-49 ▪ Sangria e sanguessugas 52 ▪ Anatomia 60-63 ▪ Transfusão de sangue e grupos sanguíneos 108-111

A entrada do sangue no ventrículo esquerdo vem do pulmão, depois de ter sido aquecido no ventrículo direito.
Ibn al-Nafis
Comentário no livro Anatomia no cânone de Avicena, 1242

o sangue entrava no lado esquerdo do coração por pequenos óstios de comunicação. Esse sangue "venal" (hoje conhecido como sangue venoso) se misturava ao ar dos pulmões e entrava nas artérias, que levavam o *pneuma*, ou "espírito vital", ao corpo.

Contestando a ortodoxia

As visões de Galeno formaram a base do conhecimento médico por mais de mil anos, mas suas teorias não deixaram de ser contestadas. No século XIII, o médico sírio Ibn al-Nafis constatou que não há óstios de comunicação entre os ventrículos direito e esquerdo do coração, como Galeno supôs, e que o sangue deve passar entre os dois lados do coração por algum outro meio. Sugeriu que deveria ser nos pulmões, estabelecendo o princípio da circulação pulmonar e resolvendo um dos maiores mistérios da circulação sanguínea.

A teoria de Al-Nafis foi um grande avanço, mas o manuscrito no qual ele explicou sua teoria só ficou conhecido na Europa quando foi traduzido para o latim em 1547 e não esclarecia como o sangue circulava pelo corpo todo. Em 1553, o anatomista e teólogo espanhol Michael Servetus reafirmou o conceito de circulação pulmonar, mas ele foi queimado na fogueira por heresia aos 42 anos e seus livros foram censurados.

Mais ou menos na mesma época, o anatomista italiano Realdo Colombo redescobriu o princípio da circulação pulmonar. Colombo publicou suas observações, baseadas em dissecações de cadáveres humanos e animais, em *De Re Anatomica* (*Sobre anatomia*) em 1559. No século XVI, a dissecação humana se disseminou na Europa. Mas não era fácil conseguir cadáveres para esse fim, que não era sancionado pela Igreja Católica.

Sistema duplo

William Harvey pode ter conhecido o trabalho de Colombo, já que estudou na Universidade de Pádua, na Itália. Também teve acesso às gravuras anatômicas do médico e artista flamengo Andreas Vesalius. »

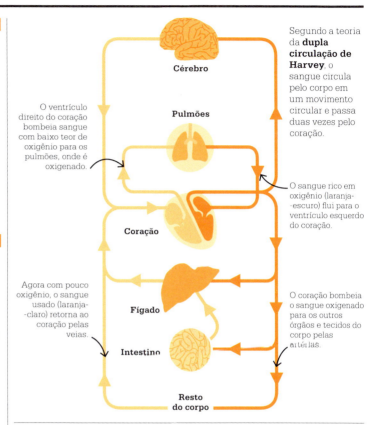

Segundo a teoria da **dupla circulação de Harvey**, o sangue circula pelo corpo em um movimento circular e passa duas vezes pelo coração.

O ventrículo direito do coração bombeia sangue com baixo teor de oxigênio para os pulmões, onde é oxigenado.

O sangue rico em oxigênio (laranja-escuro) flui para o ventrículo esquerdo do coração.

Agora com pouco oxigênio, o sangue usado (laranja-claro) retorna ao coração pelas veias.

O coração bombeia o sangue oxigenado para os outros órgãos e tecidos do corpo pelas artérias.

CIRCULAÇÃO SANGUÍNEA

Harvey expandiu as ideias de Colombo ao não restringir a circulação do sangue aos pulmões. Em 1628, apresentou a teoria do sistema circulatório duplo e de que o sangue passa duas vezes pelo coração. Ele constatou que o sangue passava entre o coração e os pulmões e do coração para o resto do corpo. Essa descoberta foi crucial, possibilitando muitos outros avanços médicos.

Experimentos práticos

Harvey fez vários experimentos para chegar a suas conclusões. Começou com a afirmação de Galeno de que o sangue era produzido no fígado. Drenou o sangue de ovelhas e porcos e mediu seus ventrículos esquerdos. Calculou que, se cada batimento cardíaco esvaziasse o sangue do ventrículo – e se Galeno estivesse certo ao dizer que o sangue era criado o tempo todo, em vez de circulado pelo corpo –, a quantidade de sangue bombeada

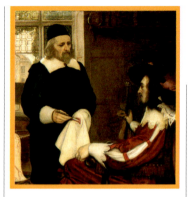

diariamente seria cerca de dez vezes o volume de todo o animal. O corpo de um cachorro, por exemplo, teria que produzir e consumir cerca de 235 litros de sangue por dia, o que parecia impossível.

Em outro experimento, Harvey abriu uma cobra viva e comprimiu a veia que entrava no coração, o que esvaziou o sangue, provando que ele havia interrompido a circulação do sangue. Harvey também demonstrou que, quando

Harvey explica suas teorias a seu patrono, o rei Charles I. Após a execução de Charles I em 1649, Harvey perdeu o cargo de médico-chefe no St. Bartholomew's Hospital.

um torniquete é aplicado no braço de um humano e as veias ficam salientes, o sangue pode ser empurrado pelo torniquete na direção do coração, mas não na direção oposta.

Harvey provou que o sangue não apenas circula pelo corpo todo como o faz em uma direção só. Ele calculou que o sangue circular para fora pelo ventrículo esquerdo pelas artérias, entrar no ventrículo direito através do coração e voltar para o ventrículo esquerdo pelos pulmões. Ele raciocinou que pequenas conexões entre as artérias e veias deviam possibilitar o processo, mas não conseguiu encontrar nenhuma.

Recepção hostil

Em 1628, Harvey publicou suas teorias em *De Motu Cordis Et*

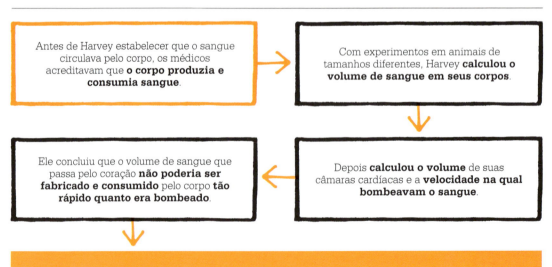

CORPO CIENTÍFICO

> O coração do animal é a base de sua vida, seu principal órgão, o sol de seu microcosmo; do coração depende toda a sua atividade, do coração provêm toda a sua vivacidade e força.
>
> **William Harvey**
> *De Motu Cordis Et Sanguinis*

Sanguinis (*Sobre o movimento do coração e do sangue*), mas elas não foram bem recebidas. Os médicos acreditavam tanto nas doutrinas de Galeno que resistiram à ideia da circulação dupla e muitos zombaram da abordagem prática de Harvey baseada na experimentação.

Harvey não descobriu como o sangue passava do sistema arterial para o venoso e seus críticos usaram isso para contestar sua teoria. Em 1648, o médico francês Jean Riolan apontou que a anatomia animal, na qual Harvey baseou muitas de suas descobertas, não era igual à do corpo humano e questionou "como tal circulação ocorre sem perturbar e misturar os humores do corpo".

Novas descobertas

Foi só em 1661, depois que o microscópio foi aprimorado, que o biólogo italiano Marcello Malpighi observou a rede de minúsculos capilares que conectam os sistemas arterial e venoso. Esse elo que faltava na teoria da circulação dupla confirmou a teoria de Harvey quatro anos após sua morte. No fim do século XVII, a dupla circulação do sangue no sistema cardiovascular já era a norma médica, substituindo a antiga visão galênica.

A descoberta de Harvey levou a uma longa série de avanços médicos, começando pela rejeição da antiga teoria de que a sangria e o uso de sanguessugas ajudavam removendo o "excesso" de sangue do organismo. A importância da pressão arterial, descrita pela primeira vez pelo clérigo e cientista britânico Stephen Hales nos anos 1730, e da hipertensão (pressão alta), descrita por Thomas Young em 1808, revolucionaram o conhecimento do sistema cardiovascular. Nos anos 1890, a invenção do esfigmomanômetro (uma braçadeira inflável para medir a pressão arterial) deu aos médicos uma poderosa ferramenta de diagnóstico para examinar a saúde do coração.

Por encontrar a solução para um mistério médico e substituir teorias antiquadas por ideias sólidas baseadas em evidências sobre a circulação do sangue, William Harvey está entre os médicos pioneiros mais importantes. ■

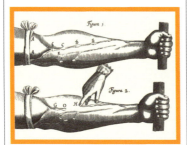

Para provar que o sangue venal fluía em direção ao coração, Harvey fez uma ligadura no braço para deixar as veias visíveis. Ele constatou que era impossível empurrar o sangue da veia para longe do coração.

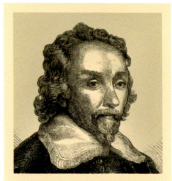

William Harvey

Nascido em 1578, William Harvey era filho de fazendeiros de Kent, Inglaterra. Depois de se formar em medicina na Universidade de Cambridge, estudou com o célebre anatomista Girolamo Fabrizio na Universidade de Pádua.

Voltou a Londres em 1602, tornou-se médico-chefe do St. Bartholomew's Hospital em 1609 e professor de anatomia do Royal College of Physicians em 1615. Sua nomeação como médico-chefe de Jaime I em 1618 (e de seu sucessor, Carlos I, em 1625) rendeu-lhe considerável prestígio e o protegeu em parte das críticas quando publicou sua teoria da dupla circulação em 1628. Sua outra obra importante abordou o desenvolvimento de embriões animais, na qual Harvey refutou a antiga teoria da geração espontânea da vida. Ele morreu em 1657.

Principais obras

1628 *De Motu Cordis Et Sanguinis (Sobre o movimento do coração e do sangue)*
1651 *Exercitationes De Generatione Animalium (Sobre a geração animal)*

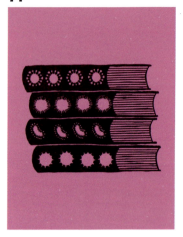

UMA DOENÇA CONHECIDA JÁ ESTÁ MEIO CURADA
NOSOLOGIA

Desde a época de Hipócrates na Grécia antiga até meados do século XVII, quando o médico inglês Thomas Sydenham começou a atuar, os médicos europeus basearam seus diagnósticos na teoria errônea dos quatro humores. A teoria atribuía a doença a excessos de fleuma, sangue, bile amarela ou bile negra e neles agrupava os distúrbios.

Já Sydenham, ao diagnosticar pacientes, baseava suas conclusões na observação meticulosa e objetiva dos sintomas e sinais, e usou a mesma abordagem para classificar os distúrbios. Mais tarde, a classificação das doenças foi denominada nosologia.

O trabalho de Sydenham veio em boa hora quando doenças infecciosas e epidemias, como a peste negra de 1665, dizimavam populações urbanas. Era urgente distinguir entre diferentes tipos de doenças para tratá-las com eficácia.

Observação objetiva
Uma tentativa de monitorar doenças foram os Boletins de Mortalidade de Londres, que listavam causas genéricas de morte (como "varíola"), mas não se baseavam em exames médicos detalhados. O médico francês Jean Fernel incluíra uma seção sobre tipos de doenças em seu *Universa Medicina* (1554), mas foi a obra de Sydenham que marcou o início da nosologia moderna.

Sydenham foi um dos primeiros a descrever a escarlatina, que ele distinguiu do sarampo. Também identificou formas crônicas e agudas

EM CONTEXTO

ANTES
c. 175 E.C. Galeno desenvolve o conceito dos quatro humores de Hipócrates, que se torna a base para o diagnóstico de doenças.

1532 Na Inglaterra, a cidade de Londres começa a publicar Boletins de Mortalidade.

1554 Jean Fernel esboça uma abordagem científica à nosologia em *Universa Medicina*.

DEPOIS
1853 Em Bruxelas, Bélgica, o primeiro Congresso Internacional de Estatística exige uma classificação internacional padronizada das causas de morte.

1883 O psiquiatra alemão Emil Kraepelin publica um influente sistema de classificação para transtornos mentais.

1949 O cientista estadunidense Linus Pauling sugere classificar algumas doenças de acordo com a estrutura molecular do microrganismo que as causa.

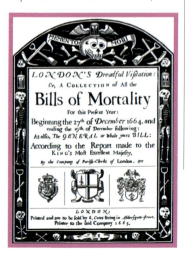

Os Boletins de Mortalidade, publicados semanalmente, listavam quem morreu, a (suposta) causa da morte e os locais de surtos de doenças para ajudar as pessoas a evitarem áreas de infecção.

CORPO CIENTÍFICO

Ver também: Medicina grega 28-29 ▪ Medicina romana 38-43 ▪ Cirurgia e escolas médicas medievais 50-51 ▪ Farmacologia 54-59 ▪ Histologia 122-123 ▪ Organização Mundial da Saúde 232-233 ▪ Pandemias 306-313

---

da gota e as separou de outras doenças reumáticas. Seu reconhecimento de que sintomas, como a febre, não eram a doença em si, mas uma reação do corpo à doença, também foi importante para a medicina. Publicou *Observações médicas* (1676), referência por duzentos anos.

A nosologia depois de Sydenham

O conceito de classificação de doenças ganhou força. Em 1763, o médico francês François Boissier de Sauvages publicou *Nosologia Methodica*, agrupando 2.400 transtornos físicos e mentais em dez grandes classes e mais de duzentos gêneros. Seis anos depois, o médico escocês William Cullen publicou *Sinopse Nosologiae Methodicae*, que passou a ser amplamente utilizado.

Em 1869, quando o Royal College of Physicians de Londres publicou o monumental *A nomenclatura das doenças*, outros países admitiam a necessidade de um sistema padronizado de classificação de doenças.

> Como a flora e a fauna, as **doenças** deveriam ser **agrupadas** por "**espécies**" (tipo).

> **Desconsiderando** as hipóteses filosóficas, uma doença deve ser **descrita objetivamente** com **todo o detalhamento possível**.

As doenças devem ser classificadas com precisão.

> É importante **registrar quando** a doença ocorre, já que alguns **transtornos** são **sazonais**.

> Sintomas específicos a uma **doença** devem ser distinguidos de outros **específicos** ao **paciente**, como **idade** e **constituição**.

Em 1893, em um encontro em Chicago (EUA), o International Statistical Institute adotou a *Lista Internacional de Causas de Morte*, compilada pelo estatístico francês Jacques Bertillon. Mais tarde foi rebatizada de *Classificação Internacional de Doenças* (CID), atualizada e administrada pela OMS. A CID classifica todas as doenças, distúrbios e lesões conhecidos, cria estatísticas comparáveis sobre causas de morte, categoriza novas doenças e possibilita compartilhar e comparar informações ao redor do mundo. ∎

Thomas Sydenham

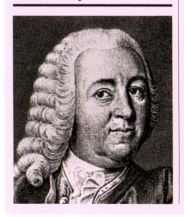

Nascido em 1624, Sydenham serviu no exército de Oliver Cromwell na Guerra Civil Inglesa antes e depois de concluir seus estudos médicos na Universidade de Oxford. Em 1663, foi aprovado nos exames do College of Physician e pôde exercer a profissão de médico em Londres.

Em seu tratado de 1666 sobre febres, e em obras posteriores, Sydenham desenvolveu o sistema nosológico, defendendo a necessidade de um exame minucioso dos pacientes e da evolução do quadro para classificar as doenças. Também defendeu tratamentos fitoterápicos, como casca de salgueiro (a fonte da aspirina) para a febre e a casca de cinchona (que contém quinino) para a malária. Houve resistência a suas ideias, mas entre seus apoiadores estavam o filósofo John Locke e o cientista Robert Boyle.

Muito depois de sua morte em 1689, o trabalho inovador de Sydenham lhe rendeu o título de o "Hipócrates inglês".

Principais obras

1666 *Método de curar febres*
1676 *Observações médicas*
1683 *Tratamento da artrite e gota*

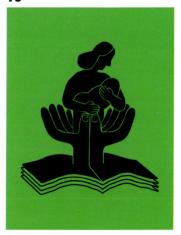

O DESEJO DE UM PARTO BOM E RÁPIDO
PARTEIRAS

As mulheres aprendem a ser parteiras com outras mulheres. Elas **não são formalmente treinadas ou qualificadas**.

Os primeiros livros de obstetrícia são **escritos por homens** e livros de medicina e biologia humana estão em **grego ou latim**. Poucas mulheres sabem ler essas línguas.

Jane Sharp escreve *O livro das parteiras* em inglês para instruir as mulheres sobre "**a concepção, gestação, parto e amamentação de bebês**".

EM CONTEXTO

ANTES
1540 O primeiro manual de obstetrícia impresso na Inglaterra é *The Byrth of Mankynd*, uma tradução do livro do médico alemão Eucharius Rösslin.

1651 Nicholas Culpeper publica seu prático e abrangente livro *Directory for Midwives*.

DEPOIS
1902 Na Grã-Bretanha, a Lei das Parteiras estabelece o Conselho Central de Parteiras para treinar e licenciar parteiras.

Anos 1920 Nos Estados Unidos, Mary Breckinridge funda o Frontier Nursing Service (FNS). Ela demonstra que as parteiras podem fazer partos mais seguros do que os médicos.

1956 O Natural Childbirth Trust (mais tarde National Childbirth Trust) é fundado no Reino Unido para promover o parto natural realizado por parteiras.

O *livro das parteiras* de Jane Sharp, publicado em 1671, é um manual abrangente sobre gravidez e parto que deu voz à experiência das mulheres. Até então, todos os livros britânicos sobre o parto tinham sido escritos por homens. Um deles era o *Directory for midwives*, um texto popular do herbalista inglês Nicholas Culpeper, conhecido como o pai da obstetrícia, apesar de ter admitido que nunca viu um parto. Sharp, por sua vez, era uma "praticante da arte da obstetrícia" havia mais de trinta anos. Pouco se sabe sobre ela, mas seu conhecimento da medicina e da biologia humana ficam claros em seu livro e indicam que ela teve uma educação formal.

Conselhos inestimáveis
O livro de Sharp é dividido em seções como anatomia masculina e feminina, a concepção e seus problemas, as fases do

CORPO CIENTÍFICO 77

Ver também: Mulheres na medicina 120-121 ▪ Enfermagem e saneamento 128-133 ▪ Controle de natalidade 214-215 ▪ Contracepção hormonal 258 ▪ Fertilização in vitro 284-285

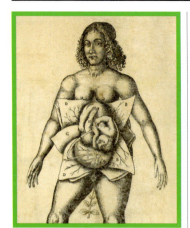

O livro das parteiras contém ilustrações do útero. Esta mostra como "o bebê se posiciona próximo ao momento de seu nascimento" e o papel da placenta.

desenvolvimento fetal, o parto e suas possíveis complicações. Na seção sobre o parto, Sharp refuta a crença de que as mulheres devem ficar em uma única posição e sugere que elas escolham a posição que preferirem. Sharp também derruba a noção de que deformidades físicas no bebê eram uma retaliação ou punição de Deus pelos pecados dos pais, explicando as causas biológicas de algumas dessas doenças.

Uma seção do livro oferece conselhos práticos para o pós--parto, entre eles amamentação e como cuidar dos bebês, descritos como "galhos tenros". Há também conselhos, talvez dirigidos aos pais, para amparar e cuidar das mães, que devem ser "poupadas de preocupações, porque já suportaram demais".

Só para mulheres
No livro, Sharp sugere que a obstetrícia deve ser uma profissão exclusivamente feminina. Quando Sharp se refere aos livros de rivais masculinos, como o *Directory for Midwives*, de Culpeper, ela não hesita em apontar os erros. Também dá conselhos sobre a carreira das parteiras, estimulando-as a buscar uma educação formal para ler os textos em grego e latim sobre biologia e medicina e recomenda aprender procedimentos cirúrgicos básicos para um médico não precisar ser chamado no caso de complicações.

À frente de seu tempo
O livro das parteiras teve quatro edições em 1725 e passou muitas décadas sendo uma referência para parteiras e médicos. Foi visionário em seu conteúdo e abordagem. Sharp usou a ciência para refutar crenças religiosas e paternalistas infundadas, enquanto oferecia conselhos práticos e defendia a melhoria da situação das mulheres. O texto é uma prova de uma mulher que invadiu o campo dominado pelos homens do conhecimento impresso sobre ciência e medicina. Tanto que é publicado até hoje. ■

A obstetrícia é, sem dúvida, uma das mais úteis e necessárias de todas as artes para a existência e o bem-estar da humanidade.
Jane Sharp
O livro das parteiras

Sharp e sexualidade

O texto de Jane Sharp é claro, espirituoso e muitas vezes irônico, principalmente ao discutir a sexualidade masculina e feminina. Sharp rejeita a noção de que os órgãos reprodutivos femininos são responsáveis pela insatisfação sexual e culpa os homens, explicando: "É verdade que [...] o movimento [uma ereção] é sempre necessário, mas o pênis se move apenas em alguns momentos e, às vezes, sem um propósito aparente." Sharp celebra os órgãos reprodutivos femininos, maravilhando-se com a capacidade da vagina e do colo do útero de se expandir, abrir e fechar como "as obras do Senhor". Também enfatiza a importância da estimulação do clitóris e do orgasmo feminino na concepção: ideias quase inéditas no século XVII. As opiniões de Sharp são uma voz importante e progressista em uma época na qual os papéis de gênero e as noções de sexualidade feminina eram muito limitados.

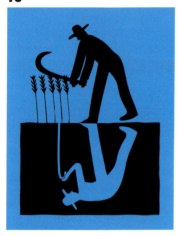

TRABALHO E DOENÇAS ADQUIRIDAS
MEDICINA OCUPACIONAL

EM CONTEXTO

ANTES

Século IV a.e.c. Hipócrates comenta sobre saúde ocupacional ao descobrir a ligação entre envenenamento e mineração.

Século I e.c. O autor romano Plínio, o Velho, recomenda que os trabalhadores usem máscaras para se proteger da poeira.

1533 O médico suíço Paracelso publica suas descobertas sobre doenças dos mineiros.

DEPOIS

1842 O reformador social britânico Edwin Chadwick publica orientações sobre as condições sanitárias dos trabalhadores.

1910 A médica estadunidense Alice Hamilton é nomeada investigadora de doenças ocupacionais e compila um relatório sobre os efeitos de venenos industriais em operários.

Em 1700, Bernardino Ramazzini, médico italiano e professor de medicina da Universidade de Modena, publicou o pioneiro *As doenças dos trabalhadores*. Ele detalhou distúrbios encontrados em 54 ocupações diferentes e alertou sobre as possíveis causas, incluindo má postura, movimentos repetitivos e extenuantes e substâncias abrasivas e irritantes, como poeira, mercúrio e enxofre. O livro representou um grande avanço no tratamento e prevenção de doenças e lesões no trabalho e Ramazzini é considerado o pai da medicina ocupacional.

Ramazzini fez suas pesquisas durante uma recessão econômica e uma crise no setor agrícola no norte da Itália. Ele acreditava que as doenças ocupacionais tinham um grande impacto socioeconômico e investigou maneiras de reduzir os riscos e melhorar a saúde dos trabalhadores. Para isso, Ramazzini investigou as condições nos locais

Câncer ocupacional

Bernardino Ramazzini observou uma possível ligação entre certas ocupações e o câncer ao investigar os riscos relacionados ao trabalho de mulheres, incluindo parteiras, amas de leite e freiras. Ele descobriu que as freiras tinham mais chances de desenvolver câncer de mama, mas menos chances de ter câncer no colo do útero, o que ele atribuiu ao celibato.

O estudo, de 1713, foi um dos primeiros exemplos de epidemiologia, que compara os riscos de doenças em diferentes grupos. A teoria do câncer ocupacional foi confirmada em 1775 pelo cirurgião britânico Percivall Pott, que descobriu que a exposição à fuligem causava câncer de testículo em limpadores de chaminés. Em 1788, o governo proibiu que crianças limpassem chaminés, mas – ao contrário dos países onde os limpadores usavam roupas de proteção – as taxas de mortalidade continuaram altas na Grã-Bretanha até meados do século xx, com o advento de novas tecnologias de aquecimento e cozimento.

CORPO CIENTÍFICO

Ver também: Medicina grega 28-29 ▪ Medicina romana 38-43 ▪ Farmacologia 54-59 ▪ História clínica 80-81 ▪ Epidemiologia 124-127 ▪ Medicina baseada em evidências 276-277

[...] neste curioso ramo da medicina [...] as águas claras da verdade não raro ficam turvas por antagonismos mútuos, disputas sobre salários e horários, e sindicalização.
Alice Hamilton
Médica estadunidense (1869–1970)

de trabalho e conversou com os trabalhadores para saber o que eles faziam e quais eram seus problemas de saúde. Na época, os médicos só davam atenção aos ricos e poderosos, e Ramazzini considerava essencial conversar com os trabalhadores para o sucesso científico de seus estudos. Ele recomendou que todos os médicos incluíssem uma nova pergunta diagnóstica às sugeridas por Hipócrates: "Qual é a sua profissão?"

Prevenir e proteger

Ramazzini destacou as condições perigosas e muitas vezes exploradoras às quais os trabalhadores eram submetidos e recomendou medidas de proteção.

Relatos de envenenamento industrial no início do século XX destacaram a situação de trabalhadores, como esses fabricantes de cerâmica, cuja exposição a esmaltes de chumbo resultava em doenças crônicas.

Fabricantes de amido, por exemplo, devem trabalhar ao ar livre; limpadores de fossas devem usar máscaras de proteção; e ferreiros não devem olhar muito tempo para substâncias fundidas.

Na ciência que hoje chamamos de ergonomia, Ramazzini sugeriu que os trabalhadores não passem muito tempo sentados ou de pé, que pessoas que executam tarefas repetitivas ou extenuantes façam pausas regulares e que pessoas que realizam "atividades que exigem muito esforço dos olhos [...] parem de trabalhar de vez em quando e voltem o olhar a outro lugar". Na impossibilidade de medidas preventivas, ou na presença de problemas crônicos de saúde ocupacional, Ramazzini recomendava mudar de profissão.

Publicada no Iluminismo, sua obra marcou um foco mais amplo em questões de saúde pública. Traduzido para vários idiomas, seus conselhos ganharam relevância quando a Revolução Industrial transformou a maneira como as pessoas viviam e trabalhavam. ▪

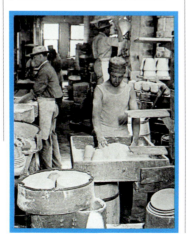

Doenças e perigos ocupacionais são **descritos pela primeira vez** em *As doenças dos trabalhadores* de Bernardino Ramazzini (1700).

A rápida industrialização em meados do século XVIII leva a um **aumento nas condições perigosas de trabalho**.

A **medicina ocupacional** se **estabelece** quando ativistas de reformas sociais e movimentos trabalhistas **exigem melhorias** para prevenir doenças e lesões no trabalho.

Leis tentam **minimizar os riscos ocupacionais** e garantir que os empregadores criem condições de trabalho seguras.

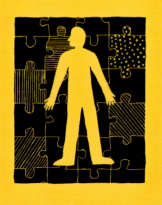

AS CIRCUNSTÂNCIAS PECULIARES DO PACIENTE
HISTÓRIA CLÍNICA

EM CONTEXTO

ANTES
c. **175 E.C.** Rufo de Éfeso escreve *Sobre o interrogatório do paciente*.

c. **900** Al-Razi enfatiza a necessidade de os médicos usarem entrevistas para diagnosticar os pacientes.

1529 O físico e astrônomo italiano Galileu inventa um termômetro rudimentar.

DEPOIS
1761 Leopold Auenbrugger desenvolve a técnica da "percussão" para examinar pacientes.

1827 O médico francês Louis Martinet publica *Manual de patologia*, que inclui um método para elaborar históricos clínicos.

1893 É fundada a Escola de Medicina Johns Hopkins, nos Estados Unidos, com um currículo que exige dois anos de experiência clínica em hospitais e a coleta de históricos de pacientes.

A tradição médica clássica lançada por Hipócrates no século V A.E.C. enfatizava a importância das perguntas e da observação cuidadosa dos sintomas no exame do paciente. No século II E.C., o médico romano Rufo de Éfeso defendeu questionar os pacientes e medir o pulso como uma medida diagnóstica.

Na era medieval, os médicos aperfeiçoaram as avaliações, introduzindo técnicas como o exame de urina. Mas a falta de sistematização da abordagem impossibilitava comparar os sintomas entre os pacientes: diferenças ou características comuns entre os casos não podiam ser comparadas e registros não eram mantidos para referência.

O advento da história clínica

A obra de Herman Boerhaave, um médico holandês e professor da Universidade de Leiden, Holanda, de 1701 a 1729, causou uma grande mudança de comportamento.

Boerhaave insistiu que os alunos da faculdade de medicina observassem seus instrutores examinando os pacientes e registrassem os diagnósticos. Boerhaave fazia rondas diárias com seus alunos: refazia exames, inclusive os de urina, revia e corrigia as anotações. Ele enfatizou a utilidade das autópsias como o último diagnóstico. Usou a técnica para

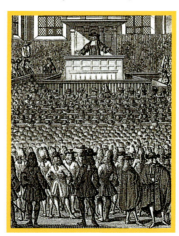

Boerhaave era um excelente professor e ensinou a importância de exame clínico e registros dos pacientes para um público amplo, disseminando seu conhecimento por toda a Europa.

CORPO CIENTÍFICO

Ver também: Medicina grega 28-29 ▪ Medicina romana 38-43 ▪ Medicina islâmica 44-49 ▪ Nosologia 74-75 ▪ Hospitais 82-83 ▪ O estetoscópio 103 ▪ Ressonância magnética 226-227

descobrir a causa da morte do barão van Wassenaer, um almirante holandês que rompera o esôfago por comer demais (a doença foi chamada de síndrome de Boerhaave).

Novas técnicas

A nova disciplina de coletar a história clínica (conhecida como anamnese) para diagnosticar pacientes se espalhou pela Europa graças aos alunos estrangeiros de Boerhaave. Mas a falta de ferramentas de diagnóstico dificultava os exames: os termômetros, por exemplo, ainda não eram precisos.

Em 1761, o médico austríaco Leopold Auenbrugger inventou a técnica da percussão para diagnósticos. No início do século XIX, instrumentos como o martelo de reflexo, o estetoscópio e o plexímetro foram desenvolvidos, melhorando os diagnósticos.

Em meados do século XIX, o médico francês Pierre Charles Alexandre Louis ampliou o trabalho de Boerhaave. Em um hospital de Paris, Louis fez uma pesquisa clínica detalhada em pacientes e, comparando os dados que coletou, conseguiu uma avaliação mais precisa. Louis pedia que os médicos descobrissem o histórico de saúde do paciente, a profissão, o histórico familiar e os detalhes de seus sintomas. Tudo era registrado e atualizado durante o tratamento e consultado no caso de uma autópsia.

A rotina atual de coletar a história clínica dos pacientes mostra que as ideias de Boerhaave ainda se fazem presentes na prática médica moderna. ∎

O paciente informa **detalhes pessoais** e **principais problemas ou sintomas**, detalhes do **histórico médico e cirúrgico** e **medicamentos atuais**.

⬇

O médico **compila** todos esses detalhes em um **prontuário médico** e os **atualiza** no decorrer do tratamento.

⬇

A **história clínica** dos pacientes é **disponibilizada a outros médicos** caso seja necessário tratamento adicional.

Herman Boerhaave

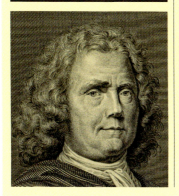

Também conhecido como o "Hipócrates holandês", Herman Boerhaave nasceu na Holanda em 1668. Estudou filosofia e medicina e trabalhou na Universidade de Leiden como palestrante, professor de botânica, medicina e química e reitor.

Suas aulas e práticas inovadoras de diagnóstico atraíram alunos de toda a Europa e melhoraram a reputação da universidade. Visando a sistematizar os avanços médicos dos dois séculos anteriores, Boerhaave produziu novas edições de obras como *De Humani Corporis Fabrica*, de Andreas Vesalius. Ele acreditava que os fluidos circulavam no corpo por vasos flexíveis e que a doença ocorria quando esse fluxo era perturbado, e prescrevia a purgação com frequência para remover o excesso de sangue. Ele morreu em 1738.

Principais obras

1708 *Institutos de medicina*
1709 *Aforismos sobre o reconhecimento e tratamento de doenças*

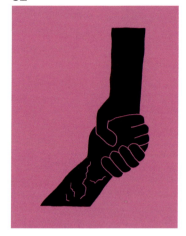

RESTAURAR A SAÚDE DOS ENFERMOS COM RAPIDEZ
HOSPITAIS

EM CONTEXTO

ANTES

c. 50 e.c. Um valetudinário é construído no acampamento militar romano em Vindonissa (atual Windisch, Suíça).

805 O primeiro hospital geral documentado é fundado em Bagdá pelo califa Harun al-Rashid.

1123 É fundado em Londres o hospital monástico St. Bartholomew's, o mais antigo estabelecimento médico sobrevivente do Reino Unido.

DEPOIS

1725 O edito médico da Prússia regula o currículo dos diplomas médicos.

1790 O New York Dispensary é criado para fornecer tratamento médico gratuito a todos.

1824 Fundação do primeiro hospital especializado dos Estados Unidos, o Massachusetts Eye and Ear Infirmary.

Em geral, os enfermos eram tratados em casa. Tratamentos em templos na Grécia antiga são a evidência mais antiga de uma forma de assistência médica comunitária. Mas a ideia moderna de um hospital – um edifício dedicado com profissionais da saúde – só surgiu no século I e.c., quando o Exército romano construiu valetudinários, estabelecimentos médicos para tratar legionários doentes e feridos.

Os hospitais com diferentes alas surgiram no mundo islâmico no século IX, sendo que alguns também atendiam idosos e pessoas com transtornos mentais. Na Europa cristã, no período medieval, o tratamento de enfermos era associado a cuidados espirituais e assistência aos pobres. Os mosteiros tornaram-se

---

Na **Europa medieval**, os **cuidados de saúde** estão associados a **instituições religiosas** e a conceitos de saúde espiritual e caridade.

↓

Avanços científicos impulsionam que os **cuidados de saúde profissionais** sejam separados de instituições religiosas e assistência social.

↓

A fundação de **instituições seculares** por filantropos e governos **aumenta a disponibilidade e melhora os padrões** de atendimento hospitalar para todos.

↓

Hospitais tornam-se centros de **educação**, **inovação** e **pesquisa**.

CORPO CIENTÍFICO

Ver também: Medicina islâmica 44-49 ▪ Cirurgia e escolas médicas medievais 50-51 ▪ História clínica 80-81 ▪ Cirurgia científica 88-89 ▪ Triagem 90 ▪ Higiene 118-119 ▪ Enfermagem e saneamento 128-33 ▪ Cuidados paliativos 268-271

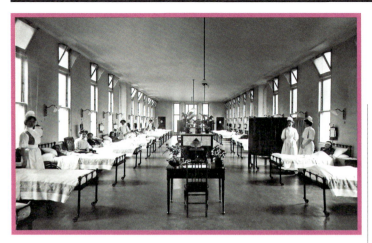

Avanços no conhecimento sobre saneamento transformaram o projeto e a organização de muitos hospitais, incluindo o King's College, em Londres, que passou a ter instalações modernas e higiênicas em 1913.

centros de cura e um núcleo de proto-hospitais, como o St. Bartholomew's de Londres, fundado em 1123.

Um novo modelo secular

A Reforma Protestante do século XVI enfraqueceu o vínculo entre religião e saúde no Ocidente, e muitos mosteiros e seus hospitais desapareceram. Alguns foram incorporados ao governo, mas ainda se acreditava que os hospitais não passavam de albergues para os pobres, e as instituições sobreviventes se tornaram locais para isolar os desamparados e pessoas com doenças infecciosas.

Nos séculos XVII e XVIII, o surgimento de uma abastada classe mercantil, a crença em doações filantrópicas, o crescimento das cidades e o surgimento da medicina científica levaram ao modelo de hospital atual. Um dos primeiros, o Guy's Hospital em Londres, Reino Unido, foi fundado em 1721 por Thomas Guy. Editor e empresário, ele enriqueceu com ações da South Sea Company, que lucrava com o tráfico de escravizados. Para fornecer um hospital para "doentes incuráveis e irremediavelmente insanos", o estabelecimento de ponta de Guy abriu as portas em 1725 com cem leitos e cinquenta funcionários, incluindo um exterminador de percevejos.

Hospitais semelhantes fundados por filantropos, fundos de caridade ou governos e universidades criaram locais onde, pela primeira vez, as pessoas eram admitidas sem levar em conta religião ou riqueza. O primeiro hospital geral dos Estados Unidos foi fundado na Filadélfia em 1751. O Bellevue Hospital de Nova York, embora originalmente ligado a um albergue para pobres, foi em 1816 uma das várias instituições médicas do país a oferecer atendimento e médicos qualificados. Na Alemanha, o Charité de Berlim, fundado como um local de quarentena para vítimas da peste, tornou-se um hospital militar e depois, em 1828, um hospital universitário.

Hoje não paramos para pensar que os hospitais são locais dedicados à excelência na cura de enfermos utilizando as técnicas mais avançadas. Mas, sem instituições progressistas como o Guy's Hospital, a união entre o atendimento ao paciente e a ciência que eles promoveram poderia ter demorado muito mais, ou até sido impossibilitado. ▪

Centros de educação e inovação

No século XVIII, novas instituições seculares como o Guy's Hospital, em Londres, e os avanços da pesquisa científica promovidos por pensadores iluministas começaram a mudar o foco da medicina hospitalar.

O Edito Médico da Prússia de 1725, que estabelecia padrões para o treinamento de médicos, prenunciou que os hospitais, além de cuidar dos doentes, seriam centros de educação. Em 1750, a Real Enfermaria de Edimburgo tinha uma ala clínica para instruir os alunos e, nos anos 1770, os médicos residentes de Viena também aprendiam nos hospitais.

No século XIX, os hospitais já eram centros de inovação e de educação. Avanços, como lavar as mãos para reduzir a transmissão de doenças, introduzidos pelo médico húngaro Ignaz Semmelweis em 1847, e as recomendações propostas por Florence Nightingale na década de 1860 levaram a mudanças na prática médica que são usadas até hoje.

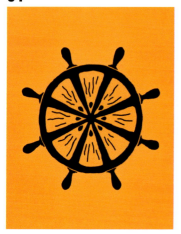

A GRANDE E DESCONHECIDA VIRTUDE DA FRUTA
PREVENÇÃO DO ESCORBUTO

EM CONTEXTO

ANTES

c. **1550 a.e.c.** O antigo papiro egípcio de Ebers descreve os sintomas do escorbuto.

c. **400 a.e.c.** Hipócrates lista o escorbuto como uma doença.

1614 John Woodall, cirurgião-geral da Companhia Britânica das Índias Orientais, recomenda a ingestão de laranjas, limões, limas e tamarindos para curar o escorbuto.

DEPOIS

1795 A Marinha Real Britânica concorda em fornecer aos marinheiros uma ração de suco de limão, política implementada em 1800.

1928 O bioquímico húngaro Albert Szent-Györgyi descobre o composto antiescorbútico, que chamou de ácido hexurônico.

1932 O pesquisador médico estadunidense Charles Glen King finalmente demonstra a conexão entre o ácido hexurônico (ascórbico) e o escorbuto.

Alguns registros dizem que, ao trabalhar como cirurgião no navio da Marinha britânica *HMS Salisbury* em 1747, o médico escocês James Lind realizou um experimento clínico controlado em doze marinheiros que sofriam de escorbuto. A doença, que assolava a Marinha, ainda não era compreendida. Lind dividiu os pacientes, cujos sintomas eram parecidos, em seis duplas. Cada dupla recebeu um suplemento diferente sugerido como tratamento: vinagre, água do mar, cidra, laranja, limão, ácido sulfúrico diluído ou ainda uma mistura de alho e sementes de mostarda. Os pacientes que receberam frutas cítricas se recuperaram da doença mais rapidamente e um marinheiro ficou apto para o serviço depois de apenas seis dias. Os que receberam os outros "tratamentos" levaram mais tempo para se recuperar ou não se recuperaram.

Hoje se sabe que o escorbuto resulta da falta de vitamina C (ácido ascórbico) no corpo e os sintomas começam depois de cerca de um mês de privação. Os primeiros sinais são letargia extrema e dores nas articulações. Se não for tratado, há sangramento nas gengivas, perda de dentes, hemorragia na pele, e depois a morte.

A doença era endêmica entre os marinheiros, já que passavam meses no mar e tinham que subsistir com uma dieta terrível, sem frutas e legumes. O explorador português Fernão de Magalhães perdeu a maior parte de sua tripulação para o escorbuto em uma expedição pelo Oceano Pacífico em 1520. Em meados do século XVIII, com o aumento da navegação, da atividade naval e da duração das viagens, a escala do problema era imensa. Essa "praga do mar" pode ter matado mais

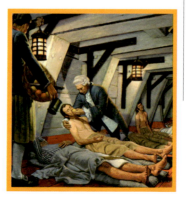

O experimento de James Lind em 1747 foi um dos primeiros ensaios médicos controlados. Os participantes tinham a mesma dieta, ambiente e sintomas, de modo que Lind pôde comparar os tratamentos com precisão.

CORPO CIENTÍFICO

Ver também: Medicina grega 28-29 ▪ Medicina romana 38-43 ▪ Vitaminas e dieta 200-203 ▪ Medicina baseada em evidências 276-277

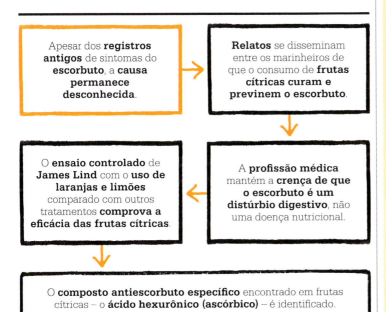

Apesar dos **registros antigos** de sintomas do **escorbuto**, a **causa permanece desconhecida**.

Relatos se disseminam entre os marinheiros de que o consumo de **frutas cítricas curam e previnem o escorbuto**.

A **profissão médica** mantém a **crença de que o escorbuto é um distúrbio digestivo**, não uma doença nutricional.

O **ensaio controlado** de James Lind com o **uso de laranjas e limões** comparado com outros tratamentos **comprova a eficácia das frutas cítricas**.

O **composto antiescorbuto específico** encontrado em frutas cítricas – o **ácido hexurônico (ascórbico)** – é identificado.

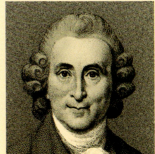

James Lind

Nascido em Edimburgo, Escócia, em 1716, James Lind foi aprendiz de um cirurgião aos 15 anos e ingressou na Marinha Real em 1739. Depois de realizar experimentos com um grupo de marinheiros do *HMS Salisbury* que sofriam de escorbuto, ele publicou suas descobertas em seu *Tratado sobre o escorbuto* em 1753. A recomendação de Lind da ingestão de suco de frutas cítricas para prevenir o escorbuto rendeu aos marinheiros britânicos o apelido de "limonados" (*limeys*).

Lind voltou a Edimburgo para praticar medicina, mas, em 1758, foi persuadido a se tornar o médico-chefe do recém-inaugurado Haslar Royal Naval Hospital em Gosport, Hampshire. Até sua aposentadoria, 25 anos depois, ele propôs muitas medidas para melhorar a saúde e a higiene nas embarcações da Marinha, apesar da demora em sua implementação pelo governo. Muitos historiadores o consideram um dos primeiros investigadores clínicos da modernidade. Lind morreu em Gosport em 1794.

Principal obra

1753 *Tratado sobre o escorbuto*

---

de 2 milhões de marinheiros entre os séculos XV e XIX, mais do que tempestades, combates e todas as outras doenças juntas.

Uma doença há muito conhecida

Os sintomas do escorbuto foram descritos pelos antigos egípcios, Hipócrates conhecia a doença e vários marinheiros sugeriram que frutas cítricas poderiam preveni-la antes do ensaio de Lind. Um deles foi o explorador português Vasco da Gama, que tratou sua tripulação com laranjas depois que eles sucumbiram ao escorbuto em 1497.

Apesar de relatos semelhantes, a classe médica se ateve à ideia de que o escorbuto era um sintoma digestivo causado pela falta de "ar fixado" nos tecidos e, sem ter como manter as frutas frescas por muito tempo, os cítricos não eram usados como antiescorbúticos. Pouco depois da morte de Lind, contudo, a Marinha britânica anuiu à pressão dos médicos navais para fornecer suco de limão a todos os marinheiros. Uma política semelhante foi adotada por outras nações marítimas no início do século XIX. ∎

[...] não é tarefa fácil erradicar velhos preconceitos [...]
James Lind
Tratado sobre o escorbuto

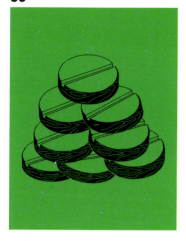

A EFICÁCIA DA CASCA DA ÁRVORE
ASPIRINA

EM CONTEXTO

ANTES

c. 1600 A.E.C. Os papiros médicos egípcios referem-se ao salgueiro como tendo um efeito anti-inflamatório.

1676 O médico inglês Thomas Sydenham publica sua receita de láudano, uma forma de ópio, para tratar a dor.

DEPOIS

1887 Na Alemanha, o médico Joseph von Mering testa o paracetamol em humanos pela primeira vez.

1961 Stewart Adams descobre o ibuprofeno.

1998 Em um ensaio clínico com 18.790 pacientes hipertensos em 26 países, a aspirina reduz eventos cardiovasculares, como ataque cardíaco e derrame.

2015 A Força-Tarefa de Serviços Preventivos dos Estados Unidos defende a aspirina em baixa dosagem para a prevenção de doenças cardiovasculares e alguns tipos de câncer.

A aspirina é um dos medicamentos mais usados do mundo. Tem várias aplicações, desde o alívio da dor e a redução da inflamação até a prevenção de derrames e tratamento de problemas cardiovasculares. Seu ingrediente ativo é o ácido acetilsalicílico, um composto originalmente derivado do salgueiro.

Uma cura para a malária

As propriedades medicinais do salgueiro são conhecidas há milhares de anos. No século V A.E.C., o médico grego Hipócrates prescrevia chá de folhas de salgueiro para febre e dor, especialmente para mulheres no parto.

As propriedades analgésicas da casca do salgueiro foram redescobertas no século XVIII pelo clérigo britânico Edward Stone. Mordiscando um pedaço de casca de salgueiro enquanto caminhava, ele ficou impressionado com seu amargor. Lembrava a casca da cinchona, a fonte de quinina usada para tratar a malária. Ciente da crença popular de que venenos e remédios podem estar lado a lado, Stone concluiu que o salgueiro

Edward Stone

Filho de um fazendeiro, Edward Stone nasceu na cidade inglesa de Princes Risborough em 1702. Aos 18 anos, ele estudou no Wadham College, em Oxford, e foi ordenado diácono e sacerdote em 1728. Tornou-se um membro do corpo docente dois anos depois.

Em 1745, Stone mudou-se para Chipping Norton para atuar como o capelão da abadia de Bruern, onde também serviu como padre em várias igrejas paroquiais.

Além de seus deveres como clérigo e do interesse em medicina e ciência, Stone foi nomeado juiz de paz de Oxfordshire em 1755.

Um incêndio na abadia de Bruern encerrou a capelania de Stone em 1764. Ele morreu em Chipping Norton em 1768 e foi enterrado no cemitério da igreja em Horsenden.

Principal obra

1763 *"Um relato do sucesso da casca do salgueiro na cura da malária"*

CORPO CIENTÍFICO 87

Ver também: Medicina grega 28-29 ▪ Fitoterapia 36-37 ▪ Farmacologia 54-59 ▪ Tratamentos do câncer 168-175 ▪ Eletrocardiografia 188-189 ▪ Antibióticos 216-223

A criação da aspirina

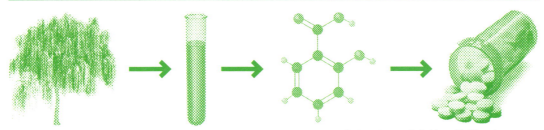

O efeito **analgésico** e anti-inflamatório do salgueiro (*Salix* spp.) é descoberto acidentalmente quando sua casca é mastigada.

Químicos isolam o ingrediente ativo – ácido salicílico, um composto natural – que produz o efeito analgésico.

A **estrutura química** do ácido salicílico, agora conhecida, permite que os químicos o sintetizem: o criem artificialmente.

O **ácido salicílico** é modificado para criar o ácido acetilsalicílico: uma forma mais segura do composto, mais conhecida como aspirina.

---

poderia ser uma cura para a febre. A febre (ou malária) era associada a locais úmidos e pantanosos, como os lugares onde os salgueiros crescem.

Nos anos seguintes, Stone tratou cinquenta pacientes com malária ou suspeita de malária com pequenas doses de pó de casca de salgueiro dissolvidas em água a cada quatro horas. Ele constatou a eficácia da infusão e, em 1763, escreveu ao presidente da Royal Society sobre o remédio, em um artigo histórico intitulado "Um relato do sucesso da casca do salgueiro na cura da malária".

Ingrediente ativo
Após a publicação das descobertas de Stone, outros farmacêuticos começaram a usar casca de salgueiro. Em 1827, o químico alemão Johann Buchner conseguiu isolar a substância amarga. Chamada de salicina, continha o ingrediente ativo ácido salicílico. Dois anos depois, o farmacêutico francês Henri Leroux conseguiu extrair 30 g de salicina purificada de 1,5 kg de casca de salgueiro. A desvantagem do ácido salicílico era que causava irritação gastrointestinal, que alguns pacientes não toleravam.

Em 1897, na empresa farmacêutica alemã Bayer, o químico Felix Hoffmann criou uma forma segura do medicamento alterando a estrutura do ácido salicílico. Essa nova substância química, o ácido acetilsalicílico, recebeu o nome de aspirina. O francês Charles Gerhardt já havia tratado o cloreto de acetila com salicilato de sódio em 1853, mas a versão de Hoffmann foi a primeira adequada para uso médico.

A Bayer começou a vender a aspirina em 1899 em forma de pó, e as vendas desse primeiro analgésico dispararam em todo o mundo. ▪

> O fato de muitos [...] tratamentos não estarem longe da causa do mal era tão apropriado para este caso específico que não pude deixar de aplicá-lo.
> **Edward Stone**
> Carta à Royal Society, 1763

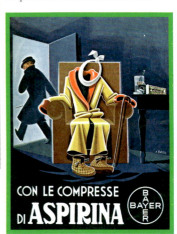

Um anúncio italiano de 1935 ilustra os efeitos transformadores dos comprimidos de aspirina para tratar diferentes tipos de dor.

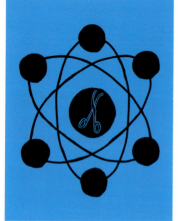

A CIRURGIA TORNA-SE UMA CIÊNCIA
CIRURGIA CIENTÍFICA

EM CONTEXTO

ANTES

c. século XVII A.E.C. O papiro egípcio de Edwin Smith descreve cirurgias para tratar ferimentos.

c. 1150 E.C. O cirurgião árabe Ibn Zuhr (Avenzoar) faz uma traqueostomia em uma cabra e prova a segurança do procedimento.

1543 Andreas Vesalius publica *De Humani Corporis Fabrica*, com representações da anatomia humana interna em detalhes inigualáveis.

DEPOIS

1817 Astley Cooper, pupilo de John Hunter, realiza a primeira cirurgia para ligar a aorta abdominal.

1846 O dentista estadunidense Henry Morton usa o éter como anestésico em uma operação.

2001 A primeira operação remota usando cirurgia robótica é realizada nos Estados Unidos.

Uma das primeiras áreas médicas a fazer grandes avanços foi a cirurgia. No antigo Egito, c. século XVII A.E.C., o papiro de Edwin Smith delineou diferentes procedimentos cirúrgicos. Depois, cirurgiões militares romanos aprimoraram a prática cirúrgica por volta do século I A.E.C., e importantes avanços anatômicos ocorreram na Renascença. Mas era difícil fazer cirurgias internas sem algum meio de alívio da dor. Também não se sabia muito sobre os efeitos de uma operação em longo prazo. O sucesso ou fracasso de uma cirurgia pode ser óbvio para o cirurgião, mas seu impacto pouco era examinado em detalhe.

Disciplina cirúrgica

No século XVIII, o cirurgião escocês John Hunter criou uma base científica e metódica para a cirurgia usando o que aprendeu como cirurgião militar na Guerra dos Sete Anos nos anos 1760.

Se uma técnica cirúrgica tradicional é **ineficaz**, o **cirurgião reconsidera o procedimento**, aplicando o **conhecimento científico de anatomia**.

→ O novo procedimento pode ser **testado em animais** e **transferido para humanos**.

→ O cirurgião faz **registros** e **observações pós-operatórias** (ou *post-mortem*) detalhadas.

→ A **técnica cirúrgica é aprimorada** com base nessas observações.

CORPO CIENTÍFICO

Ver também: Cirurgia plástica 26-27 ▪ Medicina de combate 53 ▪ Anestesia 112-117 ▪ Antissépticos nas cirurgias 148-151 ▪ Robótica e telecirurgia 305

Estudando ferimentos à bala, Hunter concluiu que abrir tecido danificado para extrair fragmentos de balas (prática comum na época) piorava as infecções.

De volta a Londres, Hunter aplicou o que sabia sobre anatomia e fisiologia a seus procedimentos cirúrgicos. Fez observações detalhadas das doenças em pacientes vivos e conduziu dissecações *post-mortem*. Hunter planejava uma cirurgia com base em observações e praticava em animais antes de realizá-la em um paciente humano. Essa abordagem rigorosa e indutiva lhe rendeu o título de fundador da cirurgia científica.

Uma de suas cirurgias mais famosas foi feita em 1785. Hunter operou o joelho de um cocheiro de 45 anos, cujo aneurisma poplíteo preenchia toda a parte de trás do joelho. Em vez de abrir a ferida e remover o aneurisma, Hunter abriu os músculos e inseriu ligaduras, que pressionaram os vasos sanguíneos para estabilizar o fluxo de sangue. O paciente voltou a andar e, quando faleceu por outras causas, a autópsia de Hunter revelou que o aneurisma havia desaparecido sem sinais de infecção.

Em 1786, Hunter foi um dos primeiros a reconhecer o processo da metástase no câncer. Observando tumores semelhantes nos pulmões e na coxa de um paciente, ele prenunciou a disciplina clínica da oncologia.

Influência duradoura

O foco de Hunter na observação científica direta aprimorou a prática da cirurgia, o que lhe rendeu um grande renome. Muitos de seus contemporâneos e alunos, como Joseph Lister, adotaram seus métodos e sua crença de que a cirurgia (e o desenvolvimento de novas técnicas) deve se basear na ciência, não na tradição. Esse princípio permeia os principais avanços cirúrgicos até hoje. ▪

Os irmãos Hunter, William e John, fazem uma dissecação na escola de anatomia de William. O procedimento era aberto a qualquer pessoa que pudesse pagar para observar e aprender técnicas cirúrgicas.

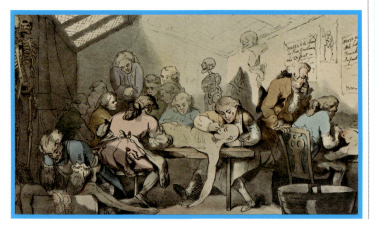

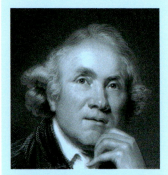

John Hunter

Nascido na Escócia em 1728, John Hunter mudou-se para Londres aos 21 anos para trabalhar com seu irmão William, um anatomista. Hunter estudou cirurgia no St. Bartholomew's Hospital e atuou como cirurgião do exército em 1760.

Hunter abriu sua escola de anatomia em Londres em 1764 e a usou para dedicar-se a seus interesses, como anatomia comparativa, sistema circulatório em mulheres grávidas e fetos, doenças venéreas e transplantes dentários. Também foi professor de Edward Jenner, o pioneiro da vacinação.

Hunter tornou-se membro da Royal Society em 1767 e cirurgião pessoal do rei George III em 1776. Morreu em 1793, deixando sua coleção de mais de 10 mil espécimes anatômicos para o Royal College of Surgeons.

Principais obras

1771 *A história natural dos dentes humanos*
1786 *Um tratado sobre as doenças venéreas*
1794 *Um tratado sobre sangue, inflamação e ferimentos por armas de fogo*

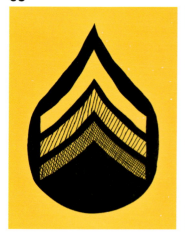

ATENDIMENTO PRIORITÁRIO AOS GRAVEMENTE FERIDOS
TRIAGEM

EM CONTEXTO

ANTES
c. 1000–600 a.e.c. Os "asu" assírios são os primeiros médicos militares a cuidar dos feridos durante as batalhas.

c. 300 a.e.c.–400 e.c. Os exércitos romanos criam sistemas para evacuar e tratar os feridos.

Século xvi Cirurgiões-barbeiros trabalham em campos de batalha e elevam o status dos cirurgiões.

DEPOIS
1861–1865 O cirurgião Jonathan Letterman cria um sistema de atendimento em campos de batalha na Guerra Civil Americana.

1914–1918 A *ordem de triagem*, criada pelo médico belga Antoine Depage, estabelece diretrizes para tratar soldados na Primeira Guerra Mundial.

1939–1945 Na Segunda Guerra Mundial, médicos do exército fazem a triagem de feridos em postos de socorro móveis perto das linhas de frente.

Em 1793, em campanha com Napoleão, o cirurgião militar francês Dominique-Jean Larrey, usou pela primeira vez um sistema denominado "triagem" para administrar o atendimento de soldados feridos em batalha, separando-os em casos imediatos, urgentes e não urgentes. Independente do posto militar, os feridos mais graves, que em campanhas anteriores não raro eram deixados para morrer, eram levados para tendas médicas por outra inovação de Larrey: as "ambulâncias volantes", carruagens adaptadas para remover os feridos do campo de batalha.

O sistema de triagem de Larrey, aliado às primeiras equipes de atendentes médicos, que removiam os feridos, reduziu muito as mortes entre os homens de Napoleão.

Triagem em contexto civil
O conceito de triagem evoluiu muito em campos de batalha nos séculos xix e xx. No início dos anos 1900, unidades de

O encarregado pela triagem toma decisões rápidas que podem fazer a diferença entre a vida e a morte.
Lynn Sayre Visser
Enfermeira de triagem e educadora estadunidense

pronto-atendimento em nações ocidentais desenvolveram sistemas de triagem para decidir a ordem de atendimento e, em campo, para priorizar os que precisam de cuidados médicos urgentes após um acidente grave ou desastre.

Hoje, a triagem é muito utilizada em contextos civis e, dependendo do país, pode ter de três a cinco níveis, variando de imediato e reanimação a não urgente. ∎

Ver também: Medicina de combate 53 ▪ Hospitais 82-83 ▪ Cirurgia científica 88-89 ▪ Enfermagem e saneamento 128-133

CORPO CIENTÍFICO

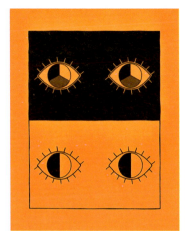

UMA VISÃO PECULIAR
DALTONISMO

EM CONTEXTO

ANTES

c. 1040 O estudioso islâmico Ibn al-Haytham propõe que a luz que entra no olho possibilita a visão.

1613 Em *Opticorum Libri Sex* (*Seis livros sobre óptica*), o cientista flamengo François d'Aguilon identifica o vermelho, o amarelo e o azul como cores primárias, além do preto e do branco.

1704 O cientista britânico Isaac Newton analisa a natureza da luz em seu tratado, *Óptica*.

DEPOIS

1801 Thomas Young apresenta à Royal Society sua teoria ondulatória da luz e dos fotorreceptores do olho.

1851 O físico alemão Hermann von Helmholtz inventa o oftalmoscópio para examinar o olho e confirma a teoria de Thomas Young.

1917 Os primeiros testes de detecção do daltonismo são publicados pelo oftalmologista Shinobu Ishihara no Japão.

John Dalton foi um meteorologista e químico britânico, mas também é conhecido por descrever, em 1794, a doença ocular que o afetava e a seu irmão. Ele tinha dificuldade de detectar a cor vermelha, enquanto o laranja, o amarelo e o verde pareciam se fundir em tons de amarelo a bege. Essa deficiência de visão de cores, o daltonismo, envolve a dificuldade de distinguir o vermelho e o verde.

O relato de Dalton interessou a comunidade científica. Em uma década, o físico britânico Thomas Young propôs que o olho tem três tipos de cones (fotorreceptores responsáveis por ver as cores) – para o azul, o verde e o vermelho –, fornecendo todo o espectro de cores. Se um tipo for defeituoso (no caso de Dalton, o receptor verde), o resultado é uma deficiência na visão de cores.

Gama limitada de cores

Em 1995, o DNA do olho de Dalton, preservado após sua morte, mostrou que ele tinha deuteranopia, um dos três tipos de deficiência visual de cores vermelho-verde. Sem os cones M que reagem à luz de ondas médias, ele só conseguia distinguir entre duas ou três cores, em vez de todo o espectro visível. Deficiências azul-amarelo, mais raras, (tritanomalia e tritanopia) dificultam distinguir entre azul e verde, e amarelo e vermelho.

Hoje, exames ajudam os oftalmologistas a diagnosticar o daltonismo, que ainda não tem cura. ■

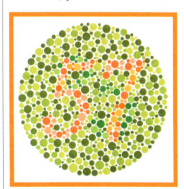

Este teste de pontos coloridos, criado por Shinobu Ishihara, ajuda a detectar a deficiência vermelho-verde em pessoas que não conseguem ver o número 57.

Ver também: Medicina islâmica 44-49 ■ Anatomia 60-63 ■ Hereditariedade e doenças hereditárias 146-147 ■ Fisiologia 152-153

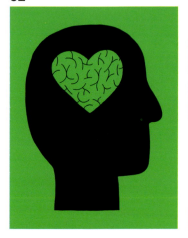

NÃO MAIS TEMIDO, MAS COMPREENDIDO
CUIDADOS DE SAÚDE MENTAL HUMANIZADOS

EM CONTEXTO

ANTES
c. 8000 a.e.c. Um crânio encontrado na gruta de Taforalt, Marrocos, mostra sinais de trepanação (perfuração do crânio), talvez para curar um transtorno mental.
1406 O primeiro hospital psiquiátrico é aberto em Valência, Espanha.

DEPOIS
1927 O psiquiatra austríaco Manfred Sakel introduz a terapia de choque insulínico. Ele injeta insulina em portadores de esquizofrenia, induzindo o coma.
1949 O neurologista português Egas Moniz ganha o Prêmio Nobel por criar a lobotomia (corte de vias que ligam partes do cérebro) para tratar transtornos mentais graves. Depois, o procedimento é desacreditado por causar alterações na personalidade.
Anos 1950 Cientistas franceses desenvolvem drogas antipsicóticas para tratar esquizofrenia e transtorno bipolar.

Até o século XVIII, pessoas com **transtornos mentais** são **temidas** e **afastadas da sociedade**.

↓

Sua **humanidade lhes é negada** e o **quadro se agrava**.

↓

O Iluminismo promove princípios de **humanidade**, **liberdade individual** e **direitos universais**.

↓

O **tratamento humanizado**, conhecido como *traitement moral*, é introduzido.

O diagnóstico e o tratamento de transtornos mentais envolvem dificuldades específicas, a começar pela definição do que é um comportamento "normal". No período medieval, acreditava-se que a pessoa estava possuída por demônios que deviam ser expulsos. O mundo era dominado pelo medo de pestes, fome e guerras, e a superstição era comum. As pessoas com transtornos mentais eram estigmatizadas ou até acusadas de bruxaria.

Manicômios se tornaram mais numerosos no século XVI. A maioria dos pacientes era confinada contra a vontade e muitas vezes acorrentada. Eram comparados a animais, considerados incapazes de pensar ou sentir dor. O objetivo dos manicômios não era ajudar os pacientes, e esperava-se que eles tolerassem uma existência miserável sem reclamar.

Traitement moral

O conhecimento científico dos transtornos mentais pouco mudou no século XVII, mas, no século XVIII, reformistas sociais europeus se dedicaram ao tema. O médico italiano Vincenzo Chiarugi livrou

CORPO CIENTÍFICO

Ver também: Lítio e transtorno bipolar 240 ▪ Clorpromazina e antipsicóticos 241 ▪ Terapia cognitivo-comportamental 242-243

Os administradores dessas instituições [...] não raro são homens de pouco conhecimento e bem menos humanidade [...]
Philippe Pinel
Tratado sobre a insanidade, 1801

seus pacientes psiquiátricos das correntes nos anos 1780 e incentivou cuidados com higiene, recreação e terapia ocupacional. Em Paris, nos anos 1790, Philippe Pinel sugeriu que os pacientes melhorariam se fossem tratados com compaixão. Ele criou o *traitement moral* (tratamento moral), melhorando a nutrição e condições de vida dos internos.

Em 1796, na Grã-Bretanha, o filantropo quacre William Tuke fundou o asilo York Retreat com uma abordagem semelhante. Tuke também acreditava no valor terapêutico e moral do trabalho braçal para os pacientes.

O tratamento moral defendido por Pinel e Tuke chegou aos Estados Unidos no início do século XIX. O foco era no desenvolvimento espiritual e moral, bem como na reabilitação dos pacientes, incentivados a realizar trabalhos manuais e passatempos recreativos. No fim do século, contudo, o tratamento moral foi em grande parte abandonado. As instituições psiquiátricas estavam superlotadas e os cuidados individuais foram descontinuados.

Higiene mental

No fim do século XIX, o movimento da higiene mental promovido pelo reformista Clifford Beers nos Estados Unidos substituiu o tratamento moral. A motivação de Beers foram os maus-tratos que recebeu em razão de sua própria depressão e ansiedade. Ele recomendou uma abordagem focada no bem-estar geral do paciente. Seu livro *Um espírito que achou a si mesmo* (1908) e o Comitê Nacional de Higiene Mental, fundado por ele em 1909, influenciaram os serviços de saúde mental em todo o mundo. A abordagem de Beers ainda é central nos cuidados de saúde mental até hoje. ▪

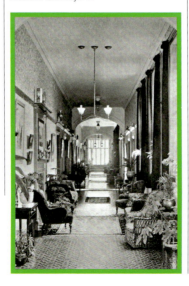

O York Retreat (foto de 1887) foi fundado com base no "tratamento moral" de pacientes com transtornos mentais. Eles eram tratados com compaixão e como hóspedes, não prisioneiros.

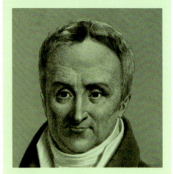

Philippe Pinel

Nascido em Jonquières, França, em 1745, Philippe Pinel foi filho de um mestre-cirurgião. Pinel abandonou o curso de teologia em 1770 e estudou na mais importante escola de medicina da França, na Universidade de Montpellier, enquanto ganhava a vida traduzindo textos médicos e científicos e ensinando matemática.

Em 1778, mudou-se para Paris, onde editou a revista médica *Gazette de Santé*, publicando muitos artigos sobre transtornos mentais. Em 1793, foi nomeado superintendente da clínica psiquiátrica de Bicêtre e, dois anos depois, médico-chefe do hospital Salpêtrière, com seiscentos leitos para doentes mentais. Foi em Bicêtre e Salpêtrière que idealizou o *traitement moral*, libertando das correntes pacientes que estavam presos há décadas. Pinel trabalhou na Salpêtrière pelo resto da vida e morreu em 1826.

Principais obras

1794 *Memória da loucura*
1801 *Tratado sobre a insanidade*

TREINAMENTO PARA O SISTEMA IMUNOLÓGICO

VACINAÇÃO

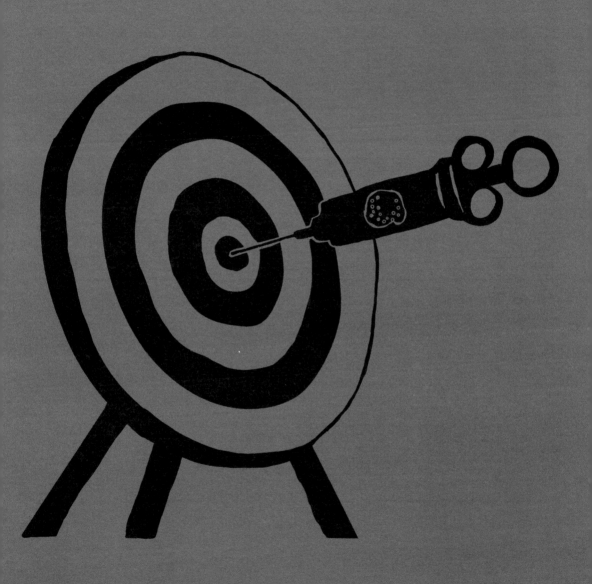

96 VACINAÇÃO

EM CONTEXTO

ANTES

c. 590 E.C. Médicos chineses começam a praticar a inoculação.

1713 Emmanuel Timoni descreve a inoculação em massa em Constantinopla.

1718 Mary Wortley Montagu inocula seu filho em Constantinopla.

1721 O pastor Cotton Mather recomenda a variolização como proteção contra a varíola nas colônias americanas.

DEPOIS

1921 Os cientistas franceses Albert Calmette e Camille Guérin criam a BCG, a primeira vacina contra a tuberculose.

1953 Jonas Salk, um virologista estadunidense, descobre uma vacina para a poliomielite.

1980 A Organização Mundial da Saúde declara que "a varíola está morta".

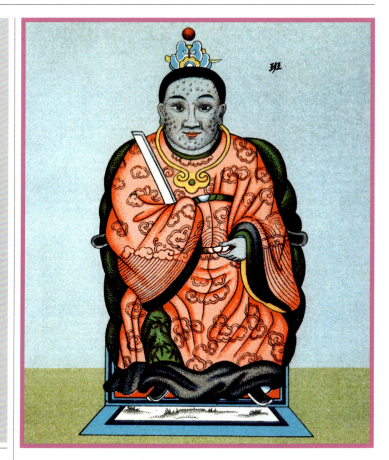

As vacinas são um dos maiores sucessos médicos de todos os tempos. São tão eficazes em conter doenças contagiosas que é fácil esquecer o quanto enfermidades como varíola, difteria, poliomielite e tétano foram terríveis.

A vacinação, ou imunização, estimula as defesas do corpo com uma versão segura do germe (ou parte dele) causador da doença. O sistema imunológico cria resistência, ou imunidade, à doença – e, quanto mais pessoas forem imunizadas, menos a doença se espalha. O sucesso da vacinação depende da ideia da "versão segura", o grande avanço promovido pelo médico britânico Edward Jenner, em 1796, com o desenvolvimento da vacina contra a varíola.

A varíola mortal

A varíola é uma doença altamente contagiosa causada por duas formas do vírus da varíola. A doença foi erradicada, mas, antes da vacina de Jenner, seus efeitos eram devastadores. No século XVIII, quase meio milhão de pessoas só na Europa morriam da doença todos os anos. E, à medida que

Yu Hoa Long foi o deus chinês da cura da varíola, doença considerada por muitas culturas como um castigo divino pelos pecados.

exploradores, comerciantes e colonos europeus se espalhavam pelo planeta, levavam consigo a varíola e outras doenças, dizimando populações nativas que nunca haviam sido expostas a elas.

Os que conseguiam sobreviver à varíola muitas vezes ficavam com cicatrizes para o resto da vida devido às terríveis pústulas causadas pela doença. Um terço dos sobreviventes ficava cego. Na

CORPO CIENTÍFICO

Ver também: Teoria dos germes 138-145 ▪ O sistema imunológico 154-161 ▪ Virologia 177 ▪ Vacinas atenuadas 206-209 ▪ Erradicação global de doenças 286-287 ▪ HIV e doenças autoimunes 294-297 ▪ Pandemias 306-313

A varíola, tão fatal e tão comum entre nós, é aqui inteiramente inofensiva pela invenção da inoculação [variolização].
Mary Wortley Montagu
Carta a uma amiga, abril de 1717

Inglaterra do século XVIII, em grande parte devido à varíola, apenas uma em cada três crianças sobrevivia além dos 5 anos de idade.

Já se sabia, pelo menos desde os tempos romanos, que os sobreviventes da varíola de alguma forma ficavam imunes. Tanto que os sobreviventes muitas vezes eram chamadas para cuidar dos doentes. Médicos de toda a Ásia (especialmente China), África e Europa há muito tentavam replicar essa imunidade natural pela variolização (inoculação), infectando pessoas saudáveis com material de pessoas com uma versão aparentemente branda da doença.

A variolização geralmente envolvia esfregar crostas esmagadas de varíola em cortes na mão ou soprá-las nas narinas. Em uma prática conhecida como "comprar varíola", pais compravam crostas ou roupas contaminadas para infectar os filhos.

Se tivessem sorte, as pessoas inoculadas adoeciam por alguns dias e se recuperavam com imunidade total. O risco era alto, já que muitos dos inoculados morriam. Além disso, crianças que sobreviviam à variolização podiam se tornar portadoras da doença. Mas a varíola era tão devastadora que muitas pessoas se dispunham a arriscar. Algumas, como as meninas criadas no Cáucaso para os haréns do sultão otomano em Constantinopla (atual Istambul), não tinham escolha.

O experimento da realeza

A ideia da inoculação chamou a atenção dos médicos europeus por volta de 1700. Em 1713, o médico grego Emmanuel Timoni descreveu mulheres gregas inoculando crianças em Constantinopla durante uma epidemia de varíola. O médico veneziano Jacob Pylarini, que praticava a variolização, escreveu um livro a respeito em 1715. A escritora britânica Lady Mary Wortley Montagu, que ficou gravemente desfigurada pela doença, observou a prática.

Impressionada com o sucesso da inoculação, pediu a Charles

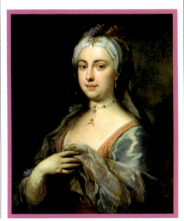

Em 1736, perdi um filho para a varíola. Arrependi-me amargamente [...] de não ter lhe dado a doença pela inoculação.
Benjamin Franklin
Estadista estadunidense (1706–1790)

Maitland, o cirurgião da embaixada, para supervisionar a inoculação de seu filho de 5 anos, Edward, por uma inoculadora grega em 1718. Tornou-se uma grande defensora da técnica e, de volta à Grã-Bretanha, pediu a Maitland que inoculasse sua filha.

Pouco depois, em 1721, Maitland recebeu uma Comissão Real para conduzir o que pode ter sido o primeiro ensaio clínico do mundo. O objetivo era provar à família real britânica a eficácia da inoculação. Sob o olhar atento do principal médico do país, Hans Sloane, Maitland inoculou seis prisioneiros condenados na prisão de Newgate, que cooperaram em troca de liberdade. Eles sobreviveram e, alguns meses depois, Maitland repetiu o ensaio com crianças órfãs, que também sobreviveram. »

Sobrevivente da varíola, Lady Mary Wortley Montagu foi crucial para levar a prática da inoculação ao conhecimento dos médicos britânicos. Ela perdeu o irmão para a doença quando ele tinha 20 anos.

Notícias dos feitos de Maitland se espalharam rapidamente e a inoculação foi adotada na Europa e nas colônias americanas. Em 1721, o pastor de Massachusetts, Cotton Mather, e o médico Zabdiel Boylston tornaram-se grandes defensores. Em 1738, com uma grave epidemia de varíola ameaçando o estado da Carolina, cerca de mil pessoas foram tratadas. Na Grã-Bretanha naquele ano, quase 2 mil pessoas foram inoculadas.

A variolização era arriscada: pelo menos uma em trinta pessoas morriam da doença como resultado direto, mas a inoculação em larga escala demonstrou que o risco era bem menor do que morrer em uma epidemia. Em 1757, um menino de 8 anos foi inoculado com varíola, um de milhares de crianças que receberam o tratamento naquele ano. Seu nome era Edward Jenner.

A versão segura

Jenner conquistou a alcunha de "pai da imunologia", garantindo seu lugar na história da medicina. Nos anos 1770, ele era um médico rural que, como outros médicos da época, inoculava seus pacientes para protegê-los da varíola. Ele ouviu histórias de que as pessoas da região, em especial as que lidavam com ordenha, tinham contraído um tipo de varíola leve das vacas e ficaram imunes à varíola, muito mais mortal. A história conta que uma leiteira disse a Jenner: "Nunca vou pegar varíola porque tive varíola bovina. Não vou ter marcas de varíola."

Ele então se perguntou se a varíola bovina não poderia proporcionar um método mais seguro de inoculação e se pôs a coletar dados. Em quase trinta casos, encontrou exemplos de exposição à varíola bovina, o que parecia conferir imunidade à varíola. Jenner não sabia, mas a varíola bovina é causada pelo vírus vaccinia, que pode ser transmitido aos humanos e está intimamente relacionado ao vírus da varíola.

Em 1796, Sarah Nelmes, uma leiteira, pediu que Jenner tratasse uma erupção que tinha na mão direita. Ele a diagnosticou com varíola bovina e decidiu testar sua teoria, usando James Phipps, o filho de 8 anos de seu jardineiro, como cobaia. Jenner fez alguns arranhões em um dos braços do menino e esfregou um pouco do material da varíola bovina que havia coletado das erupções da mão infectada da leiteira. Em poucos dias, o menino teve sintomas leves de varíola bovina, mas logo se recuperou.

Tendo constatado que a varíola bovina podia ser transferida de uma pessoa à outra, Jenner passou para a próxima etapa de seu experimento. Ele queria testar se a varíola bovina realmente protegeria James da varíola. Jenner inoculou o menino com material de uma erupção recente de varíola. James nunca desenvolveu sintomas da doença.

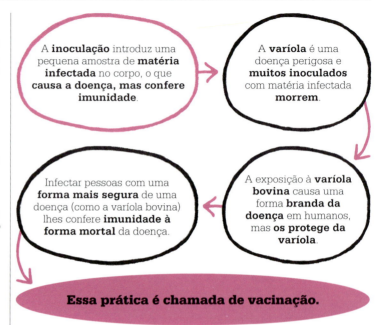

A **inoculação** introduz uma pequena amostra de **matéria infectada** no corpo, o que **causa a doença, mas confere imunidade**.

A **varíola** é uma doença perigosa e **muitos inoculados** com matéria infectada **morrem**.

A exposição à **varíola bovina** causa uma forma **branda da doença** em humanos, mas **os protege da varíola**.

Infectar pessoas com uma **forma mais segura** de uma doença (como a varíola bovina) lhes confere **imunidade à forma mortal** da doença.

Essa prática é chamada de vacinação.

Espero que um dia a prática de introduzir a varíola bovina em seres humanos se espalhe pelo mundo – quando esse dia chegar, não haverá mais varíola.
Edward Jenner, 1798

CORPO CIENTÍFICO

Jenner continuou coletando relatos e fez outros experimentos, confirmando sua teoria de que a varíola bovina realmente protege contra a varíola. Em 1798, publicou suas descobertas em um livro intitulado *Investigação das causas e efeitos da vacina da varíola, uma doença descoberta em alguns condados ocidentais da Inglaterra, particularmente Gloucestershire, e conhecida pelo nome de varíola bovina*. A técnica de introduzir material sob a pele para conferir proteção contra doenças tornou-se universalmente conhecida como vacinação, palavra derivada do termo latino para vaca (*vacca*), em homenagem à descoberta de Jenner.

Espalhando a palavra

Jenner enviava a vacina a quem pedisse e, com o apoio de outros médicos, a vacinação se espalhou rapidamente pela Grã-Bretanha. Em 1800, já era praticada na maioria dos países europeus e nos Estados Unidos. No ano seguinte, Jenner publicou o artigo, "Sobre a origem da inoculação da vacina", resumindo suas descobertas e dizendo esperar que "a aniquilação da varíola, o mais terrível flagelo da espécie humana, deve ser o resultado final da vacinação".

Jenner foi o primeiro a fazer uma investigação científica sobre vacinas e seus efeitos, mas pode não ter sido o descobridor da técnica. Quando uma epidemia de varíola atingiu o condado inglês de Dorset em 1774, Benjamin Jesty, um fazendeiro local, decidiu proteger a família. Coletou material do úbere de uma vaca infectada e usou uma pequena agulha para introduzi-lo nos braços de sua esposa e dois filhos. (Como Jesty já contraíra a varíola bovina, ele não se vacinou.) O experimento foi um sucesso e a família permaneceu livre da varíola. Mas ainda levariam 25 anos até que os experimentos de Jenner e a obstinada promoção da vacinação mudassem o mundo para sempre.

Uma recepção nem sempre positiva

As descobertas de Jenner não tiveram aceitação mundial. Algumas das objeções mais ressonantes vieram do clero, que argumentou que Deus é quem decidia quem sobreviveria ou morreria de varíola e que tentativas de interferir na intenção divina

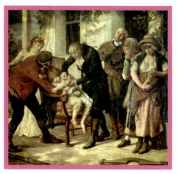

Este quadro de Gaston Melingue mostra Jenner vacinando James Phipps em 1796. Jenner ficou tão grato ao menino que construiu uma casa para ele em sua cidade natal, Berkeley.

eram blasfêmia. Outros temiam a inoculação com material de vacas doentes, uma objeção satirizada pelos caricaturistas da época. Quando a vacinação com varíola bovina se tornou obrigatória em 1853, ativistas antivacinação fizeram marchas de protesto e demandas efusivas pela liberdade de escolha.

Décadas depois da descoberta de Jenner, a vacina ainda era retirada de erupções da varíola bovina nos braços de leiteiras »

Edward Jenner

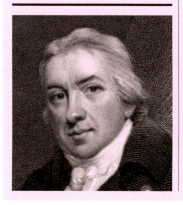

Nascido em Berkeley, Reino Unido, em 1749, Edward Jenner ficou órfão aos 5 anos e foi morar com o irmão mais velho. Em 1764, se tornou aprendiz de um cirurgião local e, aos 21 anos, estudou com o famoso cirurgião John Hunter em Londres.

Jenner tinha muitos interesses: ajudou a classificar novas espécies trazidas do Pacífico Sul pelo botânico Joseph Banks, construiu seu próprio balão de hidrogênio e estudou o ciclo de vida do cuco. Também tocava violino e escrevia poemas. Casou-se em 1788 e teve quatro filhos. Em uma choupana no quintal de sua casa, apelidada de "templo da vaccinia", ele vacinava os pobres de graça. Conquistou amplo reconhecimento e morreu em 1823.

Principais obras

1798 *Investigação das causas e efeitos da vacina da varíola*
1799 *Observações adicionais sobre a variolæ vaccinæ, ou varíola bovina*
1801 "Sobre a origem da inoculação da vacina"

Muitas pessoas temiam a vacinação. Esta caricatura de 1802 de James Gillray retrata Jenner vacinando uma mulher nervosa, enquanto vacas brotam de outras pessoas ao seu redor.

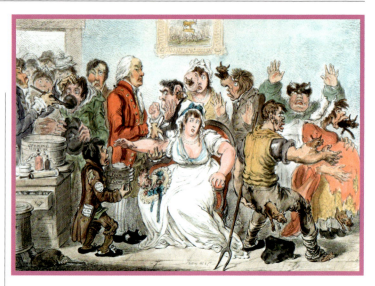

infectadas. Pouco foi feito para usar material de varíola bovina retirado diretamente do gado. Nos anos 1840, o médico italiano Giuseppe Negri foi um dos primeiros a usar material bovino para vacinar pessoas, mas foi somente em 1864 que os médicos franceses Gustave Lanoix e Ernest Chambon transportaram um bezerro infectado com varíola bovina de Nápoles, Itália, para Paris e criaram um serviço de "vacina animal".

O novo método tinha claras vantagens. Em poucas semanas, um novilho fornecia vacina suficiente para milhares de doses. Um pequeno rebanho poderia vacinar uma cidade. Outro benefício era que os pacientes não corriam mais o risco de se infeccionar com outras doenças de um doador humano. Chambon levou suas ideias aos Estados Unidos, onde "fazendas de vírus" foram criadas no fim do século. Em 1902, um quarto da população de Nova York, cerca de 800 mil pessoas, já havia sido vacinada.

Nunca na história a medicina produziu uma melhoria de tamanha utilidade.
Thomas Jefferson
3º presidente dos Estados Unidos
(1801–1809)

Até os anos 1870, nenhuma outra doença além da varíola tinha uma vacina. Mas tudo mudou quando os microbiologistas Louis Pasteur, na França, e Robert Koch, na Alemanha, demonstraram que as doenças são causadas por germes. Em 1877, Pasteur teorizou que deveria ser possível encontrar vacinas para todas as doenças.

Germes enfraquecidos

Para provar sua teoria, Pasteur inoculou galinhas com a bactéria da cólera, mas a maioria delas morreu. Em 1879, pouco antes de sair de férias, ele instruiu seu assistente a inocular as aves usando uma nova cultura de bactérias. O assistente se esqueceu e, ao voltar, Pasteur inoculou as galinhas com as culturas antigas. As aves ficaram levemente doentes, sobreviveram e ficaram imunes.

Pasteur constatou que expor as bactérias ao oxigênio as tornava menos letais. Já se pensava na possibilidade de usar germes enfraquecidos, mas a ideia de "atenuar" (enfraquecer) um germe em laboratório para ser usado como uma vacina segura foi um grande avanço.

Outras vacinas

Pasteur procurou outras doenças para inocular. Em 1881, criou uma vacina para o antraz, imunizando ovelhas, cabras e vacas. Em 1885, começou a procurar uma vacina contra a raiva.

Ao contrário da cólera e do antraz, a raiva (sem o conhecimento de Pasteur) se deve a um vírus, não a uma bactéria, e não pode ser cultivada facilmente em laboratório. Mas um vírus sofre mutações rapidamente e sua virulência pode ser reduzida passando-o por uma espécie diferente antes do uso humano. Pasteur conseguiu sua vacina antirrábica atenuada secando a medula espinhal de coelhos que havia infectado com a doença.

Depois de testes em cães, Pasteur foi convencido a testar a vacina em um menino de 9 anos, Joseph Meister, que fora mordido por um cão raivoso e provavelmente morreria. Ele injetou uma série diária de doses progressivamente virulentas de seu preparado de medula de coelho. O menino se recuperou. Pasteur insistiu que seu método também fosse chamado de "vacinação", em homenagem a Jenner, e o nome pegou.

Inspirados pelo sucesso de Pasteur, cientistas do mundo todo começaram a procurar outras "vacinas atenuadas vivas", acreditando que poderiam encontrar vacinas para erradicar todas as doenças. Desde então, vacinas vivas foram encontradas para tuberculose, febre amarela, sarampo, caxumba e rubéola, entre outras doenças.

Acertando em cheio

O desafio da vacinação é encontrar a vacina certa. Uma vacina deve estimular a produção dos anticorpos certos, mas não pode adoecer o paciente. Os cientistas têm certeza de que a melhor maneira de combater a maioria das doenças infecciosas é com uma vacina. Com algumas doenças, uma única dose parece bastar para conferir imunidade a longo prazo. Com outras, como a influenza, novas variações do vírus surgem o tempo todo e novas vacinas precisam ser desenvolvidas para combatê-las – pessoas vulneráveis à gripe no inverno precisam tomar uma nova vacina todos os anos no outono. No caso de outras doenças, como o HIV, é muito difícil criar uma vacina, já que o HIV ataca o sistema imunológico.

A vacinação já salvou milhões de vidas. A varíola foi erradicada e muitas outras doenças infecciosas estão desaparecendo. Nos Estados Unidos, por exemplo, a difteria caiu de 206.939 casos em 1921 para apenas dois entre 2004 e 2017; a coqueluche caiu de 265.269 casos em 1934 para 15.609 em 2018; e o sarampo caiu de 894.134 casos em 1941 para apenas 372 em 2019.

Novas doenças são combatidas o tempo todo. Desde o advento da vacina contra a *Haemophilus influenzae* tipo b (Hib) nos anos 1990, por exemplo, a incidência da meningite causada pelo Hib, que já matou milhares de crianças, caiu 90% na Europa e 99% nos Estados Unidos. Mas a globalização trouxe novas ameaças e, em 2020, começou a corrida para encontrar uma vacina contra a Covid-19. ∎

Como a vacinação funciona

Quando o corpo é exposto a um patógeno (um organismo causador de uma doença), libera anticorpos direcionados contra esse germe específico. O corpo leva um tempo para produzir os anticorpos específicos e pode ter sintomas da doença antes de o sistema imunológico montar um contra-ataque. Se a pessoa sobreviver, os germes são derrotados e o corpo se recupera.

Quando o corpo encontrar o germe de novo, os anticorpos já estarão prontos para eliminá-lo antes de a doença se desenvolver. A vacinação prepara o sistema imunológico, expondo-o a versões enfraquecidas, mortas ou parciais do microrganismo. Esses patógenos "seguros" acionam a produção de anticorpos sem causar a doença. Dependendo da doença, basta uma única exposição ou a imunidade deve ser criada aos poucos com uma série de doses ou restaurada com uma dose de reforço.

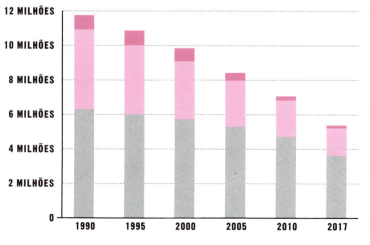

A vacinação melhorou muito a expectativa de vida de crianças com menos de 5 anos. Cada barra mostra o número total de mortes e as partes coloridas representam mortes que poderiam ter sido evitadas por vacinas.

Legenda: Causas da morte

Causas de morte preveníveis por vacinas:
1. Tétano
2. Coqueluche
3. Sarampo

Causas de morte parcialmente preveníveis por vacinas:
1. Meningite e encefalite
2. Gastroenterites
3. Infecções respiratórias agudas

Outras causas (não preveníveis por vacinas)

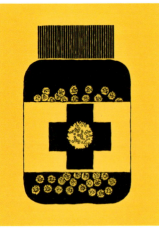

SEMELHANTE CURA SEMELHANTE
HOMEOPATIA

EM CONTEXTO

ANTES

c. 400 a.e.c. Hipócrates escreve que plantas parecidas com a parte do corpo afetada podem ajudar a tratar a doença.

c. anos 1530 Paracelso propõe que a cor e outros atributos de plantas e minerais indicam o distúrbio que eles podem tratar.

Anos 1760 O médico austríaco Anton von Störck defende o uso de venenos, como a cicuta, em quantidades mínimas para tratar doenças incuráveis.

DEPOIS

1834 O médico austríaco Johann Martin Honigberger usa uma mistura de medicina convencional e homeopática e leva a homeopatia à Índia.

2017 A FDA dos Estados Unidos propõe novos critérios de fiscalização de produtos homeopáticos. O Reino Unido suspende o financiamento público e a Espanha (2018) e a França (2019) tomam a mesma decisão.

Em 1796, Samuel Hahnemann propôs que "semelhante cura semelhante" em *Ensaio sobre um novo método para averiguar os princípios curativos das drogas*. Depois de traduzir o livro de 1781 do médico escocês William Cullen *Palestras sobre substâncias medicinais* para o alemão, Hahnemann testou a observação de Cullen de que tomar pó de casca de cinchona (depois isolada como quinino) produzia sintomas parecidos aos da malária, uma doença que a substância tratava. Ele também teve sintomas de malária, o que o levou ao princípio do "semelhante cura semelhante". Essa é a base da homeopatia, um termo que Hahnemann cunhou em 1807.

Ele prescrevia soluções altamente diluídas de um remédio acreditando que, quanto menor a dose, maior sua potência. Na Grã-Bretanha, Europa e Estados Unidos, a homeopatia logo se tornou uma alternativa popular às terapias convencionais, como purgação e sangria. Em 1900, já havia 15 mil homeopatas nos Estados Unidos.

O sistema ainda tem muitos adeptos, mas não há evidências confiáveis para corroborar a homeopatia e ela não deve ser usada para tratar doenças crônicas ou graves. Como alguns produtos homeopáticos reagem com medicamentos convencionais, é recomendado consultar um médico antes. Embora muitos adeptos relatem resultados positivos, é provável que sejam um efeito placebo, em parte devido à abordagem holística dos médicos homeopatas. ∎

… os produtos homeopáticos não são mais eficazes que placebos.
Comitê de Ciência e Tecnologia
Câmara dos Comuns do Reino Unido, 2010

Ver também: Medicina ayurvédica 22-25 ▪ Medicina grega 28-29 ▪ Fitoterapia 36-37 ▪ Cirurgia e escolas médicas medievais 50-51 ▪ Farmacologia 54-59

CORPO CIENTÍFICO 103

OUVIR AS BATIDAS DO CORAÇÃO
O ESTETOSCÓPIO

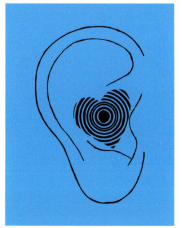

EM CONTEXTO

ANTES

Século XVII A.E.C. Papiros egípcios mencionam que sinais de doenças podem ser ouvidos dentro do corpo.

c. 375 A.E.C. Hipócrates sugere sacudir os pacientes e pressionar o ouvido contra o peito para ouvir anormalidades.

1616 William Harvey observa que o sangue pulsando no coração "pode ser ouvido dentro do peito".

DEPOIS

1852 O médico estadunidense George P. Cammann aperfeiçoa seu estetoscópio flexível binaural (com dois fones de ouvido).

1895 Na França, o obstetra Adolphe Pinard desenvolve um estetoscópio que detecta a atividade fetal no útero.

1998 Nos Estados Unidos, a 3M lança um novo estetoscópio Littmann que amplifica eletronicamente os sons.

Em 1816, o médico francês René Laënnec inventou o estetoscópio. Ele considerava a prática de pressionar o ouvido contra o peito de um paciente para ouvir o coração e os pulmões ineficiente e embaraçosa, especialmente ao examinar mulheres. Laënnec descobriu que um pedaço de papel enrolado como um cilindro e pressionado contra o peito ou as costas melhorava a qualidade do som. Seu primeiro instrumento foi um tubo oco de madeira de 3,5 centímetros de diâmetro e 25 de comprimento com um pequeno fone de ouvido em uma extremidade. Ele o chamou de estetoscópio, das palavras gregas *estetos* ("peito") e *skopein* ("observar").

Uso difundido

Em 1819, Laënnec publicou *Sobre a ausculta direta*, sugerindo que sons de possíveis doenças e defeitos cardíacos e pulmonares poderiam ser ouvidos com um estetoscópio. A obra despertou grande interesse e incentivou o uso do objeto nos trinta anos seguintes.

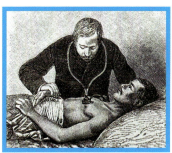

Uma gravura do século XIX revela como o formato dos estetoscópios mudou pouco. Hoje, nos hospitais, os médicos também usam aparelhos de ultrassom portáteis.

Laënnec morreu em 1826, mas sua invenção foi aprimorada com um tubo flexível, dois fones e uma versão de cabeça dupla para pressionar nas costas e no peito (uma peça oca para detectar sons de baixa frequência e um diafragma para captar sons de alta frequência). David Littmann criou um estetoscópio mais leve e com uma acústica melhor no início dos anos 1960 e, em 2015, o médico palestino Tarek Loubani criou o primeiro modelo impresso em 3D para combater a escassez do instrumento. ∎

Ver também: Circulação sanguínea 68-73 ▪ História clínica 80-81 ▪ Eletrocardiografia 188-189 ▪ Ultrassom 244 ▪ Marca-passos 255

CÉLULAS MICRÓBI 1820–1890

INTRODUÇÃO

O obstetra britânico James Blundell faz uma **transfusão de sangue** em uma mulher com sangramento intenso após o parto, mas o processo envolve **riscos graves**.

↑ **1829**

O dentista estadunidense William Morton demonstra o uso do **éter** como um **anestésico** durante uma cirurgia.

↑ **1846**

Constatando que todos os **tecidos** são feitos de **células**, que se desenvolvem a partir de outras células, Albert von Kölliker publica seu *Manual de histologia humana*, fundando esse campo da medicina.

↑ **1852**

Na Guerra da Crimeia, **Florence Nightingale** cuida dos feridos em Scutari. Seu ***Notas sobre enfermagem*** de 1859 inaugura a enfermagem moderna.

↑ **1854**

1843
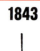
↓

Nos Estados Unidos, o médico Oliver Holmes apresenta evidências de que a **infecção puerperal** é **transmissível** e pode ser prevenida com uma rigorosa **higiene**.

1846–60

↓

Originada na Índia, a terceira e **pior das seis pandemias de cólera** do século XIX se espalha para a Ásia, Europa, América do Norte e África, **matando milhões**.

1854

↓

O médico britânico John Snow identifica as causas de um grave **surto de cólera** em Soho, Londres, em uma bomba d'água, lançando as bases para o campo da **epidemiologia**.

1858

↓

Patologia celular, de Rudolf Virchow, explica como a medicina deve examinar **células individuais** para descobrir as causas de doenças.

No século XIX, a medicina avançou muito com o advento do microscópio óptico. As imagens podiam ser ampliadas centenas de vezes com muita nitidez. Os pesquisadores se aprofundavam nos segredos minúsculos do corpo e novos detalhes entravam em foco. Na Suíça e Alemanha, o anatomista suíço Albert von Kölliker estudou uma vasta gama de amostras animais e humanas, incluindo quase todos os tipos de tecido: pele, ossos, músculos, nervos, sangue e vísceras. Sua primeira grande obra, *Manual de histologia humana*, de 1852, tornou-se leitura recomendada em cursos de biologia e medicina.

Seis anos depois, o patologista alemão Rudolf Virchow aplicou a histologia (o estudo da anatomia microscópica) para desvendar doenças em seu *Patologia celular*, de 1858. É possível determinar as causas da doença, o diagnóstico e a evolução do tratamento investigando as células. Antigas teorias, como a geração espontânea da vida a partir de matéria inanimada, ficaram obsoletas. Elas foram substituídas pela teoria celular, com seus três princípios: todos os organismos vivos são compostos de uma ou mais células; a célula é a unidade básica da vida; e as células surgem de células pré-existentes.

Na França e na Alemanha, alguns estudos analisaram organismos externos à célula humana. Nos anos 1850, o microbiologista francês Louis Pasteur começou a ajudar as indústrias locais de cerveja e vinho para impedir os produtos de estragarem e azedarem. Pasteur concluiu que os problemas não eram causados por mudanças químicas ou geração espontânea, mas por organismos minúsculos (germes).

O progresso e seus desafios
Pasteur se concentrou em doenças de animais, como uma praga de bichos-da-seda; e cólera e antraz em aves e gado. Suas investigações com o microscópio eram inventivas e minuciosas, e ele acreditava que esses germes nocivos também podiam causar doenças humanas. Aos poucos, ele criou a noção da hoje chamada de teoria dos germes.

Em 1875, o microbiologista alemão Robert Koch identificou o germe causador do antraz, o *Bacillus anthracis*, bem como os da tuberculose e da cólera. Pasteur e Koch tentaram criar vacinas para

CÉLULAS E MICRÓBIOS 107

1861 — O cientista francês Louis Pasteur publica a **teoria dos germes**. Ele suspeita que muitas doenças são causadas por **minúsculos organismos** que se espalhavam de várias maneiras.

1865 — O médico francês Claude Bernard descreve seu conceito de *milieu intérieur* (constância do **ambiente interno**), crucial para o estabelecimento da **fisiologia**.

1867 — Joseph Lister relata resultados positivos do uso do **ácido carbólico** como um antisséptico em cirurgias.

1882 — O pesquisador russo Élie Metchnikoff sugere que os **glóbulos brancos** fazem parte do **mecanismo de defesa do corpo**, em vez de espalhar doenças.

1865 — O monge austríaco Gregor Mendel cria a base da **genética** com *Experimentos de hibridização de plantas*. Ele só é reconhecido em 1900.

1865 — Elizabeth Garrett-Anderson é a **primeira mulher** a se qualificar como médica no Reino Unido. Em 1874, com Elizabeth Blackwell, inaugura a **Escola de Medicina para Mulheres de Londres**.

1870s — Os rivais Louis Pasteur e Robert Koch identificam as **causas de doenças** como o antraz e a cólera, comprovando a **teoria dos germes**.

1884 — O médico francês Alphonse Laveran propõe que o **parasita** causador da **malária** é transmitido por mosquitos.

---

as doenças que descobriram, e Pasteur conseguiu criar uma para o antraz em 1881.

A industrialização trouxe consigo novos desafios, como a urbanização e condições superlotadas e insalubres em cidades e fábricas. Os padrões das doenças estavam mudando, com a maior disseminação da cólera, febre tifoide e disenteria. Foram criadas organizações médicas para regulamentar os padrões de prática e atendimento médico. Em 1800, a Faculdade Real de Cirurgiões da Inglaterra começou suas atividades e, em 1808, a Universidade da França incluiu o curso de medicina entre os seis oferecidos. Mas a profissão era dominada por homens. Em 1847, nos Estados Unidos, Elizabeth Blackwell encontrou uma brecha no processo de admissão e se matriculou em uma faculdade de medicina. Ela foi seguida por outras mulheres pioneiras.

Saneamento e cirurgia

Em 1854, a reformista britânica Florence Nightingale e sua equipe de enfermeiras e cuidadoras viajaram para Scutari, Turquia, para cuidar dos feridos na Guerra da Crimeia. As condições nos hospitais lotados e insalubres eram horríveis: os internados sucumbiam até dez vezes mais a doenças do que a ferimentos de guerra. Os esforços de Nightingale reduziram esse número. De volta à Grã-Bretanha, ela continuou executando mudanças e, em 1859, escreveu *Notas sobre enfermagem*, considerado a base da enfermagem moderna.

Outro campo que progrediu no século XIX foi o da anestesia. Por séculos, os cirurgiões tiveram que operar pacientes conscientes gritando em agonia, e precisavam trabalhar com rapidez. As primeiras cirurgias com óxido nitroso, e depois com éter, foram realizadas nos Estados Unidos nos anos 1840. As técnicas logo foram adotadas na Europa, com preferência para o clorofórmio. Os cirurgiões não precisavam mais se apressar e puderam criar procedimentos mais complexos.

Mesmo assim, as infecções pós-operatórias ainda eram comuns. Nos anos 1860, o cirurgião britânico Joseph Lister começou a usar ácido carbólico como antisséptico contra micropatógenos invasores. Isso reduziu as infecções, mas essa evidência clara foi rejeitada por parte da classe médica dogmática, impedindo práticas progressistas na medicina. ∎

SANGUE SAUDÁVEL PARA O ENFERMO

TRANSFUSÃO DE SANGUE E GRUPOS SANGUÍNEOS

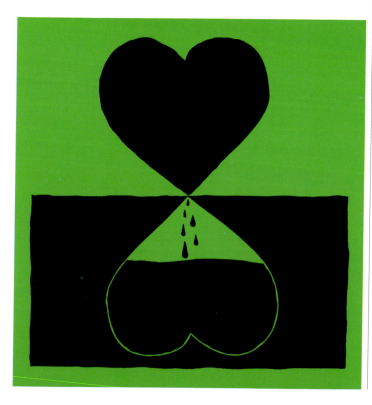

EM CONTEXTO

ANTES
1628 William Harvey publica *De Motu Cordis et Sanguinis*, em que descreve a circulação do sangue.

1665 Richard Lower tenta fazer uma transfusão de sangue entre dois cães.

1667 Jean-Baptiste Denis faz uma transfusão de sangue de um cordeiro para um humano.

DEPOIS
1914 Adolph Hustin desenvolve anticoagulantes de efeito prolongado.

1916 O médico do Exército dos Estados Unidos Oswald Robertson cria "depósitos de sangue" na Primeira Guerra Mundial.

1939 Karl Landsteiner e Alexander Weiner descobrem o fator Rh de grupos sanguíneos.

O corpo humano adulto tem cerca de 5 litros de sangue. Perder muito sangue leva a fraqueza, danos aos órgãos e morte. É uma das principais causas de morte por lesões e, durante séculos, foi uma causa comum de mortalidade materna no parto. O conceito de transfusão – substituir sangue perdido pelo sangue de outra pessoa, como fez o obstetra britânico James Blundell em 1829 – parecia uma solução óbvia, mas isso só pôde ser feito depois que o médico austríaco Karl Landsteiner nomeou três grupos sanguíneos em 1901.

Primeiros experimentos
Há muito a medicina entende os poderes vitais do sangue, mas a primeira transfusão documentada foi

CÉLULAS E MICRÓBIOS 109

Ver também: Sangria e sanguessugas 52 ▪ Medicina de combate 53 ▪ Circulação sanguínea 68-73 ▪ O sistema imunológico 154-161 ▪ Transplantes 246-253 ▪ Anticorpos monoclonais 282-283

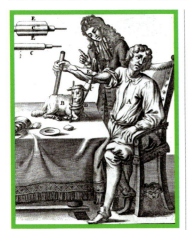

Neste procedimento de transfusão de sangue, o sangue da artéria carótida do pescoço de um cordeiro é transferido para uma veia da parte interna do cotovelo de um homem.

Muitas lesões resultam em **perda de sangue**.

Substituir o sangue ajuda na recuperação.

As transfusões de sangue só funcionam se o doador e o receptor forem da **mesma espécie**.

Algumas transfusões de sangue entre indivíduos da **mesma espécie nem sempre dão certo**.

As transfusões fracassam devido a **tipos sanguíneos diferentes**. Os tipos sanguíneos **devem ser compatíveis** para que a transfusão tenha sucesso.

realizada pelo médico inglês Richard Lower em 1665. Ele drenou o sangue de um cão "até sua força quase acabar" e o reviveu injetando sangue de um segundo cão. O primeiro cão se recuperou, mas o doador morreu. Depois disso, médicos ingleses e franceses tentaram o procedimento em humanos. Como o doador tinha grandes chances de morrer, eles usavam sangue de animais. Os resultados foram inconclusivos e houve relatos de morte após a transfusão.

O médico francês Jean-Baptiste Denis foi acusado de assassinato em 1668, quando um paciente morreu após receber sangue de cordeiro. Muitos médicos condenaram a prática e a Royal Society de Londres a proibiu no ano seguinte.

Leacock e Blundell

No início do século XIX, o estudo de transfusões de sangue humano foi retomado. Em 1816, John Henry Leacock, filho de um fazendeiro de Barbados, fez experimentos com cães e gatos em Edimburgo, Escócia, e estabeleceu que o doador e o receptor precisavam ser da mesma espécie. Ele criou uma circulação cruzada entre dois cães, alterando a taxa de fluxo sanguíneo e observando os efeitos de impedir e restabelecer a circulação dupla. Também recomendou a transfusão de sangue humano para tratar hemorragia, mas não se sabe se ele realizou alguma transfusão humana.

James Blundell conhecia os experimentos de Leacock e os levou um passo adiante. Ele descobriu que cães que sangravam até a "suposta morte" podiam ser revividos por transfusões de sangue de outros cães. As tentativas de usar sangue humano para reanimar cães tiveram menos sucesso: cinco dos cães morreram e apenas um se recuperou. Os experimentos de Blundell também diferiram dos de Leacock porque ele transfundia sangue venoso, não arterial, e transferia sangue com »

[…] o sangue de um tipo de animal não pode, impunemente, ser substituído […] em grandes quantidades pelo sangue de outro tipo de animal.
James Blundell
Pesquisas fisiológicas e patológicas, 1825

TRANSFUSÃO DE SANGUE E GRUPOS SANGUÍNEOS

uma seringa em vez de conectar o doador e o receptor com um tubo. Blundell calculou o tempo que o sangue levava para coagular em seu método de transfusão, concluindo que o sangue não deve permanecer na seringa por mais de alguns segundos.

De humano para humano

A primeira transfusão de sangue documentada entre humanos foi realizada por Blundell em 1818. Auxiliado pelo cirurgião Henry Cline, Blundell fez uma transfusão em um paciente com carcinoma gástrico, injetando cerca de 400 ml de sangue de vários doadores em pequenas quantidades a intervalos de 5 minutos. O paciente melhorou, mas morreu dois dias depois, embora isso possa ter acontecido por já estar muito debilitado.

Na década seguinte, Blundell e seus colegas realizaram várias outras transfusões, com sucesso limitado. Apenas quatro em cada dez pacientes tratados sobreviviam. A primeira transfusão de sucesso, relatada no *The Lancet* em 1829, foi de uma mulher que se recuperou de uma grave hemorragia pós-parto após receber cerca de 250 ml de sangue retirado do braço de seu marido durante um procedimento de três horas. Constatando os grandes riscos envolvidos, Blundell defendeu a transfusão apenas para tratar pacientes gravemente enfermos. Outros médicos que tentaram transfusões em pacientes também relataram taxas de fracasso desalentadoras. Enquanto alguns pacientes reagiam bem ao tratamento, outros morriam em questão de dias.

Grupos sanguíneos

O motivo das diferentes reações às transfusões de sangue só foi descoberto no início do século XX. Observou-se que, quando o sangue de pessoas diferentes era misturado em tubos de ensaio, os glóbulos vermelhos às vezes se aglomeravam.

	TIPO SANGUÍNEO DO DOADOR						
RECEPTOR	O+	O-	A+	A-	B+	B-	AB+	AB-
O+	●	●	✕	✕	✕	✕	✕	✕
O-	✕	●	✕	✕	✕	✕	✕	✕
A+	●	●	●	●	✕	✕	✕	✕
A-	✕	●	✕	●	✕	✕	✕	✕
B+	●	●	✕	✕	●	●	✕	✕
B-	✕	●	✕	✕	✕	●	✕	✕
AB+	●	●	●	●	●	●	●	●
AB-	✕	●	✕	●	✕	●	✕	●

Este gráfico mostra os grupos sanguíneos compatíveis. O tipo O- é conhecido como o doador universal: pode ser doado a qualquer pessoa. Mas pessoas com O- só podem receber sangue do tipo O-. As pessoas com o tipo AB+ são receptores universais: podem receber sangue de qualquer pessoa.

Legenda:
● Compatível
✕ Incompatível

Karl Landsteiner

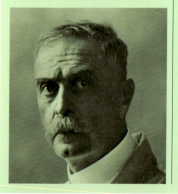

Nascido em Viena, Áustria, em 1868, Karl Landsteiner foi filho de um renomado jornalista e editor de jornal que morreu quando Karl tinha apenas 6 anos. Criado por sua mãe, formou-se em medicina em 1891 pela Universidade de Viena. Trabalhou por cinco anos em laboratórios aprendendo bioquímica antes de exercer a medicina no Hospital Geral de Viena.

Em 1896, tornou-se assistente do bacteriologista Max von Gruber no Instituto de Higiene de Viena, onde pesquisou a resposta imunológica do soro sanguíneo.

Depois de descobrir os grupos sanguíneos em 1901, identificou a bactéria causadora da sífilis e descobriu que a poliomielite era causada por um vírus. Em 1930, recebeu o Prêmio Nobel de Fisiologia ou Medicina. Ainda trabalhando aos 75 anos, Landsteiner morreu de insuficiência cardíaca em 1943.

Principal obra

1928 "Sobre as diferenças individuais no sangue humano"

CÉLULAS E MICRÓBIOS

Presumiu-se que a causa era alguma doença e ninguém investigou a fundo. Em 1900, o médico austríaco Karl Landsteiner decidiu ver o que acontecia quando sangue saudável era misturado. Pegou amostras dele mesmo e de cinco colegas e registrou a reação quando as misturou.

Ao publicar seus resultados em 1901, Landsteiner classificou o sangue humano em três tipos. Ele descobriu que os antígenos – proteínas na superfície das células – diferiam com o tipo sanguíneo e que o sangue se aglomerava quando os glóbulos vermelhos do doador e do receptor eram de tipos diferentes. Se o sangue de um grupo sanguíneo fosse introduzido no corpo de alguém com um grupo sanguíneo incompatível, uma reação imunológica era desencadeada: o sistema imunológico do receptor atacava as células sanguíneas estranhas, fazendo-as estourar. As células estouradas criavam aglomerados que obstruíam os vasos sanguíneos do receptor, podendo levar à morte.

Landsteiner identificou três tipos sanguíneos: A, B e C (depois, o tipo C foi renomeado para O). Em 1902, um aluno de Landsteiner identificou um quarto tipo, AB, e em 1939 Landsteiner e Alexander Weiner descobriram o fator Rh de grupos sanguíneos. Rh+ (Rhesus positivo) ou Rh- (Rhesus negativo) denotam a presença ou a ausência de uma proteína hereditária na superfície dos glóbulos vermelhos, afetando a compatibilidade sanguínea.

Novas possibilidades

As descobertas de Landsteiner aumentaram a segurança das transfusões de sangue. A primeira transfusão bem-sucedida com base na teoria do tipo sanguíneo foi realizada por Reuben Ottenberg, médico e hematologista do Mount Sinai Hospital, em Nova York, em 1907. A descoberta dos grupos sanguíneos abriu caminho para os transplantes de órgãos, que também dependem de tipos sanguíneos compatíveis do doador e do receptor. ∎

Doadores de sangue na Indonésia durante a pandemia de Covid-19. O plasma sanguíneo rico em anticorpos de pessoas que sobreviveram à doença foi administrado a pacientes que lutavam contra o vírus.

Bancos de sangue

Outras iniciativas facilitaram o armazenamento seguro de sangue para transfusões. Em 1914, o médico belga Adolph Hustin descobriu que adicionar pequenas quantidades de citrato de sódio ao sangue impedia a coagulação. Dois anos depois, Peyton Rous e Joseph Turner, do Rockefeller Institute, em Nova York, descobriram que o sangue podia ser armazenado com segurança por catorze dias adicionando dextrose (um açúcar) ao citrato de sódio.

Em 1916, Oswald Robertson, médico do Exército dos Estados Unidos, montou o primeiro banco de sangue. Usando o método de Rous e Turner, ele criou uma maneira de armazenar tipos de sangue para usar em cirurgias nos campos de batalha da Primeira Guerra Mundial.

O primeiro serviço de doação de sangue do mundo – um banco de doadores voluntários – foi criado em 1921 por Percy Oliver, funcionário da Cruz Vermelha britânica. O termo "banco de sangue" foi cunhado pelo Dr. Bernard Fantus, do Cook County Hospital de Chicago em 1937.

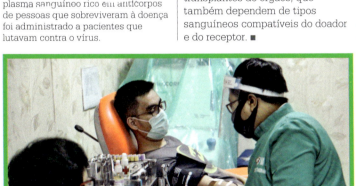

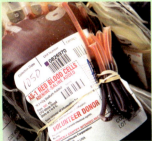

Bancos de sangue modernos permitem que o sangue fique armazenado por várias semanas após a doação. O plasma sanguíneo pode ser armazenado por até três anos.

CALMANTE, TRANQUILIZANTE E MUITO AGRADÁVEL

ANESTESIA

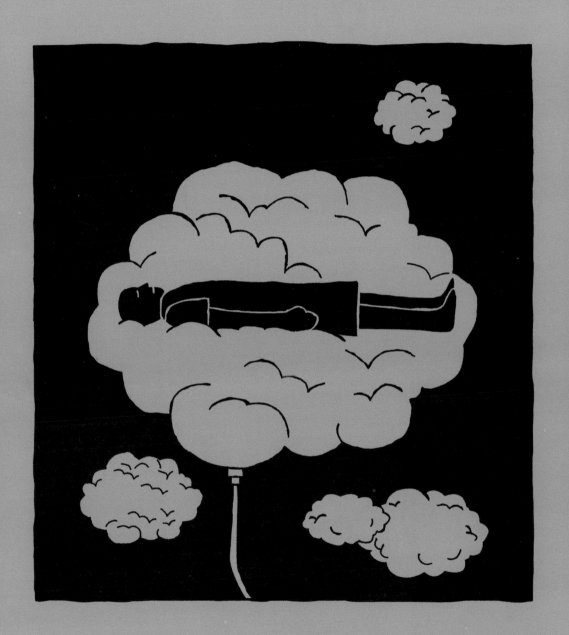

ANESTESIA

EM CONTEXTO

ANTES

Século VI a.e.c. No *Sushruta samhita*, o médico indiano Sushruta defende a cannabis e o vinho para sedar pacientes durante cirurgias.

Século II e.c. O médico chinês Hua Tuo usa um anestésico contendo ópio.

c. 1275 Na Espanha, o médico Raymundus Lullius descobre o éter, chamando-o de "doce veneno".

DEPOIS

Anos 1940 Para prevenir fraturas da coluna vertebral na terapia de choque eletroconvulsivo, o neuropsiquiatra estadunidense A. E. Bennett usa o curare, um relaxante muscular.

1960–1980 A cetamina e o etomidato substituem os barbitúricos, que podiam ter efeitos colaterais cardíacos perigosos.

Anos 1990 O sevoflurano, um anestésico inalatório seguro e eficaz, tornou-se amplamente utilizado.

O uso de formas de sedação em cirurgias remonta a vários milênios. Os médicos usavam uma variedade de substâncias narcóticas derivadas de plantas, incluindo a mandrágora. Com base nos efeitos da mandrágora, o médico grego Dioscórides cunhou o termo *anestesia*, que significa "ausência de sensação", no século I e.c. Mas pacientes submetidos a cirurgias na Europa só tiveram um alívio eficaz da dor em meados do século XIX. A romancista britânica Fanny Burney descreveu sua mastectomia sem anestesia em 1811 como "um sofrimento tão pungente que era quase excruciante", o que demonstra como essas operações eram torturantes.

No início dos anos 1800, um novo agente anestésico surgiu na Grã-Bretanha, mas ainda não em uso clínico. Em 1798, o jovem químico Humphry Davy (que depois ficou conhecido pelas descobertas do cloro e do iodo e pela invenção da lâmpada Davy) investigava a eficácia do óxido nitroso (o "gás do riso"), descoberto por Joseph Priestley 26 anos antes. Davy publicou um artigo descrevendo os efeitos eufóricos do óxido nitroso e seu atributo de reduzir a dor, testando em seu dente do siso inflamado. Ele sugeriu o uso do gás em cirurgias. Seu assistente, o cientista Michael Faraday, também estudou os efeitos da inalação do éter, cujos poderes sedativos já eram conhecidos.

Anestésicos recreativos

Festas de gás do riso e "brincadeira do éter" tornaram-se a última moda na sociedade, muitas vezes na própria casa de Davy. Os participantes inalavam o gás e relatavam sentir uma intensa alegria. O lexicógrafo e médico Peter Mark Roget, escreveu sobre uma sensação de leveza e perda de consciência, enquanto o poeta Samuel Taylor Coleridge disse que era como voltar de uma caminhada na neve para uma casa aquecida. Demorou para o gás que animava festas ser aplicado como anestésico cirúrgico, talvez devido à dificuldade de controle das dosagens. Faraday relatou em 1818 que um convidado que inalou éter em uma festa passou 24 horas inconsciente.

Nos Estados Unidos, por volta da mesma época, estudantes de medicina e jovens intelectuais também começaram a fazer uso recreativo do éter. Crawford Long, um médico de Jefferson, Geórgia, inalava éter com amigos à noite e observava os resultados. Na manhã seguinte, Long encontrava hematomas em seu corpo, mas não lembrava das causas nem da dor da suposta pancada. Ele concluiu que o éter podia evitar a dor durante

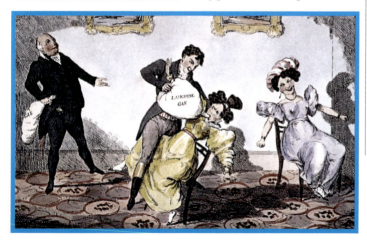

O gás do riso (óxido nitroso) é administrado a uma "esposa furiosa" em uma gravura satírica britânica de 1830. Na época, o anestésico era mais famoso pela euforia causada quando inalado.

CÉLULAS E MICRÓBIOS 115

Ver também: Cirurgia plástica 26-27 ▪ Medicina tradicional chinesa 30-35 ▪ Fitoterapia 36-37 ▪ Antissépticos nas cirurgias 148-151 ▪ Cirurgia minimamente invasiva 298 ▪ Nanomedicina 304 ▪ Robótica e telecirurgia 305

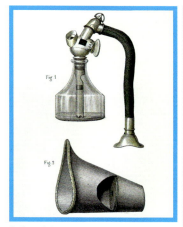

O éter foi usado pela primeira vez como anestésico em uma cirurgia em 1846, em Paris. As primeiras máscaras logo foram substituídas por modelos mais eficazes, como o da figura, de um manual médico francês do século XIX.

Antes da **anestesia**, os cirurgiões precisam operar rapidamente e os pacientes aterrorizados muitas vezes sucumbiam ao **choque causado pela dor** ou a **infecções pós-cirúrgicas**.

Cientistas vitorianos exploram as propriedades anestésicas do **óxido nitroso** e do **éter**, usando-os de forma recreativa.

O médico estadunidense **Crawford Long** inala **éter** para se divertir e depois observa suas **contusões**, mas não se lembra da **dor**.

Nos Estados Unidos, William Morton demonstra os efeitos **anestésicos** do **éter**, ajudando a convencer os médicos de sua **viabilidade** em **cirurgias**.

Cirurgiões britânicos começam a usar o éter e a **rainha Vitória** inala o "**abençoado clorofórmio**" para se **acalmar** durante o parto. A aprovação da rainha encoraja o **uso mais amplo** de anestésicos.

---

uma cirurgia e logo encontrou uma oportunidade para testar sua teoria.

Os primeiros usos médicos do éter

Em 1842, um jovem pediu para Long remover um cisto sebáceo de seu pescoço. Long anestesiou o paciente com éter e ficou muito satisfeito com o resultado. Começou a usá-lo em outras operações, mas só relatou as descobertas em 1849. A essa altura, outros haviam relatado os efeitos do novo anestésico e Long perdeu o direito de ser declarado o descobridor da anestesia com éter.

Horace Wells, um dentista pouco conhecido de Hartford, Connecticut, também percebeu o potencial do óxido nitroso e do éter depois de assistir a uma demonstração de seus efeitos. Para testar em si mesmo, inalou óxido nitroso antes de um colega dentista lhe extrair um dente e não sentiu dor. Ele e seu sócio William T. G. Morton começaram a usar o gás no consultório. Em 1845, Wells, confiante, foi demonstrar o gás na Escola de Medicina da Harvard.

Diante da plateia, um estudante de medicina concordou em ter um dente extraído. Wells administrou o gás, mas o aluno gritou de dor assim que a operação começou; não se sabe se o aluno exagerou ou se Wells usou pouco óxido nitroso. O episódio destruiu a carreira e a reputação de Wells.

Em outubro de 1846, o colega de Wells, Morton, fez outra demonstração, desta vez no Massachusetts General Hospital, »

ANESTESIA

Diferentes tipos de anestesia

A anestesia geral é administrada por meio de um inalador ou injeção intravenosa de drogas anestésicas, ou ambos, para sedar o corpo todo e deixar o paciente inconsciente durante a cirurgia.

Drogas são injetadas na parte inferior das costas para entorpecer o corpo da cintura para baixo

Raquidiana

A anestesia regional entorpece parte do corpo. As drogas são injetadas perto dos nervos que ligam a área relevante ao cérebro para impedi-los de transmitir sinais de dor.

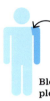

Um bloqueio do plexo braquial é usado em cirurgias do ombro.

Bloqueio do plexo braquial

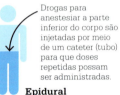

Drogas para anestesiar a parte inferior do corpo são injetadas por meio de um cateter (tubo) para que doses repetidas possam ser administradas.

Epidural

A anestesia local costuma ser usada em pequenos procedimentos na pele ou odontológicos. O anestésico é injetado no local para anestesiar temporariamente a área.

---

em Boston. Ele administrou éter a um paciente para que o cirurgião John Warren pudesse remover um tumor de seu pescoço. O paciente permaneceu inconsciente durante todo o procedimento, que Warren concluiu sem incidentes. Diz a lenda que Warren voltou-se triunfante para a audiência e declarou: "Senhores, isto não é uma farsa!" Essa demonstração de um alívio seguro e eficaz da dor em uma cirurgia foi um grande acontecimento.

Lutando pelo reconhecimento

Morton estudou medicina em Harvard depois de abandonar a odontologia com Horace Wells. Foi com Wells que Morton conheceu as qualidades analgésicas do óxido nitroso e, ao aprender sobre as propriedades do éter com o professor de química Charles Jackson, quis saber se a substância teria o mesmo efeito.

Morton começou a testar o éter assim que concluiu o treinamento médico, analisando os efeitos em insetos, peixes, no próprio cachorro e em si mesmo. Não há evidências de que Jackson tenha participado dos testes, mas é quase certo que Morton discutia os dados com ele. À medida que a anestesia com éter se popularizou, a antiga amizade dos dois se transformou em uma briga acirrada pelo protagonismo da descoberta dos efeitos anestésicos do éter. Diz-se que ver na lápide de Morton os dizeres "Inventor e revelador da inalação anestésica" afetou tanto a já frágil saúde mental de Jackson que ele

Estou inclinado a considerar a nova aplicação do éter como a descoberta mais valiosa da ciência médica desde a vacinação.
John Snow
Sobre a inalação de vapores de éter, 1847

passou os últimos sete anos de vida em uma instituição psiquiátrica.

Outros agentes anestésicos

O uso da anestesia nos Estados Unidos logo se espalhou pelo mundo. Em 1846, o cirurgião escocês Robert Liston foi o primeiro médico da Grã-Bretanha a operar uma pessoa anestesiada. Depois de amputar a perna do paciente, ele declarou: "Este truque ianque supera de longe o mesmerismo [o uso popular do hipnotismo]." Liston também descobriu que o clorofórmio era anestésico. Em 1853, o cirurgião real John Snow administrou a substância pela primeira vez à rainha Vitória, durante o parto do príncipe Leopoldo. Sua aprovação (ela o usou em oito ocasiões, considerando-o "muito agradável") silenciou as objeções de alguns céticos e promoveu a confiança do público na anestesia.

Com a aceitação da anestesia, cirurgiões começaram a usar gases misturados (prenunciando a combinação de drogas da medicina moderna) em vez de uma dose potencialmente mais tóxica

CÉLULAS E MICRÓBIOS

de uma única droga. Também testaram anestésicos locais, aplicados em áreas menores do corpo, com o alcaloide cocaína, da América do Sul.

Em 1942, o médico canadense Harold Griffith descobriu que o curare, um veneno que indígenas sul-americanos usavam nos dardos de caça, era um relaxante muscular. Essa descoberta revolucionou a anestesiologia, dando aos cirurgiões acesso seguro ao tórax e abdome. Antes do curare, os médicos usavam grandes doses de anestésico geral antes da cirurgia, o que comprometia a respiração e a circulação sanguínea dos pacientes, causando altas taxas de mortalidade. Uma injeção de curare relaxava os músculos e possibilitava a inserção de um tubo de ventilação na traqueia (intubação), permitindo o controle artificial da respiração durante a operação.

Surge uma especialidade

Em meados do século XX, cirurgias mais complexas exigiam anestesistas habilidosos, e a anestesiologia tornou-se uma especialização da medicina. A tarefa do anestesista é selecionar os agentes anestésicos apropriados, monitorar o paciente e garantir que ele não sinta dor durante o procedimento.

Drogas modernas há muito substituíram o éter, mas o óxido nitroso ainda é usado em operações dentárias e outras menores. Pacientes submetidos a operações longas e complexas podem receber anestesia geral, mas a anestesia regional pode tirar a dor de áreas do corpo, sem induzir a inconsciência. Importantes inovações, como aparelhos de anestesia para induzir e manter um fluxo contínuo de anestésico e monitores computadorizados da respiração e batimentos cardíacos do paciente, aumentaram a segurança da anestesia e das cirurgias. A nanotecnologia e a automação prometem aumentar ainda mais a segurança e a eficácia da anestesiologia. ∎

Na anestesia geral, o paciente recebe uma injeção intravenosa de uma droga para ficar inconsciente e, em seguida, um anestésico inalatório para induzir ou manter a anestesia.

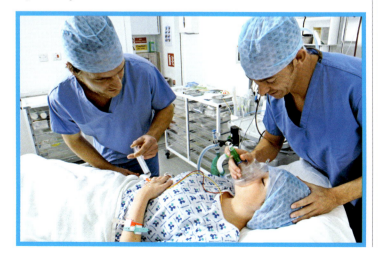

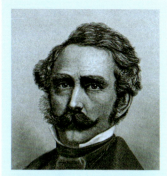

William T. G. Morton

Nascido em 1819, em Charlton, Massachusetts, William Thomas Green Morton foi tipógrafo, vendedor e comerciante antes de se formar como dentista. Abriu um consultório odontológico com Horace Wells em 1842, mas decidiu se tornar médico durante o noivado com Elizabeth Whitman. Ele aprendeu sobre os efeitos do éter nas aulas de química de Charles Thomas Jackson.

Um ano depois da demonstração fracassada de Wells dos efeitos anestésicos do óxido nitroso, Morton realizou a primeira demonstração bem-sucedida dos efeitos anestésicos do éter, o que levou à sua popularização em cirurgias. Morton passou 21 anos em uma dispendiosa luta para obter o reconhecimento oficial como o descobridor da anestesia com éter, uma honra finalmente concedida a Horace Wells e a Crawford Long. Morton morreu em 1868, após um derrame.

Principal obra

1847 *Observações sobre o modo adequado de administração de éter sulfúrico por inalação*

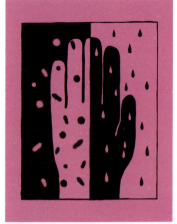

LAVE AS MÃOS
HIGIENE

EM CONTEXTO

ANTES

Séculos XIV–XIII a.e.c. O profeta Moisés estabelece leis de higiene pessoal aos israelitas para a saúde e a purificação religiosa.

c. **400 a.e.c.** Hipócrates declara a importância da higiene.

c. **1012** Em *O cânone da medicina*, Avicena associa higiene e limpeza à boa saúde ao longo da vida.

DEPOIS

1858 Estudando a fermentação, Louis Pasteur associa bactérias à matéria orgânica em decomposição.

1865 Joseph Lister usa o ácido carbólico (fenol) para limpar feridas e relata seu sucesso no *The Lancet*.

Anos 1980 O Reino Unido e os Estados Unidos emitem as primeiras diretrizes nacionais de higienização das mãos para profissionais de saúde.

Textos antigos mencionando banhos frequentes e raspagem da cabeça para evitar piolhos indicam que os egípcios, gregos e romanos sabiam da importância da higiene, mas seus benefícios para a saúde só foram reconhecidos 2 mil anos depois. O crescimento das cidades depois da era medieval deteriorou a saúde pública e sucessivas ondas de pestes mataram milhões. Nos anos 1840, dois médicos – Ignaz Semmelweis, um húngaro trabalhando na Áustria, e o estadunidense Oliver Wendell Holmes – associaram a falta de higiene a doenças contagiosas.

A busca para salvar vidas

Em 1846, Semmelweis era assistente de obstetrícia em um hospital universitário de Viena. Na época, a infecção puerperal matava muitas mulheres poucos dias após o parto. A doença era atribuída a "vapores pútridos" no ar, bairros superlotados, nutrição insuficiente e à fadiga que muitas vezes acompanha a pobreza. Mas a higiene nos hospitais era mínima. Era raro os cirurgiões se higienizarem antes de operar ou lavarem as mãos entre os pacientes.

Semmelweis observou que a taxa de mortalidade era duas ou três vezes maior na clínica onde médicos e estudantes examinavam mulheres e realizavam partos do que em outra, na qual parteiras ajudavam as mulheres no parto. Ele observou que, ao contrário das parteiras, os médicos e estudantes faziam autópsias, muitas vezes manuseando

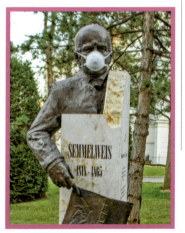

Uma estátua de Semmelweis na Universidade de Medicina de Viena que celebrar o 200º aniversário de seu nascimento usa uma máscara facial durante a pandemia de Covid-19.

CÉLULAS E MICRÓBIOS

Ver também: Hospitais 82-83 ▪ Epidemiologia 124-127 ▪ Enfermagem e saneamento 128-133 ▪ Microbiologia 138-145 ▪ Antissépticos nas cirurgias 148-151 ▪ Pandemias 306-313

cadáveres de vítimas de infecção puerperal e depois atendiam mulheres grávidas. Ele concluiu que era assim que a doença se espalhava.

Quando Semmelweis exigiu, em 1847, que alunos e médicos lavassem as mãos com hipoclorito de cálcio, a taxa de mortalidade das mulheres caiu drasticamente. Apesar das evidências, seus colegas não se convenceram de que a redução das mortes se devia à higienização das mãos. Seu superior a atribuiu a um novo sistema de ventilação.

Alguns anos antes, Oliver Wendell Holmes, um jovem e brilhante médico estadunidense que estudou medicina em Harvard e em Paris, pesquisava a infecção puerperal quando ouviu falar de um médico que morreu uma semana depois de fazer uma autópsia em uma vítima da doença. Em seu artigo de 1843, "A transmissibilidade da febre puerperal", Holmes apresenta as evidências que coletou.

Ele descreve vários casos de mulheres que contraíram e morreram de infecção puerperal

> A doença conhecida como febre puerperal é tão contagiosa que é frequentemente transmitida de um paciente a outro por médicos e enfermeiros.
>
> **Oliver Wendell Holmes**
> "A transmissibilidade da febre puerperal", 1843

depois que parteiras ou médicos atenderam vítimas da mesma doença ou realizaram autópsias de vítimas, e inclui relatos de alguns médicos declarando que uma rigorosa higienização impedia a propagação da doença. Holmes conclui sugerindo diretrizes para os médicos, como "ablução completa", trocar as roupas após as autópsias

e esperar "algumas semanas" após qualquer contato com portadoras de infecção puerperal antes de realizar um parto.

Uma lição finalmente aprendida

Holmes e Semmelweis foram heróis desconhecidos de seu tempo. A sugestão de que médicos com mãos sujas eram responsáveis pela morte de tantas mulheres incomodou os colegas. O artigo de Holmes passou despercebido até ser republicado em 1855 e, por duas décadas, médicos de Viena se recusaram a reconhecer o que Semmelweis demonstrara com tanta clareza.

Com microbiologistas como Louis Pasteur na França, Robert Koch na Alemanha e Joseph Lister na Grã-Bretanha promovendo a teoria dos germes e técnicas antissépticas, o valor da higienização foi finalmente aceito. Sua importância em restringir a propagação de uma doença pandêmica altamente contagiosa tem um valor inestimável. ■

Ignaz Semmelweis

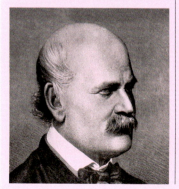

Nascido em 1818 em Buda (posteriormente parte de Budapeste), Hungria, Ignaz Semmelweis foi o quinto de oito filhos. A conselho do pai, estudou direito na Universidade de Viena em 1837, mas voltou à Hungria para estudar medicina na Universidade de Budapeste em 1838.

Semmelweis formou-se em 1844 e especializou-se em obstetrícia. Como assistente do professor Johann Klein, trabalhou na maternidade do Hospital Geral de Viena, onde, em 1846, identificou a ligação entre falta de higiene e a infecção puerperal. Em 1848, perdeu o cargo em Viena por participar de eventos ligados a um levante nacionalista fracassado na Hungria. De volta a Budapeste como chefe de obstetrícia da universidade, continuou promovendo a importância de lavar as mãos. Mais tarde na vida, sofreu transtornos mentais e foi confinado em uma instituição psiquiátrica em 1865, onde morreu no mesmo ano.

Principais obras

1849 "A origem da febre puerperal"
1861 *Etiologia, conceito e profilaxia da febre puerperal*

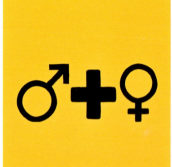

A MEDICINA REQUER HOMENS E MULHERES

MULHERES NA MEDICINA

EM CONTEXTO

ANTES

1540 O rei Henrique VIII da Inglaterra estabelece a Companhia de Barbeiros--Cirurgiões, da qual as mulheres são barradas.

1754 Dorothea Erxleben é a primeira mulher na Alemanha a se formar em medicina, mas morre apenas oito anos depois.

DEPOIS
1866 A Faculdade de Medicina Feminina da Pensilvânia é a primeira escola de medicina a nomear uma reitora.

1876 Uma lei do Parlamento britânico permite que mulheres estudem medicina.

1960 Advento da pílula anticoncepcional. Nas duas décadas seguintes, o Movimento de Libertação das Mulheres defende os direitos das mulheres na saúde e na sociedade.

2019 Em 2019, 50,5% dos formados em medicina nos Estados Unidos foram mulheres.

Nos anos 1840, as mulheres não tinham como estudar medicina nem trabalhar como médicas. Elizabeth Blackwell decidiu mudar essa situação matriculando-se em várias faculdades de medicina dos Estados Unidos. Depois de inúmeras rejeições, ela tentou o Geneva Medical College, na zona rural de Nova York. A faculdade apresentou a ideia ao corpo discente, composto só de homens, presumindo uma rejeição. Mas, por brincadeira, os alunos votaram "sim" e Blackwell pôde iniciar seus estudos em 1847. Dois anos depois, ela se tornou a primeira mulher a se formar em uma faculdade de medicina americana. Isso abriu caminho para o direito das mulheres de se tornarem médicas.

Proibido para mulheres

Em um turbilhão de descobertas científicas, o século XIX abriu uma nova era da medicina moderna, mas as mulheres ainda não tinham acesso à profissão. Alguns médicos sustentavam que o ensino superior causaria uma anomalia no cérebro das mulheres e outros acreditavam que as médicas não suportariam ver sangue. Em 1862, o *British Medical Journal* declarou: "Já passou da hora de essa tentativa antinatural e absurda[…] de abrir a medicina para mulheres ser desacreditada." Mulheres como Blackwell discordaram.

Desafiando o sistema

Blackwell encontrou uma brecha na Lei Britânica de Registros Médicos de 1858, que não proibia que mulheres com diplomas médicos estrangeiros exercessem a medicina no Reino Unido. Ela se tornou a primeira mulher oficialmente registrada pelo Conselho Médico Geral logo depois.

De volta aos Estados Unidos, Blackwell abriu a New York Infirmary

Se os atuais sistemas da sociedade não permitem o livre desenvolvimento das mulheres, então a sociedade deve ser remodelada.
Elizabeth Blackwell
Carta a Emily Collins, 1848

CÉLULAS E MICRÓBIOS 121

Ver também: Parteiras 76-77 ▪ Hospitais 82-83 ▪ Enfermagem e saneamento 128-133 ▪ Controle de natalidade 214-215 ▪ Contracepção hormonal 258

As mulheres **praticam a medicina informalmente** como curandeiras, herboristas e parteiras, mas são **barradas das classes médicas profissionais** dos períodos medieval e renascentista.

⬇

No século XIX, as mulheres começam a **explorar brechas** nas leis para **ter acesso aos estudos da medicina**.

⬇

Pioneiras como Elizabeth Blackwell **se qualificam como médicas** e instituem que **mulheres têm os mesmos direitos que homens** na medicina.

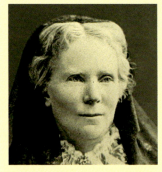

Elizabeth Blackwell

Nascida em 1821 em Bristol, Reino Unido, Elizabeth Blackwell emigrou para os Estados Unidos com a família em 1832. Seu pai morreu quando ela tinha 17 anos, deixando a família sem dinheiro, e Blackwell foi trabalhar como professora. Mais tarde, a morte de uma amiga despertou em Blackwell a vocação pela medicina.

Obstinada, ela se tornou a primeira mulher estadunidense a se formar em medicina em 1849. Ela passou o resto da vida lutando contra a discriminação de gênero dos dois lados do Atlântico, trabalhando com outras mulheres pioneiras na medicina, como Sophia Jex-Blake, Elizabeth Garrett-Anderson, Marie Zakrzewska e sua irmã Emily Blackwell. Em 1907, Blackwell ficou incapacitada após cair de uma escada. Ela morreu de um derrame três anos depois.

Principais obras

1856 *Um apelo em nome da educação médica das mulheres*
1895 *Trabalho pioneiro na abertura da profissão médica para mulheres*

---

for Women and Children em 1857 e, em 1868, uma faculdade de medicina para mulheres. A instituição oferecia um curso de quatro anos com um treinamento clínico melhor do que as faculdades para homens.

Outras mulheres britânicas seguiram o exemplo de Blackwell. Elizabeth Garrett-Anderson se tornou a primeira médica do Reino Unido, usando uma brecha do Estatuto da Sociedade de Boticários, e obteve a licença para praticar a medicina em 1865. Quatro anos depois, Sophia Jex-Blake e outras seis mulheres (as "Sete de Edimburgo") se tornaram as primeiras alunas de medicina de uma universidade britânica.

Em 1874, Garrett-Anderson, Jex-Blake e Blackwell – agora de volta à Inglaterra – fundaram a London School of Medicine for Women, a primeira instituição britânica que permitiu que mulheres estudassem e praticassem medicina. O número de médicas só aumentou: em 1881 havia 25 na Grã-Bretanha, mas em 1911 esse número já era de 495.

Blackwell se aposentou em 1877, mas continuou militando por direitos das mulheres, planejamento familiar, ética médica e medicina preventiva. ∎

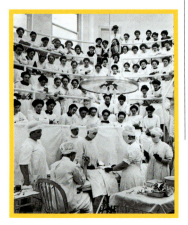

Mulheres assistem a uma aula no Women's Medical College of Pennsylvania (EUA), em 1911. Fundado em 1850, foi uma das primeiras instituições autorizadas a formar médicas.

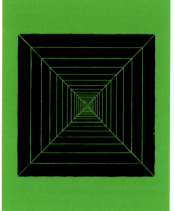

TODAS AS CÉLULAS VÊM DE CÉLULAS
HISTOLOGIA

EM CONTEXTO

ANTES
Anos 1660 Marcello Malpighi usa uma lente de aumento para estudar embriões de frango e pulmões de rã.

1676 Células e bactérias são documentadas por Antonie van Leeuwenhoek usando um microscópio caseiro.

1830 O especialista britânico em óptica Joseph Jackson Lister apresenta seu projeto para uma lente de microscópio quase sem distorções.

DEPOIS
1873 Camillo Golgi cria um método de coloração com nitrato de prata permitindo o estudo de células nervosas ao microscópio.

1931 O físico alemão Ernst Ruska revela um protótipo de microscópio eletrônico.

Anos 1990 A tomografia de coerência óptica permite ver imagens microscópicas de células *in sito*, sem a necessidade de biópsia tecidual.

A histologia, o estudo da estrutura microscópica dos tecidos, se originou no século XVII, quando os cientistas italianos, ingleses e holandeses Marcello Malpighi, Robert Hooke e Antonie van Leeuwenhoek usaram microscópios rudimentares para examinar tecidos vegetais e animais. A nova ciência passou mais de um século sem avanços devido à má qualidade das lentes, que produziam imagens distorcidas, mas voltou a progredir com o aprimoramento das lentes nos anos 1830.

Foi só quando o anatomista suíço Albert von Kölliker publicou seu *Manual de histologia humana* em 1852 que o campo ganhou ímpeto. Kölliker foi um dos primeiros cientistas a constatar que todos os tecidos são formados por células, e que elas surgem de outras células. Sua pesquisa fez da anatomia

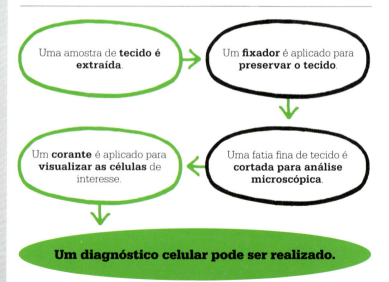

CÉLULAS E MICRÓBIOS

Ver também: Patologia celular 134-135 ▪ O sistema nervoso 190-195 ▪ Rastreamento oncológico 226-227 ▪ Medicina baseada em evidências 276-277 ▪ Nanomedicina 304

microscópica um dos pilares do conhecimento médico e possibilitou os novos campos da histopatologia (diagnóstico de doenças em nível celular) e da neurociência.

Aperfeiçoando procedimentos

O manual de Kölliker formalizou os procedimentos histológicos, apresentando técnicas relativamente novas de fixação, corte e coloração de amostras para análise.

As amostras de tecido devem ser "fixadas" para preservar sua estrutura e inibir o crescimento de fungos e bactérias. O patologista dinamarquês Adolph Hannover usou uma solução de ácido crômico para fazer o que talvez tenha sido a primeira descrição de uma célula cancerosa em 1843. Quase cinquenta anos depois, o patologista alemão Ferdinand Blum constatou que o formaldeído (só descoberto em 1859) era um excelente fixador e até hoje é o fixador mais usado.

Para a luz passar pelas amostras, elas devem ser muito finas. Em 1770, o inventor escocês Alexander Cummings criou o primeiro micrótomo

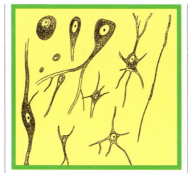

O manual de Kölliker de 1852, com ilustrações feitas à mão de células observadas ao microscópio, revolucionou o conhecimento da estrutura dos tecidos e do sistema nervoso.

para cortar fatias finas o suficiente para serem vistas ao microscópio. Hoje, ultramicrótomos modernos podem cortar fatias de apenas 30 nanômetros.

A coloração destaca características teciduais e diferencia as estruturas celulares, já que o corante se liga quimicamente a algumas substâncias e não a outras. Avanços nos processos químicos e na síntese de corantes em meados do

século XIX melhoraram os métodos de coloração histológica. Em 1858, o anatomista alemão Joseph von Gerlach descobriu a coloração diferencial do núcleo e do citoplasma celular e, nos anos 1880, Kölliker usou o novo método de coloração com nitrato de prata do biólogo italiano Camillo Golgi para estudar a estrutura das células nervosas. A combinação do corante hematoxilina com a eosina nos anos 1890 também produziu uma coloração tecidual usada até hoje.

Tecnologia e conhecimento

No fim do século XIX, microscópios mais confiáveis, melhorias no processamento de amostras e o trabalho de cientistas como Kölliker lançaram uma nova era da histologia. Outras inovações tecnológicas, como o microscópio eletrônico, permitindo a análise de minúsculas estruturas celulares; microscópios que geram imagens 3D de células; e a tomografia de coerência óptica (OCT), que usa luz infravermelha para gerar imagens transversais com resolução microscópica, continuam avançando o campo. ▪

Albert von Kölliker

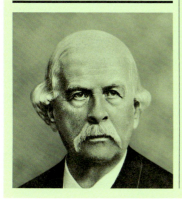

Nascido em Zurique, Suíça, em 1817, Rudolph Albert von Kölliker estudou medicina na Universidade de Zurique, onde se interessou pela embriologia. Nomeado professor de anatomia em 1844, transferiu-se para a Universidade de Würzburg, Alemanha, pouco depois. Lá, ele passou o resto de sua carreira lecionando, pesquisando e promovendo avanços no estudo microscópico dos tecidos.

Kölliker sugeriu que os núcleos celulares poderiam conter a chave da hereditariedade, foi um dos primeiros a observar corpos no interior de células musculares estriadas (as mitocôndrias) e demonstrou que as fibras nervosas são partes alongadas das células nervosas. Ele conduziu estudos até seus quase 90 anos e morreu em 1905.

Principais obras

1852 *Manual de histologia humana*
1861 *Embriologia do homem e animais superiores*

CONFUNDINDO FUMAÇA COM FOGO
EPIDEMIOLOGIA

EM CONTEXTO

ANTES

c. 400 a.e.c. Hipócrates tenta explicar a doença como resultado de fatores ambientais.

1662 O estatístico britânico John Graunt publica sua análise de dados de mortalidade.

1847 Ignaz Semmelweis reduz os casos de infecção em maternidades ao instituir a higienização das mãos.

DEPOIS

1866 Grande parte de Londres é ligada a uma nova rede de esgoto projetada pelo engenheiro britânico Joseph Bazalgette.

Anos 1870 Os estudos de Robert Koch sugerem que organismos específicos causem doenças específicas.

1913 A eficácia da pasteurização no controle da propagação de doenças é constatada.

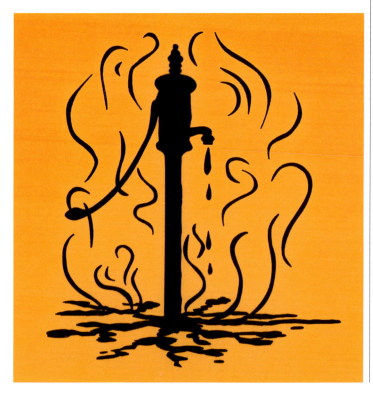

A cólera é uma infecção gastrointestinal que permanece sendo um grande problema de saúde global em áreas com saneamento inadequado. Os sintomas incluem diarreia, náuseas e vômitos, que podem resultar em desidratação e morte. O estudo sistemático de John Snow sobre sua disseminação na Londres do século XIX transformou o que se sabe sobre as causas de doenças, sua transmissão e a melhor forma de estudar o processo, criando o campo da epidemiologia.

Será algo no ar...?
A ideia de que doenças eram causadas por um miasma, ou "algo

CÉLULAS E MICRÓBIOS 125

Ver também: Medicina romana 38-43 ▪ Cirurgia e escolas médicas medievais 50-51 ▪ História clínica 80-81 ▪ Anestesia 112-117 ▪ Higiene 118-119 ▪ Enfermagem e saneamento 128-133 ▪ Microbiologia 138-145 ▪ Virologia 177 ▪ Pandemias 306-313

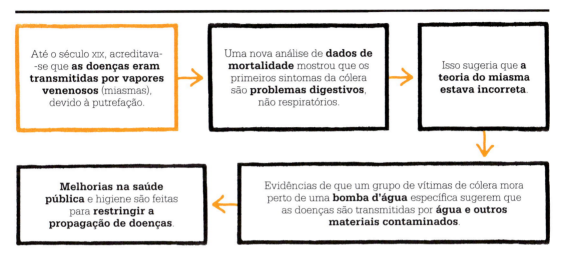

ruim no ar", persistiu por séculos. A suposta contaminação do ar era atribuída a causas como decomposição de resíduos orgânicos, "exalações" de pântanos e brejos ou ventos trazendo ar impuro. Surtos de doenças muitas vezes ocorriam no verão, quando o cheiro de lixo em decomposição estava por toda parte.

Em meados do século XIX, o mau cheiro e a propagação de doenças eram um grande problema de saúde pública, pois as cidades em rápida expansão, incapazes de descartar os resíduos humanos e industriais, usavam ruas e valas como esgotos a céu aberto. Na tentativa de combater a propagação da infecção, apelava-se para intervenções ineficazes, como acender fogueiras na esperança de a fumaça interromper o avanço da peste e da cólera.

Na Grã-Bretanha, o sanitarista Thomas Southwood Smith, o reformista da saúde pública Edwin Chadwick e Florence Nightingale, fundadora da enfermagem moderna, foram defensores ferrenhos da teoria do miasma. Southwood Smith, um médico do London Fever Hospital, estava convencido de que havia uma ligação entre as péssimas condições sanitárias das cidades e as doenças contagiosas. O mesmo pode ser dito de Chadwick, amigo de Smith.

Chadwick não via mistério nas origens das doenças: elas tinham

A perda anual de vidas pela imundície e má ventilação é maior do que a perda por morte ou ferimentos em qualquer guerra [...]
Edwin Chadwick

causas ambientais, como falta de saneamento, que podiam ser resolvidas. Ele acreditava que era vantajoso economicamente melhorar as condições de vida humana; afinal, pessoas doentes não podiam trabalhar.

Em 1838, Chadwick, auxiliado por Southwood Smith e outros, preparou relatórios para o Comitê da Lei dos Pobres. Southwood Smith defendeu a fumigação e melhorias na ventilação; outros apontaram a importância de remover "estabelecimentos inoportunos" (como matadouros) de áreas residenciais e melhorar a drenagem, esgotos e fossas para prevenir a propagação de doenças.

O *relatório sobre a condição sanitária da população operária da Grã-Bretanha* de Chadwick foi publicado em 1842 com o endosso entusiasmado de jornais como o *The Times*. Detalhando as condições de vida precárias e insalubres no país, o relatório gerou uma demanda urgente por mudanças.

»

126 EPIDEMIOLOGIA

Em 1848, o governo criou uma Junta Geral de Saúde, cujos integrantes incluíam Chadwick e Southwood Smith, para resolver o problema. Em um novo surto de cólera, o conselho defendeu medidas de emergência para remover o lixo e limpar as ruas.

Rastreando o contágio

Em 1853, Thomas Wakley, editor do *The Lancet*, escreveu sobre a cólera: "É um fungo, um inseto, um miasma, um distúrbio elétrico, uma deficiência de ozônio? Nada sabemos; estamos no oceano em um redemoinho de conjecturas." Em agosto de 1854, um grave surto de cólera atingiu a área de Soho, em Londres. Milhares sucumbiram à doença e pelo menos seiscentos morreram. John Snow, um médico que trabalhava na região, formulou uma hipótese sobre a causa.

Snow já tinha experiência com a cólera. Em um surto da doença no nordeste do país em 1831, ele atendeu operários de uma mina de carvão. Ele notou que muitos mineiros que trabalhavam no subsolo sucumbiram à cólera e se perguntou como isso se encaixava na teoria da transmissão pelo miasma, suspeitando que a transmissão tinha outras causas.

Em setembro de 1848, Snow usou suas observações na mina de carvão para rastrear o avanço de um surto em Londres. Ele descobriu que a primeira vítima, um marinheiro mercante, havia chegado de Hamburgo, Alemanha, em 22 de setembro, desenvolveu sintomas de cólera e morreu. Snow soube que, poucos dias após a morte do marinheiro, seu quarto foi alugado para um segundo homem que também contraiu cólera e morreu. Ele viu esta segunda morte como uma forte evidência de contágio.

Snow descobriu que os primeiros sintomas de todas as vítimas foram problemas digestivos. Ele concluiu que a doença devia ser transmitida por alimentos ou água contaminados. Se o vetor fosse o miasma, ele raciocinou, os primeiros sintomas deviam afetar o sistema respiratório, não o digestivo. Ele suspeitava que a grave diarreia característica da doença podia ser a origem da infecção. Bastariam algumas gotas contaminando o suprimento de água para espalhar a doença por toda uma comunidade.

Em agosto de 1849, Snow publicou um panfleto intitulado *Sobre o modo de transmissão da cólera*, apresentando seus argumentos e evidências. Ele citou o caso de uma rua de Londres na

> Descobri que quase todas as mortes ocorreram a pouca distância da bomba [de Broad Street].
> **John Snow**
> *Medical Times and Gazette*, 1854

John Snow compilou um mapa registrando os casos de cólera, mostrando a distribuição da infecção. Esse novo método de mapeamento estatístico de doenças permitiu comparar grupos diferentes de pessoas e tornou-se uma importante ferramenta da epidemiologia moderna.

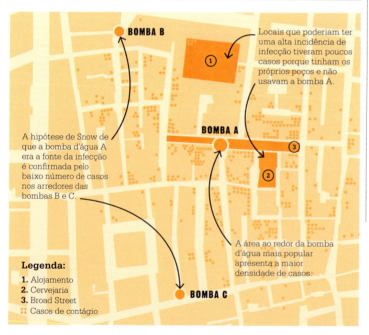

A hipótese de Snow de que a bomba d'água A era a fonte da infecção é confirmada pelo baixo número de casos nos arredores das bombas B e C.

Locais que poderiam ter uma alta incidência de infecção tiveram poucos casos porque tinham os próprios poços e não usavam a bomba A.

A área ao redor da bomba d'água mais popular apresenta a maior densidade de casos.

Legenda:
1. Alojamento
2. Cervejaria
3. Broad Street
 · · Casos de contágio

CÉLULAS E MICRÓBIOS 127

John Snow

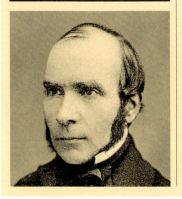

Mais velho de nove irmãos, John Snow nasceu em York, Reino Unido, em 1813. Seu pai trabalhava em uma mina de carvão e a família morava em uma das áreas mais pobres de York. Aos 14 anos, Snow foi aprendiz de cirurgião e em 1836 mudou-se para Londres para estudar medicina, formando-se pela Universidade de Londres em 1844.

Em 1849, publicou suas ideias sobre a transmissão da cólera, argumentando que a teoria do miasma estava errada. Ele sustentou suas hipóteses com seu estudo do surto de 1854 em Soho. Além da epidemiologia, Snow foi um pioneiro no campo da anestesia. Em 1853, ele auxiliou no nascimento do príncipe Leopoldo, ministrando clorofórmio à rainha Vitória para aliviar as dores do parto.

Snow era vegetariano e abstêmio que promovia a moderação no consumo de bebidas alcoólicas. Seus problemas crônicos de saúde podem ter contribuído para sua morte prematura, com apenas 45 anos, em 1858.

Principal obra

1849 *Sobre o modo de transmissão da cólera*

---

qual muitos moradores de um lado contraíram a cólera, enquanto do outro lado apenas uma pessoa sucumbiu. Snow relatou que água contaminada, despejada em um canal pelos moradores das primeiras casas, entrava na bomba de onde as pessoas retiravam a água. Ele acreditava que, para evitar epidemias de cólera, poços e canos precisariam ser isolados dos canos que transportam resíduos, mas suas ideias não conquistaram a adesão da classe médica.

A bomba d'água da Broad Street

No surto de cólera de 1854 em Soho, Snow teorizou que a origem da infecção estava no abastecimento de água. Usando informações do hospital local, registros públicos e conversas com os moradores, ele marcou em um mapa as ocorrências de cólera e descobriu que elas se concentravam em uma bomba d'água específica na Broad Street. Hoje, esse tipo de mapa, que mostra a distribuição geográfica dos casos, é chamado de mapa de pontos. Snow teorizou que a bomba era a fonte da epidemia. Em carta ao *Medical Times and Gazette* ele escreveu: "... não houve nenhum surto específico ou prevalência de cólera nesta área de Londres, exceto entre as pessoas que tinham o hábito de beber a água da bomba acima mencionada."

Snow levou suas descobertas às autoridades locais e as convenceu a inutilizar a bomba. Não demorou para o surto terminar. Mais tarde, descobriu-se que a fonte do surto foram as fraldas sujas de um bebê que havia contraído cólera em outro lugar e que foram descartadas em uma fossa perto da bomba.

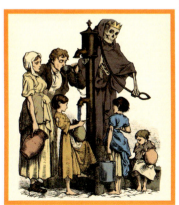

Bombas manuais como a da Broad Street não eram a única fonte de água. Snow começou a investigar incidências de cólera no sul de Londres e as vinculou às companhias de água Southwark e Vauxhall, que captavam água de trechos do Tâmisa poluídos pelo esgoto e a forneciam a residências.

A análise estatística detalhada de Snow demonstrou a correlação entre a qualidade da fonte da água e os casos de cólera. Pouco depois do fim do surto, Snow apresentou suas teorias à Sociedade Médica de Londres, que as rejeitou.

Foram vários anos até a teoria dos germes começar a ser aceita, quando foi provada pelo químico francês Louis Pasteur. Infelizmente, Snow não viveu para ver suas teorias confirmadas, pois morreu em 1858 após um derrame. Foi só em 1884 que Robert Koch identificou o bacilo em formato de vírgula, o *Vibrio cholerae*, causador da cólera. ∎

Uma charge de 1866 sobre o abastecimento de água poluída nas bombas de Londres indica uma mudança da crença de que doenças são transmitidas pelo "miasma" transportado pelo ar para a ideia de que são causadas por organismos específicos.

UM HOSPITAL NÃO DEVE ADOECER OS ENFERMOS

ENFERMAGEM E SANEAMENTO

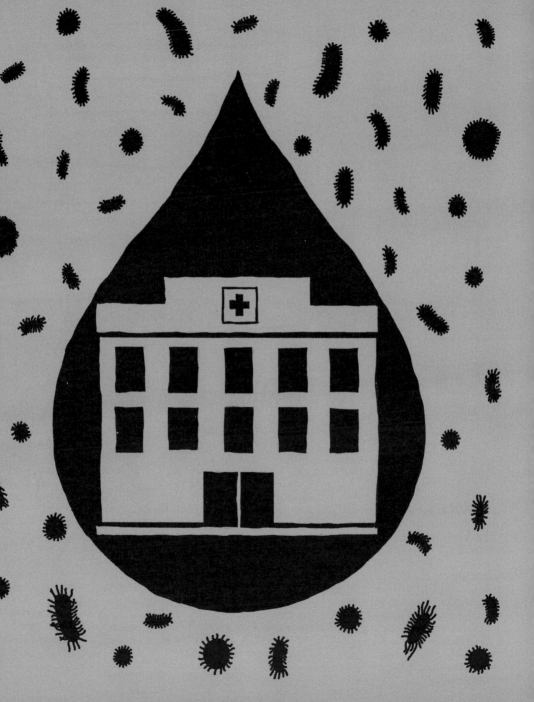

130 ENFERMAGEM E SANEAMENTO

EM CONTEXTO

ANTES

c. 390 E.C. O primeiro hospital geral é construído em Roma.

1633 Nasce na França o grupo "Filhas da Caridade", formado por mulheres católicas que cuidam de pobres enfermos.

DEPOIS

1901 A Nova Zelândia é o primeiro país a ter um cadastro estadual exigindo qualificações específicas para enfermeiros.

1916 Fundação do maior sindicato de enfermeiros do mundo, o Royal College of Nursing, no Reino Unido.

1948 O Reino Unido lança um Serviço Nacional de Saúde com financiamento público.

Pouca higiene e **superlotação** em hospitais **favorecem a transmissão de doenças**.

As taxas de mortalidade são altas, e doenças contraídas nos hospitais são a principal causa de morte.

Um hospital não deve adoecer os enfermos.

Melhorar o saneamento e a **higiene reduz a propagação de doenças**, diminuindo as taxas de mortalidade.

Não se sabe exatamente quando a enfermagem se originou. Os humanos sempre cuidaram de doentes e feridos, mas a atividade passou muito tempo ligada a crenças religiosas – na Europa, por exemplo, ficava a cargo de integrantes de ordens sagradas, como freiras e monges. No mundo islâmico, Rufaida Al-Aslamia (c. 620 E.C.) é considerada a primeira enfermeira que tratou de feridos em combate e treinou outras mulheres. Mas a história da enfermagem moderna começa com Florence Nightingale: uma incansável reformista social que não apenas adotou uma abordagem científica à enfermagem como viu a importância da estatística para a medicina.

Em meados do século XIX, a enfermagem não era considerada uma profissão adequada para uma mulher educada, e a família rica de Nightingale se opôs a ela trabalhar em um hospital. Em uma viagem pela Europa e pelo Egito com amigos da família, Nightingale observou diferentes sistemas hospitalares. Em 1850, foi estudar no Instituto de São Vicente de Paulo em Alexandria, Egito. Depois, em passagens pela Alemanha e França, ela aprendeu técnicas de observação, organização e enfermagem. De volta a Londres em 1853, Nightingale assumiu o cargo de superintendente do Instituto para o Cuidado de Mulheres Doentes. Lá, ela usou o que aprendeu sobre administração e enfermagem e melhorou as condições da instituição.

A dama da lâmpada

Em 1854, a Grã-Bretanha, a França e a Turquia declararam guerra à Rússia, dando início à Guerra da Crimeia. As instalações médicas militares britânicas foram duramente criticadas pela imprensa, que as descreveu como ineficazes e incompetentes. Nightingale, que estava prestes a assumir o cargo de superintendente de enfermeiras no King's College Hospital, Londres, foi chamada para atuar como administradora de enfermagem, supervisionando a alocação de enfermeiras a hospitais militares britânicos.

Nightingale chegou a Scutari, perto de Constantinopla (atual Istambul) em novembro de 1854, acompanhada de 38 enfermeiras e quinze freiras. Ela encontrou soldados amontoados no chão, com pouca ventilação ou comida, cirurgias em condições insalubres, equipamentos médicos insuficientes e doenças como cólera e tifo se alastrando.

Os médicos do exército inicialmente se ressentiram da

CÉLULAS E MICRÓBIOS

Ver também: Medicina de combate 53 ▪ Hospitais 82-83 ▪ Higiene 118-119 ▪ Mulheres na medicina 120-121 ▪ Epidemiologia 124-127 ▪ Microbiologia 138-145 ▪ Medicina baseada em evidências 276-277

> Estavam todos cheios de vermes, com piolhos enormes rastejando pelo corpo e pelas roupas. [...] Vários estavam prostrados pela febre e disenteria.
>
> **Henry Bellew**
> Cirurgião-assistente britânico sobre o hospital de Scutari, 1855

intrusão. Mas as enfermeiras logo provaram seu valor quando, alguns dias após chegarem, o hospital recebeu mais feridos e ficou sobrecarregado. Com fundos fornecidos pelo jornal *The Times*, Nightingale comprou equipamentos para o hospital e convocou as esposas dos soldados para ajudar na limpeza do ambiente e das roupas. Além das necessidades físicas dos soldados, ela também cuidou das psicológicas, ajudou-os a escrever cartas e encontrou maneiras de distraí-los.

Na Crimeia, no inverno de 1854–1855, pelo menos 23 mil soldados ficaram incapacitados para o serviço devido a doenças. Em 1855, uma Comissão Sanitária enviada pelo Reino Unido descobriu que o hospital de Scutari havia sido construído sobre um cano de esgoto quebrado e os pacientes estavam bebendo água contaminada. Com a ajuda de Nightingale, os canos foram consertados e drenados, as instalações sanitárias reformadas, e a superlotação nos hospitais reduzida. Só então a taxa de mortalidade aterradora começou a cair. A mortalidade caiu de 41% quando Nightingale chegou para apenas 2% no fim da guerra. Sua experiência na Crimeia fez Nightingale defender melhorias no saneamento dos hospitais quando voltou à Grã-Bretanha.

Relatos das conquistas de Nightingale e suas enfermeiras no combate às condições precárias na Crimeia fizeram dela uma celebridade nacional. Ela ficou conhecida como "a dama da lâmpada", descrição que se originou de um artigo publicado no *The Times*: "Quando todos os oficiais médicos se recolhiam e o silêncio e a escuridão se instalavam sobre os quilômetros de doentes prostrados, ela podia ser vista sozinha, com uma pequena lamparina nas mãos, em suas rondas solitárias."

Apesar de ter contraído a "febre da Crimeia", uma doença debilitante que a afetaria pelo resto da vida, Nightingale voltou da Guerra da Crimeia em 1856 decidida a prevenir a catastrófica perda de vidas que havia testemunhado. Com o apoio da rainha Vitória, ela convenceu o governo a criar uma comissão real para investigar as condições de saúde no exército.

Números em imagens
Com talento em matemática desde a tenra idade, Nightingale coletou dados e organizou um sistema de registro. Com seu amigo William Farr, um proeminente estatístico, e John Sutherland, da Comissão Sanitária, ela analisou as taxas de mortalidade do exército nos hospitais da Crimeia. Eles constataram que a maior causa de morte entre os soldados não fora o combate, mas doenças que poderiam ser evitadas com medidas de higiene. Soldados feridos tinham sete vezes mais chances de morrer de uma infecção contraída no hospital do que de ferimentos sofridos em combate. »

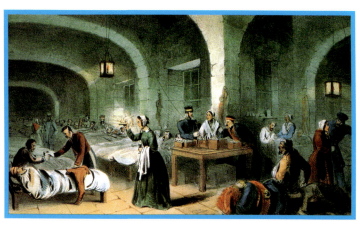

Esta ilustração mostra Florence Nightingale inspecionando as enfermarias com sua lamparina icônica no hospital militar em Scutari na Guerra da Crimeia.

132 ENFERMAGEM E SANEAMENTO

Nightingale constatou que era mais eficaz apresentar os dados visualmente, "para impactar pelos olhos o que não conseguimos transmitir ao público por seus ouvidos surdos a palavras". Ela criou o diagrama da rosa, uma variação do gráfico pizza. Ele era dividido em doze partes, uma para cada mês, maior ou menor de acordo com o número de mortes, e codificadas por cores para indicar as causas da morte. Os gráficos de mortalidade de Nightingale influenciariam o desenvolvimento da epidemiologia, o ramo da medicina que trata do surgimento, distribuição e controle de doenças epidêmicas.

Hoje, o uso de gráficos é comum, mas Nightingale foi uma das primeiras pessoas a usar a visualização de dados para influenciar políticas públicas. Com base em suas descobertas, a comissão real recomendou a criação de um departamento de estatística para monitorar as taxas de doenças e mortalidade e resolver rapidamente os problemas.

Em 1858, Nightingale tornou-se a primeira mulher a integrar a Royal Statistical Society do Reino Unido. No Congresso Internacional de Estatística de 1860, ela defendeu a coleta de estatísticas hospitalares para comparar os resultados por hospital, região e país: o primeiro modelo de coleta sistemática de dados hospitalares. Também defendeu, sem sucesso, que perguntas sobre a saúde fossem incluídas no censo populacional de 1861 no Reino Unido, na esperança de obter dados valiosos para orientar as políticas públicas de saúde.

Treinando enfermeiras

O Alojamento e Escola Nightingale para Enfermeiras, sediado no St. Thomas's Hospital de Londres, recebeu suas dez primeiras alunas em 1860. Financiado por um fundo público criado quando Nightingale estava na Crimeia, o objetivo da escola era dar treinamento prático a enfermeiras em hospitais especialmente organizados para esse fim. A escola ajudou Nightingale a transformar a enfermagem em uma carreira respeitável e concebeu um modelo que seria adotado em todo o mundo. O Fundo Nightingale também financiou a criação de uma escola para parteiras no King's College Hospital em 1862.

Quando Nightingale publicou *Notas sobre hospitais* e *Notas sobre enfermagem* em 1859, o Reino Unido não tinha um sistema público de saúde e poucos podiam pagar o sistema privado. Ela acreditava que instruir as pessoas sobre saneamento era crucial para prevenir a propagação de doenças e o objetivo de *Notas sobre enfermagem* foi educar o público para melhorar os padrões de saúde e cuidar dos enfermos.

O foco de Nightingale em saneamento e saúde também se estendeu à reforma dos serviços de enfermagem oferecidos aos mais pobres em enfermarias de alojamentos. Essas instituições quase não tinham cuidados

> O manejo sensato e humanizado do paciente é a melhor proteção contra infecções.
> **Florence Nightingale**
> *Notas sobre enfermagem*, 1859

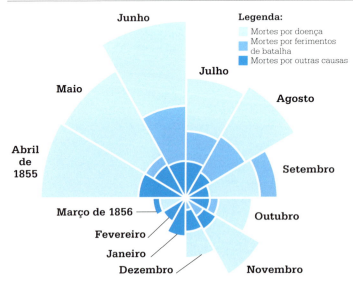

Este diagrama da rosa mostra que, na Crimeia em 1855–1856, mais soldados morreram de doenças do que de ferimentos de batalha ou outras causas. Quanto maior a fatia, maior a taxa de mortalidade mensal. Um gráfico de 1854–1855 mostrou resultados semelhantes.

CÉLULAS E MICRÓBIOS 133

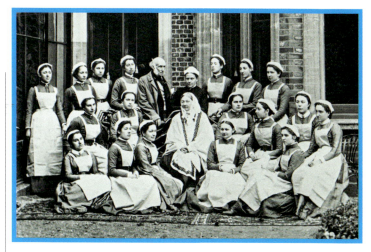

Florence Nightingale com alunas da Escola Nightingale no St. Thomas's Hospital, fotografada em 1866 na casa de seu cunhado e apoiador, Sir Harry Verney.

médicos, contando com enfermeiras não treinadas que também moravam neles. Graças à persistência de Nightingale e a doações do filantropo William Rathbone, doze enfermeiras treinadas na escola de Nightingale e dezoito estagiárias foram alocadas à enfermaria do primeiro alojamento em 1865 em Liverpool. Aos poucos, o sistema foi adotado por outras enfermarias.

Campanha pela saúde

Nightingale acreditava ser melhor tratar os doentes em casa e aconselhou Rathbone a abrir uma escola e alojamento para enfermeiras também na Royal Infirmary de Liverpool. Inaugurada em 1862, a escola formou a base de um sistema distrital de enfermagem em que as enfermeiras visitavam os doentes em casa.

A saúde precária de Nightingale a impediu de exercer a profissão de enfermeira, mas ela permaneceu uma ativista incansável, escrevendo milhares de cartas e publicando cerca de duzentos livros, relatórios e panfletos. Foi consultora de saúde na Índia, onde suas reformas levaram à queda acentuado na mortalidade entre os soldados britânicos e melhoraram o saneamento nas comunidades rurais. Também foi consultora do governo estadunidense na Guerra Civil Americana, inspirando a formação da Comissão Sanitária dos Estados Unidos, e foi mentora de Linda Richards, a primeira enfermeira profissional americana.

O legado de Florence Nightingale foi ajudar a enfermagem a se tornar uma profissão reconhecida na área da saúde. Ela também foi fundamental na promoção de melhorias na higiene e saneamento, estendendo a expectativa de vida de milhares de pessoas. A ciência médica avançou muito desde então, mas sua abordagem prática e baseada em evidências continua relevante nos serviços de saúde. ∎

Florence Nightingale

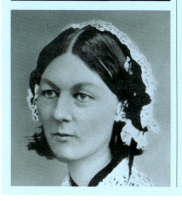

Florence Nightingale recebeu este nome em homenagem à cidade italiana onde nasceu, em 1820. Seu pai lhe ensinou história, filosofia e matemática. Desde tenra idade, ela adorava coletar e organizar dados: usava listas e tabelas para documentar sua imensa coleção de conchas.

Apesar da oposição da família, Nightingale quis ser enfermeira para combater o sofrimento. Ela liderou uma equipe de enfermeiras na Guerra da Crimeia, e voltou ao Reino Unido como uma celebridade em 1856. Apesar de quase não sair de casa desde 1858 devido a uma doença contraída na Crimeia, Nightingale usou sua fama para promover reformas na saúde e assistência social na Grã-Bretanha. Foi a primeira mulher a receber a Ordem de Mérito da Grã-Bretanha, e suas ideias sobre a prática da enfermagem influenciam a profissão até hoje. Ela morreu em 1910, aos 90 anos.

Principais obras

1859 *Notas sobre hospitais*
1859 *Notas sobre enfermagem*

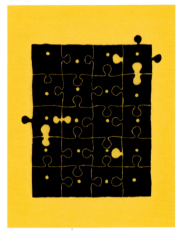

DISTÚRBIOS NO NÍVEL CELULAR
PATOLOGIA CELULAR

EM CONTEXTO

ANTES
1665 Em *Micrographia*, o físico inglês Robert Hooke cunhou o termo "células" para descrever as unidades microscópicas semelhantes a "pequenas celas" na cortiça.

Anos 1670 Antonie van Leeuwenhoek observa "glóbulos" unicelulares.

1838–1839 Na Alemanha, Matthias Schleiden e Theodor Schwann propõem que as células são os elementos constitutivos de todos os seres vivos.

DEPOIS
1857 Albert von Kölliker descreve as mitocôndrias, que liberam energia para a célula.

1909 Na Rússia, o cientista Alexander Maximow usa o termo "célula-tronco" e propõe que todos os tipos de células sanguíneas originam-se da mesma célula ancestral.

1998 James Thomson e John Gearhart isolam e cultivam células-tronco embrionárias humanas.

O estudo das doenças em termos de anormalidades celulares, conhecido como patologia celular, é crucial para o diagnóstico e tratamento médico moderno. O campo deve muito ao patologista alemão do século XIX Rudolf Virchow, que insistiu que a ciência deveria examinar não apenas órgãos e tecidos, mas também células individuais para encontrar as causas de doenças.

Em 1855, Virchow popularizou o princípio da teoria celular de que todas as células são derivadas de outras células (*omnia cellula e cellula*), que se dividem: uma ideia postulada pelo fisiologista polonês-alemão Robert Remak três anos antes. Virchow descobriu que doenças ocorrem quando células normais produzem células anormais e concluiu que todas as doenças surgem no nível celular.

Virchow foi o primeiro a explicar que o câncer se origina de anormalidades celulares e a descrever e nomear a leucemia, uma doença grave na qual o sangue produz leucócitos (glóbulos brancos) demais. Também cunhou os termos "trombo" (coágulo sanguíneo) e "embolia" (quando um coágulo sanguíneo bloqueia uma artéria) e demonstrou que um coágulo sanguíneo na perna pode ir para o pulmão, causando uma embolia pulmonar. Sua obra de 1858 *Patologia celular* foi por muitos anos como uma bíblia para patologistas.

Rápidos avanços científicos
O trabalho inovador de Virchow abriu caminho para avanços no conhecimento das doenças no fim dos séculos XIX e XX. A histopatologia (exame microscópico de tecidos para estudar doenças) tornou-se uma área importante de pesquisa e diagnóstico com corantes mais eficazes para tingir os tecidos.

Com base no estudo das células, o ilustre aluno de Virchow, Friedrich

Devemos [...] desmontar [a célula]; descobrir o que cada parte faz e como o mau funcionamento dessas partes causam doenças.
Rudolf Virchow, 1898

CÉLULAS E MICRÓBIOS

Ver também: Histologia 122-123 ▪ Tratamentos do câncer 168-175 ▪ Entrega direcionada de medicamentos 198-199 ▪ Rastreamento oncológico 226-227 ▪ Pesquisa com células-tronco 302-303

von Recklinghausen, explorou uma variedade de distúrbios ósseos e sanguíneos, enquanto Edwin Klebs, outro aluno de Virchow, observou conexões entre bactérias e doenças infecciosas e descobriu o bacilo da difteria. Em 1901, o imunologista austríaco Karl Landsteiner identificou os grupos sanguíneos A, B e O, documentando as diferenças celulares entre os tipos.

O médico greco-americano George Papanicolaou identificou células de câncer cervical em esfregaços vaginais nos anos 1920, levando à disseminação dos exames "papanicolau" a partir dos anos 1950. A isso se seguiram exames para detectar outros tipos de câncer. Desde os anos 1950, avanços em equipamentos e técnicas de diagnóstico ajudaram os cientistas a explorar o DNA, analisar núcleos celulares, descobrir células-tronco embrionárias e lançar luz sobre doenças genéticas.

Componentes celulares menores

Os especialistas de hoje usam microscópios eletrônicos poderosos para examinar alterações no tamanho, formato e aparência do núcleo de uma célula que podem indicar câncer, pré-câncer ou outras doenças. Em amostras de tecido, eles estudam a interação das células e identificam anormalidades.

Mas o diagnóstico não é o único objetivo. Ao estudar moléculas celulares cada vez menores, os cientistas podem desvendar os processos das doenças, e a terapia celular (inserir células viáveis para combater mecanismos causadores das doenças) em breve poderá oferecer esperança para pacientes com distúrbios ainda incuráveis. ∎

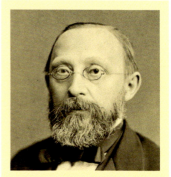

Rudolf Virchow

Nascido na Pomerânia (hoje parte da Polônia) em 1821, Virchow formou-se em medicina pela Universidade de Berlim e aprendeu muito sobre patologia trabalhando no Hospital Charité da cidade. Em 1848, participou do levante revolucionário fracassado da Alemanha e foi banido de Berlim. Assumiu um cargo na Universidade de Würzburg, na Baviera, onde foi colega do histologista suíço Albert von Kölliker.

De volta a Berlim em 1855, Virchow continuou seu trabalho inovador em patologia celular, foi um veemente defensor da saúde pública, estabeleceu o sistema de abastecimento de água e esgoto da cidade e, de 1880 a 1893, foi membro do Reichstag (parlamento) alemão. Depois de saltar de um bonde e quebrar o fêmur, Virchow morreu de uma infecção em 1902.

Principais obras

1854 *Manual de terapêutica e patologia especial*
1858 *Patologia celular baseada na histologia fisiológica e patológica*
1863–1867 *Tumores patológicos*

O corpo é composto de muitas partes **individualmente ativas** e **mutuamente dependentes**.

↓

Cada parte é composta por **várias células**, os **elementos constitutivos básicos** do corpo.

↓

Na **maioria das células normais**, o núcleo **se divide** e produz **duas novas células similares**, criando tecido saudável.

Em **algumas células normais**, o núcleo pode se dividir e produzir **células anormais**, formando tecido anormal.

↓

Todas as doenças são distúrbios no nível celular.

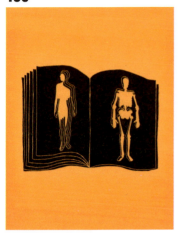

SEJAM MESTRES DA ANATOMIA
O LIVRO DE ANATOMIA DE GRAY

EM CONTEXTO

ANTES

1543 Andreas Vesalius publica *De Humani Corporis Fabrica*, marcando o nascimento da anatomia moderna.

Anos 1780 A rápida disseminação de escolas médicas na Europa aumenta a demanda por conhecimento anatômico detalhado por meio da dissecação. O roubo de cadáveres em cemitérios torna-se comum.

1828 O anatomista irlandês Jones Quain publica *Elementos de anatomia* em três volumes, que se torna o livro-texto padrão de anatomia.

1832 A Lei de Anatomia do Parlamento dá a cirurgiões, estudantes de medicina e anatomistas o direito legal de dissecar corpos doados no Reino Unido.

DEPOIS

2015 A 41ª edição de *O livro de anatomia de Gray* é publicada; é a primeira edição a incluir conteúdo on-line complementar.

O cirurgião britânico Henry Gray tornou-se professor de anatomia na Escola de Medicina do St. George's Hospital, Londres, em 1853. Querendo criar um livro didático preciso, confiável e de baixo custo para seus alunos, Gray contou com a ajuda de um colega, Henry Vandyke Carter, para fazer as ilustrações. Publicado em 1858, o volume de 750 páginas descrevia o corpo humano em detalhes anatômicos, usando 363 imagens. Originalmente intitulado *Anatomia: descritiva e cirúrgica*, depois *Anatomia do corpo humano*, o livro é publicado até hoje e, desde 1938, é conhecido como *O livro de anatomia de Gray*.

Um livro-texto pioneiro

Trabalhando lado a lado por dezoito meses, Gray e Carter fizeram dissecações detalhadas em cadáveres não reclamados de hospitais e albergues. Gray abria as várias camadas do corpo humano

O livro foi único por incluir legendas anatômicas em suas ilustrações e no uso de representações em tamanho real para auxiliar a compreensão.

com seu bisturi, enquanto Carter registrava meticulosamente cada tendão, músculo, osso e tecido com seus lápis. As ilustrações, que enfatizavam a funcionalidade e a forma de cada parte do corpo, foram cruciais para o sucesso do livro.

Lançado no início do ano acadêmico e com um preço abaixo dos concorrentes, o livro foi um sucesso instantâneo. Seus detalhes, precisão e clareza levaram a uma longa popularidade, e o livro continua sendo o guia mais abrangente de conhecimento anatômico para médicos. ■

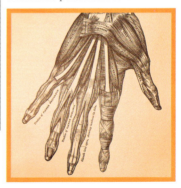

Ver também: Medicina romana 38-43 ■ Anatomia 60-63 ■ Circulação sanguínea 68-73 ■ Fisiologia 152-153

CÉLULAS E MICRÓBIOS **137**

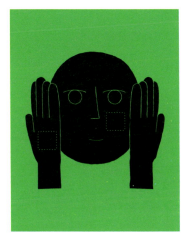

É PRECISO SUBSTITUIR O TECIDO CICATRICIAL
ENXERTOS DE PELE

EM CONTEXTO

ANTES

1663 O médico inglês Walter Charleton tenta fazer o primeiro enxerto de pele documentado em um cão.

1785 O fisiologista italiano Giuseppe Baronio pesquisa enxertos de pele usando uma variedade de animais e prova sua viabilidade.

1817 Astley Cooper realiza o primeiro enxerto de pele documentado em um ser humano.

1869 Jacques-Louis Reverdin inventa o enxerto de pinça usando pequenas partículas de pele.

DEPOIS

1929 Os cirurgiões Vilray Blair e James Brown aprimoram as técnicas de enxerto de pele de espessura parcial.

1939 O cirurgião Earl Padgett e o engenheiro George Hood inventam um "dermátomo" mecânico para extrair com precisão grandes enxertos de pele.

Em 1874, o cirurgião alemão Karl Thiersch publicou os resultados de suas experiências com enxertos de pele. Os melhores resultados foram obtidos removendo o tecido de granulação – o novo tecido que se forma na superfície de uma ferida – antes de aplicar um enxerto uniforme e muito fino usando pele retirada do próprio corpo do paciente (um enxerto autólogo). Enxertos autólogos usando toda a espessura da pele muitas vezes fracassavam porque as camadas de tecido e gordura subjacentes impediam a formação de novos vasos sanguíneos entre o local do ferimento e o enxerto.

Enxertos de pele de espessura parcial

Cinco anos antes, em 1869, o cirurgião suíço Jacques-Louis Reverdin demonstrou que pequenos fragmentos de pele (os "enxertos de pinça"), podiam ser aplicados em queimaduras, úlceras e feridas abertas. Thiersch conseguiu desenvolver esse princípio com novos instrumentos cirúrgicos,

[Thiersch] possuía não apenas a firmeza necessária dos olhos e mãos, mas também uma tranquilidade soberana [...]
Obituário
Popular Science Monthly, **1898**

extraindo enxertos maiores e mais finos. Esses enxertos tinham fixação mais rápida e taxas de sobrevivência mais altas, produziam menos tecido cicatricial e danos mínimos no doador, possibilitando coletar a quantidade de pele necessária. Chamado de enxerto de "espessura parcial" por usar apenas parte da espessura da pele, a técnica de Thiersch revolucionou a cirurgia reconstrutiva e tornou-se o procedimento padrão para reparar grandes extensões de pele. ∎

Ver também: Cirurgia plástica 26-27 ▪ Transplantes 246-253 ▪ Nanomedicina 304 ▪ Transplantes de rosto 315

A VIDA ESTÁ À MERCÊ DESSES CORPOS MINÚSCULOS

TEORIA DOS GERMES

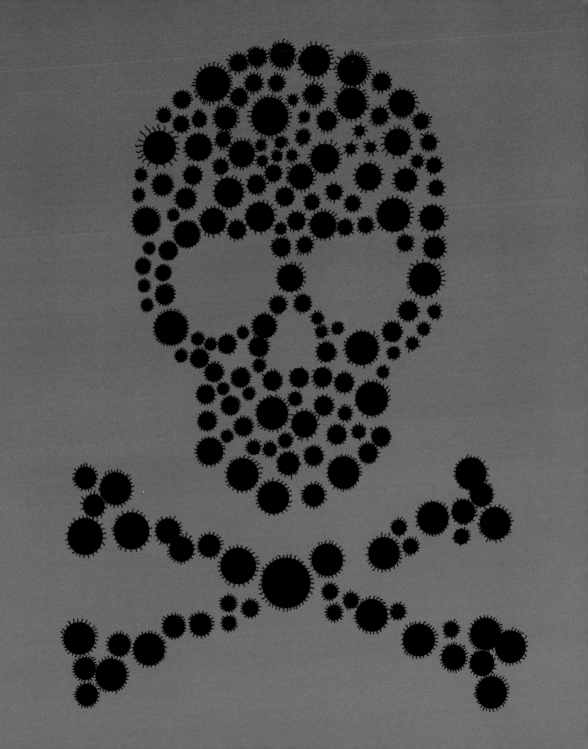

TEORIA DOS GERMES

EM CONTEXTO

ANTES

1656 Athanasius Kirchner identifica vermes microscópicos no sangue de vítimas da peste.

Anos 1670 Com seu microscópio, Antonie van Leeuwenhoek vê bactérias, ou "animálculos".

DEPOIS

1910 Paul Ehrlich desenvolve o Salvarsan, o primeiro medicamento direcionado a um germe, a bactéria da sífilis.

1928 Alexander Fleming descobre a penicilina, o primeiro antibiótico eficaz.

1933 O H1N1, um vírus de origem aviária, é apontado como a causa da pandemia de gripe de 1918–1919.

2016 O fundador do Facebook, Mark Zuckerberg, e Priscilla Chan lançam a Iniciativa Chan Zuckerberg, para curar, prevenir ou controlar todas as doenças humanas até o fim do século.

> Que os deuses caridosos purifiquem de qualquer infecção nossa atmosfera todo o tempo que aqui permanecerdes!
> **William Shakespeare**
> *Conto do inverno, c. 1611*

Segundo a teoria dos germes, várias doenças, da varíola à tuberculose, são causadas por esses organismos minúsculos, como bactérias, pequenos demais para ser vistos a olho nu. Cada doença está ligada a um tipo de germe. As pessoas adoecem quando o germe, ou "patógeno", entra no corpo e se multiplica, desencadeando os sintomas da doença.

O químico francês Louis Pasteur publicou a hipótese em 1861, e, nos anos 1870, Pasteur e o médico alemão Robert Koch provaram a teoria dos germes. Desde então, centenas de doenças infecciosas foram associadas a germes específicos. Hoje, quando uma nova doença transmissível surge, a prioridade dos cientistas é identificar o germe responsável.

Primeiras teorias

Os médicos antigos sabiam que muitas doenças são contagiosas e especulavam sobre suas causas. Mais de 2.500 anos atrás, na Índia, os jainistas acreditavam que seres minúsculos chamados *nigoda* permeiam o Universo e causavam doenças como a lepra. No século I A.E.C., o estudioso romano Marcus Terentius Varro recomendou cuidado nas proximidades de pântanos "porque ali crescem certas criaturas minúsculas que não podem ser vistas pelos olhos, que flutuam no ar e entram no corpo pela boca e nariz e causam doenças graves". Depois, o médico romano Galeno afirmou que a peste era espalhada por "sementes de peste", que são transportadas pelo ar e se alojam no corpo.

Médicos medievais usavam uma máscara com um bico cheio de ervas para se proteger dos miasmas, os odores fétidos que se acreditava serem os causadores de doenças até meados do século XIX.

Na era medieval, dois médicos islâmicos que testemunharam surtos de Peste Negra na Andaluzia do século XIV tiraram a mesma conclusão sobre a doença. Em seu *Kitab al-Tahsil* (*Livro da peste*), Ibn Khātima sugeriu que a praga se disseminava por "corpos diminutos". Em outro tratado sobre a peste, Ibn al-Khatib explicou como essas entidades espalham doenças pelo contato entre as pessoas, lembrando que os indivíduos "que ficaram isolados" mantiveram a saúde.

Por muito tempo acreditou-se que o próprio ar espalhava as doenças, especialmente o ar úmido e enevoado de brejos e pântanos. Essa névoa odorífera era chamada de miasma (grego antigo para "poluição"). O arquiteto romano Vitrúvio, escrevendo no século I A.E.C., considerava imprudente construir cidades perto de pântanos porque a brisa da manhã, cheia de miasmas dos pântanos, junto com o hálito venenoso das criaturas pantanosas, adoeceria as pessoas. Na China antiga, sob o

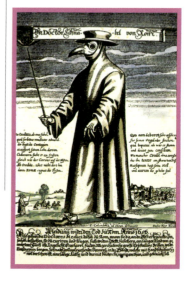

CÉLULAS E MICRÓBIOS 141

Ver também: Vacinação 94-101 ▪ Epidemiologia 124-127 ▪ Antissépticos nas cirurgias 148-151 ▪ O sistema imunológico 154-161 ▪ Virologia 177 ▪ Bacteriófagos e terapia fágica 204-205 ▪ Vacinas atenuadas 206-209 ▪ Antibióticos 216-223 ▪ Pandemias 306-313

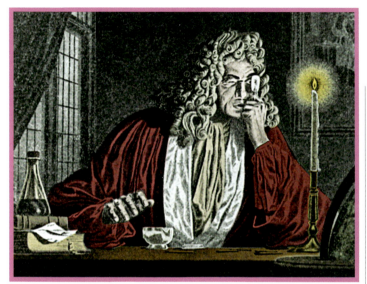

Antonie van Leeuwenhoek usa seu microscópio recém-inventado para ver os microrganismos que chamou de "animálculos". A lente única era uma minúscula conta de vidro presa entre duas placas de metal.

domínio imperial a partir do século III A.E.C., prisioneiros e funcionários insubordinados eram condenados a ir para as montanhas úmidas do sul do país para adoecer e morrer vítimas do ar nocivo.

Pequenos vermes

O microscópio, inventado pelo fabricante de óculos holandês Zacharias Janssen por volta de 1590, revelou um novo mundo de minúsculos organismos, pequenos demais para serem vistos a olho nu. Em 1656, o padre e estudioso alemão Athanasius Kirchner examinou com um microscópio o sangue de vítimas da peste em Roma e viu "pequenos vermes" que ele acreditava terem causado a doença. Ele pode ter visto células sanguíneas em vez da bactéria *Yersinia pestis* causadora da peste, mas estava certo ao dizer que organismos microscópicos causam a peste. Ele delineou sua teoria dos germes em 1658 e recomendou protocolos para impedir sua propagação: isolamento, quarentena e queima das roupas das vítimas.

Nos anos 1660, o cientista holandês Antonie van Leeuwenhoek criou um microscópio capaz de ampliar até duzentas vezes. Ele descobriu que a água é repleta de criaturas minúsculas, e que esses organismos estão praticamente por toda parte. Em 1683, Leeuwenhoek observou bactérias se contorcendo na placa dos dentes de sua esposa e filha. Ele desenhou as formas das bactérias que viu: redondas (cocos), espirais (spirillum) e bastões (bacilos). Essa foi a primeira representação das bactérias.

Evidências crescentes

Apesar da descoberta das bactérias por Leeuwenhoek, a teoria do miasma prevaleceu até o início dos anos 1800, quando o entomologista italiano Agostino Bassi investigou a muscardina, que devastava as indústrias italiana e francesa do bicho-da-seda. Em 1835, após 28 anos de intensos estudos, Bassi publicou um artigo demonstrando que a doença era causada por um fungo parasitário microscópico e que era contagiosa. Ele demonstrou que o organismo *Beauveria bassiana* se espalhava entre os bichos-da-seda pelo contato e alimentos infectados. Também sugeriu que os micróbios causavam muitas outras doenças em plantas, animais e humanos.

Nas décadas seguintes, a teoria dos germes começou a ser aceita. Em 1847, o obstetra húngaro Ignaz Semmelweis insistiu em uma rigorosa higiene nas maternidades, »

Vi com muita clareza que eram pequenas enguias ou vermes [...] a água toda parecia viva com a multitude de animálculos.
Antonie van Leeuwenhoek
Carta ao filósofo natural alemão Henry Oldenburg, 1676

TEORIA DOS GERMES

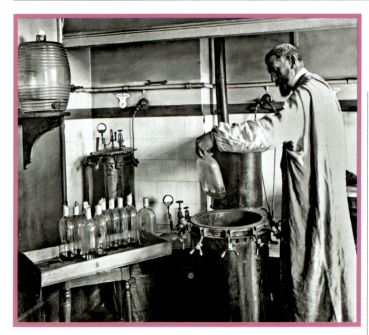

Louis Pasteur trabalha em seu laboratório, c. 1880. Pasteur foi químico antes de se dedicar à biologia, e era um pesquisador meticuloso que fazia de tudo para evitar erros.

Pasteur se interessou pelos micróbios nos anos 1850, ao estudar a fermentação do vinho e da cerveja. Presumia-se que a fermentação era uma reação química, mas Pasteur demonstrou que os responsáveis são micróbios redondos chamados leveduras. Mas é preciso ser o tipo certo de levedura: outro tipo, que produz o indesejado ácido láctico, estraga o vinho. Pasteur descobriu que, ao aquecer gentilmente o vinho até cerca de 60°C, era possível matar a levedura indesejável deixando a boa levedura intacta. Hoje, a "pasteurização" é amplamente utilizada na indústria do vinho e também para destruir potenciais patógenos no leite, suco de frutas e outros alimentos.

Pasteur quis saber a origem desses micróbios. Ainda se acreditava na ideia da geração espontânea: que larvas e mofo apareciam do nada na decomposição da comida. Em 1859, Pasteur provou que os micróbios vinham do ar. Ele ferveu caldo de carne em um frasco curvado para impedir a entrada do ar. Quando quebrou a parte curvada

onde a febre puerperal (do parto) aflige muitas mulheres (mas seu conselho foi ignorado). Ele argumentou que "partículas cadavéricas" propagavam a doença, transmitidas da sala de autópsia às maternidades pelas mãos dos médicos. A higienização das mãos com uma solução de hipoclorito de cálcio reduzia drasticamente as taxas de mortalidade.

Em 1854, uma epidemia de cólera atingiu o distrito de Soho, em Londres. O médico britânico John Snow não acreditou que a teoria do miasma explicava o surto, porque algumas vítimas se agrupavam em uma área muito pequena, enquanto outras se espalhavam.

Com um estudo detalhado, Snow percebeu que todas as vítimas, até as que moravam longe, tinham tomado água de uma bomba d'água no Soho contaminada por fezes humanas. As autoridades não se convenceram da explicação de Snow, mas fizeram melhorias no abastecimento de água de Londres.

A cólera também atingiu Florença () naquele ano. O anatomista Filippo Pacini examinou o muco que revestia as vísceras de algumas vítimas e descobriu a bactéria *Vibrio cholerae*. Foi a primeira ligação clara entre um patógeno específico e uma doença. Mesmo publicando suas descobertas várias vezes, Pacini foi ignorado pela classe médica, que continuou favorecendo a teoria do miasma.

Os experimentos de Pasteur

Semmelweis e Snow mostraram que mãos limpas e um saneamento adequado podem reduzir a propagação de doenças e ficou claro que a culpa não era da qualidade do ar. Em poucos anos, Louis Pasteur fez uma série de experimentos que provaram a teoria dos germes.

>
>
> No campo da observação, o acaso favorece apenas a mente preparada.
> **Louis Pasteur, 1854**
>
>

CÉLULAS E MICRÓBIOS 143

do gargalo, permitindo a entrada do ar no frasco, o caldo ficou turvo; eram os micróbios se multiplicando. Com isso, Pasteur demonstrou que o caldo poderia ser contaminado por micróbios do ar, sugerindo que doenças poderiam se espalhar da mesma maneira.

Prevenção de doenças

Em 1876, Pasteur foi contratado para encontrar uma solução para a pebrina, uma doença que estava matando bichos-da-seda e devastando a indústria da seda no sul da França. Com base no trabalho de Bassi, publicado trinta anos antes, ele descobriu que o culpado era um minúsculo parasita. Pasteur recomendou uma solução drástica: matar todas as lagartas infestadas e as amoreiras das quais se alimentavam e recomeçar do zero. Os fabricantes de seda seguiram a recomendação e a indústria sobreviveu.

Pasteur se convenceu de que os germes eram responsáveis por muitas infecções e estudou como as doenças se espalham entre humanos e animais. Na Escócia, o cirurgião

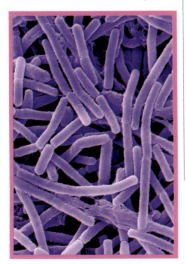

Verdadeiramente não existe em todo o mundo um indivíduo a quem a ciência médica deva mais do que ao senhor.
Joseph Lister
Sobre Louis Pasteur, em um discurso à Royal Society para marcar o 70º aniversário de Pasteur, 1892

Joseph Lister, que leu o trabalho de Pasteur sobre os micróbios, notou que as cirurgias são muito mais seguras se as feridas forem limpas e os curativos esterilizados. Com esse procedimento "antisséptico", as taxas de mortalidade entre os pacientes de Lister despencaram dois terços entre 1865 e 1869.

Comprovação da teoria dos germes

Em 1876, Robert Koch anunciou ter identificado os germes causadores do antraz em animais de fazenda. Ele extraiu a bactéria *Bacillus anthracis* do sangue de uma ovelha que morreu de antraz e a deixou se multiplicar em uma cultura nutritiva – inicialmente o líquido extraído de olho de boi e depois um caldo de ágar-ágar e gelatina. Em seguida, Koch injetou a bactéria em um camundongo. O camundongo também morreu de antraz, provando que a bactéria »

O Bacillus anthracis é uma bactéria em forma de bastão causadora do antraz, uma doença grave que produz lesões na pele, dificuldades respiratórias, vômitos e choque.

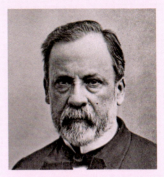

Louis Pasteur

Pasteur nasceu em Dôle, nos Pireneus franceses, em 1822. Na infância, preferia arte à ciência, mas, aos 21 anos, foi estudar na *École Normale Supérieure* em Paris para ser professor de ciências. Um ano depois de se formar, apresentou um trabalho brilhante sobre assimetria molecular à Academia de Ciências, pelo qual foi agraciado pela Légion d'honneur.

Em 1854, aos 32 anos, Pasteur foi nomeado diretor de ciências e professor de química da Universidade de Lille e várias vinícolas locais pediram sua ajuda. Com isso, ele começou a se interessar por micróbios e pela teoria dos germes. Em 1888, Pasteur já era mundialmente famoso, e fundos foram arrecadados para criar o Instituto Pasteur em Paris para estudar microrganismos, doenças e vacinas. Quando morreu, em 1895, Pasteur recebeu um funeral com honras de Estado e foi enterrado na Catedral de Notre-Dame.

Principais obras

1866 *Estudos sobre o vinho*
1868 *Estudos sobre o vinagre*
1878 *Micróbios organizados, seu papel na fermentação, putrefação e contágio*

TEORIA DOS GERMES

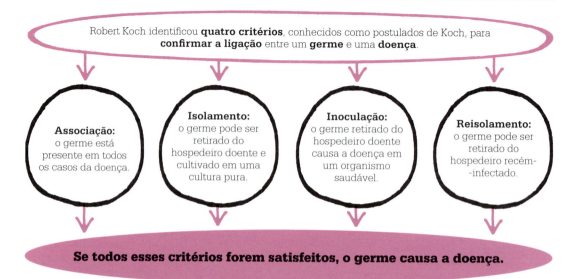

Robert Koch identificou **quatro critérios**, conhecidos como postulados de Koch, para **confirmar a ligação** entre um **germe** e uma **doença**.

Associação: o germe está presente em todos os casos da doença.

Isolamento: o germe pode ser retirado do hospedeiro doente e cultivado em uma cultura pura.

Inoculação: o germe retirado do hospedeiro doente causa a doença em um organismo saudável.

Reisolamento: o germe pode ser retirado do hospedeiro recém-infectado.

Se todos esses critérios forem satisfeitos, o germe causa a doença.

causou a doença. Pasteur fez os próprios testes e confirmou as descobertas de Koch, mostrando que os germes podem sobreviver no solo por muito tempo ao provar que animais saudáveis podem pegar a doença em um campo que fora ocupado por gado infectado.

Pasteur criou uma vacina ao notar que aquecer a bactéria produzia uma forma enfraquecida do patógeno, potente o suficiente para provocar uma defesa no corpo das ovelhas, mas não tão forte para causar a doença.

Os postulados de Koch

A bactéria causadora do antraz, *Bacillus anthracis*, é um minúsculo organismo em forma de bastonete visível apenas ao microscópio. Pasteur e Koch mostraram que, apesar de minúsculo, o *Bacillus anthracis* pode matar animais e pessoas. Ele se multiplica no organismo, liberando uma toxina ou interferindo nas funções do corpo. Essa invasão é chamada de infecção. Nem toda infecção por um patógeno causa uma doença, e nem todos os corpos reagem da mesma forma, mas a ligação ficou nítida.

Pasteur provou que o ar pode transmitir micróbios, e ele e Koch mostraram que esses micróbios podem causar doenças. Koch

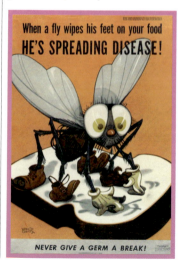

Um cartaz estadunidense de 1944 adverte contra a propagação de germes. Moscas foram associadas a surtos de disenteria e outras doenças infecciosas na Segunda Guerra Mundial.

demonstrou a existência de um exército de micróbios patogênicos responsáveis por todas as doenças infecciosas. Nos anos 1880, Koch propôs quatro etapas para confirmar a conexão ao investigar uma doença. Os postulados de Koch continuam sendo usados para estabelecer as causas de doenças contagiosas.

Em 1882, Koch identificou o germe responsável pela tuberculose – o *Mycobacterium tuberculosis*, ou bacilo de Koch –, que é transmitido por gotículas liberadas no ar, principalmente por tosse ou espirro. Depois ele se dedicou a encontrar o germe causador da cólera, indo ao Egito e à Índia para coletar amostras. Em 1884, ele identificou a bactéria em forma de vírgula, *Vibrio cholerae*, confirmando a descoberta de Pacini trinta anos antes. Koch

CÉLULAS E MICRÓBIOS 145

associou o *Vibrio cholerae* com a água contaminada e sugeriu várias medidas para impedir sua propagação.

Encontrar e destruir

No fim do século XIX, muitos cientistas buscavam os micróbios causadores das doenças. Hoje se sabe que 99% dos micróbios são inofensivos e muitos, como os encontrados na flora intestinal, são benéficos. Mas cerca de 1.500 foram identificados como patógenos e outros são descobertos todos os anos. Os principais patógenos são bactérias, vírus, fungos e protozoários (organismos unicelulares responsáveis por muitas doenças, incluindo a disenteria amebiana).

A descoberta de que doenças são causadas por germes foi revolucionária. Esclareceu as medidas necessárias para evitar sua propagação, como higiene, saneamento e quarentena, e levou ao entendimento de como as vacinas conferem imunidade. Também promoveu o desenvolvimento de medicamentos, como antibióticos e antivirais, para atingir micróbios específicos e interromper a doença em vez de apenas tratar sintomas.

Algumas maneiras pelas quais os germes entram no corpo

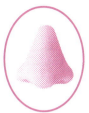 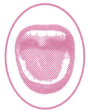 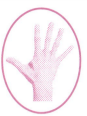 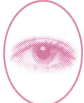

Vias aéreas
Patógenos transportados pelo ar em gotículas evaporadas ou partículas de poeira podem ser inalados. Entre eles está o vírus da gripe.

Trato gastrointestinal
A ingestão de alimentos ou água contaminados causa muitas doenças, como a salmonela e a cólera.

Cortes na pele
Patógenos podem entrar no corpo através de feridas ou mordidas. No grupo está o *Clostridium tetani*, causador do tétano.

Olhos
Esfregar os olhos depois de tocar em superfícies infectadas pode transferir patógenos, como o vírus do resfriado, para o corpo.

A partir de meados do século XX, novas ferramentas de diagnóstico e avanços na bioquímica e genética transformaram ainda mais a área da saúde no mundo desenvolvido. Em 1900, pneumonia, tuberculose e enterite com diarreia eram as três principais causas de morte nos Estados Unidos, ceifando a vida de 40% das crianças menores de 5 anos. Um século depois, essas doenças matavam muito menos pessoas, sendo ultrapassadas por doenças não infecciosas, principalmente as cardíacas. Mas as doenças infecciosas ainda mataram 10 milhões de pessoas só em 2017; muitas em países em desenvolvimento, onde a má nutrição, o saneamento precário e o acesso restrito a cuidados de saúde facilitam o avanço de doenças preveníveis e tratáveis. Nessas regiões, doenças relacionadas à pobreza, como diarreia, tuberculose e malária, são mais letais do que doenças incuráveis. ∎

Robert Koch

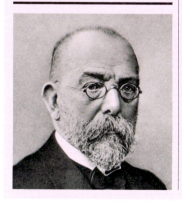

Nascido em Clausthal, Alemanha, em 1843, Robert Koch estudou medicina na Universidade de Göttingen. Serviu como cirurgião do exército na Guerra Franco-Prussiana (1870–1871) antes de ser o médico distrital de Wollstein (atual Wolsztyn, na Polônia) entre 1872 e 1880.

Koch estudou a bactéria do antraz em seu laboratório caseiro aplicando as ideias de Louis Pasteur sobre a teoria dos germes. Isso marcou o início de uma intensa rivalidade entre os dois, que competiam para identificar novos micróbios e desenvolver vacinas.

Koch provou que a teoria dos germes de Pasteur explicava a causa e a propagação de doenças. Tornou-se professor de higiene na Universidade de Berlim em 1885 e cirurgião-geral em 1890. Por sua pesquisa sobre a tuberculose (que matava uma em cada sete pessoas no Ocidente), recebeu o Prêmio Nobel de Fisiologia ou Medicina em 1905. Koch morreu em Baden-Baden em 1910.

Principal obra

1878 *Investigações da etiologia das infecções de feridas*

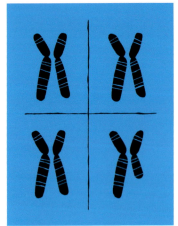

UM ERRO DE IMPRESSÃO GENÉTICA
HEREDITARIEDADE E DOENÇAS HEREDITÁRIAS

EM CONTEXTO

ANTES
c. **400 a.e.c.** Hipócrates sugere que traços hereditários são transmitidos por material do corpo de um dos pais à sua prole.

1859 O biólogo britânico Charles Darwin descreve como características valiosas se tornam mais comuns em *A origem das espécies*.

DEPOIS
1879 O biólogo alemão Walther Flemming descobre os cromossomos.

1900 Hugo de Vries, Carl Correns e Erich Tschermak "redescobrem" as leis de Mendel.

1905 William Bateson cunha o termo "genética" para a nova ciência da hereditariedade.

1910 O cientista estadunidense Thomas Hunt Morgan identifica o gene, em um cromossomo específico, que codifica a cor dos olhos no cromossomo X das moscas-das-frutas.

O monge austríaco Gregor Mendel lançou as bases para o que sabemos sobre a hereditariedade estudando ervilhas na horta de seu mosteiro. Ele criou seletivamente milhares de plantas entre 1856 e 1863, estudando características específicas, como altura da planta, cor da flor e formato da vagem. Mendel demonstrou que essas características não resultavam de uma mistura ou fusão, mas de "fatores" (depois chamados de genes) herdados das plantas progenitoras. Também notou que cada fator tinha versões diferentes, hoje conhecidas como alelos.

A maioria dos organismos, desde pés de ervilha até humanos, tem dois conjuntos de genes, um de cada progenitor e dois alelos para cada característica. Mendel postulou três leis que governam a transmissão desses alelos. A lei da segregação afirma que os alelos de uma característica são alocados aleatoriamente à prole. A lei da segregação independente diz que os traços são herdados separadamente: o alelo da cor da flor, por exemplo, é transmitido independentemente do alelo do formato da vagem.

A lei da dominância afirma que um alelo, chamado dominante, pode neutralizar ou dominar outro, conhecido como recessivo. Quando ervilhas com flores roxas foram cruzadas com ervilhas com flores brancas, a próxima geração teve flores roxas. Mendel deduziu que o alelo roxo para a cor da flor dominava o alelo branco recessivo. Para uma planta de ervilha ter flores brancas, ela deve ter dois alelos recessivos, um herdado de cada planta progenitora.

Ideias redescobertas
Mendel publicou sua pesquisa em 1865, mas só saiu da obscuridade em 1900, quando foi redescoberto por três

[traços recessivos] desaparecem completamente nos híbridos, mas ressurgem inalterados em sua progênie [...]
Gregor Mendel
Experimentos de hibridização de plantas, 1865

CÉLULAS E MICRÓBIOS 147

Ver também: Daltonismo 91 ▪ Patologia celular 134-135 ▪ Genética e medicina 288-293 ▪ Terapia genética 300

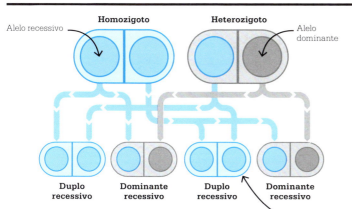

Os alelos, que são as versões de um gene, são transportadas em cromossomos pareados, determinando traços herdados. Um alelo é herdado de cada genitor e alguns alelos dominam ou sobrepujam outros genes (recessivos). Indivíduos com alelos idênticos são denominados homozigotos; os com alelos variados são heterozigotos.

Um bebê tem uma chance em duas de herdar o traço recessivo.

botânicos: o holandês Hugo de Vries, o alemão Carl Correns e o austríaco Erich Tschermak. A discussão deles sobre o trabalho de Mendel embasou os estudos do biólogo britânico William Bateson. Bateson republicou os artigos originais de Mendel e popularizou suas ideias, estabelecendo o campo da genética.

Condições hereditárias

As ideias de Mendel embasaram o que se sabe sobre doenças genéticas, explicando por que algumas ocorrem em famílias, são específicas ao sexo ou pulam uma geração. A doença de Huntington é causada por um alelo dominante mutante que sobrepuja o normal. A fibrose cística é recessiva e, portanto, precisa de dois alelos recessivos para se manifestar, um de cada progenitor.

Algumas doenças são relacionadas ao sexo, como a hemofilia, que é mais comum em homens. A hemofilia é causada por um alelo recessivo no cromossomo sexual X. Os homens têm dois cromossomos sexuais, XY – o X vem da mãe e o Y, do pai. Se o cromossomo X carrega o alelo da doença, ele não pode ser neutralizado por um alelo dominante porque o cromossomo Y não possui esse gene. Como as mulheres têm dois cromossomos X, XX, devem receber dois alelos recessivos para serem afetadas, o que é raro. As mulheres afetadas são "portadoras", que podem transmitir a doença aos filhos, mas em geral não apresentam sintomas.

Hoje se sabe que a genética é mais complexa do que Mendel poderia imaginar. São mais de 5 mil doenças hereditárias conhecidas, e muitas características dependem não de um único "fator" ou gene, mas de vários, até centenas, atuando juntos. Alguns alelos não são nem dominantes nem recessivos, mas codominantes (expressos no mesmo grau). Mas as ervilhas de Mendel lançaram as bases para um novo entendimento da genética e de doenças hereditárias. ∎

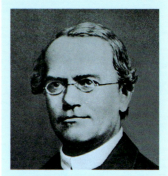

Gregor Mendel

Batizado Johann, Mendel nasceu na Silésia, então parte do Império Austríaco, em 1822. Destacando-se em matemática e física na universidade, ingressou no Mosteiro de São Tomás em Brünn (atual Brno, na República Tcheca) como um frade agostiniano em 1843, adotando o nome de Gregor.

Em 1851, o mosteiro o enviou à Universidade de Viena para continuar seus estudos. Ele trabalhou com o físico austríaco Christian Doppler e aprendeu sobre a fisiologia das plantas usando a microscopia. De volta a Brünn, Mendel estudou a hereditariedade com o cultivo de ervilhas e apresentou os resultados em 1865. Dois anos depois, tornou-se abade do mosteiro, mas continuou dedicado à pesquisa, ao estudo das abelhas e do clima. Mendel passou os últimos anos de sua vida sofrendo de um doloroso problema renal. Ele morreu em 1884, mas suas ideias só foram redescobertas em 1900, o que levou a seu reconhecimento póstumo como o pai da genética.

Principal obra

1865 *Experimentos de hibridização de plantas*

TODO MAL SURGE DAS PARTÍCULAS
ANTISSÉPTICOS NAS CIRURGIAS

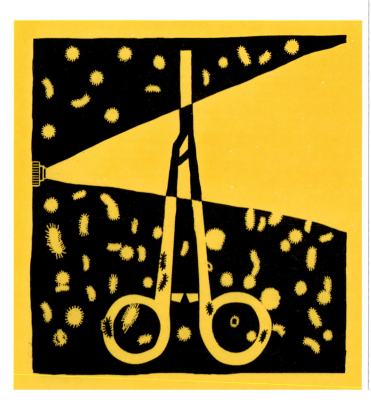

EM CONTEXTO

ANTES
c. 1012 O polímata persa Avicena lança as primeiras ideias sobre a teoria dos germes.

Anos 1850 Louis Pasteur sugere que microrganismos podem causar a deterioração de alimentos e bebidas.

1861 Pasteur publica sua teoria microbiana para explicar doenças.

DEPOIS
Anos 1880 Robert Koch mostra que a esterilização a vapor é tão eficaz para matar germes quanto antissépticos.

Anos 1890 Gustav Neuber institui métodos de esterilização e assepsia em sua sala de cirurgia.

Anos 1940 O uso de antibióticos ajuda a combater infecções, matando microrganismos no interior do corpo.

As salas de cirurgia em meados do século XIX eram lugares sujos e perigosos. Os cirurgiões raramente lavavam as mãos ou tomavam precauções para evitar infecções nos pacientes. Instrumentos cirúrgicos não esterilizados, feitos de marfim ou madeira, eram difíceis limpar, e as mesas de cirurgia não eram higienizadas entre os procedimentos. Os cirurgiões usavam aventais cirúrgicos manchados de sangue e se orgulhavam do "bom e velho fedor cirúrgico" que os cercava.

Com o advento da anestesia, em 1846, os pacientes ficavam inconscientes durante as operações e não precisavam – para reduzir as chances de morrer de choque ou

CÉLULAS E MICRÓBIOS

Ver também: Anestesia 112-117 ▪ Higiene 118-119 ▪ Enfermagem e saneamento 128-133 ▪ Teoria dos germes 138-145 ▪ Malária 162-163 ▪ Antibióticos 216-223

Joseph Lister (centro) orienta um assistente usando um pulverizador de ácido carbólico a limpar as mãos dos cirurgiões, os instrumentos e o ar em uma cirurgia.

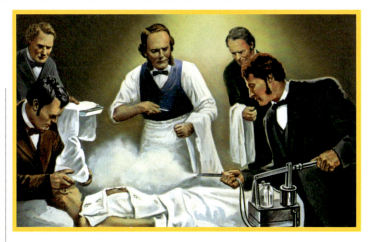

perda de sangue – ser submetidos a procedimentos que dependiam mais da velocidade do que da habilidade. A cirurgia passou a ser indolor, dando mais tempo para procedimentos complexos. Mas isso também levou a um aumento dramático no número de mortes por infecções causadas por condições cirúrgicas não estéreis.

Os médicos da época não sabiam que deviam impedir a entrada de microrganismos em incisões durante a cirurgia. A maioria ficava perplexa com o alto número de pacientes pós-operatórios que sucumbiam a uma infecção, em especial os que tiveram um membro amputado.

Assassino invisível

Esse foi o ambiente que o jovem médico britânico Joseph Lister encontrou em 1861, quando se tornou cirurgião da Glasgow Royal Infirmary, na Escócia. Lister ficou encarregado da ala de acidentes masculinos do hospital. A ala foi construída na esperança de reduzir as altas taxas de mortalidade por "doença hospitalar" (hoje chamada de sepse pós-operatória: a infecção do sangue por germes). Mas a nova ala não impediu a onda de mortes, e Lister se propôs a descobrir a causa das infecções.

Os médicos acreditavam que doenças se espalhavam pelo ar poluído (miasma) ou que eram transferidas por algo no corpo (teoria do contagionismo). Lister propôs que a sepse se disseminava por uma substância parecida com poeira no ar, apesar de não considerar essa poeira viva. Foi só quando leu o trabalho do bacteriologista francês Louis Pasteur em 1865 »

Joseph Lister

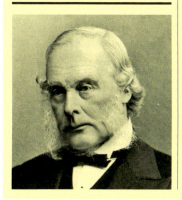

Nascido em 1827, em Essex, Reino Unido, Joseph Lister foi criado como um quacre. Seu pai o ensinou a usar um microscópio, que Lister utilizava para examinar tecido humano infectado. Depois de formar-se pela University College de Londres em 1852, tornou-se assistente do cirurgião James Syme, em Edimburgo. Em 1856, casou-se com a filha de Syme, Agnes, que se tornou sua parceira de laboratório.

Lister trabalhou como cirurgião em Edimburgo e Glasgow antes de se mudar para Londres em 1877. Foi professor de cirurgia clínica no King's College Hospital por dezesseis anos, até se aposentar em 1893. Apesar de ganhar inúmeras honras, incluindo a Ordem de Mérito, e ter sido o primeiro cirurgião nomeado para a Câmara dos Lordes, Lister levava uma vida um tanto reclusa. Ele morreu em 1912 e foi enterrado em Londres após um funeral na Abadia de Westminster.

Principal obra

1867 "Sobre o princípio antisséptico na prática cirúrgica"

ANTISSÉPTICOS NAS CIRURGIAS

> No início do século XIX, as **cirurgias** na Grã-Bretanha são realizadas em **condições imundas**, com **instrumentos não esterilizados**. **Quase metade de todos os pacientes morre** após a cirurgia.

> Joseph Lister postula que, se "**partículas flutuantes**", ou **microrganismos**, podem fazer com que a comida e a bebida se deteriorem, também podem **infectar as feridas dos pacientes**.

> Lister usa **spray antisséptico** e curativos embebidos em antisséptico **durante as cirurgias** para **matar esses microrganismos** e evitar que entrem em feridas abertas.

> **As taxas de mortalidade cirúrgica despencam.**

---

que começou a fazer a conexão entre os microrganismos e a infecção cirúrgica.

Pasteur descobriu o papel dos microrganismos nas doenças estudando a fermentação da cerveja e do leite. Ele provou que alimentos e bebidas não estragavam devido ao oxigênio, mas por causa de micróbios que surgiam e se multiplicavam em ambientes ricos em oxigênio.

Bloqueando as bactérias

Lister decidiu aplicar a teoria dos germes de Pasteur às infecções cirúrgicas. Pasteur sugerira que os microrganismos poderiam ser eliminados pelo calor, filtragem ou exposição a produtos químicos. Como os dois primeiros métodos eram impraticáveis para feridas, Lister testou produtos químicos em tecido humano infectado sob um microscópio. Seu objetivo era impedir a entrada dos germes em feridas abertas, criando uma barreira química entre a ferida e seus arredores. Ele chamou esse produto químico de "antisséptico".

O ácido carbólico, usado para limpar os esgotos mais malcheirosos da Escócia, provou ser um antisséptico eficaz. Lister descobriu que adicionar ácido carbólico diluído a feridas infectadas prevenia a gangrena. Ele raciocinou que borrifar uma solução carbólica em instrumentos cirúrgicos, nas mãos dos cirurgiões e em bandagens pós-operatórias também bloquearia a transmissão de germes desses objetos para as feridas do paciente.

Em 1865, Lister testou suas teorias em um menino de 11 anos que chegou à enfermaria com uma fratura exposta. Na época, esse tipo de fratura costumava ser uma sentença de morte, pois a cirurgia necessária sempre levava à infecção. Na maioria dos casos, os cirurgiões tentavam compensar esse risco com a amputação total do membro, o que também acarretava grande risco de morte. Mas Lister tratou a perna do menino e aplicou um curativo embebido em ácido carbólico no ferimento. Alguns dias depois, não havia sinal de infecção e o osso estava em processo de cicatrização. O menino recebeu alta cinco semanas depois, totalmente recuperado.

Lister continuou trabalhando com ácido carbólico e, em 1867, publicou suas descobertas no artigo "Sobre o princípio antisséptico na prática cirúrgica", no *British Medical Journal*. Entre 1865 e 1869, a mortalidade cirúrgica causada por feridas infectadas caiu dois terços na ala de acidentes masculinos de Lister.

Superando o ceticismo

Apesar dos sucessos de Lister, suas teorias foram recebidas com resistência. Para muitos cirurgiões, as técnicas de Lister prolongavam a cirurgia, aumentando as chances de morte por perda de sangue. Os

[...] desde que o tratamento antisséptico foi plenamente implementado [...] minhas alas [...] foram completamente transformadas [...]
Joseph Lister
Discurso no encontro da British Medical Association em Dublin, 1867

CÉLULAS E MICRÓBIOS

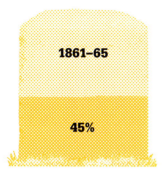
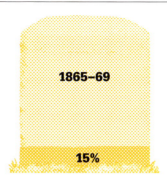

Quando Joseph Lister assumiu a nova ala de acidentes masculinos na Glasgow Royal Infirmary, Escócia, quase metade dos pacientes morria de infecção pós-operatória. Depois que Lister introduziu seu método de antissepsia, a taxa de mortalidade caiu para 15%.

cirurgiões também não se convenceram de que o sistema de Lister (higienização e sprays antissépticos) representasse um avanço. O spray feria os olhos dos cirurgiões e podia danificar tecidos saudáveis e infectados.

Em 1869, Lister sucedeu seu amigo James Syme como professor de cirurgia clínica da Universidade de Edimburgo, onde continuou pesquisando a teoria dos germes. Suas ideias foram aclamadas em uma turnê de palestras na Alemanha em 1875, mas foram recebidas com críticas no ano seguinte, nos Estados Unidos.

Sem se deixar desanimar, Lister continuou publicando suas descobertas no *British Medical Journal* e *The Lancet*. Mas ele não era um escritor talentoso, e sua recusa em publicar estatísticas desagradava leitores e colegas. Para muitos médicos, Edimburgo era considerado um centro cirúrgico inferior em comparação a Londres. Lister precisaria provar seu valor na capital.

Ele teve sua chance em 1877, quando se tornou professor de cirurgia clínica no King's College Hospital de Londres. Lá, ele chamou a atenção dos colegas ligando a patela fraturada de um paciente com arames. Primeiro, ele transformou a fratura única em uma composta, aumentando muito o risco de infecção e morte. Mas, ao usar suas técnicas de antissepsia, Lister conseguiu tratar a ferida e o paciente se recuperou. Com isso, ele provou que seus métodos antissépticos podiam salvar vidas em procedimentos cirúrgicos.

Aprovação da realeza

Em 1871, Lister ganhou ainda mais fama ao perfurar um grande abscesso na axila da rainha Vitória. Durante o procedimento, por acidente, os olhos da rainha foram atingidos por ácido carbólico. Lister introduzira um spray de ácido carbólico teorizando que o ar ao redor da mesa de cirurgia também pode conter germes. Por sorte, a rainha não sofreu nenhum efeito duradouro e Lister abandonou a prática.

Quando Lister se aposentou da cirurgia em 1893, suas contribuições para a segurança na prática cirúrgica já eram universalmente aceitas. O bacteriologista alemão Robert Koch baseou-se nos métodos pioneiros de Lister para desenvolver a assepsia, o sistema para manter um ambiente cirúrgico livre de germes por meio de calor, antissépticos, água e sabão.

Koch demonstrou que o calor seco e a esterilização a vapor eram tão eficazes quanto os antissépticos. Expandindo esse princípio, o médico alemão Gustav Neuber introduziu aventais estéreis e máscaras faciais às cirurgias. Pisos e paredes fáceis de desinfetar nas salas cirúrgicas viriam a seguir.

Essas práticas continuam sendo seguidas para manter a segurança das cirurgias, e a esterilização dos instrumentos e do ambiente cirúrgico são de suma importância. Esses avanços resultam das descobertas de Lister na década de 1860 de que os germes não devem entrar nas feridas durante uma operação. ∎

O procedimento de Lister na rainha Vitória poderia ter tido um resultado bem diferente sem o uso do antisséptico para prevenir a infecção. Seu sucesso lhe rendeu o cargo de cirurgião pessoal da rainha em 1878.

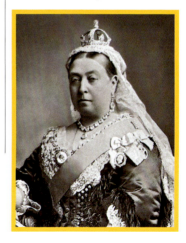

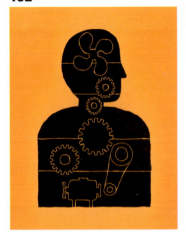

O CAMPO DOS FENÔMENOS VITAIS
FISIOLOGIA

EM CONTEXTO

ANTES
Anos 1540 O médico francês Jean Fernel cunhou o termo "fisiologia" para o estudo das funções do corpo.

1543 Andreas Vesalius revoluciona a medicina com seu livro *De Humani Corporis Fabrica* (*Sobre a estrutura do corpo humano*).

1628 William Harvey publica *De Motu Cordis et Sanguinis* (*Sobre o movimento do coração e do sangue*), transformando o estudo científico do corpo humano.

DEPOIS
1891 O fisiologista russo Ivan Pavlov começa sua pesquisa sobre respostas condicionadas, treinando cães para salivar ao som de um sino.

1926 Walter B. Cannon cunha o termo "homeostase" para a propensão de um organismo a manter a estabilidade.

Fisiologia é o estudo das funções de um organismo, em oposição ao estudo de sua estrutura (anatomia). Essa abordagem, defendida em meados do século XIX por vários médicos alemães e pelo médico francês Claude Bernard, leva em conta os sistemas biológicos dos organismos nos níveis das células, dos tecidos e do corpo como um todo.

Uma abordagem científica
A fisiologia teve origem em 1628, quando William Harvey, com base em experimentos meticulosos, publicou suas descobertas sobre a circulação do sangue, mas a abordagem científica à medicina demorou a evoluir. O ímpeto veio com a teoria celular, o princípio de que todos os organismos são compostos por unidades chamadas células, formulado pelo botânico alemão Matthias Schleiden e pelo médico Theodor Schwann em 1838–1839. Com isso, Johannes Müller, Justus von Liebig e Carl Ludwig puderam colocar a fisiologia sobre uma robusta base experimental.

O laboratório de Justus von Liebig na Universidade de Giessen, Alemanha, foi um dos primeiros construídos especificamente para ensino e pesquisa.

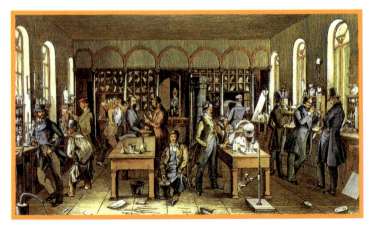

CÉLULAS E MICRÓBIOS

Ver também: Anatomia 60-63 ▪ Circulação sanguínea 68-73 ▪ Histologia 122-123 ▪ Patologia celular 134-135 ▪ Diabetes e seu tratamento 210-213

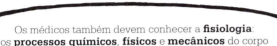

O **conhecimento anatômico** – o conhecimento da estrutura do corpo – **não é suficiente para tratar doenças**.

⬇

Os médicos também devem conhecer a **fisiologia**: os **processos químicos**, **físicos** e **mecânicos** do corpo que atuam juntos para **sustentar a vida**.

⬇

O **conhecimento científico** desses sistemas é obtido com **experimentos fisiológicos**.

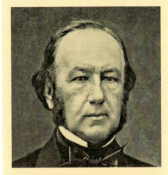

Claude Bernard

Filho de um viticultor, Bernard nasceu em 1813 em Saint-Julien, uma pequena comuna no leste da França. Ao terminar o ensino médio, tornou-se aprendiz de farmacêutico e, mais tarde, matriculou-se na Faculdade de Medicina de Paris, formando-se em 1843. Dois anos depois, firmou um casamento de fachada com Marie Martin. O dote de Marie ajudou a financiar seus experimentos científicos, embora ela o tenha deixado depois que ele vivisseccionou o cão da família.

Em 1847, Bernard trabalhou como assistente de François Magendie no Collège de France, em Paris, sucedendo-o como professor titular em 1855. Em 1868, tornou-se professor de fisiologia geral no Museu de História Natural do Jardin des Plantes e foi admitido como membro da Académie Française no mesmo ano. Morreu em Paris em 1878.

Principais obras

1865 *Uma introdução ao estudo da medicina experimental*
1878 *Palestras sobre os fenômenos da vida comum a animais e plantas*

Müller estudou o efeito dos estímulos nos órgãos sensoriais e descobriu critérios importantes sobre as vias neurais dos atos reflexos. Liebig e Ludwig fizeram medições precisas de funções como a respiração e a pressão sanguínea e realizaram análises químicas de fluidos corporais.

Medicina experimental

Claude Bernard foi um dos fundadores da medicina experimental. Ele achava que os experimentos em tubos de ensaio eram muito limitados e acreditava que a vivissecção (o ato de dissecar um animal vivo) era a única maneira de compreender as complexidades dos organismos.

Bernard estudou os efeitos de venenos como o monóxido de carbono e o curare no corpo. Demonstrou como o monóxido de carbono combinado com a hemoglobina no sangue causava privação de oxigênio e que o curare ataca os nervos motores, causando paralisia e morte, mas sem afetar os nervos sensoriais. Também desvendou o papel do pâncreas na digestão e a função do fígado como um depósito de glicogênio, uma substância amilácea que pode ser decomposta em glicose (açúcar) para fornecer energia.

Um dos insights mais importantes de Bernard foi seu conceito de *milieu intérieur* (ambiente interno), descrevendo os mecanismos autorreguladores que mantêm o ambiente interno de um organismo em equilíbrio quando o ambiente externo muda. Desenvolvido em 1865, descreve a relação entre as células e seu ambiente como crucial para a compreensão da fisiologia. É o princípio que fundamenta o que viria a ser chamado de homeostase pelo fisiologista estadunidense Walter B. Cannon nos anos 1920. O hipotálamo, uma pequena porção da parte frontal inferior do cérebro, é crucial para a manutenção da homeostase. ■

DEFESA CONTRA INTRUSOS

O SISTEMA IMUNE

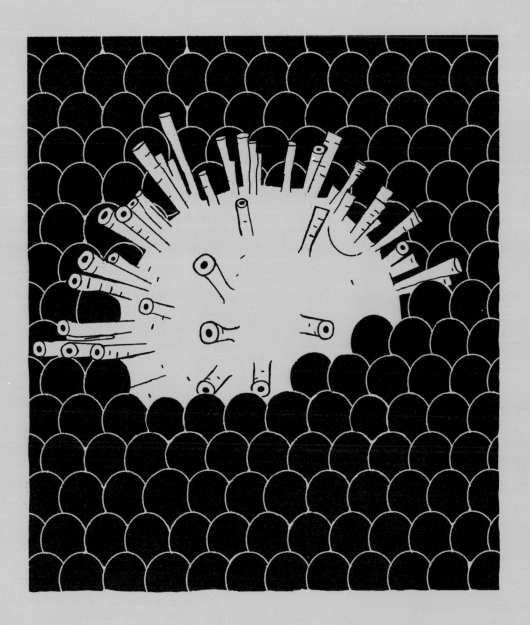

EM CONTEXTO

ANTES
c. 900 e.c. Al-Razi teoriza sobre como o corpo pode se tornar imune à varíola.

1546 Girolamo Fracastoro sugere que o corpo fica imune à varíola por meio da purificação do sangue.

1796 A vacina criada por Edward Jenner imuniza pessoas contra a varíola.

1861 Louis Pasteur publica sua teoria dos germes, argumentando que bactérias causam doenças.

DEPOIS
2016 Nos Estados Unidos, os pesquisadores Matthew Halpert e Vanaja Konduri identificam o papel das células dendríticas.

2018 Os imunologistas James P. Allison (estadunidense) e Tasuku Honjo (japonês) recebem o Prêmio Nobel pela descoberta de um tratamento contra o câncer por inibição da regulação imunológica negativa.

Os médicos há muito acreditam que o corpo tem um meio de se proteger contra doenças. Essa proteção foi chamada de imunidade, mas sua natureza era um mistério. A partir dos anos 1880, cientistas como Élie Metchnikoff, Paul Ehrlich e Frank Macfarlane Burnet desvendaram o sistema imunológico, um sistema de defesa de uma complexidade espantosa.

O sistema imunológico defende o corpo de duas maneiras principais: com glóbulos brancos (leucócitos) e uma classe de proteínas chamadas anticorpos. Primeiro, existe o sistema "inato" não específico, disponível o tempo todo para uma defesa imediata contra germes e outros corpos estranhos. Depois, há o sistema "adaptativo" (ou adquirido) específico, que é acionado para enfrentar uma nova ameaça específica e "se lembra" dela para fornecer imunidade contra essa ameaça no futuro. Só os animais vertebrados possuem imunidade adaptativa.

Quando a infecção pode ser uma proteção

Os médicos sabiam que é raro contrair varíola duas vezes. Depois de pegar pela primeira vez, as pessoas pareciam imunes à reinfecção. Muitos acreditavam que era Deus protegendo os justos, mas isso não excluía algumas suposições científicas. No século ix, o médico persa al-Razi sugeriu que as pústulas da varíola expeliam todo o excesso de umidade corporal da qual a doença precisaria para voltar a se manifestar. No século xvi, o médico italiano Girolamo Fracastoro sugeriu que a varíola era a purificação do sangue menstrual tóxico do nascimento, concluindo que era por isso que a doença atacava mais as crianças.

Ninguém sabia como a imunidade funcionava, mas era real o suficiente para muitos médicos tentarem a inoculação: injetar material doente nos pacientes para estimular a imunidade. A descoberta da vacinação pelo médico britânico Edward Jenner em 1796 comprovou a imunidade; pelo menos para a varíola.

A vacinação rapidamente foi adotada, salvando muitas vidas, mas ainda não se sabia ao certo como funcionava. Os médicos também não sabiam se a febre e a inflamação que muitas vezes se seguiam à infecção danificavam o corpo como um fogo destrutivo, como alguns acreditavam, ou se faziam parte das defesas do corpo.

Microrganismos e células

Parte do problema era que ninguém sabia o que causava a doença. Isso mudou nos anos 1870, quando Louis Pasteur e Robert Koch descobriram que os culpados são minúsculos micróbios ou germes. Mas Pasteur e Koch acreditavam que o corpo não tinha defesa contra eles. Então, em 1882, Élie Metchnikoff, um médico russo que vivia na Sicília, soube que Koch havia descoberto a bactéria causadora da tuberculose.

Em última análise, há apenas um tratamento genuinamente científico para todas as doenças: a estimulação dos fagócitos.
George Bernard Shaw
do Ato I de sua peça *O dilema do médico*, 1906

O médico do futuro será um imunizador.
Almroth Wright
Discurso inaugural no St. Mary's Hospital, Londres, 1905

CÉLULAS E MICRÓBIOS   157

Ver também: Medicina romana 38-43 ▪ Medicina islâmica 44-49 ▪ Vacinação 94-101 ▪ Microbiologia 138-145 ▪ Entrega direcionada de medicamentos 198-199 ▪ Transplantes 246-253 ▪ Linfócitos e vasos linfáticos 256-257 ▪ Anticorpos monoclonais 282-283

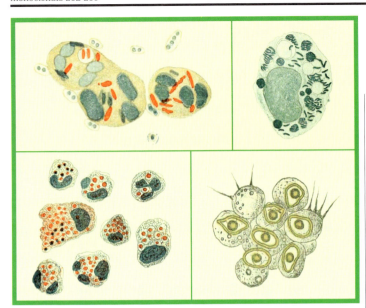

Élie Metchnikoff fez estes desenhos da fagocitose, o processo no qual um tipo de glóbulo branco chamado fagócito muda de forma para englobar e destruir um patógeno.

nos fluidos corporais). A palavra "humoral" vinha da antiga ideia de que as doenças eram causadas por um desequilíbrio nos quatro tipos diferentes de fluido corporal ou "humores". Os cientistas se dividiram em dois campos rivais: o humoral na Alemanha e o celular na França, onde Metchnikoff trabalhava no Instituto Pasteur.

Por um tempo, a teoria alemã fez mais progresso. Em 1890, Emil von Behring, auxiliado pelo pesquisador japonês Shibasaburo Kitasato, relatou que o soro (fluido sanguíneo) de animais infectados com tétano ou difteria contém substâncias químicas, ou "antitoxinas", que combatem toxinas liberadas por bactérias. Eles também descobriram que essas antitoxinas poderiam ser usadas para imunizar, ou até curar, outro animal. O trabalho de Behring reforçou a ideia de que tanto as causas das doenças quanto as defesas do corpo são específicas. Ele »

Metchnikoff queria saber por que sua esposa contraíra tuberculose enquanto ele parecia imune. Ele sabia que glóbulos brancos se acumulam nos locais infectados e que germes às vezes eram vistos dentro dos glóbulos brancos. Acreditava-se que os glóbulos brancos espalhavam a doença pelo corpo, mas Metchnikoff se perguntou se o acúmulo de glóbulos brancos não seria um indicativo de defesa.

Para testar sua ideia, Metchnikoff espetou um espinho de rosa em uma larva de estrela-do-mar. Ao microscópio, ele viu glóbulos brancos se acumulando ao redor do espinho. Ele teorizou que certos glóbulos brancos atacam, "engolem" e destroem os germes e chamou essas células de "fagócitos" (do grego para "comedores de células"). Ele argumentou que esses glóbulos brancos não espalhavam os germes, mas combatiam a infecção.

Metchnikoff sugeriu que a inflamação fazia parte do sistema imunológico inato do corpo, atraindo fagócitos para o local da infecção. Também distinguiu entre fagócitos maiores, chamados macrófagos, e os menores, micrófagos, hoje chamados de neutrófilos.

Batalha de crenças

Embora Metchnikoff tenha recebido o Prêmio Nobel de Fisiologia ou Medicina em 1908, suas ideias foram recebidas com ceticismo. Alguns cientistas adotaram sua teoria de imunidade celular envolvendo fagócitos, enquanto outros insistiam que a imunidade é humoral (fornecida por moléculas

Emil von Behring descobriu que o soro de animais infectados, como cavalos, continha antitoxinas. A antitoxina diftérica foi usada para proteger humanos até uma vacina ser criada nos anos 1920.

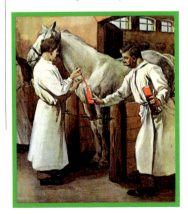

158 O SISTEMA IMUNE

teve um papel importante no desenvolvimento das vacinas.

Enquanto isso, outro alemão, Paul Ehrlich, explorava a importância de antígenos e anticorpos. Antígenos são as substâncias que causam uma resposta imune no corpo. (Entre elas estão células cancerígenas, tecidos estranhos e germes.) Os anticorpos, ou imunoglobulinas, são proteínas que podem inativar ou enfraquecer germes, sendo que cada um deles é associado a um antígeno específico.

A chave para o enigma

Em 1900, Ehrlich criou sua teoria da "cadeia lateral", descrevendo como antígenos e anticorpos interagem como um sistema de fechadura e chave. Os anticorpos formam receptores (cadeias laterais) na superfície dos glóbulos brancos. Quando um antígeno se liga à sua cadeia lateral correspondente, a célula libera anticorpos, que se prendem à toxina e a neutralizam.

Ehrlich sugeriu criar drogas que imitavam anticorpos: "balas mágicas" capazes de identificar e destruir patógenos específicos (os germes causadores da doença). Isso levou à criação do Salvarsan, o primeiro medicamento eficaz contra a sífilis. A teoria de Ehrlich também mostrou como a inoculação protege o corpo liberando anticorpos específicos à doença. Teve início a busca por novas vacinas, a melhor forma de combater doenças infecciosas e salvar vidas.

Com base no trabalho do colega alemão Hans Buchner e do cientista belga Jules Bordet (do Instituto Pasteur na França), Ehrlich também descreveu o sistema "complemento" (assim chamado por complementar o sistema de anticorpos). Quando ativado – por exemplo, por um patógeno –, o fígado e outros órgãos liberam uma cascata de proteínas na corrente sanguínea e nos fluidos ao redor das células. Essas proteínas causam a explosão das células invasoras (lise), acionam os fagócitos para ingeri-las e estimulam a inflamação, atraindo glóbulos brancos para combater a infecção.

Acreditava-se que a imunidade tinha uma divisão clara, com as células fornecendo a primeira defesa inata, enquanto a imunidade adaptativa inteligente direcionada a germes específicos

O sistema imunológico humano possui **dois níveis de imunidade** – inata (não específica) e adaptativa (específica) – que **atuam juntos para proteger o corpo**.

O **sistema imunológico inato age rapidamente para defender o corpo de organismos invasores** que penetram as barreiras externas do corpo, como um corte na pele.

Todos os invasores são tratados da mesma forma: são destruídos por glóbulos brancos chamados **fagócitos** e **células exterminadoras naturais**.

O **sistema imunológico adaptativo é mais lento**, usando glóbulos brancos chamados **linfócitos** que combatem **organismos específicos**.

Os linfócitos B, ou **células B**, possuem **anticorpos** em sua superfície **associados a antígenos específicos** na superfície dos patógenos.

Quando uma célula B encontra seu antígeno correspondente, ela se multiplica rapidamente. Clones da célula B liberam **anticorpos** que **visam os antígenos**, permitindo que os fagócitos e as células exterminadoras naturais do sistema imunológico inato os identifiquem e os ataquem.

CÉLULAS E MICRÓBIOS

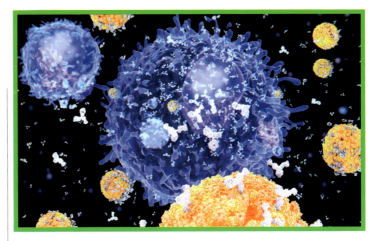

Os glóbulos brancos (laranja) estão em modo de ataque, secretando anticorpos (brancos) que se ligam aos antígenos invasores (azuis), enfraquecendo-os ou marcando-os para serem destruídos.

era química, ou "humoral". Mas o sistema complemento era ao mesmo tempo não direcionado, inato e humoral, de modo que não havia uma divisão precisa.

Nas décadas seguintes, o cientista britânico Almroth Wright também questionou a divisão celular-humoral. Algumas bactérias conseguem escapar da fagocitose, mas Wright mostrou que os anticorpos ajudam os fagócitos a identificá-las.

Autodefesa

Um avanço decisivo ocorreu nos anos 1940 e 1950, quando cirurgias de transplante fracassadas levaram à descoberta de que o sistema imunológico não só combate os germes como ajuda o corpo a reconhecer células estranhas. Cada célula do corpo tem seu próprio marcador de identidade ou antígeno leucocitário humano. Os cientistas Peter Medawar (RU), e Frank Macfarlane Burnet (AU), notaram que o sistema imunológico identifica células estranhas e as combate. Isso explicava por que os transplantes eram rejeitados.

Burnet explicou como o corpo aprende a identificar corpos estranhos. Se uma substância estranha é introduzida em um embrião, seus antígenos são aceitos pelo corpo e nenhum anticorpo contra ela será produzido ao longo da vida. O corpo identifica a si próprio, mas ataca os invasores.

Burnet e outros se dedicaram a desvendar o sistema imunológico, voltando a atenção às células. Eles descobriram que, além dos fagócitos, que engolem qualquer invasor, o corpo tem uma série de glóbulos brancos, os linfócitos, capazes de identificá-los e alvejá-los diretamente.

Seleção clonal

Em 1957, Burnet apresentou sua inovadora teoria da "seleção clonal", envolvendo uma série de linfócitos conhecidos como células B. Burnet sugeriu que cada célula B é predisposta a identificar o antígeno de um invasor específico. Sempre »

Frank Macfarlane Burnet

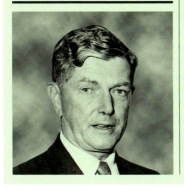

Nascido em Traralgon, Austrália, em 1899, Frank Macfarlane Burnet sempre gostou de biologia, colecionando besouros na infância. Formado em medicina pela Universidade de Melbourne, estudou em Londres, Reino Unido, e voltou para Melbourne para ser um pesquisador médico. Seus experimentos com vírus que atacam bactérias e animais, especialmente o da gripe, levaram a grandes descobertas, mas Burnet é mais conhecido pelo trabalho em imunologia: principalmente sua teoria da tolerância imunológica adquirida, pela qual recebeu o Prêmio Nobel em 1960, e sua teoria da seleção clonal. Ele também lecionou e escreveu sobre biologia humana, envelhecimento e câncer. Ele morreu em 1985.

Principais obras

1940 *Aspectos biológicos das doenças infecciosas*
1949 *A produção de anticorpos* (com Frank Fenner)
1959 *A teoria da seleção clonal da imunidade adquirida*
1969 *Imunologia celular*

O SISTEMA IMUNE

que uma célula B encontra seu antígeno correspondente, ela se clona, multiplicando-se rapidamente e liberando um fluxo de anticorpos. Os anticorpos se prendem aos invasores para que as defesas inatas do corpo – incluindo os fagócitos e outro tipo de linfócito chamado de células "exterminadoras naturais" – possam reconhecê-los e atacá-los. Em 1958, o imunologista austríaco-australiano Gustav Nossal e o biólogo estadunidense Joshua Lederberg provaram que Burnet estava certo e que cada célula B produz apenas um tipo de anticorpo.

Preenchendo as lacunas

Em 1959, o imunologista britânico James Gowans descobriu que os linfócitos podem migrar pelo corpo e que circulam pelo sangue e pelo sistema linfático. O sistema linfático é a drenagem do corpo, eliminando as toxinas e os detritos dos primeiros confrontos entre os fagócitos e os germes. É composto por centenas de linfonodos, onde aglomerados de linfócitos checam os antígenos "apresentados" pelos fagócitos e por outros tipos de células.

No mesmo ano, o cientista francês Jacques Miller descobriu que um grupo de linfócitos migrou

> Ficará óbvio que esta tentativa de uma discussão sobre a produção de anticorpos é dificultada em todas as direções pelo desconhecimento.
>
> **Frank Macfarlane Burnet**
> *A produção de anticorpos*, 1949

da medula óssea para amadurecer no timo, uma glândula logo acima do coração. Depois se descobriu que essas células, chamadas de células T, são importantes na batalha contra os vírus que escapam das células B.

Ainda em 1959, dois químicos, Rodney Porter (RU) e Gerald Edelman (EUA), descobriram a estrutura molecular em forma de Y dos anticorpos. Em 1975, o imunologista alemão Georges Köhler e o argentino César Milstein descreveram uma técnica para produzir "anticorpos monoclonais", que (como as balas mágicas de Ehrlich) poderiam ser usados para combater antígenos específicos ou testar sua presença.

Mesmo com esses avanços, ainda era um mistério como o corpo cria tamanha variedade de anticorpos, muito mais numerosos do que os genes que os produzem. Em 1976, o cientista japonês Susumu Tonegawa descobriu que isso é feito pelo rearranjo de genes no interior de uma célula quando ela está se desenvolvendo em uma célula B produtora de anticorpos.

Auxiliares e assassinos

No início dos anos 1980, muito se aprendeu sobre como as células B e as células T colaboram para fornecer imunidade adaptativa. Há basicamente duas respostas.

A imunidade humoral almeja patógenos que circulam livremente pelo corpo, principalmente liberando anticorpos. A sequência começa com células T chamadas "auxiliares". Há um T-auxiliar (Th) para cada antígeno. Quando um Th encontra seu "match", ele o almeja e se multiplica, ativando as células B com anticorpos correspondentes para se multiplicar e se dividir em plasmócitos e células de memória. Os plasmócitos produzem anticorpos que se ligam ao germe e

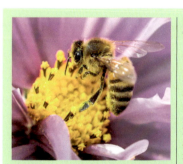

Picadas de insetos como abelhas e vespas podem causar uma reação anafilática grave em algumas pessoas.

Hipersensibilidade

O sistema imunológico pode ter reações exageradas, com graves consequências. Em 1902, o clínico francês Charles Richet mostrou que a "hipersensibilidade" (uma superprodução de anticorpos em resposta a um antígeno) pode levar à inflamação excessiva ou até algo pior. As alergias são uma reação desse tipo.

Vários anos depois, Richet identificou a "anafilaxia", uma reação alérgica tão grave que pode ser fatal. Quando algumas pessoas ingerem nozes, por exemplo, seu sistema imunológico inato entra em ação, causando sintomas como falta de ar e pressão baixa. A anafilaxia pode ser fatal em questão de minutos, portanto pessoas alérgicas sempre carregam consigo adrenalina autoinjetável. A adrenalina é um hormônio produzido em resposta ao estresse e reverte os efeitos da anafilaxia. Anti-histamínicos ou esteroides que suprimem o sistema imunológico também são usados para tratar alergias.

CÉLULAS E MICRÓBIOS

Respostas imunes

- A célula B se liga ao antígeno correspondente
- Antígenos circulando livremente
- A célula B é ativada pela célula Th
- Célula apresentadora de antígeno
- Célula Th
- Citocinas
- Os plasmócitos produzem anticorpos.
- Os anticorpos se ligam aos antígenos invasores, inativando-os
- As células de memória B e T armazenam informações sobre as ameaças, conferindo imunidade a longo prazo.
- O macrófago é ativado
- Células T citotóxicas (que matam células) visam o invasor
- A célula infectada é destruída

Na imunidade humoral, anticorpos específicos ao antígeno são produzidos para destruir patógenos extracelulares. Uma célula B se liga ao antígeno correspondente com a ajuda de uma célula T-auxiliar (Th). A célula B se multiplica rapidamente, produzindo plasmócitos e células de memória.

o neutralizam, fazendo-o explodir ou tornando-o um alvo para os fagócitos. As células de memória armazenam informações sobre o germe, para o corpo reagir com rapidez a novas infecções.

A imunidade mediada por células, por outro lado, encontra patógenos, como vírus, que invadem e dominam as células. Quando um vírus invade uma célula, deixa antígenos na superfície. As células Th encontram esses antígenos e liberam proteínas sinalizadoras chamadas citocinas. As citocinas ativam as células T citotóxicas (destruidoras de células), que se ligam ao identificador de uma célula infectada (chamado complexo principal de histocompatibilidade). As células T citotóxicas produzem substâncias para matar a célula

A imunidade mediada por células encontra os germes no interior das células, como vírus. Uma célula Th é exposta a um antígeno na superfície de uma célula infectada. Citocinas são liberadas, ativando as células T citotóxicas, que (com os macrófagos) destroem as células infectadas.

infectada com o vírus. Os T-auxiliares podem ter uma reação exagerada e produzir citocinas descontroladamente. Essas "tempestades de citocinas" causam uma inflamação tão grave que pode ser fatal. Epidemias virais, como a pandemia de Covid-19, podem causar esse tipo de complicação.

Ligando os sistemas

Em 1989, o imunologista estadunidense Charles Janeway reacendeu o interesse pelo sistema inato com sua teoria de que certas

Depois de detectar um vírus invasor, uma célula T-auxiliar (centro) libera citocinas (abaixo; canto superior esquerdo). Estas são as interleucinas, parte de uma família de citocinas que inclui interferons e quimiocinas.

células, como os macrófagos (grandes fagócitos) e células dendríticas (minúsculas células imunes na pele e no revestimento das vias aéreas e outros órgãos internos) têm receptores especiais para detectar padrões moleculares de patógenos. Esses receptores tipo toll (TLRS) podem distinguir entre "padrões moleculares associados a patógenos" (PAMPS), que indicam agentes causadores de doenças, e "padrões moleculares associados a danos" (DAMPS), encontrados em células hospedeiras danificadas ou moribundas. Em seguida, macrófagos e células dendríticas "apresentam" antígenos às células Th, ligando os sistemas imunológicos inato e adaptativo.

Prevenção e cura

Desde a descoberta dos fagócitos por Metchnikoff, os cientistas aprenderam muito sobre o sistema imunológico. Imunologistas revelaram um sistema interligado incrivelmente complexo de células e proteínas que atuam juntas para combater doenças. Ainda há muito a descobrir, mas o que se sabe até agora revelou como o corpo se defende contra miríades de germes. Também criou incontáveis possibilidades de prevenção, com vacinas e outros métodos mais precisos, e de cura, com medicamentos que atuam em conjunto com as defesas do corpo. ∎

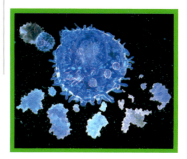

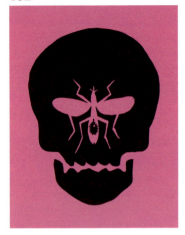

BASTA UMA PICADA DE MOSQUITO
MALÁRIA

EM CONTEXTO

ANTES
Século II E.C. Os miasmas (vapores venenosos) são "as sementes da pestilência", segundo o médico romano Galeno.

Anos 1670 Antonie van Leeuwenhoek revela a existência de microrganismos.

DEPOIS
Anos 1940 A cloroquina é usada para tratar a malária, mas, a partir dos anos 1950, muitas cepas da doença desenvolvem resistência à droga.

1955 A OMS lança o primeiro Programa Global de Erradicação da Malária, ativo até 1969; os ativistas Bill e Melinda Gates renovam a luta em 2007.

Anos 1980 Cientistas relatam a primeira resistência significativa ao quinino, um medicamento antimalárico eficaz.

2015 Nos Estados Unidos, cientistas criam mosquitos geneticamente modificados que não espalham o parasita da malária.

As causas da malária e de outras doenças transmitidas por insetos eram um mistério no mundo antigo. Durante séculos, os "miasmas" (vapores nocivos no ar) foram apontados como os culpados. A palavra malária reflete essa crença, pois deriva do antigo termo italiano *mal'aria* (ar ruim). Na Europa, os miasmas eram associados ao ar fétido de pântanos e brejos, onde a população local era muito infectada.

No século XVIII, o clínico italiano Giovanni Maria Lancisi propôs que insetos poderiam estar envolvidos na transmissão da malária. Até que, nos anos 1880, o médico francês Alphonse Laveran identificou o organismo específico responsável pela malária, transmitido por mosquitos.

O mosquito como vetor

Já em 30 A.E.C., o estudioso romano Marcus Terentius Varro sugeriu que, em áreas pantanosas, criaturas minúsculas flutuando no ar entravam no corpo pela boca e nariz, causando doenças. A ideia teve pouco apoio até 1717, quando Lancisi publicou *De Noxiis Paludum Effluviis* (*Sobre o eflúvio nocivo de pântanos*). Como Varro, Lancisi acreditava que minúsculos organismos podiam causar a malária. Ele sugeriu que os mosquitos os transmitiam aos humanos pela picada. Sua teoria estava correta, mas ele não conseguiu testar e provar suas ideias.

Em meados do século XIX, a teoria dos germes estava se firmando. Louis Pasteur na França e Joseph Lister na Grã-Bretanha demonstraram que a infecção é causada por organismos vivos. Em 1880, ao examinar ao microscópio o sangue de um

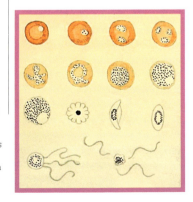

A representação de Laveran das fases da vida dos parasitas da malária no sangue (de baixo para cima) foi publicada em 1881 no boletim da Société Médicale des Hôpitaux de Paris.

CÉLULAS E MICRÓBIOS 163

Ver também: Medicina grega 28-29 ▪ Medicina romana 38-43 ▪ Microbiologia 138-145 ▪ Antibióticos 216-223 ▪ Erradicação global de doenças 286-287

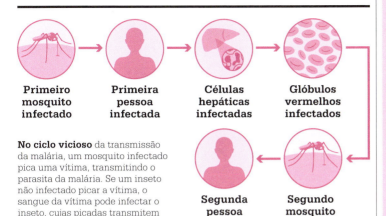

Primeiro mosquito infectado → **Primeira pessoa infectada** → **Células hepáticas infectadas** → **Glóbulos vermelhos infectados** → **Segundo mosquito infectado** → **Segunda pessoa infectada**

No ciclo vicioso da transmissão da malária, um mosquito infectado pica uma vítima, transmitindo o parasita da malária. Se um inseto não infectado picar a vítima, o sangue da vítima pode infectar o inseto, cujas picadas transmitem a doença.

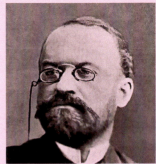

Alphonse Laveran

Nascido em Paris em 1845, Charles Louis Alphonse Laveran estudou medicina e tornou-se médico militar, servindo como cirurgião na Guerra Franco-Prussiana de 1870. Dez anos depois, em um hospital militar de Constantina, Argélia, ele identificou o parasita da malária.

Entre 1884 e 1894 foi professor de higiene militar no hospital militar Val-de-Grâce em Paris, e depois trabalhou no Instituto Pasteur. Tornou-se membro da Académie des Sciences, foi agraciado com a Légion d'honneur e eleito membro da Royal Society. Em 1907, recebeu o Prêmio Nobel de Fisiologia ou Medicina por descobrir que protozoários parasitas são agentes de doenças infecciosas. Ele morreu em 1922 após uma breve doença.

Principais obras

1875 *Tratado sobre doenças e epidemias nas forças armadas*
1881 *Natureza parasitária de incidentes de malária*
1884 *"Tratado sobre as febres do pântano"*

---

paciente com malária na Argélia, Laveran notou corpos em forma de banana movendo-se energicamente ao lado dos glóbulos vermelhos. Ele havia encontrado o parasita causador da malária e identificou os corpos como protozoários, não bactérias (que são menores e não têm núcleo). Como Laveran não encontrou o parasita no ar, na água e no solo do pântano, suspeitou que fosse transportado por mosquitos, o que propôs em seu "Tratado sobre as febres do pântano", de 1884.

Os cientistas que acreditavam que a malária era causada por uma bactéria não aceitaram a nova ideia de Laveran, que convidou Pasteur para examinar o organismo; Pasteur se convenceu de imediato. Em 1885, os zoólogos italianos Ettore Marchiafava e Angelo Celli classificaram o parasita no novo gênero *Plasmodium*. Por fim, em 1897, o médico britânico Ronald Ross demonstrou a presença do parasita no estômago de um mosquito da espécie *Anopheles*.

Hoje se sabe que as fêmeas de trinta a quarenta espécies *Anopheles* podem carregar o parasita *Plasmodium*. Quando a fêmea pica a vítima para obter sangue e nutrir seus ovos, o parasita entra no sangue da vítima e infecta o fígado e os glóbulos vermelhos. Os mosquitos não infectados que picam a vítima tornam-se portadores (vetores) do *Plasmodium* e continuam a espalhar a malária.

A busca por um antídoto

A malária e outras doenças transmitidas por mosquitos (como zika, dengue e febre amarela) ainda causam mais de 1 milhão de mortes por ano. Há vacinas eficazes para algumas doenças transmitidas por mosquitos e outras estão sendo desenvolvidas. O Programa Mundial de Mosquitos está criando mosquitos para transportar bactérias *Wolbachia* inofensivas, que reduzem a capacidade reprodutiva de alguns vírus transmitidos por mosquitos, diminuindo, assim, sua transmissão. Mas a busca por meios de combater a malária continua. ∎

VACINAS, E ANTIBÍ

1890–1945

SOROS
ÓTICOS

166 INTRODUÇÃO

Emil von Behring e Shibasaburo Kitasato descobrem que **antitoxinas** produzidas pelo organismo em resposta a um patógeno **podem ser usadas para prevenir doenças**.

1890

O neurologista austríaco Sigmund Freud desenvolve a **psicanálise**, uma terapia que ajuda os pacientes a revelar e **processar experiências reprimidas**.

1896

O fisiologista holandês Willem Einthoven desenvolve o **eletrocardiógrafo para registrar o padrão dos batimentos cardíacos**.

1903

Alois Alzheimer, um psiquiatra alemão, identifica uma **causa importante** da **demência** de início precoce: **a doença de Alzheimer**.

1895

Wilhelm Röntgen publica um **raio-x** da mão de sua esposa, mostrando claramente os ossos, e lança um **nova ferramenta de diagnóstico**.

1898

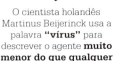

O cientista holandês Martinus Beijerinck usa a palavra **"vírus"** para descrever o agente **muito menor do que qualquer bactéria** causador do mosaico do tabaco.

1904

Charles Scott Sherrington, um neurofisiologista britânico, revela seu modelo de **rede neural integrada** para o sistema nervoso.

1910

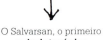

O Salvarsan, o primeiro **quimioterápico sintético**, é criado por Paul Ehrlich para tratar a **sífilis**.

No fim do século XIX, doenças infecciosas como a gripe e a tuberculose matavam milhões todos os anos. Nos Estados Unidos, a expectativa de vida era de apenas 44 anos em 1890. Apesar dos avanços em microscopia e anestesia, da teoria dos germes e da base celular das doenças, ainda havia muito a descobrir sobre o funcionamento do corpo e as causas de disfunções. Patógenos responsáveis por muitas doenças também eram desconhecidos. Em 1945, ferramentas foram criadas para prevenir e tratar doenças.

Guerra contra patógenos

Em 1890, ao buscar novas maneiras de combater patógenos, o fisiologista alemão Emil von Behring e o médico japonês Shibasaburo Kitasato descobriram que o soro sanguíneo de animais com difteria contém uma substância, ou "antitoxina", que combate as toxinas bacterianas. Ao injetar a antitoxina em outro animal, eles podiam curar a doença. A "seroterapia" salvou a vida de muitas pessoas que contraíram difteria, e os cientistas seguiram buscando uma vacina para prevenir a infecção.

O trabalho de Behring e Kitasato inspirou o cientista alemão Paul Ehrlich a encontrar uma "bala mágica" para combater doenças. Ehrlich notou que alguns corantes químicos se ligam apenas a certas células patogênicas e teorizou que as antitoxinas também podem encontrar patógenos específicos. Ele descobriu que o composto sintético arsfenamina encontrava e matava a bactéria responsável pela sífilis e lançou o primeiro quimioterápico (Salvarsan) em 1910 para tratar a doença.

Prevenção e cura

Aos poucos, foram descobertas vacinas para doenças mortais como cólera, tétano, coqueluche, peste bubônica e febre amarela. Em 1921, os cientistas franceses Albert Calmette e Camille Guérin desenvolveram a primeira vacina viva atenuada (enfraquecida) contra a tuberculose, a BCG. Outra vacina viva atenuada logo se seguiu, dessa vez contra a difteria.

Em 1928, o bacteriologista escocês Alexander Fleming descobriu que o fungo *Penicillium* mata as bactérias *Staphylococcus*, causadoras de muitas doenças. Assim, a penicilina tornou-se o primeiro antibiótico natural a ser usado terapeuticamente. Em 1945,

VACINAS, SOROS E ANTIBIÓTICOS 167

Tem início a **gripe espanhola**, infectando um terço da população mundial e **matando 50 milhões de pessoas** até 1920.

1918

A **insulina**, o primeiro **tratamento eficaz para o diabetes**, é testada em um paciente em Toronto, Canadá.

1922

Alexander Fleming encontra por acaso o **primeiro antibiótico de ocorrência natural**, que ele chama de **penicilina**.

1928

A **vitamina C**, cuja deficiência causa o escorbuto, é **isolada** pelo fisiologista húngaro Albert Szent-Györgyi.

1931

1921

A vacina BCG, uma **vacina viva atenuada**, é criada por Albert Calmette e Camille Guérin para **proteger contra a tuberculose**.

1923

A enfermeira e feminista Margaret Sanger abre a primeira **clínica legalizada de controle de natalidade estadunidense**, dando às mulheres acesso a contraceptivos.

1929

O bioquímico alemão Adolf Butenandt descobre o **hormônio sexual estrogênio**.

1940

Cientistas observam a **resistência a antibióticos** nas bactérias *E. coli*.

6,8 trilhões de unidades foram produzidas nos Estados Unidos. Foi o primeiro de muitos antibióticos a salvarem milhões de vidas.

Vacinas e antibióticos à parte, a luta contra os patógenos em geral não era direcionada, especialmente no caso do câncer. O raio-X, inventado pelo físico alemão Wilhelm Röntgen em 1895, foi crucial no diagnóstico e tratamento de traumas, e também foi usado para combater tumores cancerígenos, embora também matasse células saudáveis. Foi apenas em 1942 que os farmacologistas estadunidenses Louis Goodman e Alfred Gilman produziram o primeiro tratamento químico para o câncer: mostarda nitrogenada injetada no sangue para matar células cancerígenas. No ano seguinte, o médico greco-americano

George Papanicolaou publicou os resultados de sua pesquisa sobre o rastreamento do câncer cervical. Nos anos 1950, o exame "papanicolau" já era muito utilizado nos Estados Unidos. A batalha contra o câncer tinha começado.

Entendendo o corpo

No início do século XX, os cientistas acreditavam que os órgãos se comunicavam entre si por sinais elétricos transmitidos pelos nervos. Mas, em 1902, os fisiologistas britânicos Ernest Starling e William Bayliss demonstraram que parte da comunicação era química, na forma de secreções do pâncreas para a corrente sanguínea. Nasce a endocrinologia, e essas substâncias, ou hormônios, e as glândulas endócrinas que as produzem foram sendo identificadas. Descobriu-se

que um hormônio, a insulina, regula os níveis de açúcar no sangue e, em 1922, o primeiro paciente com diabetes foi tratado com insulina.

Os médicos já conheciam a causa do escorbuto, a doença de deficiência mais mortal. Em 1912, o bioquímico polonês Casimir Funk descreveu o papel preventivo das vitaminas. No fim dos anos 1940, todas as vitaminas essenciais já eram conhecidas.

Novas tecnologias de diagnóstico, como o eletrocardiógrafo e o eletroencefalograma, também salvaram vidas. Em 1945, a expectativa de vida nos Estados Unidos saltou para 65 anos. Mas a medicina enfrentou novos desafios. Bactérias desenvolveram resistência aos antibióticos e novos estilos de vida causaram novos problemas de saúde e novas formas de câncer. ∎

RESOLVENDO O ENIGMA DO CÂNCER

TRATAMENTOS DO CÂNCER

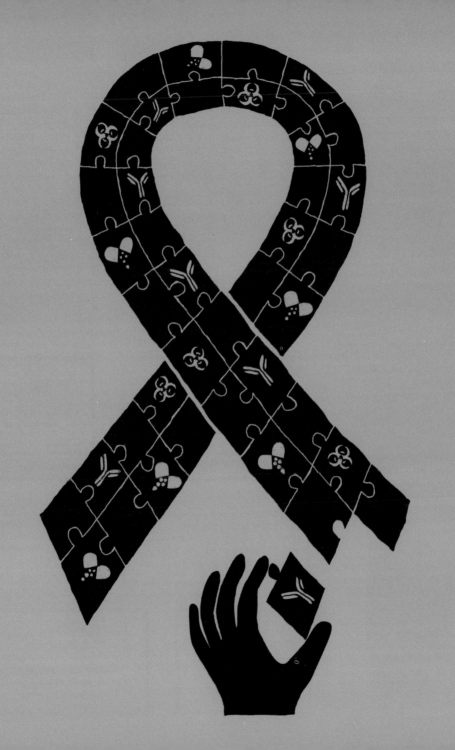

TRATAMENTOS DO CÂNCER

EM CONTEXTO

ANTES

c. século XVII A.E.C. O papiro egípcio de Edwin Smith detalha a cauterização de cânceres.

c. 1000 E.C. Al-Zahrawi remove cirurgicamente um tumor de mama.

1871 Campbell de Morgan descobre como o câncer se espalha.

DEPOIS

1932 Cientistas descobrem uma maneira de definir com precisão as doses de radioterapia.

1947 Sidney Farber usa a aminopterina para deter a propagação da leucemia em crianças.

1975 César Milstein e Georges Köhler encontram uma maneira de estimular a produção de anticorpos.

1976 Harald zur Hausen propõe que o câncer cervical é causado por um vírus.

2002 Imuno-oncologistas descobrem uma maneira de "armar" as células T para procurar e destruir as células cancerígenas.

A natureza muitas vezes nos dá indicações de seus segredos mais profundos e [...] pode nos levar à solução para este difícil problema.
William Coley
Contribuição para o conhecimento do sarcoma, 1891

Em 1890, o cirurgião estadunidense William Coley ficou profundamente tocado pela experiência de tratar uma jovem com um tumor maligno na mão. Sem terapias eficazes disponíveis, ele foi forçado a lhe amputar o antebraço, mas ela morreu em poucas semanas porque o câncer já havia se espalhado para outras partes do corpo.

Em busca de um tratamento alternativo, Coley pesquisou os registros do hospital e encontrou um caso intrigante. Um paciente tratado de um tumor no pescoço vários anos antes sofrera uma grave infecção de pele pós-operatória que quase o matou: uma ocorrência comum antes do advento dos antibióticos. O cirurgião visitou o paciente e descobriu que o homem não tinha mais nenhuma evidência de câncer. Coley encontrou casos semelhantes nos registros médicos e supôs (erroneamente) que as infecções bacterianas liberam toxinas que atacam o tecido maligno.

Em 1891, Coley injetou bactérias estreptococo em um paciente que teria apenas algumas semanas de vida; o paciente se recuperou e viveu por mais oito anos. Coley continuou experimentando, mas passou de bactérias vivas para mortas depois que vários pacientes morreram de infecção. Ele persistiu por trinta anos, tratou mais de mil pessoas e alcançou uma alta taxa de remissões duradouras. Coley descobriu que administrar o que ficou conhecido como "toxinas de Coley" reduzia tumores. Ele estava convencido da validade de seu tratamento, mas a classe médica

---

William Coley observa que alguns **pacientes com câncer** que sofrem de **infecções pós-operatórias** têm **resultados melhores em longo prazo**.

→ Ele acredita que a infecção produz **toxinas de combate ao câncer**.

→ Coley administra **bactérias estreptocócicas** ("toxinas de Coley") para **destruir tumores**.

← Os tratamentos de Coley são **vistos com ceticismo** e em grande parte substituídos com o advento da **radioterapia**.

↓

No fim do século XX, cientistas descobrem que **anticorpos podem destruir células cancerígenas**.

→ O trabalho de Coley forma a base da **imunoterapia**, uma disciplina que estuda como o **sistema imunológico do corpo pode atacar** tumores e bactérias.

VACINAS, SOROS E ANTIBIÓTICOS

Ver também: Patologia celular 134-135 ▪ O sistema imunológico 154-161 ▪ Rastreamento de câncer 226-227 ▪ Ultrassom 244 ▪ Interferon 254 ▪ Tabagismo e câncer de pulmão 266-67 ▪ Anticorpos monoclonais 282-283 ▪ Genética e medicina 288-293

discordava. Seus métodos foram questionados pela American Cancer Society e, em 1894, a American Medical Association os descreveu como uma "pretensa cura". Com o advento da radioterapia na mesma época, a terapia de Coley foi em grande parte abandonada e não se tornou um tratamento padrão para o câncer.

Mas Coley deixou seu legado. Pesquisas mostraram que alguns tumores são sensíveis à imunidade aprimorada e que, quando o sistema imunológico ataca bactérias invasoras, também pode atacar tumores. A imunoterapia contra o câncer, que começou a ser utilizada no fim dos anos 1990, foi prenunciada pelo trabalho de Coley.

Os primeiros tratamentos do câncer

Os efeitos catastróficos do câncer são conhecidos desde o Egito antigo. O câncer de mama foi descrito no papiro de Edwin Smith, um dos textos médicos mais antigos, datado de c. século XVII A.E.C. O antigo médico grego Hipócrates citou diversas variedades de câncer no século V A.E.C., e o escritor médico romano Aulo Celso descreveu a excisão de tumores de mama com uma faca no século I E.C. Al-Zahrawi, o grande cirurgião da Era de Ouro islâmica, detalhou a remoção de tumores de mama em sua enciclopédia médica, a *Kitab al-Tasrif*, por volta de 1000 E.C.

No século XVII, melhorias no microscópio permitiram examinar o corpo humano em nível celular. Já o

O papiro de Edwin Smith, o mais antigo texto científico conhecido a sugerir a observação racional de ferimentos e doenças, fornece evidências de pacientes com câncer desde c. do início do século XVII A.E.C.

advento da anestesia geral em 1846 permitiu cirurgias muito mais complexas e invasivas para procurar e remover tumores.

Em 1894, o cirurgião estadunidense William Halsted foi pioneiro na remoção radical de tecido. Porém, na tentativa de remover todos os tumores secundários, os cirurgiões eventualmente cortavam partes de órgãos, músculos e ossos. Os pacientes ficavam desfigurados e o câncer muitas vezes já havia se espalhado sem ser visto. Hoje se sabe que a sobrevivência do câncer tem mais relação com o quanto ele se espalhou antes da cirurgia do que quanto tecido é removido durante o procedimento.

No fim do século XIX, o cirurgião britânico Campbell de Morgan demonstrou o funcionamento do câncer. Ele explicou o processo da »

William Coley

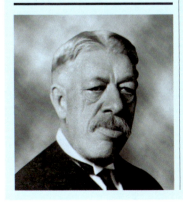

Muitas vezes descrito como o "pai da imuno-oncologia", William Coley nasceu em Connecticut, Estados Unidos, em 1862. Ele se formou em medicina pela Universidade Harvard em 1888 e trabalhou como estagiário cirúrgico no New York Hospital.

Vendo as limitações da cirurgia para tratar o câncer, Coley se convenceu de que uma alternativa envolvia estimular o sistema imunológico para combater o câncer. Suas "toxinas de Coley" baseadas em bactérias foram usadas para tratar várias formas de câncer nos Estados Unidos e no exterior, mas receberam muitas criticas e foram abandonadas aos poucos. Coley morreu em 1936, mas sua contribuição é lembrada no Prêmio William B. Coley, concedido anualmente pelo US Cancer Research Institute aos mais proeminentes pesquisadores do campo da imuno-oncologia.

Principais obras

1891 *Contribuição para o conhecimento do sarcoma*
1893 "Tratamento de tumores malignos por inoculações repetidas de erisipela"

metástase: a disseminação do câncer de um tumor primário pelos gânglios linfáticos para outros locais do corpo. Na prática, o câncer deve ser tratado assim que é descoberto, antes que o tumor se espalhe mais.

Radioterapia

Os raios X foram descobertos em 1895 e, apenas um ano depois, o cirurgião estadunidense Emil Grubbe os usou para tratar uma paciente com câncer de mama. Apesar de o processo ser desconhecido na época, a radiação desativa o DNA que possibilita a divisão das célula. Na primeira década do século XX, a radioterapia era usada principalmente para tratar câncer de pele. Em 1900, o físico sueco Thor Stenbeck usou pequenas doses diárias de radiação para curar um câncer de pele. Infelizmente, a radiação também mata o material genético das células saudáveis; um grande problema antes que o direcionamento preciso se tornasse possível. Também pode *causar* câncer, como os primeiros radiologistas descobriram depois de

Uma paciente recebe radioterapia com cobalto-60 para tratar o câncer. O cobalto-60 foi desenvolvido nos anos 1950 e adotado como um tratamento externo do câncer, usando um feixe de raios gama.

testar a potência da radiação no próprio braço antes de tratar um paciente. Em geral, o tratamento com radiação tinha resultados inconsistentes, e os danos aos tecidos saudáveis não raro suplantavam os benefícios.

Técnicas de direcionamento da radioterapia foram melhoradas no século XX. Hoje ela pode ser administrada externa ou internamente: a primeira por um feixe direcionado a um tumor; a última por uma fonte implantada perto do tumor ou por um líquido injetado na corrente sanguínea. Existem diversas variedades de uso externo. A radioterapia conformacional 3D usa imagens de tomografia computadorizada para mapear um tumor com precisão. Ele é então almejado por radiação de vários ângulos, e a direção e a intensidade dos raios podem ser ajustadas. A tecnologia foi desenvolvida para distribuir os feixes de radiação de acordo com o formato do tumor. Outra variedade é a radioterapia conformacional com feixe de prótons, que, em vez de raios X, usa prótons (partículas subatômicas carregadas positivamente). Enquanto até os raios X direcionados podem danificar os tecidos saudáveis, os prótons submetem os tecidos circundantes a

A radiação era uma poderosa faca invisível, mas era só uma faca. E uma faca, por mais precisa ou penetrante, tem suas limitações na batalha contra o câncer.
Siddhartha Mukherjee
Oncologista indiano-americano
(1970–)

uma dose menor de radiação ao atacar o tumor.

Quimioterapia

No fim de 1942, os farmacologistas estadunidenses Louis Goodman e Alfred Gilman testaram os efeitos medicinais da mostarda nitrogenada. Esse agente de guerra química foi usado para fazer gás mostarda, que deixou milhares de vítimas na Primeira Guerra Mundial. É um composto citotóxico, ou seja, prejudicial às células. Goodman e Gilman sabiam que a substância matava os linfócitos (um tipo de glóbulo branco) e a administraram por injeção intravenosa a pacientes com câncer de sangue em estado terminal que não responderam à radioterapia. O tratamento eliminou temporariamente os linfócitos cancerosos e, embora tenham retornado mais tarde, a terapia representou um grande avanço no tratamento do câncer. Desenvolvida por tentativa e erro, nasce a quimioterapia.

Nos anos 1940, sabendo que o ácido fólico podia ter efeitos positivos em alguns portadores de anemia, o patologista estadunidense Sidney Farber tentou administrá-lo a crianças

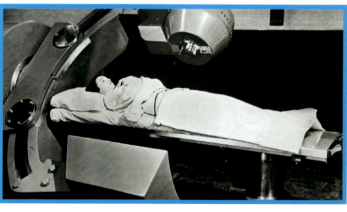

com leucemia. Como os pacientes pioraram, Farber teorizou que, para se dividir com rapidez, as células cancerígenas dependem do ácido fólico – e que, se privadas dele, elas morreriam. Em um dos primeiros exemplos de design de drogas (em vez de uma descoberta acidental), Farber criou dois compostos sintéticos, aminopterina e ametopterina (depois chamada de metotrexato), ambos análogos do ácido fólico.

Um análogo químico tem uma estrutura semelhante a outro, mas difere o suficiente para interferir na função celular. Em 1947, Farber usou a aminopterina para interromper a síntese de DNA em células cancerígenas, impedindo o crescimento e a proliferação do tumor. Esse foi o primeiro passo para encontrar um tratamento para a leucemia infantil. A aminopterina foi abandonada em 1956, mas o metotrexato continua sendo usado na quimioterapia. No início dos anos 1950, a quimioterapia era vista como um método experimental, enquanto a cirurgia e a radioterapia permaneciam no centro, mas isso logo mudaria. A oncologista afro-americana Jane Wright, da Fundação de Pesquisa do Câncer do Harlem Hospital, em Nova York, ajudou a fazer da quimioterapia um importante tratamento contra o câncer. Em 1951, Wright liderou pesquisas demonstrando que a quimioterapia pode destruir tumores sólidos (massas anormais de tecido). Ela tratou pacientes com câncer de mama com metotrexato e testou ajustes de acordo com os sintomas de cada paciente. Para criar uma terapia personalizada, ela e colegas cultivavam tecido tumoral retirado de pacientes e o tratavam com uma variedade de agentes quimioterápicos. A equipe avaliava os resultados e decidia o tratamento mais eficaz para cada paciente.

Câncer metastático

Enquanto a remoção cirúrgica e a radioterapia devem ser direcionadas a áreas específicas do corpo, os agentes quimioterápicos são transportados para as células em muitos locais do corpo. Esse tipo de terapia é recomendado se o câncer se espalhou a partir de um tumor primário. Mas, no início dos anos 1950, não havia tratamento eficaz para o câncer metastático (que se espalha). Apesar do sucesso do metotrexato para tratar a leucemia, sua eficácia contra tumores sólidos não era conhecida.

Em 1956, os pesquisadores estadunidenses Min Li e Roy Hertz fizeram descobertas importantes. Li mostrou que o metotrexato destruía melanomas metastáticos (tumores de pele) e Hertz o usou para curar coriocarcinoma metastático (câncer da placenta). O efeito dessas descobertas foi dramático: antes, o coriocarcinoma era quase sempre fatal e, em 1962, 80% dos casos nos Estados Unidos foram curados.

James Holland, Emil (Tom) Frei e Emil Freireich sabiam que no tratamento da tuberculose vários antibióticos eram usados juntos

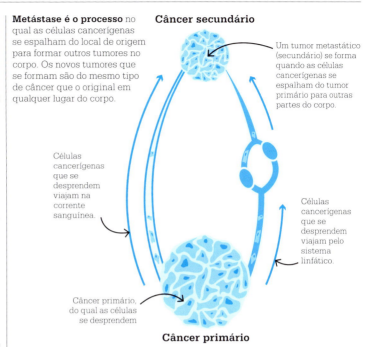

Metástase é o processo no qual as células cancerígenas se espalham do local de origem para formar outros tumores no corpo. Os novos tumores que se formam são do mesmo tipo de câncer que o original em qualquer lugar do corpo.

Câncer secundário

Um tumor metastático (secundário) se forma quando as células cancerígenas se espalham do tumor primário para outras partes do corpo.

Células cancerígenas que se desprendem viajam na corrente sanguínea.

Células cancerígenas que se desprendem viajam pelo sistema linfático.

Câncer primário, do qual as células se desprendem

Câncer primário

Meus planos para o futuro são continuar buscando a cura do câncer.
Jane Wright
Discurso de aceitação do Prêmio de Mérito, 1952

para a bactéria não desenvolver resistência. Em 1965, eles teorizaram que as células cancerígenas também poderiam sofrer mutação para se tornarem resistentes a um único agente e que seria possível reduzir as chances de resistência usando mais de um agente. Usando um coquetel de até quatro medicamentos, incluindo o metotrexato, eles trataram casos de leucemia linfocítica aguda e linfoma de Hodgkin, antes considerados incuráveis. A técnica ficou conhecida como quimioterapia combinada, e hoje é a norma.

Vacinação

Em 1976, o virologista alemão Harald zur Hausen propôs que vírus tinham um papel no câncer cervical e, em uma década, a infecção viral por papilovírus humano (HPV) foi identificada como responsável pela indução do câncer cervical. No fim dos anos 1980, o imunologista australiano Ian Frazer e o virologista chinês Jian Zhou começaram a pesquisar uma vacina. Após 25 anos, eles desenvolveram a vacina contra o HPV, disponibilizada em 2006 e hoje amplamente utilizada para proteger contra o câncer

> Foram desenvolvidas terapias direcionadas que substituem a intervenção sutil pela força bruta, com o objetivo de desativar ou bloquear processos que permitem que as células cancerígenas cresçam, se dividam e se espalhem.
> **Nigel Hawkes**
> Jornalista de saúde britânico, 2015

cervical e anal e alguns tipos de câncer de boca e garganta.

No início do século XXI, a combinação de radioterapia, cirurgia, quimioterapia e vacinação alcançou grande aumento nas taxas de sobrevivência para muitos tipos de câncer, em especial nos países desenvolvidos e principalmente para os cânceres de mama, pulmão, intestino e próstata. Nos Estados Unidos, as taxas de mortalidade por câncer de mama caíram 39% entre 1989 e 2015. As taxas de sobrevivência cinco anos após o tratamento passaram para cerca de 90% nos Estados Unidos e 85% na Europa Ocidental.

Mas o sucesso depende do tipo de câncer. Para o câncer de pâncreas, fígado e vários tipos de câncer de pulmão, as taxas de sobrevivência permanecem muito baixas: em 2015, as taxas de sobrevivência de cinco anos para o câncer de pâncreas ainda ficavam abaixo de 15%. O tratamento costuma envolver cirurgia, radioterapia diária e quimioterapia combinada regular durante meses.

Imunologia

A imunoterapia do câncer (imuno-oncologia) ecoa vagamente a terapia radical criada por William Coley no fim do século XIX, quando ele injetou bactérias em pacientes com câncer. A imunoterapia moderna se concentra em "educar" e fortalecer o sistema imunológico para que ele reconheça e ataque as células cancerígenas. Células assassinas naturais (um tipo de glóbulo branco) são treinadas para identificar e atacar as células infectadas.

Em 1975, dois bioquímicos – César Milstein (AR) e Georges Köhler

Jane Wright

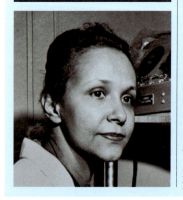

Nascida em 1919 em Connecticut (EUA), Jane Wright seguiu seu pai na medicina e se formou na New York Medical College em 1945. Ela trabalhou no Harlem Hospital pesquisando a quimioterapia.

Defensora de ensaios clínicos sistemáticos e pioneira no tratamento personalizado da quimioterapia, aos 33 anos Wright liderou a Fundação de Pesquisa do Câncer de seu pai no Harlem Hospital. Ela cofundou a Sociedade Americana de Oncologia Clínica em 1964 e atuou na comissão criada pelo presidente Lyndon B. Johnson para ajudar a definir políticas públicas sobre câncer, doenças cardíacas e derrames. Wright foi uma pesquisadora e cirurgiã pioneira, liderou delegações internacionais de oncologistas na Europa, Ásia e África, e tratou pacientes com câncer em Gana e no Quênia. Ela morreu em 2013.

Principais obras

1957 "Investigação da relação entre resposta clínica e tecidual a agentes quimioterápicos no câncer humano"
1984 "Quimioterapia do câncer: passado, presente e futuro"

VACINAS, SOROS E ANTIBIÓTICOS

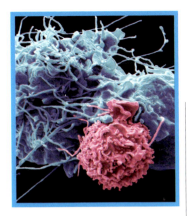

Células assassinas naturais são linfócitos que reconhecem as células do corpo infectadas e atacam, mas não possuem imunidade específica. Esta imagem mostra uma célula assassina natural (rosa) atacando uma célula cancerígena.

(AL) – lançaram as bases para o uso de anticorpos para destruir células cancerígenas. Os anticorpos são moléculas de proteína produzidas pelas células B, um tipo de linfócito. Eles se ligam a moléculas (antígenos) na superfície das células-alvo, como bactérias, e sinalizam ao sistema imunológico para destruí-las. Milstein e Köhler encontraram uma maneira de fazer as células B produzirem um número ilimitado de um tipo específico de anticorpo (anticorpos monoclonais). Depois, eles desenvolveram esses anticorpos para direcionar-se às células cancerígenas, uma técnica usada hoje no diagnóstico e tratamento de alguns tipos de câncer.

Os cientistas continuam buscando técnicas de imunoterapia de alcance mais amplo. Muitas pesquisas se concentram nas células T, outro tipo de linfócito. O papel das células T assassinas é percorrer o corpo para encontrar e destruir células defeituosas. Quando uma pessoa entra em contato com uma infecção, seu corpo produz células T para combater essa doença específica. Depois que as células T realizam sua missão de busca e destruição, o corpo mantém algumas delas em reserva, caso a mesma infecção volte a ocorrer. Mas, embora as células T sejam eficazes no combate a infecções, elas nem sempre identificam as células cancerígenas como "inimigas".

Nos anos 1980, o imunologista estadunidense James P. Allison e seu colega japonês Tasuku Honjo descobriram o mecanismo químico que as células T usam para reconhecer células de infecção "hostis" e viram seu potencial para identificar células cancerígenas. Allison buscou maneiras de "rearmar" as células T para destruir células cancerígenas. Em 2002, eles usaram células CAR-T (receptoras de antígeno quimérico) para destruir células de câncer de próstata em laboratório. Após testes clínicos bem-sucedidos, as células CAR-T foram usadas para combater alguns tipos leucemia e linfoma. Nessa terapia, as células T são retiradas da corrente sanguínea do paciente e seus receptores são modificados para poderem reconhecer uma proteína específica das células cancerígenas. Em seguida, as células CAR-T são devolvidas à corrente sanguínea do paciente. Procedimentos semelhantes estão sendo pesquisados para tumores sólidos. Ainda em um estágio relativamente inicial de desenvolvimento, essa importante inovação representa o potencial de um novo tipo de terapia contra o câncer. ∎

A terapia com células CAR-T é um tratamento complexo e especializado no qual as células T (células imunes) de um paciente são extraídas do corpo e geneticamente alteradas. Uma vez transformadas em células CAR-T, elas são capazes de encontrar e combater ativamente as células cancerígenas do corpo.

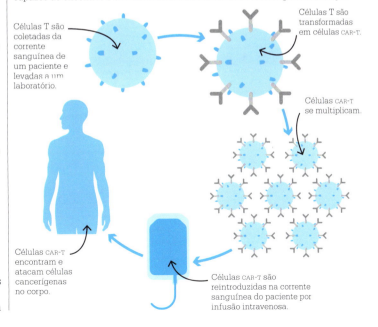

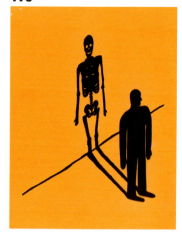

A SOMBRA MAIS ESCURA DOS OSSOS
RAIO-X

EM CONTEXTO

ANTES
1800 O astrônomo britânico nascido na Alemanha, William Herschel, descobre a luz infravermelha a partir de sua energia térmica.

1801 Na Alemanha, o físico Johann Wilhelm Ritter detecta a luz ultravioleta explorando a extremidade violeta do espectro.

DEPOIS
1905 A pioneira americana dos raios X, Elizabeth Fleischman, morre de câncer devido à superexposição à radiação.

1971 Radiologistas de um hospital de Londres fazem a primeira tomografia computadorizada (CT).

1984 Os Estados Unidos aprovam o uso de um aparelho de ressonância magnética (MRI) de corpo inteiro.

2018 Cientistas da Nova Zelândia fazem o primeiro raio-X 3D colorido de um humano.

Em dezembro de 1895, Wilhelm Röntgen publicou um artigo anunciando a descoberta de "um novo tipo de raio". Ele produziu as primeiras imagens de raio-X, incluindo a mão da esposa. Os médicos logo viram o potencial do raio-X para o diagnóstico clínico e, em 1901, Röntgen ganhou o primeiro Prêmio Nobel de Física.

Os raios X são uma forma de radiação eletromagnética invisível. Ao passar através do corpo, diferentes tipos de tecido absorvem a energia da radiação em taxas variadas. Um dispositivo posicionado no lado oposto do corpo detecta as diferenças e as transforma em imagem fotográfica. O raio-X é usado para diagnosticar condições como fraturas ósseas, problemas dentários, escoliose e tumores ósseos.

Riscos iniciais
Os perigos da radiação não eram totalmente conhecidos no início. Vários pesquisadores e médicos sofreram queimaduras e queda de cabelo, e pelo menos um morreu.

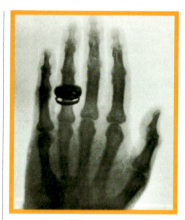

O raio-X que Röntgen fez da mão (com a aliança de casamento) de sua esposa a levou a dizer que viu a própria morte. Cerca de 3,6 bilhões de exames de raio-X são realizados anualmente.

Hoje os pacientes são minimamente expostos a baixos níveis de radiação e os exames são praticamente livres de risco. Em meados dos anos 1970, foi criada a tomografia computadorizada (CT), que fornece imagens em 3D girando a fonte de raios X e o detector ao redor do corpo à medida que ele passa pelo aparelho. ∎

Ver também: O estetoscópio 103 ▪ Histologia 122-123 ▪ Ultrassom 244 ▪ Cirurgia ortopédica 260-265 ▪ Ressonância magnética e imagiologia médica 278-281

VACINAS, SOROS E ANTIBIÓTICOS **177**

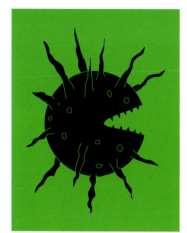

OS VÍRUS SÃO PREDADORES ALFA
VIROLOGIA

EM CONTEXTO

ANTES
1880–1885 Robert Koch esboça quatro critérios para estabelecer a ligação entre um germe e uma doença.

DEPOIS
1901 Walter Reed, médico do exército estadunidense, descobre o vírus da febre amarela no sangue de um colega; o vírus é isolado em 1927.

1980 A OMS declara que a varíola, causada pelo vírus *Variola*, foi erradicada.

2019 O SARS-CoV-2, o vírus causador da covid-19, surge em Wuhan, China, desencadeando uma pandemia global.

2020 O cientista britânico Michael Houghton e os pesquisadores estadunidenses Harvey Alter e Charles Rice recebem o Prêmio Nobel de Fisiologia ou Medicina pela descoberta do vírus da hepatite C.

Dos trilhões de vírus existentes, sabe-se que cerca de 220 causam doenças em humanos. Os vírus são até mil vezes menores que as bactérias e consistem em DNA ou RNA contidos em um envoltório de proteína. Os vírus são inertes até infectarem outros organismos e só se replicam quando assumem o controle das células do hospedeiro.

Isolado da seiva do tabaco
O microbiologista holandês Martinus Beijerinck cunhou o termo "vírus" em seu estudo de 1898 sobre o mosaico do tabaco. Seis anos antes, o botânico russo Dmitri Ivanovsky, que também estudou a doença, filtrou a seiva de folhas de tabaco infectadas para isolar o parasita, mas a seiva filtrada continuou infecciosa. Ele concluiu que a seiva devia conter bactérias menores que qualquer toxina bacteriana conhecida ou uma toxina solúvel.

Em 1897, Beijerinck incluiu um segundo filtro de gelatina. A seiva filtrada continuou infectada, mas não pôde ser cultivada; a infecção se espalhava apenas quando injetada nas folhas. Ele concluiu que não se tratava de um micróbio, mas de um novo patógeno líquido, que chamou de "vírus" – latim para "fluido venenoso".

Os vírus logo foram associados a doenças humanas; o primeiro foi o vírus da febre amarela, descoberto em 1901. Em 1929, nos Estados Unidos, o cientista Francis Holmes mostrou que os vírus eram partículas distintas e, em 1935, o virologista Wendell Stanley cristalizou o vírus do mosaico do tabaco usando folhas infectadas. ■

A verdadeira natureza dos vírus era um mistério completo.
Wendell Meredith Stanley
Discurso de aceitação do Prêmio Nobel, 1946

Ver também: Vacinação 94-101 ▪ Teoria dos germes 138-145 ▪ Bacteriófagos e terapia fágica 204-205 ▪ HIV e doenças autoimunes 294-297 ▪ Pandemias 306-313

OS SONHOS
SÃO A ESTRADA PARA O
INCONSCIENTE

PSICANÁLISE

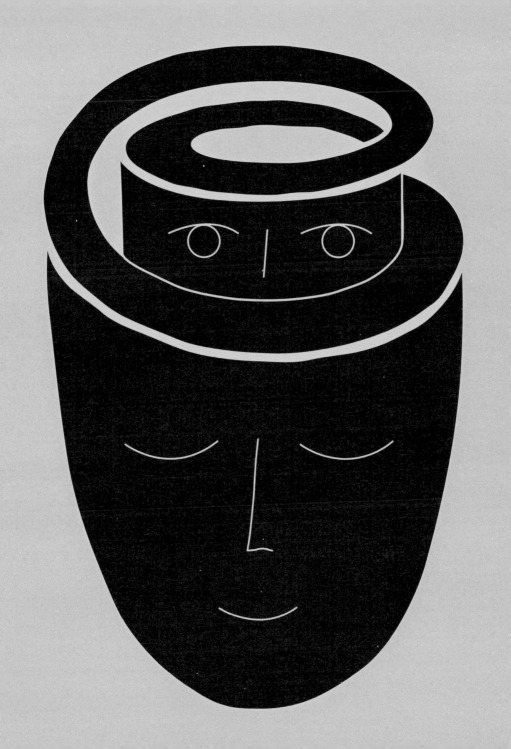

PSICANÁLISE

EM CONTEXTO

ANTES

c. 1012 O médico islâmico Avicena menciona o inconsciente em *O cânone da medicina* e reconhece que os sentimentos podem desencadear efeitos físicos.

1758 O médico britânico William Battie publica seu *Tratado sobre a loucura*, defendendo um tratamento digno para pessoas com transtornos mentais.

1817 Em seu *Enciclopédia das ciências filosóficas*, o filósofo alemão Georg Wilhelm Friedrich Hegel descreve o inconsciente como um "abismo noturnal".

DEPOIS

1939 O psicanalista austríaco Heinz Hartmann, que foi analisado por Freud, publica *Psicologia do ego e o problema de adaptação*. Suas ideias se espalharam pelos Estados Unidos, dominando a psicanálise por três décadas.

1942–1944 As psicanalistas Melanie Klein e Anna Freud discordam de teorias do desenvolvimento infantil em uma série de encontros da Sociedade Britânica de Psicanálise em Londres.

1971 Em *Análise do self*, o psicanalista austríaco-estadunidense Heinz Kohut refuta as ideias freudianas do papel do impulso sexual e afirma que a empatia é crucial no desenvolvimento humano: visão que embasa a psicanálise moderna.

A psicologia (do grego *psychologia* para "estudo da alma") tinha acabado de nascer nos anos 1870, quando o neurologista austríaco Sigmund Freud estudava medicina em Viena. Poucos médicos europeus, como Wilhelm Wundt na Alemanha, se dedicavam à nova área, estudando os sentidos e os nervos para descobrir como o cérebro processa informações. Mas Freud queria explorar as causas não físicas dos transtornos mentais, um campo que chamou de psicanálise.

O neurologista francês Jean-Martin Charcot, que usava a hipnose para tratar um distúrbio conhecido na época como histeria, foi uma primeira influência importante. Em 1885, Freud passou dezenove semanas em Paris trabalhando com Charcot, que o apresentou à ideia de que a origem dos transtornos mentais estava na mente (o domínio dos pensamentos e da consciência); e não no cérebro.

O caso de Anna O.

De volta a Viena, Freud iniciou uma parceria com o médico austríaco Josef Breuer, que se tornou seu mentor. Ele ficou fascinado com o caso de Anna O., pseudônimo de Bertha Pappenheim. Ela sofria de histeria, com sintomas como paralisia, convulsões e alucinações que os médicos não conseguiam explicar. Depois de uma série de sessões com Breuer nas quais ela expressava livremente qualquer pensamento que lhe vinha à mente, ela começou a melhorar. Breuer chamou a técnica de "cura pela fala".

Descobriu-se que os sintomas de Anna O. surgiram durante a longa doença terminal de seu pai. A ansiedade, entre outros sintomas, provocou uma aversão a líquidos; talvez o resultado de uma memória de infância reprimida de um cão bebendo em seu copo. Suas conversas com Breuer trouxeram à tona emoções e lembranças dolorosas até então ocultas, e expressá-las a curou.

Freud escreveu sobre Anna O. em seu livro de 1895 *Estudos sobre a histeria* e propôs que os conflitos reprimidos se manifestam fisicamente. Com isso, sugeriu que a mente humana tem três níveis: o

Jean Martin Charcot ensina hipnose no Hospital Salpêtrière, Paris, enquanto um assistente segura uma paciente histérica nesta reprodução de uma pintura de 1887 de André Brouillet.

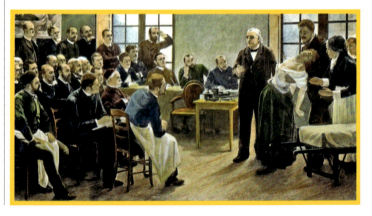

VACINAS, SOROS E ANTIBIÓTICOS 181

Ver também: Medicina islâmica 44-49 ▪ Cuidados de saúde mental humanizados 92-93 ▪ O sistema nervoso 190-195 ▪ Lítio e transtorno bipolar 240 ▪ Clorpromazina e antipsicóticos 241 ▪ Terapia cognitivo-comportamental 242-243

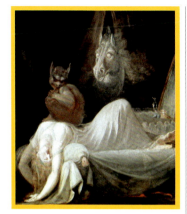

O pesadelo, do artista suíço Henry Fuseli (*c.* 1790), retrata a ansiedade sufocante de um sonho aterrorizante. Diz-se que Freud tinha uma reprodução da obra em sua sala de espera em Viena.

Experiências **dolorosas demais** para a **mente consciente** suportar são **reprimidas** na mente **inconsciente**.

Como a mente **não resolveu** as experiências, elas causam **tensão psíquica**: um conflito entre o **consciente** e o **inconsciente**.

O **conflito** se manifesta na forma de **transtornos mentais**, como **ansiedade**, **depressão** ou **neuroses**.

Para **tratar** essas questões, os **problemas não resolvidos** devem ser **expostos**.

A psicanálise **sonda o inconsciente**, revelando e libertando **experiências reprimidas** e encorajando a mente **consciente** do paciente a **resolvê-las**.

consciente, o pré-consciente e o inconsciente. A analogia de um iceberg costuma ser usada para descrever esses níveis. A ponta do iceberg, visível acima da superfície da água, representa a mente consciente: os pensamentos e sentimentos que o paciente conhece e compreende. Logo abaixo da mente consciente está a mente pré-consciente, que contém lembranças e informações acessadas com facilidade. No nível mais profundo do iceberg, e ocupando a maior área, está a mente inconsciente. Para Freud, essa área é uma câmara lacrada de emoções reprimidas, desejos primais, impulsos violentos e medos.

Mergulhando nos sonhos

Em 1896, após a morte de seu pai, Freud teve uma série de sonhos perturbadores, que anotou e estudou para analisar a si mesmo. Em um sonho, ele recebia a conta do hospital de uma pessoa que esteve na casa da família antes de seu nascimento. No sonho, o fantasma de seu pai admitia ter se embebedado e sido detido. Freud acreditava que o sonho indicava algo que sua mente inconsciente não permitia que ele visse no passado de seu pai, como abuso sexual ou outros vícios ocultos. O relacionamento com o pai tinha sido difícil. Freud contou a um amigo, o médico alemão Wilhelm Fliess, que sua autoanálise e seus sonhos revelaram ciúmes de seu pai e amor por sua mãe: que ele descreveu como um complexo de Édipo, do mito grego de Édipo, rei de Tebas, que matou o pai e, sem saber, casou-se com a própria mãe.

Em seu livro seminal de 1899, *A interpretação dos sonhos*, Freud delineou sua teoria de que emoções ou impulsos reprimidos (muitas vezes de natureza sexual) são expressos ou encenados em sonhos e pesadelos em uma forma de realização do desejo. Segundo ele, os sonhos dão vazão a emoções intensas e dolorosas demais para a »

PSICANÁLISE

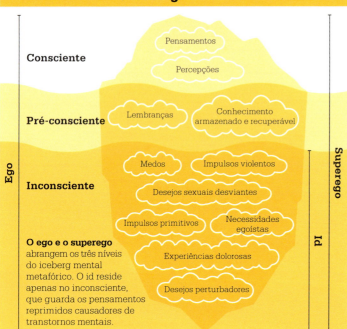

Visão de Freud sobre a mente humana: o iceberg mental

- Consciente: Pensamentos, Percepções
- Pré-consciente: Lembranças, Conhecimento armazenado e recuperável
- Inconsciente: Medos, Impulsos violentos, Desejos sexuais desviantes, Impulsos primitivos, Necessidades egoístas, Experiências dolorosas, Desejos perturbadores

O ego e o superego abrangem os três níveis do iceberg mental metafórico. O id reside apenas no inconsciente, que guarda os pensamentos reprimidos causadores de transtornos mentais.

O id é totalmente não moral; o ego se esforça para ser moral; e o superego é hipermoral e tem um certo grau de crueldade.
Sigmund Freud
"O ego e o id", 1923

mente consciente tolerar. Ele se convenceu de que eventos traumáticos na infância levam a transtornos mentais em adultos, porque essas memórias são invariavelmente reprimidas.

Como os pacientes não conseguiam explicar ou entender sentimentos ou comportamentos causados por fatores fora de sua consciência, o tratamento era sondar o inconsciente, e os sonhos eram um caminho para acessar essa área desconhecida.

Id, ego e superego
Nos anos 1920, Freud já havia estendido o modelo da mente inconsciente, consciente e pré-consciente para abranger as partes essenciais da personalidade humana – o id, o ego e o superego –, desenvolvidas em momentos diferentes da infância. Na metáfora do iceberg, o id – o componente mais primitivo e instintivo – está submerso no inconsciente e consiste em traços herdados, medos profundos e impulsos agressivos e sexuais. O id governa muito do que se passa na mente. A mente consciente é alheia a isso, embora palavras ou comportamentos involuntários (os "atos falhos freudianos") possam revelar seus impulsos ocultos.

O ego, de acordo com Freud, é o self percebendo o mundo externo e interagindo com ele enquanto intermedia conflitos no mundo interno da mente. Desenvolve-se durante a infância e abrange o consciente, o pré-consciente e o inconsciente. Na primeira infância, conforme o ego se desenvolve, o superego, que também abrange os três níveis, se evidencia, controlando os impulsos e impondo padrões morais.

Freud propôs que um elemento está sempre em desacordo com os outros dois, o que causa um conflito interno. Quando os objetivos do id e do superego entram em conflito, o ego intervém acionando mecanismos de defesa, como negação e repressão.

Instintos e fixações
Freud agrupou todos os instintos humanos em dois grupos opostos: Eros, o instinto de vida para a sobrevivência pessoal e da espécie, e Tânatos, o instinto de morte. Os instintos de Eros incluem sexo, sede e fome, enquanto Tânatos é destrutivo. Como o instinto de Eros visa à sobrevivência, ele frustra o desejo de Tânatos de se autodestruir. Por isso, Tânatos muitas vezes é expresso como agressão ou crueldade.

Tânatos também se opõe à libido, a energia psicossexual que alimenta Eros. Freud acreditava que os impulsos sexuais são cruciais no desenvolvimento das crianças.

VACINAS, SOROS E ANTIBIÓTICOS 183

O que aprendemos com a psicanálise sobre a criança e o adulto mostra que a maioria dos sofrimentos da vida são repetições dos anteriores.
Melanie Klein
Amor, culpa e reparação, 1921–1945

Identificou cinco estágios cruciais na primeira infância, quando a sexualidade se desenvolve (oral, anal, fálica, latente e genital) e os bebês se fixam em uma parte do corpo da mãe e depois em outras partes do próprio corpo. Segundo Freud, as crianças que não conseguem concluir um desses estágios se fixam nele quando adultas, levando a uma série de comportamentos destrutivos.

Para investigar o problema dos pacientes, Freud usava ferramentas como as manchas de tinta de Rorschach (analisando o que o paciente via nas manchas) e associação livre de palavras, bem como análise de sonhos. O paciente ficava deitado em um divã, enquanto Freud, sentado atrás dele, tomava notas.

Modificado, mas ainda poderoso

Freud foi uma figura dominante no campo da psiquiatria e é aclamado como o pai da psicanálise. Ele também teve seus detratores e hoje muitas de suas teorias são consideradas antiquadas. Críticos argumentam que suas ideias não têm base científica, que a psicanálise é demorada e cara demais e que a natureza das sessões pode criar um desequilíbrio de poder pouco saudável entre terapeuta e paciente. O próprio Freud notou problemas nesse relacionamento: o paciente pode projetar os sentimentos que tem em relação aos pais no terapeuta, em um fenômeno denominado "transferência".

As teorias de Freud foram modificadas, e hoje a psicanálise abrange mais de vinte escolas diferentes de pensamento, em grande parte ensinadas em instituições distintas de outras disciplinas médicas. Muitos criticam a psicanálise por basear suas teorias na experiência clínica, não em evidências científicas replicáveis. Uma tentativa de resolver esse problema é a neuropsicanálise, um novo campo que combina imagens cerebrais com a psicanálise, mas alguns psiquiatras ainda não estão convencidos.

Embora a prática tenha diminuído, o estudo da psicanálise ainda atrai muitos psicólogos clínicos, e o grande legado de Freud foi a ênfase na importância do histórico dos pacientes e de ouvir o que eles dizem. ■

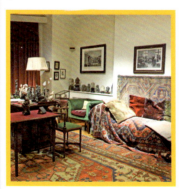

O Freud Museum, em Londres, fica na última casa em que Freud morou. Ali é possível visitar a sala onde ele tratava seus pacientes e seu divã psicanalítico original.

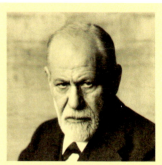

Sigmund Freud

Nascido em 1856 de pais judeus em Freiberg, Morávia, Sigismund (depois Sigmund) Freud cresceu em Leipzig e Viena. Depois de estudar medicina na Universidade de Viena, foi morar em Paris. De volta a Viena, trabalhou com Josef Breuer no tratamento da histeria e montou um consultório para tratar pacientes com distúrbios nervosos. Em 1886, casou-se com Martha Bernays e com ela teve seis filhos.

Em 1897, Freud iniciou uma intensa autoanálise, base de seu livro sobre sonhos. Foi nomeado professor de neuropatologia da Universidade de Viena em 1902 e fundou a Associação Psicanalítica Internacional em 1910. Em 1938, Freud, sua esposa e outros membros da família fugiram da Áustria (recém-anexada pela Alemanha nazista) e se estabeleceram em Londres. Sofrendo de câncer terminal, Freud morreu em 1939.

Principais obras

1899–1900 *A interpretação dos sonhos*
1904 *Psicopatologia da vida cotidiana*
1923 "O ego e o id"

DEVE SER UM MENSAGEIRO QUÍMICO

HORMÔNIOS E ENDOCRINOLOGIA

EM CONTEXTO

ANTES
1865 Claude Bernard mostra que o corpo pode construir e decompor substâncias químicas complexas.

1894 O fisiologista britânico Edward Sharpey-Schafer demonstra a existência da adrenalina e cunha o termo "endócrino".

DEPOIS
1920 O hormônio do crescimento humano é identificado pelos cientistas estadunidenses Herbert McLean Evans e Joseph Long.

1923 Frederick Banting e John Macleod recebem o Prêmio Nobel de Fisiologia ou Medicina pela descoberta da insulina.

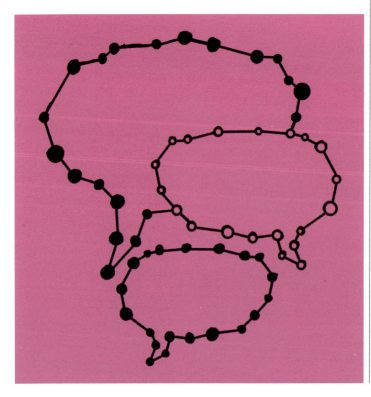

A endocrinologia é o ramo da medicina que lida com os hormônios: os mensageiros químicos do corpo. Os hormônios são produzidos por células especializadas das glândulas endócrinas: hipotálamo, testículos e ovários, e as glândulas tireoide, paratireoide, hipófise, adrenal e pineal. Viajando pelo corpo, em geral pela corrente sanguínea, os hormônios de uma glândula endócrina podem estimular outra glândula a ajustar os níveis de hormônios produzidos ou levar instruções a órgãos e tecidos. Assim, os hormônios regulam quase todos os órgãos, processos e funções do corpo, como o crescimento muscular e ósseo, a fertilidade, o apetite, o metabolismo e a frequência cardíaca.

Até 1902, acreditava-se que os órgãos só se comunicavam entre si

VACINAS, SOROS E ANTIBIÓTICOS 185

Ver também: Fisiologia 152-153 ▪ O sistema nervoso 190-195 ▪ Diabetes e seu tratamento 210-213 ▪ Esteroides e cortisona 236-239 ▪ Contracepção hormonal 258

O **sistema endócrino** é composto de **glândulas que secretam hormônios** que regulam uma variedade de funções corporais.

⬇

Hormônios são **secretados em resposta** a fatores como **concentração de certas substâncias** no sangue, **outros hormônios** e sinais do **sistema nervoso**.

⬇

A maioria dos hormônios **viaja pela corrente sanguínea** até as **células-alvo** e ativam essas células para **responder da maneira desejada**.

⬇

Ciclos de feedback **monitoram o nível de hormônios** no sangue e **aumentam ou diminuem a secreção** desses hormônios.

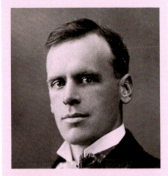

Ernest Starling

Nascido em 1866 em Londres, Reino Unido, Starling estudou medicina na Guy's Hospital Medical School e tornou-se um demonstrador de fisiologia em 1887. Em 1890, começou a trabalhar com o colega fisiologista William Bayliss na University College London. Eles formavam uma boa dupla: Starling era visionário e impaciente, enquanto Bayliss era cauteloso e metódico. Bayliss casou-se com a irmã de Starling, Gertrude, em 1893. Além de seu trabalho com Bayliss estudando a função do sistema endócrino, Starling fez importantes contribuições para a compreensão do mecanismo que regula a função cardíaca.

Foi eleito membro da Royal Society em 1899. Também atuou na Royal Commission de 1910 para melhorar o ensino de medicina. Morreu em 1927 em um cruzeiro pelo Caribe e foi enterrado em Kingston, Jamaica.

Principais obras

1902 "O mecanismo da secreção pancreática"
1905 "Sobre a correlação química das funções do corpo"

---

por sinais elétricos conduzidos pelos nervos. Naquele ano, o fisiologista britânico Ernest Starling e seu cunhado William Bayliss, da University College London, fizeram um experimento provando que os órgãos também se comunicam por meio de mensageiros químicos. Essa descoberta marcou o início da endocrinologia.

Primeiros indícios

No século XIX, experimentos pioneiros sugeriram a existência dos hormônios. Os estudos de Claude Bernard sobre a função hepática em 1848 estabeleceram o conceito de "secreção interna", ou a capacidade de um órgão de produzir uma substância e liberá-la diretamente na corrente sanguínea.

Em 1849, intrigado com as mudanças comportamentais e físicas induzidas pela castração, o fisiologista alemão Arnold Berthold removeu os testículos de quatro pintinhos machos e notou que eles não desenvolveram características sexuais masculinas, como cristas e papadas, ou interesse por galinhas. Ele transplantou testículos de um galo para o abdômen de dois galos castrados e constatou que eles desenvolveram características masculinas normalmente.

Na época acreditava-se que o desenvolvimento sexual era controlado pelo sistema nervoso, mas Berthold dissecou as aves e viu que os testículos transplantados haviam criado um novo suprimento de sangue, mas nenhuma conexão »

HORMÔNIOS E ENDOCRINOLOGIA

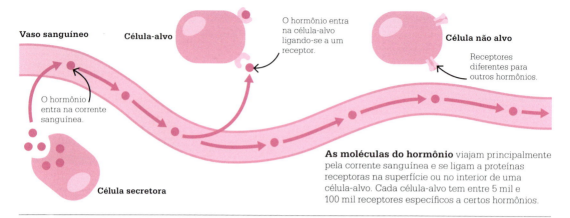

Vaso sanguíneo — **Célula-alvo** — O hormônio entra na célula-alvo ligando-se a um receptor. — **Célula não alvo** — Receptores diferentes para outros hormônios.

O hormônio entra na corrente sanguínea.

Célula secretora

As moléculas do hormônio viajam principalmente pela corrente sanguínea e se ligam a proteínas receptoras na superfície ou no interior de uma célula-alvo. Cada célula-alvo tem entre 5 mil e 100 mil receptores específicos a certos hormônios.

---

nervosa, sugerindo que o desenvolvimento sexual era desencadeado por algo que percorria a corrente sanguínea. Apesar da pesquisa de Berthold, ainda se acreditava que os nervos eram o único canal de comunicação no corpo.

Em 1889, o neurologista francês Charles-Édouard Brown-Séquard, então com 72 anos, relatou à Academia de Ciências de Paris que injetara em si mesmo uma mistura de sangue, sêmen e outros fluidos de testículos de cães e cobaias. Ele notou uma melhoria marcante em sua força, resistência e foco, que atribuiu a uma ação no sistema nervoso, e sugeriu o uso de extratos semelhantes para rejuvenescer os homens.

No ano seguinte, Brown-Séquard relatou que Augusta Brown, uma médica estadunidense trabalhando em Paris, injetara em várias mulheres material filtrado de ovários de cobaias, o que parecia reduzir a histeria, distúrbios uterinos e envelhecimento. Essa alegação não pôde ser validada, mas gerou interesse pela ideia de que as secreções produzidas pelos órgãos podem ter funções importantes e aplicações terapêuticas.

Sinais químicos

No fim dos anos 1890, Starling e Bayliss pesquisavam a fisiologia do intestino delgado. Eles foram os primeiros a descrever o peristaltismo (as contrações musculares que impelem o alimento digerido pelo intestino), e queriam saber se o sistema nervoso influenciava a digestão.

Starling e Bayliss sabiam que o pâncreas secretava fluidos digestivos depois que o alimento passava do estômago para o intestino. Em 1888, o fisiologista russo Ivan Pavlov postulou que essas secreções pancreáticas eram controladas por sinais nervosos que iam do intestino delgado ao cérebro e de volta ao pâncreas. Em 1902, para testar essas alegações, Starling e Bayliss removeram todos os nervos ligados ao pâncreas de um cão anestesiado. Quando introduziram ácido no intestino delgado, viram que o pâncreas ainda produzia fluidos digestivos, o que sugeria que as secreções não eram controladas por sinais nervosos.

Para provar a hipótese de que algo liberado do intestino na corrente sanguínea levava o pâncreas a secretar fluidos digestivos, Starling e Bayliss injetaram uma solução de material intestinal e ácido em uma veia. Em poucos segundos, detectaram secreções produzidas pelo pâncreas. Com isso, eles provaram que o intestino delgado e o pâncreas se comunicavam por meio de um mensageiro químico.

O primeiro hormônio

Em uma palestra no Royal College of Physicians em 1905, Starling cunhou o termo "hormônio", da palavra grega *ormao* ("excitar ou desencadear"), para descrever a substância encontrada. Ele chamou esse hormônio de "secretina". O experimento de 1902 mostrou que o

---

[...] a descoberta da natureza dessas substâncias [químicas] nos permitirá [...] obter o controle absoluto sobre o funcionamento do corpo humano.
Ernest Starling
Palestra no Royal College of Physicians, 1905

VACINAS, SOROS E ANTIBIÓTICOS 187

intestino delgado libera secretina na corrente sanguínea quando o ácido gástrico do estômago chega ao intestino. A secretina estimula o pâncreas a secretar bicarbonato, que neutraliza o ácido no intestino.

A descoberta da secretina levou à identificação de outros hormônios. A insulina, produzida pelo pâncreas para regular os níveis de açúcar no sangue, foi isolada pelo cientista canadense Frederick Banting e pelo fisiologista escocês John Macleod em 1921. O hormônio sexual estrogênio foi identificado em 1929 pelo bioquímico alemão Adolf Butenandt e em um estudo independente pelo bioquímico estadunidense Edward Doisy, seguido pela progesterona em 1934, e pela testosterona e o estradiol em 1935. Ao todo, os cientistas identificaram mais de cinquenta hormônios humanos até o momento.

Novos tratamentos

Depois de isolar a secretina, Starling e Bayliss descobriram que ela era um estimulante universal: a secretina de uma espécie estimulava o pâncreas de qualquer outra espécie. Isso sugeria a possibilidade de usar hormônios de animais para tratar distúrbios endócrinos até então incuráveis. À medida que mais hormônios foram identificados, as empresas farmacêuticas exploraram a oportunidade.

Apenas dois anos depois de Banting e Macleod isolarem a insulina, a empresa farmacêutica estadunidense Eli Lilly começou a fabricar o Iletin, a primeira insulina disponível comercialmente para tratar o diabetes. Em meados dos anos 1930, estrogênios orais e injetáveis foram disponibilizados para tratar irregularidades menstruais e sintomas da menopausa.

A demanda por terapias hormonais sintetizadas a partir de substâncias animais, caras e disponíveis em quantidades limitadas, superou rapidamente a oferta. Os cientistas começaram a investigar processos bioquímicos para sintetizar hormônios em escala.

Em 1926, o bioquímico britânico Charles Harington realizou a primeira síntese química de um hormônio, a tiroxina (isolada pelo químico estadunidense Edward Kendall em 1914). Esse avanço em direção à produção em massa de hormônios também ajudou a melhorar a eficácia de hormônios como a insulina. As primeiras preparações de insulina, derivadas do pâncreas de cavalos, variavam muito em potência e exigiam várias injeções diárias. Nos anos 1930, a adição de zinco prolongou a ação da insulina para cerca de 24 horas.

Avanços modernos

O progresso na síntese de hormônios permitiu aplicações mais amplas. A pílula anticoncepcional contendo progesterona e estrogênio sintéticos foi criada em 1960 e revolucionou a disponibilidade e comercialização de hormônios sintéticos para uso geral. O uso de estrogênio sintético na terapia de reposição hormonal (TRH) também ganhou popularidade nos anos 1960, ajudando as mulheres a combaterem os sintomas debilitantes da menopausa, como fogachos e osteoporose.

No fim dos anos 1970, avanços na biotecnologia permitiram criar hormônios humanos geneticamente modificados. Técnicas de recombinação genética possibilitaram modificar geneticamente bactérias comuns (geralmente a *Escherichia coli*) para produzir hormônios, como a insulina, em laboratório.

Estudos recentes começaram a questionar a segurança de alguns tratamentos hormonais, registrando evidências de efeitos colaterais que vão de fadiga a câncer. Em 2002, por exemplo, estudos ligando a TRH a maiores riscos de câncer de mama e derrame mostraram que o custo-benefício de alterar os níveis hormonais devem ser bem calculado. Os efeitos adversos de algumas drogas no delicado equilíbrio hormonal do corpo também estão sendo pesquisados. ∎

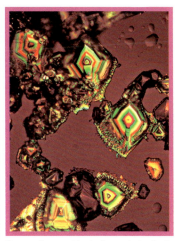

Uma micrografia de luz polarizada do hormônio sexual feminino progesterona. Secretada pelos ovários após a liberação de um óvulo, a progesterona prepara o revestimento do útero para a gravidez.

> Não queremos alarmar as mulheres, mas também não queremos lhes dar falsas garantias.
> **Gillian Reeves**
> Epidemiologista oncológica britânica, sobre os riscos da TRH, 2019

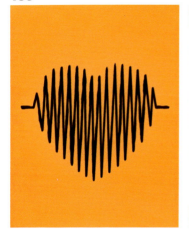

PULSOS ELÉTRICOS NO CORAÇÃO
ELETROCARDIOGRAFIA

EM CONTEXTO

ANTES
Anos 1780 O físico italiano Luigi Galvani estimula respostas elétricas em músculos de animais, chamando-as de "eletricidade animal".

1887 Para medir a atividade elétrica do coração, Augustus D. Waller usa um aparelho baseado no eletrômetro capilar criado por Gabriel Lippmann.

DEPOIS
1909 Usando um eletrocardiógrafo antigo, o médico britânico Thomas Lewis descobre a fibrilação atrial, distúrbio que causa batimentos cardíacos irregulares.

1932 O cardiologista estadunidense Albert Hyman inventa um dispositivo para reiniciar um coração parado e o chama de marca-passo artificial.

1958 Na Suécia, o cirurgião cardíaco Åke Senning implanta o primeiro marca-passo cardíaco, projetado por Rune Elmqvist.

Os médicos da Antiguidade ouviam o corpo em busca de sinais de doenças. O coração tem uma batida reconhecível, que, dois milênios depois, pôde ser ouvida com clareza através do estetoscópio inventado na França por René Laënnec em 1816. Em 1903, o fisiologista holandês Willem Einthoven criou o primeiro eletrocardiógrafo viável, revolucionando o monitoramento cardíaco.

Os eletrocardiógrafos registram o padrão dos batimentos cardíacos, detectando (por meio de eletrodos no corpo) os variados sinais elétricos produzidos pelo coração; um procedimento chamado eletrocardiograma (ECG).

Experimentos com animais realizados pelo físico italiano Carlo Matteucci em 1842 mostraram que uma corrente elétrica acompanha cada batida do coração. Nas décadas seguintes, cientistas buscaram maneiras de registrar a atividade elétrica do coração humano. Einthoven se interessou ao

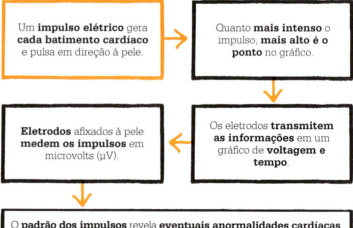

VACINAS, SOROS E ANTIBIÓTICOS

Ver também: Medicina tradicional chinesa 30-35 ▪ Circulação sanguínea 68-73 ▪ O estetoscópio 103 ▪ Transplantes 246-253 ▪ Marca-passo 255

Este eletrocardiógrafo de 1911 precisava de cinco pessoas para funcionar. Em vez de eletrodos, os pacientes mergulhavam os braços e a perna esquerda em uma solução salina, um condutor elétrico.

ver o fisiologista britânico Augustus D. Waller demonstrar um dispositivo que detectava os impulsos elétricos do coração fazendo mercúrio se mover no interior de um minúsculo tubo de vidro.

Aperfeiçoando as máquinas

Em 1903, Einthoven criou um galvanômetro de bobina, mais sensível. Quando a corrente elétrica do coração passava por um fio fino entre dois eletroímãs, o fio se movia e a sombra lançada por seus movimentos era registrada em um papel fotográfico em movimento. O modelo de Einthoven produzia leituras mais precisas do que o de Waller e reduziu os eletrodos de cinco para três, tirando leituras de ambos os braços e da perna esquerda (o triângulo de Einthoven).

Os primeiros eletrocardiógrafos eram grandes e desajeitados, mas os

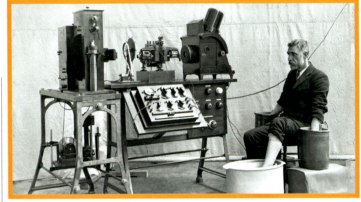

aparelhos foram aperfeiçoados e reduzidos. Hoje, dispositivos portáteis podem ser usados para monitorar digitalmente o coração de um paciente durante dias ou semanas. O número de eletrodos usados em um ECG padrão aumentou para dez (seis no peito e um em cada membro), fazendo doze medições ("derivações") da atividade cardíaca a partir de diferentes combinações de eletrodos.

Desde a criação da primeira máquina por Einthoven, o ECG nunca deixou de ser usado. Muitos novos tratamentos foram criados: como betabloqueadores (medicamentos para diminuir a frequência cardíaca), marca-passos (dispositivos para regular as contrações do coração), transplantes cardíacos e cirurgias de bypass e substituição de válvulas, mas o ECG continua crucial para o diagnóstico precoce de doenças cardíacas, a principal causa de morte no mundo. ∎

Willem Einthoven

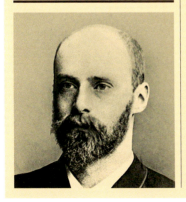

Nascido em 1860, Willem Einthoven passou seus primeiros anos na ilha de Java, nas Índias Orientais Holandesas (atual Indonésia). Quando ele tinha 6 anos, seu pai morreu e, em 1870, a família mudou-se para Utrecht, Holanda.

Einthoven formou-se em medicina em Utrecht e, em 1886, tornou-se professor de fisiologia da Universidade de Leiden. Estudou ilusões de ótica e a resposta elétrica dos olhos à luz, e se interessou por inventar uma máquina que monitorasse a atividade elétrica do coração. Depois de criar seu eletrocardiógrafo, descreveu como vários distúrbios cardíacos aparecem em um ECG, correspondendo-se regularmente com o médico britânico Thomas Lewis, que trabalhou na aplicação clínica do dispositivo. Em 1924, Einthoven recebeu o Prêmio Nobel de Fisiologia ou Medicina. Ele morreu três anos depois, em 1927.

Principais obras

1906 "O telecardiograma"
1912 "As diferentes formas do eletrocardiograma humano e seu significado"

TRILHAS DE CENTELHAS INTERMITENTES E ITINERANTES

O SISTEMA NERVOSO

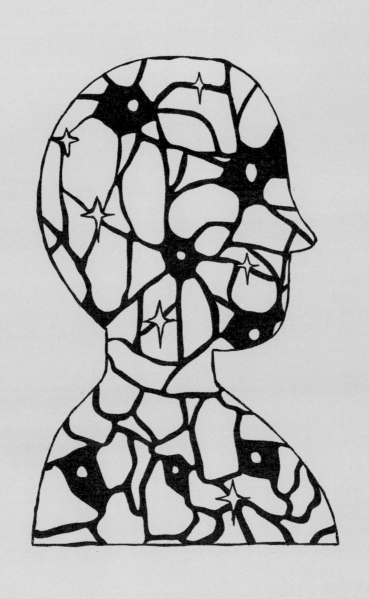

192 O SISTEMA NERVOSO

EM CONTEXTO

ANTES

c. 1600 A.E.C. O papiro de Edwin Smith descreve o impacto de uma lesão na coluna vertebral.

1791 Luigi Galvani mostra que a perna de um sapo responde a estímulos elétricos.

1863 Otto Deiters descreve o axônio e os dendritos de uma célula nervosa.

1872 Jean-Martin Charcot publica sua obra seminal *Palestras sobre as doenças do sistema nervoso*.

DEPOIS

1914 Henry Dale encontra o neurotransmissor responsável pela comunicação química entre as células nervosas.

1967 A levodopa torna-se o primeiro tratamento medicamentoso eficaz para um distúrbio neurodegenerativo (doença de Parkinson).

1993 Um gene associado a uma doença (a doença de Huntington) é mapeado em um cromossomo humano.

Em uma série de palestras na Universidade Yale em 1904, o neurofisiologista britânico Charles Scott Sherrington apresentou a primeira explicação extensa do sistema nervoso humano. Publicada dois anos depois em *A ação integrativa do sistema nervoso*, sua pesquisa resolveu várias questões sobre o funcionamento do sistema nervoso e ajudou no desenvolvimento da cirurgia cerebral e no tratamento de distúrbios neurológicos.

Mensagens aos músculos

Três das ideias de Sherrington foram bastante inovadoras. Ele explicou que os músculos não só *recebem* instruções dos nervos que chegam da medula espinhal (que conduz mensagens do cérebro e para o cérebro), mas também *enviam* informações ao cérebro sobre o posicionamento e o tônus muscular. O corpo precisa dessa informação, que ele chamou de propriocepção, para controlar o movimento e a postura.

Em 1626, o filósofo e cientista francês René Descartes observou a inervação recíproca – o modo como a ativação de um músculo afeta a atividade de outros –, mas os estudos de Sherrington nos anos 1890 esclareceram o processo. A "lei de Sherrington" estabeleceu que, para cada ativação de um músculo, há um relaxamento correspondente do músculo oposto. Por exemplo, quando você dobra o braço na altura do cotovelo, o bíceps é ativado (contraindo o braço) enquanto o tríceps é inibido (relaxando para permitir o movimento).

Em 1897, Sherrington cunhou o termo "sinapse" para o ponto de encontro entre duas células nervosas (neurônios). Mesmo sem poder observar as sinapses (os microscópios ainda não eram muito avançados), ele acreditava que essas junções existiam porque os reflexos (respostas motoras involuntárias) não seriam tão rápidos se envolvessem a simples condução de impulsos ao longo de fibras nervosas contínuas. Ele explicou que um neurônio se comunica por meio de sinais elétricos, que passam por fibras semelhantes a fios (axônios) que se projetam do neurônio e são transmitidos às células vizinhas por mensageiros químicos (neurotransmissores) cruzando uma sinapse.

Observações da antiguidade

Já no antigo Egito, o papiro de Edwin Smith associou lesões cerebrais a

---

O **sistema nervoso** governa as funções **corporais**, **reações**, **pensamentos** e **emoções**.

→

O **neurônio** (célula nervosa) é a **unidade básica do sistema nervoso**.

→

Charles Scott Sherrington demonstra que **os neurônios se comunicam por meio de impulsos elétricos** e **através de uma sinapse por substâncias químicas**, e fazem **parte de uma rede neural integrada**.

Essa abordagem **revoluciona** a **imagiologia cerebral**, as **cirurgias** e os **tratamentos medicamentosos** para doenças neurológicas.

←

A **rede neural integrada** leva a uma **nova abordagem** para a compreensão do sistema nervoso.

←

VACINAS, SOROS E ANTIBIÓTICOS

Ver também: Anatomia 60-63 ▪ Histologia 122-123 ▪ Doença de Alzheimer 196-197 ▪ Eletroencefalografia 224-225 ▪ Ressonância magnética e imagiologia médica 278-281

alterações no funcionamento de outras partes do corpo e descreveu as dobras externas do cérebro e o líquido incolor que o envolve: o líquido cefalorraquidiano, que fornece proteção física e imunológica.

Usando uma mistura de observação e filosofia, os gregos antigos foram os primeiros a tentar uma descrição detalhada do sistema nervoso. Hipócrates lançou o conceito do cérebro como o centro da cognição, pensamento, sensações e emoções no século IV A.E.C. No século III A.E.C., Herófilo teorizou que o cérebro e a medula espinhal atuam em conjunto no que hoje chamamos de sistema nervoso central (SNC). O sistema reúne informações do corpo e do ambiente externo e controla os movimentos, sensações, pensamentos, memória e fala. Ele identificou seis dos nervos cranianos e os nervos periféricos que ligam o cérebro e a medula espinhal aos órgãos, músculos, membros e pele.

Dissecando cérebros de animais no século II E.C., o médico romano Galeno estabeleceu que os nervos que governam as funções motoras e

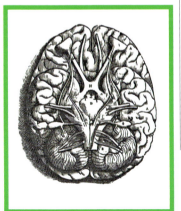

> O cérebro é todo um mundo composto de vários continentes inexplorados e grandes extensões de território desconhecido.
> **Santiago Ramón y Cajal**
> Neurocientista espanhol (1852–1934)

os ligados aos sentidos são controlados por partes diferentes do SNC. Isso sugeria a existência do sistema nervoso autônomo, que conecta o SNC com coração, pulmões, estômago, bexiga e órgãos sexuais, e funciona independentemente da nossa vontade para regular funções involuntárias, como a respiração e os batimentos cardíacos.

Expandindo o conhecimento

Há evidências de tentativas de tratar distúrbios neurológicos na antiguidade. Na Espanha muçulmana por volta de 1000 E.C., al-Zahrawi operou pacientes com hidrocefalia (excesso de líquido cefalorraquidiano no cérebro) e lesões na cabeça e na coluna, mas pouco se avançou no entendimento do sistema neural até a legalização da dissecação humana no século XVI.

Em 1543, o anatomista flamengo Andreas Vesalius publicou *De Humani Corporis Fabrica* (*Sobre a* »

De Humani Corporis Fabrica retratou as diferentes regiões do cérebro e os nervos cranianos, que se originam do telencéfalo e do tronco encefálico.

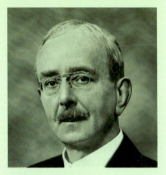

Charles Scott Sherrington

Nascido em Londres, Reino Unido, em 1857, Charles Scott Sherrington estudou medicina na Universidade de Cambridge e se interessou pela neurologia ao assistir a uma palestra sobre a função dos nervos em uma conferência médica em 1881. Passou um ano na Universidade de Berlim, sob a tutela do microbiologista alemão Robert Koch, aprendendo fisiologia e histologia.

Entre 1892 e 1913, Sherrington conduziu sua pesquisa seminal sobre atos reflexos, a inervação dos músculos e a comunicação entre os neurônios enquanto lecionava nas universidades de Londres e Liverpool. Em 1932, lecionando na Universidade de Oxford, dividiu o Prêmio Nobel de Fisiologia ou Medicina com Edgar Adrian por seu trabalho sobre a função dos neurônios. Três de seus alunos em Oxford também ganharam o Prêmio Nobel. Ele se aposentou em 1936 e morreu de insuficiência cardíaca em 1952.

Principais obras

1906 *A ação integrativa do sistema nervoso*
1940 *O homem e sua natureza*

estrutura do corpo humano), que apresentava descrições completas do cérebro humano com base na dissecação de cadáveres. O livro revolucionou o conhecimento anatômico e a prática médica. Suas informações neurológicas foram complementadas pelo médico inglês Thomas Willis, que elucidou o cérebro e os nervos cranianos e espinhais, explicando sua função, no início do século XVII.

Em 1791, o físico e médico italiano Luigi Galvani publicou sua observação de que as pernas de um sapo morto se contorcem em contato com uma centelha. Sua descoberta da bioeletricidade foi a primeira indicação de que os nervos funcionam por impulsos elétricos e que a estimulação elétrica dos nervos produz contração muscular.

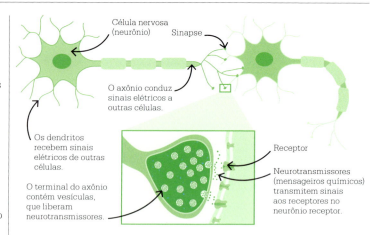

Sinais nervosos percorrem os neurônios na forma de eletricidade, mas passam entre eles – de neurônios para células de músculos e glândulas – através de junções sinápticas em forma química. Distúrbios neurológicos podem ocorrer se essa comunicação for interrompida por infecções virais, uso de drogas, envelhecimento ou fatores genéticos.

Decifrando doenças

O conhecimento da estrutura do cérebro e da função do sistema nervoso deu aos cientistas novos meios de estudar doenças neurológicas e psicológicas. Em 1817, o cirurgião britânico James Parkinson descreveu os sintomas de seis pessoas que sofriam de "paralisia trêmula" (depois chamada de doença de Parkinson). Apesar de acreditar erroneamente que a doença era causada por lesões na medula espinhal cervical, sua abordagem sistemática e analítica foi influente.

A doença de Parkinson foi um dos vários distúrbios estudados entre 1868 e 1891 pelo neurologista clínico francês Jean-Martin Charcot. Ele também descreveu a esclerose múltipla (EM), que danifica a bainha isolante dos neurônios no cérebro e na medula espinhal, e observou três sinais da EM, conhecidos como a tríade de Charcot. A psiquiatria moderna também deve muito a Charcot, que usou a hipnose para estudar os sintomas da histeria enquanto lecionava na Escola da Salpêtrière em Paris.

A era do microscópio

No início do século XIX, microscópios acromáticos melhores possibilitaram a criação do novo campo da histologia (estudo microscópico de células e tecidos), que levou a uma série de revelações neurológicas. O anatomista tcheco Johann Purkinje foi o primeiro a descrever um neurônio em 1837. Ele detalhou neurônios particularmente grandes no cerebelo (hoje chamados de células de Purkinje) com muitas ramificações. Em 1863, o anatomista alemão Otto Deiters descreveu essas extensões (depois conhecidas como dendritos), que conduzem mensagens aos neurônios, e identificou os axônios: fibras finas que conduzem mensagens para fora dos neurônios.

A primeira prova anatômica de que diferentes partes do cérebro desempenham funções específicas foi apresentada no início dos anos 1860 pelo anatomista francês Paul Broca. Ele descobriu que a afasia (incapacidade de compreender e formular a linguagem) estava ligada a lesões em uma parte do lobo frontal do cérebro (depois denominada área de Broca) após realizar autópsias em pacientes recém-falecidos.

Nos anos 1870, o biólogo italiano e neuroanatomista pioneiro Camillo Golgi produziu descrições detalhadas da medula espinhal e do lobo olfativo,

O cérebro aparenta ser uma via para a ação nervosa que segue até os músculos do animal.
Charles Sherrington
O cérebro e seu mecanismo, 1933

VACINAS, SOROS E ANTIBIÓTICOS

Principais neurotransmissores do corpo

Neurotransmissor	Papel no corpo
Acetilcolina	Todos os movimentos do corpo são controlados por esse neurotransmissor, que ativa os músculos. No cérebro, tem um papel na memória, aprendizado e atenção.
Dopamina	Associada ao sistema de recompensa do cérebro, esse neurotransmissor produz sensações de prazer, afetando o humor e a motivação. Também afeta o movimento e a fala.
Ácido gama-aminobutírico (GABA)	Esse neurotransmissor bloqueia ou inibe os sinais cerebrais, reduzindo a atividade do sistema nervoso para permitir processos como o sono ou a regulação da ansiedade.
Glutamato	Neurotransmissor predominante no cérebro e no sistema nervoso central, estimula a atividade cerebral e é crucial para o aprendizado e a memória.
Glicina	Usada principalmente por neurônios do tronco encefálico e da medula espinhal, a glicina ajuda o corpo a processar informações sensoriais e motoras.
Noradrenalina (ou norepinefrina)	Parte da resposta de luta ou fuga do corpo, esse neurotransmissor é liberado na corrente sanguínea como um hormônio do estresse. Regula os processos cerebrais normais, incluindo emoções, aprendizagem e atenção.
Serotonina	Esse neurotransmissor regula muitos processos corporais e influencia o humor, o apetite e a memória. Também tem um papel na regulação da resposta à dor.

cerebelo e hipocampo do cérebro. Em 1873, ele inventou uma técnica de coloração usando nitrato de prata, mostrando a intrincada estrutura das células neurais ao microscópio.

Golgi propôs que o cérebro é composto de uma única rede de fibras nervosas, através das quais os sinais passam desimpedidos. Essa teoria reticular foi contestada pelo neurocientista espanhol Santiago Ramón y Cajal, que argumentou que o sistema nervoso é uma coletânea de muitas células individuais, porém interconectadas. A visão de Cajal ficou conhecida como "doutrina neuronal". Com o apoio de Sherrington, essa teoria foi confirmada nos anos 1950, quando novos microscópios eletrônicos revelaram as conexões entre as células.

Outros avanços

Novas descobertas foram feitas no século XX, muitas baseadas na descrição de Sherrington das vias neurais. Em 1914, o fisiologista britânico Henry Dale observou o efeito da acetilcolina nas células nervosas. O farmacologista alemão Otto Loewi confirmou seu papel como um neurotransmissor químico em 1926. Até o momento, mais de duzentos neurotransmissores foram identificados.

Em 1924, o psiquiatra alemão Hans Berger realizou o primeiro eletroencefalograma (EEG) em um humano. Capaz de registrar a atividade cerebral detectando os sinais elétricos disparados pelos neurônios, o EEG permitiu ao fisiologista britânico Edgar Adrian estudar a função cerebral nos anos 1930.

Em 1952, Alan Hodgkin e Andrew Huxley, cientistas britânicos, publicaram suas pesquisas sobre o sistema nervoso da lula. Esse trabalho, hoje conhecido como modelo de Hodgkin-Huxley, mostrou como os sinais elétricos são gerados nas células nervosas.

O advento do microscópio eletrônico possibilitou aos cientistas examinarem elementos muito menores do sistema nervoso, incluindo as sinapses, descritas, mas nunca vistas, por Sherrington.

Novas tecnologias, como a ressonância magnética (MRI) e a tomografia computadorizada (TC), continuam estendendo as aplicações das descobertas de Sherrington. Hoje elas são usadas para pesquisar o comportamento, a função cerebral, a eficácia de medicamentos para distúrbios neurológicos, a cirurgia cerebral e as causas e os efeitos de doenças como epilepsia e doença de Alzheimer. ∎

A ressonância magnética (MRI) é muito utilizada para obter imagens detalhadas do cérebro para diagnóstico, como detecção de demência, tumores, lesões, derrame ou problemas de desenvolvimento.

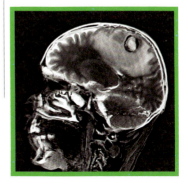

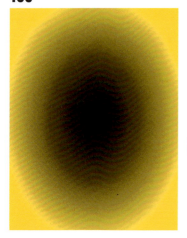

UMA DOENÇA PECULIAR DO CÓRTEX CEREBRAL
DOENÇA DE ALZHEIMER

EM CONTEXTO

ANTES

Século VI a.e.c. O filósofo grego Pitágoras descreve a decadência mental e física na idade avançada.

1797 Philippe Pinel usa o termo "demência", derivado do latim para "afastado da mente", para descrever um declínio gradual da função cerebral.

1835 O médico britânico James Cowles Prichard usa o termo "demência senil" para descrever um estado caracterizado pelo "esquecimento de lembranças recentes" em idosos.

DEPOIS

1984 Os bioquímicos estadunidenses George Glenner e Caine Wong isolam a beta-amiloide, proteína que forma placas no cérebro de pessoas com Alzheimer.

1993 A tacrina é o primeiro medicamento inibidor da colinesterase para o Alzheimer, mas é descontinuada em 2013 por questões de segurança.

A demência não é uma doença, mas um termo geral usado para descrever uma série de distúrbios associados ao declínio da função cerebral, como comprometimento da memória, perda de habilidades físicas e sociais e declínio da capacidade intelectual. As causas são variadas, como o abuso crônico de álcool, derrames (muitas vezes levando à demência vascular devido a danos nos vasos sanguíneos do cérebro), doença de Creutzfeldt-Jakob (uma doença cerebral fatal) e Alzheimer: uma doença neurogenerativa irreversível e fatal que responde por dois terços dos casos de demência.

Demência de início precoce
Como outras causas de demência, a doença de Alzheimer tende a afetar idosos, mas também é a forma mais comum de demência de início precoce, em pessoas com menos de 65 anos. A doença foi identificada como uma causa distinta de demência por Alois Alzheimer, um psiquiatra alemão.

A placa formada pela proteína beta-amiloide no cérebro é característica da doença de Alzheimer. Aglomerados de placa (laranja) bloqueiam as sinapses entre as células nervosas (azul).

Em 1906, ele palestrou sobre "uma doença peculiar do córtex cerebral" com base em observações de uma paciente de uma instituição psiquiátrica de Frankfurt, Auguste Deter. Alzheimer começou a observar Deter em 1901 (quando ela tinha 51 anos) devido a seus problemas de memória e linguagem, bem como desorientação e alucinações. Seus sintomas correspondiam aos da demência, mas Alzheimer a diagnosticara com "demência pré-senil" devido à sua idade.

Após a morte de Deter em 1906, Alzheimer obteve permissão para

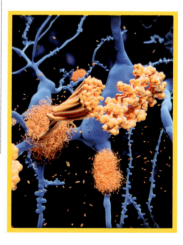

VACINAS, SOROS E ANTIBIÓTICOS 197

Ver também: Cuidados de saúde mental humanizados 92-93 ▪ Hereditariedade e doenças hereditárias 146-147
▪ O sistema nervoso 190-195 ▪ Ressonância magnética e imagiologia médica 278-281 ▪ Genética e medicina 288-293
▪ Pesquisa com células-tronco 302-303

Progressão da doença de Alzheimer

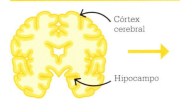

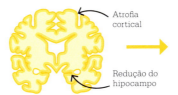

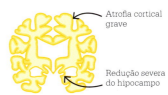

O hipocampo e o córtex são as partes do cérebro relacionadas à memória. A doença de Alzheimer leva a uma atrofia dessas áreas.

À medida que o hipocampo encolhe, fica mais difícil aprender novas informações. A atrofia cortical leve afeta a memória de curto prazo.

À medida que o córtex atrofia, também se perde a memória distante. Conforme o tecido cerebral morre, o corpo perde a capacidade de funcionar, levando à morte.

fazer uma autópsia em seu cérebro. Ele encontrou uma extensa atrofia no córtex, a parte do cérebro envolvida na memória, linguagem e pensamento em geral. Examinando fatias finas de tecido cerebral ao microscópio, Alzheimer encontrou depósitos de proteínas insolúveis, ou placas, e fios proteicos retorcidos (emaranhados neurofibrilares) bloqueando os impulsos elétricos entre os neurônios (células nervosas). Nunca ninguém havia observado esses sinais em alguém tão jovem quanto Deter. Hoje os médicos procuram essas placas e emaranhados em exames de imagiologia cerebral ao diagnosticar a doença de Alzheimer.

Um problema crescente

Tal qual as outras formas de demência, a incidência do Alzheimer aumentou com a maior expectativa de vida. Em todo o mundo, há aproximadamente 50 milhões de pessoas com demência, incluindo 5% a 8% das pessoas com mais de 60 anos. A doença de Alzheimer ainda não tem cura, embora medicamentos inibidores da colinesterase possam aliviar os sintomas aumentando os níveis de acetilcolina, uma substância que ajuda no envio de mensagens entre os neurônios.

As causas da doença de Alzheimer ainda não são conhecidas. As variações de início precoce podem resultar de uma mutação genética, enquanto as de início tardio podem surgir de uma combinação de fatores genéticos, ambientais e de estilo de vida que levam a alterações no cérebro ao longo de décadas. Uma dieta saudável, exercícios físicos e estimulação cognitiva podem reduzir o risco de contrair a doença de Alzheimer, mas há poucas provas disso. ▪

Alois Alzheimer

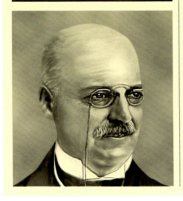

Nascido em Markbreit, uma pequena cidade da Alemanha, em 1864, Alois Alzheimer destacava-se em ciências na escola. Estudou medicina em Berlim, Tübingen e Würzburg. Depois de se formar, em 1887, foi trabalhar na instituição psiquiátrica estadual de Frankfurt, onde estudou psiquiatria e neuropatologia e começou a pesquisar o córtex cerebral.

Em 1903, Alzheimer tornou-se assistente de Emil Kraepelin, um psiquiatra da faculdade de medicina de Munique. Depois que Alzheimer descreveu a forma de demência de Auguste Deter em 1906, Kraepelin nomeou a doença em homenagem a Alzheimer na edição de 1910 de seu livro *Compêndio de psiquiatria*.

Em 1913, a caminho de assumir a cátedra do departamento de psicologia da Universidade Friedrich-Wilhelm, em Berlim, Alzheimer contraiu uma infecção da qual nunca se recuperou totalmente. Morreu em 1915, aos 51 anos.

Principal obra

1907 "Sobre uma doença peculiar do córtex cerebral"

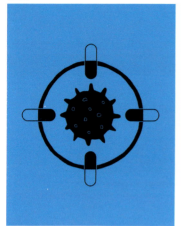

BALAS MÁGICAS
ENTREGA DIRECIONADA DE MEDICAMENTOS

EM CONTEXTO

ANTES
1530 Paracelso é pioneiro no uso do mercúrio para tratar a sífilis.

1856 William Henry Perkin descobre a mauveína, o primeiro corante orgânico sintético.

1882 Élie Metchnikoff descobre os macrófagos.

1890 Emil von Behring e Shibasaburo Kitasato descobrem a primeira antitoxina.

DEPOIS
1932 A empresa farmacêutica alemã Bayer lança o Prontosil (sulfonamida), o primeiro medicamento de amplo espectro contra bactérias.

1943 A penicilina, o primeiro antibiótico natural desenvolvido como medicamento, é prescrita como padrão para tratar a sífilis.

Anos 1970 É lançado o tamoxifeno, um tratamento direcionado contra o câncer.

No início do século XX, o cientista alemão Paul Ehrlich inventou uma maneira de tratar doenças usando drogas químicas. Ele descreveu seus compostos como "balas mágicas", por serem formulados para atacar os micróbios causadores de doenças (patógenos) e deixar o corpo ileso.

Ehrlich teve a ideia ao investigar os corantes sintéticos descobertos em 1856 pelo estudante de química britânico William Henry Perkin. Ehrlich ficou fascinado com a maneira como alguns corantes, em especial o azul de metileno, tingiam tecidos animais, permitindo diferenciar as células em laboratório. Ele teorizou que havia uma conexão entre a estrutura química dos corantes e as células vivas e se convenceu de que a estrutura química das drogas precisava corresponder aos organismos almejados.

Em 1890, o fisiologista alemão Emil von Behring e o médico japonês Shibasaburo Kitasato descobriram que as antitoxinas produzidas pelo corpo em resposta a um patógeno podiam ser usadas para prevenir doenças. Ehrlich teorizou que as antitoxinas envolvidas nessa resposta imune eram receptores químicos ou "cadeias laterais" ligadas às células, como as estruturas que observou nos corantes. Ele deduziu que essas cadeias laterais (anticorpos) se encaixavam nas cadeias laterais dos patógenos como um sistema de chave e fechadura. Se pudesse encontrar um corante com a cadeia lateral exata, ele teria sua bala mágica.

Mirando a sífilis

Em 1905, os cientistas alemães Erich Hoffmann e Fritz Schaudinn, trabalhando em Berlim, descobriram o *Treponema pallidum*, a bactéria responsável pela sífilis,

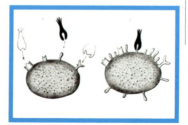

Nesta ilustração da cadeia lateral, Ehrlich mostrou, em 1900, que as células formam receptores específicos para determinada substância ou patógeno, que se ligam.

VACINAS, SOROS E ANTIBIÓTICOS

Ver também: Farmacologia 54-59 ▪ Tratamentos do câncer 168-175 ▪ Bacteriófagos e terapia fágica 204-05 ▪ Antibióticos 216-223 ▪ Anticorpos monoclonais 282-283

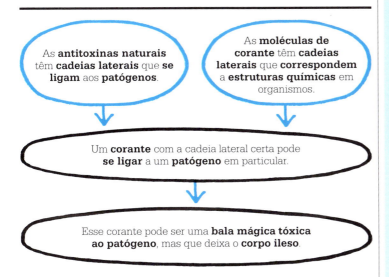

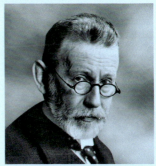

Paul Ehrlich

Nascido em 1854 em Strehlen, Alemanha, Paul Ehrlich estudou medicina antes de pesquisar a ação de corantes em tecidos animais. Seu trabalho na classificação de corantes e coloração de tecidos lançou as bases para a ciência da hematologia.

Em 1890, Ehrlich juntou-se a Robert Koch no Instituto de Doenças Infecciosas e voltou-se à imunologia. Ehrlich provou que o corpo produz anticorpos capazes de alvejar germes específicos usando estruturas químicas que se ligam. Por essa descoberta revolucionária, ele recebeu o Prêmio Nobel de Fisiologia ou Medicina em 1908, junto com Élie Metchnikoff, por sua descoberta dos macrófagos. A bala mágica de Ehrlich, o Salvarsan, foi lançada em 1910, mas as controvérsias em torno da droga afetaram sua saúde e ele morreu de um ataque cardíaco em 1915.

Principais obras

1900 Palestra no Royal College of Physicians: "Sobre a imunidade com referência especial à vida celular"
1906 "As funções da quimioterapia"

doença que arruinava vidas há séculos. Ehrlich decidiu fazer dessa bactéria seu primeiro alvo.

Nos laboratórios da empresa química Hoechst, Ehrlich e sua equipe começaram com um corante sintetizado a partir de um composto de arsênico, o atoxil. Tentaram inúmeras variações até que, em 1907, encontraram uma correspondência exata: a arsfenamina à base de arsênico, que chamaram de "composto 606". A equipe testou essa formulação em pacientes em estágios terminais de sífilis e vários se recuperaram totalmente. Ensaios clínicos mostraram que o 606, que recebeu o nome comercial de Salvarsan, era mais eficaz se administrado nos estágios iniciais da doença. O Salvarsan foi lançado em 1910 e, no fim do ano, já eram produzidas cerca de 14 mil ampolas por dia.

Mas o Salvarsan era difícil de administrar com segurança e podia ter efeitos colaterais devastadores se não fosse armazenado corretamente. Em 1912, Ehrlich desenvolveu uma versão menos tóxica, o Neosalvarsan.

O sonho de Ehrlich de encontrar uma bala mágica química para tratar todas as doenças não se concretizou, mas sua descoberta imunológica estabeleceu o conceito da quimioterapia, lançou uma indústria farmacêutica global e levou à criação de inúmeras outras drogas. ▪

O sucesso na pesquisa requer [...] sorte, paciência, habilidade e dinheiro.
Paul Ehrlich

SUBSTÂNCIAS DESCONHECIDAS ESSENCIAIS PARA A VIDA
VITAMINAS E DIETA

EM CONTEXTO

ANTES
c. **1500 a.e.c.** Os antigos egípcios descobrem que a cegueira noturna pode ser tratada com alimentos específicos.

1747 James Lind demonstra que frutas cítricas combatem o escorbuto.

1881 O bioquímico russo Nikolai Lunin propõe que alguns alimentos contêm "substâncias desconhecidas essenciais para a vida".

DEPOIS
1929 Christiaan Eijkman e Frederick Hopkins recebem o Prêmio Nobel de Fisiologia ou Medicina pelo trabalho com vitaminas.

1931 Albert Szent-Györgyi suspeita que o ácido hexurônico (depois renomeado ácido ascórbico) é a vitamina C, e sua eficácia na cura do escorbuto é posteriormente confirmada.

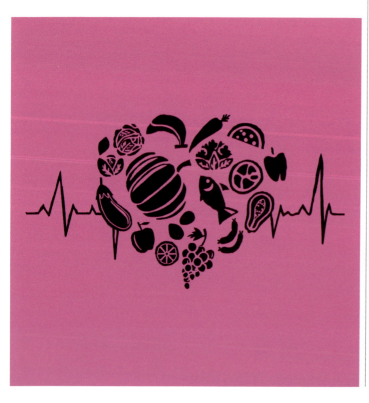

As vitaminas são nutrientes essenciais que todo animal precisa em pequenas quantidades para se manter saudável. O corpo humano precisa de treze vitaminas diferentes. Quase todas são obtidas pela dieta, pois não são produzidas pelo corpo. As vitaminas atuam com outros nutrientes para garantir o bom funcionamento das células. Sua ausência leva a doenças, sendo que algumas podem ser fatais.

Apesar de sua importância, a descoberta das vitaminas é relativamente recente. Em 1912, Casimir Funk, um bioquímico nascido na Polônia, cunhou o termo "vitamina" quando publicou sua hipótese de que doenças como raquitismo, pelagra e beribéri são

VACINAS, SOROS E ANTIBIÓTICOS

Ver também: Medicina ayurvédica 22-25 ▪ Medicina tradicional chinesa 30-35 ▪ Prevenção do escorbuto 84-85 ▪ Teoria dos germes 138-145 ▪ Fisiologia 152-153 ▪ Medicina baseada em evidências 276-277

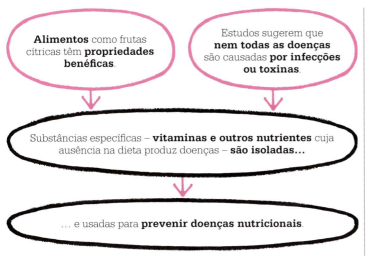

causadas pela deficiência de substâncias vitais na dieta. Funk inicialmente acreditava que todas essas substâncias eram aminas (um composto crucial para a criação, crescimento e metabolismo das células humanas), mas se descobriu que a maioria das vitaminas não são aminas. O trabalho de Funk transformou o que se sabe sobre a dieta e lançou uma nova era da ciência nutricional.

Causas desconhecidas

Até o estudo de Funk no início do século XX, a existência de vitaminas não havia sido comprovada. Doenças relacionadas à nutrição que pareciam não ter tratamento, como o raquitismo, eram comuns. Ironicamente, a revolução desencadeada pela descoberta dos micróbios pelo químico francês Louis Pasteur nos anos 1860 pode ter postergado a pesquisa de um tratamento para essas doenças, pois se supunha que a maioria era causada por infecções, e problemas com a alimentação não eram considerados uma causa. A exceção foi o escorbuto, que era tratado com frutas cítricas na dieta, embora a vitamina C, responsável pela prevenção da doença, só tenha sido isolada pelo fisiologista húngaro Albert Szent-Györgyi em 1931.

Em busca de uma cura

As tentativas de Funk de isolar as substâncias que afetam a saúde foram inspiradas no trabalho de pesquisadores como Christiaan Eijkman. Nos anos 1890, Eijkman, médico holandês que atuava na Indonésia, tentou encontrar um tratamento para o beribéri, comum no sudeste da Ásia. A doença causa imenso sofrimento, com sintomas como perda drástica de peso, inchaço, paralisia dos membros e lesões cerebrais, e pode resultar em morte.

Eijkman encontrou por acaso a ligação entre a dieta e o beribéri em 1897. Ele notou que galinhas alimentadas com arroz polido desenvolviam o beribéri, mas logo se recuperavam quando alimentadas com restos de comida. Ele concluiu que o arroz branco não possuía algum ingrediente essencial, que chamou de "fator antiberibéri".

Depois, seu colega Adolphe Vorderman fez experimentos controlados com presidiários, alguns comendo arroz branco e alguns comendo arroz integral, demonstrando a presença do "fator antiberibéri" nas cascas e grãos de arroz.

Isolando vitaminas

O "fator antiberibéri" foi identificado pelo pesquisador japonês Umetaro Suzuki. Em 1911, Suzuki descreveu um nutriente que extraiu do farelo de arroz e deu aos pacientes como tratamento para o beribéri. Depois se descobriu que o nutriente era a tiamina ou vitamina B_1.

No ano seguinte, o bioquímico britânico Frederick Gowland Hopkins propôs que alguns alimentos contêm "fatores acessórios" que o corpo humano precisa além de proteínas, carboidratos, lipídios e minerais. Também em 1912, Funk apresentou os resultados dos estudos que realizou depois de ler o trabalho de Eijkman sobre o beribéri. »

A nutrição normal não depende apenas do fornecimento de proteínas e energia.
Frederick Gowland Hopkins
Journal of Physiology, 1912

Tabela de vitaminas

	Composto químico	Principais fontes	Doença(s) relacionada(s) à deficiência
A	Retinol	Peixes gordurosos, óleo de fígado de peixe, fígado, laticínios	Cegueira noturna
*B$_1$	Tiamina	Grãos integrais, carne	Beribéri
*B$_2$	Riboflavina	Laticínios, carnes, folhas verdes	Glossite
*B$_3$	Niacina	Carnes, peixes, grãos integrais	Pelagra
*B$_5$	Ácido pantotênico	Carnes, grãos integrais	Parestesia cutânea
*B$_6$	Piridoxina	Carnes, vegetais	Anemia
*B$_7$	Biotina	Carnes, ovos, nozes, sementes	Dermatite
*B$_9$	Ácido fólico	Folhas, leguminosas	Anemia, defeitos congênitos
*B$_{12}$	Cobalamina	Carnes, peixes, laticínios	Anemia
*C	Ácido ascórbico	Frutas cítricas	Escorbuto
D	Calciferol	Peixes gordurosos, laticínios	Raquitismo
E	Tocoferol	Óleos vegetais não refinados, nozes, sementes	Anemia leve
K	Filoquinona	Folhas	Sangramento excessivo

*vitaminas hidrossolúveis

> Todas as doenças causadas por desnutrição podem ser evitadas com uma dieta apropriada.
> **Casimir Funk**
> *Journal of State Medicine*, 1912

Funk alimentou pombos com arroz polido e observou que eles adoeciam, mas, quando alimentados com extrato da casca do arroz, eles logo se recuperavam. Ele constatou que alguma substância desses extratos era necessária, em pequenas quantidades, para manter a saúde. Foi só em 1936 que a estrutura química desse "fator antiberibéri" (depois denominado tiamina ou vitamina B$_1$) foi descrita, mas Funk havia descoberto a existência de vitaminas.

Pouco tempo depois, em 1913, o bioquímico estadunidense Elmer Verner McCollum identificou uma substância que chamou de "fator A lipossolúvel" ao pesquisar as necessidades nutricionais de animais. Ele descobriu que, sem esse fator (depois denominado vitamina A), seus ratos de laboratório morriam.

Combate aos distúrbios alimentares

Ao estabelecer a nutrição como uma ciência experimental, Funk abriu caminho para a pesquisa de tratamentos para doenças como o raquitismo, que assolou populações inteiras no século XIX e início do século XX, levando a altas taxas de mortalidade infantil, em especial nos novos centros urbanos.

O raquitismo é uma doença esquelética que leva a ossos fracos e moles, crescimento atrofiado e deformidades esqueléticas em crianças pequenas. A dieta só foi considerada um tratamento possível quando o bioquímico britânico

Edward Mellenby fez testes com dietas de cães entre 1918 e 1921. Inspirado pelo trabalho de Funk e McCollum, Mellenby descobriu que, quando alimentados apenas com aveia, os filhotes desenvolviam raquitismo, mas, quando recebiam uma dieta rica em óleo de fígado de bacalhau ou gordura animal, eles se recuperavam. Com isso, ele demonstrou que a doença era causada por uma deficiência alimentar.

Mellenby explicou que, na ausência de "fatores alimentares acessórios" (as vitaminas), o ácido fítico presente na aveia suprimia a absorção de cálcio e fósforo (necessários para o crescimento saudável dos ossos). Mas a vitamina D presente nos peixes (e no leite, ovos e gordura animal) ajuda nessa absorção. Seu trabalho foi tão importante para o combate do raquitismo que, no início dos anos 1930, Londres foi declarada livre da doença.

A pelagra, que provoca dermatite, diarreia, feridas na boca e demência, afetou 3 milhões de estadunidenses entre 1906 e 1940, causando 100 mil mortes em regiões onde o milho era o alimento dominante. No início do século XX, cientistas presumiram que o milho transmitia a doença ou continha uma substância tóxica. Mas a pelagra não era prevalente na

VACINAS, SOROS E ANTIBIÓTICOS

Mesoamérica, onde o milho era um alimento básico há séculos.

Em 1914, o governo dos Estados Unidos encarregou o médico Joseph Goldberger de encontrar um tratamento. Observando que a maior incidência de pelagra acontecia entre pessoas com dieta insuficiente, ele testou uma série de suplementos. Goldberger concluiu que uma dieta com carne, leite, ovos e leguminosas (ou pequenas quantidades de levedura de cerveja) prevenia a pelagra. A importância da vitamina foi confirmada em 1937, quando o bioquímico estadunidense Conrad Elvehjem demonstrou que a niacina (vitamina B_3) curava a doença.

Preenchendo as lacunas

Entre 1920 e 1948, foram identificadas as vitaminas E e K e outras sete vitaminas do complexo B, elevando o total para treze. Todas são essenciais para o funcionamento do corpo; as vitaminas com letras de F a J e de L a Z são substâncias não essenciais e foram renomeadas ou reclassificadas por não serem vitaminas verdadeiras (a vitamina F, por exemplo, é um ácido graxo) ou não serem cientificamente reconhecidas.

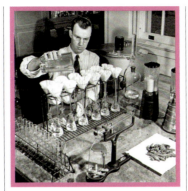

Testes do teor de vitaminas em alimentos nos anos 1940 permitiram que os nutricionistas descobrissem o que constitui uma dieta balanceada, para prevenir doenças por desnutrição.

Das treze vitaminas essenciais, as oito vitaminas do complexo B e a vitamina C são solúveis em água, o que significa que são prontamente excretadas do corpo e requerem um suprimento regular. As vitaminas A, D, E e K são lipossolúveis e podem ser armazenadas no corpo.

As vitaminas agem de diferentes formas e suas funções e ações no corpo ainda são estudadas, sendo que muitas permanecem desconhecidas. Os cientistas sabem, por exemplo, que os olhos precisam de uma forma de vitamina A para que seus bastonetes e cones detectem a luz. A ausência leva à deterioração da visão e até à cegueira, mas ainda não se sabe se a vitamina A pode proteger contra distúrbios oculares específicos, como a catarata e a degeneração macular relacionada à idade.

Sintetizando vitaminas

O avanço da ciência nutricional nos anos 1920 estimulou tentativas de sintetizar vitaminas. Em 1933, o químico britânico Norman Haworth fabricou uma vitamina (a vitamina C) e os anos 1940 marcaram o advento da indústria de vitaminas. Do foco original no uso de vitaminas para tratar distúrbios nutricionais, a produção em massa permitiu seu uso como um suplemento dietético popular. Hoje é possível produzir todas as vitaminas a partir de materiais vegetais ou animais, ou sintetizá-las. A vitamina C, por exemplo, pode ser obtida de frutas cítricas, mas é sintetizada a um custo mais baixo a partir do cetoácido. As pesquisas para desvendar como as vitaminas são absorvidas pelo corpo proporcionaram a inclusão de aditivos em suplementos vitamínicos para ajudar na absorção. ∎

Casimir Funk

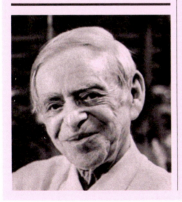

Nascido em Varsóvia, Polônia, em 1884, Casimir (originalmente Kasimierz) Funk estudou química na Universidade de Berna antes de trabalhar no Instituto Pasteur em Paris e depois no Instituto Lister em Londres. Seu trabalho pioneiro sobre vitaminas incluiu o estudo do beribéri, escorbuto, pelagra e raquitismo.

Funk mudou-se para Nova York em 1915. Patrocinado pela Fundação Rockefeller, voltou a Varsóvia em 1923 antes de fundar a instituição de pesquisa Casa Biochemica em Paris quatro anos depois. Com a Segunda Guerra Mundial, não era seguro permanecer na França e ele voltou a Nova York e criou a Funk Foundation for Medical Research. Além do estudo das vitaminas, Funk também pesquisou hormônios animais, bioquímica do câncer, diabetes e úlceras. Ele morreu em Nova York em 1967.

Principais obras

1912 "A etiologia das doenças por desnutrição"
1913 "Estudos sobre a pelagra"
1914 *Vitaminas*

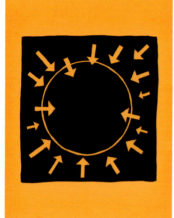

UM MICRÓBIO INVISÍVEL E HOSTIL
BACTERIÓFAGOS E TERAPIA FÁGICA

EM CONTEXTO

ANTES
1854 Na Itália, Filippo Pacini descreve o bacilo causador da cólera.

1892 Dmitri Ivanovsky descobre agentes infecciosos menores que bactérias; em 1898, Martinus Beijerinck os chama de "vírus".

DEPOIS
1952 Alfred Hershey e Martha Chase usam bacteriófagos para identificar o DNA como o material genético da vida.

2002 Nos Estados Unidos, o adalimumabe, um medicamento baseado em anticorpos produzidos por bacteriófagos, é aprovado para tratar a artrite reumatoide.

2017 No Reino Unido, um paciente de 15 anos com infecção bacteriana é tratado com bacteriófagos após um transplante duplo de pulmão.

2019 Os Estados Unidos aprovam o primeiro ensaio clínico de uma terapia com bacteriófagos administrada por via intravenosa.

Bacteriófagos são vírus que infectam bactérias. Estima-se que existam mais de 10 trilhões deles no mundo – cerca de duas vezes mais que bactérias. Félix d'Hérelle, um microbiologista franco-canadense, os descreveu em 1917 e viu seu potencial para tratar doenças bacterianas, a chamada terapia fágica.

Manchas mortas

O microbiologista britânico Frederick William Twort descobriu os bacteriófagos em 1915. Ele tentava cultivar a bactéria vaccinia, usada para fazer a vacina contra a varíola, mas encontrava manchas transparentes de bactérias mortas. Twort especulou que um vírus poderia estar matando as bactérias, mas sua pesquisa foi interrompida pela Primeira Guerra Mundial.

Naquele mesmo ano, d'Hérelle trabalhava na Tunísia para o Instituto Pasteur, sediado em Paris, e fez uma descoberta parecida ao cultivar um bacilo para combater gafanhotos. De volta a Paris, em 1917, encontrou manchas semelhantes em uma cultura do bacilo da disenteria. Algo estava atacando ativamente as bactérias, o que d'Hérelle acreditou ser um vírus que chamou de bacteriófago (devorador de bactérias).

Tratamento milagroso?

Ninguém sabia ao certo o que era um bacteriófago. D'Hérelle acreditava tratar-se de um micróbio, enquanto outros acreditavam ser uma substância. Mas ele reconheceu os possíveis usos médicos dos bacteriófagos. Se podem matar bactérias, por que não tratariam doenças bacterianas? Em 1919, depois de testar em si mesmo, d'Hérelle tratou vários pacientes com disenteria em Paris. Ele repetiu o sucesso tratando uma epidemia de cólera na Índia e de

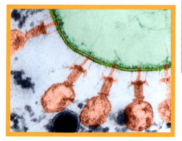

Os fagos T2 de enterobactérias atacam bactérias *E. coli* nesta micrografia eletrônica. Suas fibras caudais injetam material genético que pode se replicar nas células ou permanecer dormente.

VACINAS, SOROS E ANTIBIÓTICOS 205

Ver também: Epidemiologia 124-127 ▪ Teoria dos germes 138-145 ▪ O sistema imunológico 154-161 ▪ Virologia 177 ▪ Antibióticos 216-223 ▪ Anticorpos monoclonais 282-283

Vantagens e desvantagens da terapia fágica

Vantagens	Desvantagens
Os bacteriófagos destroem bactérias nocivas; as bactérias podem desenvolver resistência aos antibióticos.	Algumas bactérias podem desenvolver resistência ao bacteriófagos.
Os bacteriófagos são eficazes contra bactérias tratáveis e resistentes a antibióticos.	Ao infectar uma célula bacteriana, um bacteriófago pode adquirir DNA prejudicial aos seres humanos.
Ao contrário dos antibióticos, os bacteriófagos não matam as bactérias boas e são menos prejudiciais ao ambiente.	Encontrar o bacteriófago ou coquetel de bacteriófagos exatos para uma doença é difícil e demorado.
Como os bacteriófagos multiplicam-se naturalmente, o tratamento pode consistir em apenas uma dose.	Mais pesquisas precisam ser feitas para determinar quais bacteriófagos usar e em quais dosagens.

peste na Indochina. Por um tempo, as possibilidades da terapia fágica causaram muita empolgação. D'Hérelle acreditava que a terapia fágica depende de um "coquetel" de bacteriófagos para atacar as bactérias caso elas desenvolvam resistência a um deles.

Mas outros cientistas não conseguiram replicar o sucesso de d'Hérelle e a utilidade da terapia fágica começou a ser questionada. Com o advento dos antibióticos nos anos 1940, ninguém estava muito empolgado com a terapia fágica. Mas, na União Soviética (URSS), o microbiologista Georgi Eliava resolveu pesquisar os bacteriófagos. D'Hérelle trabalhou com ele, mas foi forçado a fugir em 1937 quando Eliava foi executado como um inimigo do Estado. Sem acesso aos antibióticos do Ocidente, a URSS adotou a terapia fágica para combater infecções bacterianas e o tratamento é popular na Rússia até hoje.

Redescobrindo os bacteriófagos

No fim dos anos 1930, contudo, a enorme importância biológica e médica dos bacteriófagos estava sendo revelada. Em pesquisas do Phage Group, criado nos Estados Unidos em 1940, os bacteriófagos foram cruciais para a descoberta da estrutura do DNA. Em 1952, Alfred Hershey e Martha Chase os usaram para provar que o DNA é o material genético da vida.

Os pesquisadores descobriram duas maneiras pelas quais os bacteriófagos assumem o controle das células bacterianas. Nos dois casos, as fibras da cauda do bacteriófago se ligam à parede da célula e a perfuram para injetar seu genoma de DNA de fita dupla na célula. No ciclo "lítico", o bacteriófago usa os recursos da célula para se replicar várias vezes até a célula se romper. No ciclo "lisogênico", o DNA fica dormente no interior da célula, replicando-se à medida que a célula hospedeira se divide e mantém o hospedeiro relativamente ileso.

Com a resistência das bactérias aos antibióticos, o entusiasmo pela terapia fágica ressurgiu; há muitos estudos em andamento. Os principais benefícios são a rapidez da replicação dos bacteriófagos e sua capacidade de atingir bactérias específicas. Os bacteriófagos também podem ser usados para detectar patógenos e produzir anticorpos para combater doenças como reumatismo e distúrbios gastrointestinais. ∎

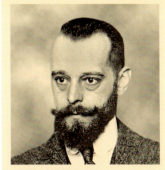

Félix d'Hérelle

Nascido em 1873 em Paris, França, Félix d'Hérelle estudou em Paris, viajou pelo mundo e mudou-se para o Canadá aos 24 anos, onde se interessou pela microbiologia. Autodidata, ele trabalhou na Guatemala e no México, onde encontrou uma bactéria que infecta gafanhotos. Ao pesquisar a bactéria em Túnis para o Instituto Pasteur, ele notou que algo estava matando as bactérias.

No Instituto de Paris, d'Hérelle continuou pesquisando o assassino de bactérias até identificar os bacteriófagos. Mudou-se para Leiden, Holanda, e depois para Alexandria, Egito. Lecionou na Universidade Yale nos Estados Unidos e trabalhou na União Soviética antes de voltar a Paris em 1938 para desenvolver a terapia fágica.

Apesar de muitas indicações para o Prêmio Nobel, d'Hérelle nunca o recebeu, mas continuou suas pesquisas até falecer em 1949.

Principais obras

1917 "Um micróbio invisível e hostil ao bacilo da disenteria"
1921 *O bacteriófago: seu papel na imunidade*
1924 *O bacteriófago e seu comportamento*

UMA FORMA ENFRAQUECIDA DO GERME
VACINAS ATENUADAS

EM CONTEXTO

ANTES
1796 Edward Jenner testa a vacina contra a varíola.

1881 Louis Pasteur imuniza animais de fazenda contra o antraz.

1885 Pasteur cria a primeira vacina contra a raiva.

DEPOIS
1937 Nos Estados Unidos, o virologista sul-africano Max Thieller cria a vacina 17D contra a febre amarela.

1953 O virologista estadunidense Jonas Salk anuncia a vacina contra a poliomielite.

1954 Thomas C. Peebles, um médico estadunidense, identifica e isola o vírus do sarampo. Uma vacina é criada em 1963 por John F. Enders e aprimorada em 1968 por Maurice Hilleman.

1981 Uma vacina baseada em plasma contra a hepatite B é aprovada nos Estados Unidos.

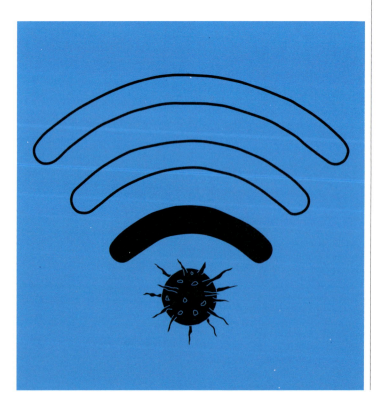

As vacinas desenvolvidas por Louis Pasteur nos anos 1880, contra o antraz no gado e para a raiva humana, geraram grande interesse pela vacinação. Cientistas começaram a buscar novas vacinas, acreditando que a vacinação poderia livrar o mundo das doenças.

A busca provou ser mais difícil e perigosa do que se imaginava, envolvendo perdas terríveis e o enorme heroísmo dos cientistas e das muitas pessoas que se submeteram a testes. Novos métodos tiveram que ser criados para desenvolver e melhorar sua eficácia, mas foram encontradas vacinas para muitas doenças mortais, incluindo cólera,

VACINAS, SOROS E ANTIBIÓTICOS 207

Ver também: Vacinação 94-101 ▪ Teoria dos germes 138-145 ▪ O sistema imunológico 154-161 ▪ Erradicação global de doenças 286-287 ▪ Genética e medicina 288-293 ▪ HIV e doenças autoimunes 294-297 ▪ Pandemias 306-313

A juventude empalidece e fenece como espectros […]
John Keats
Poeta britânico, que morreu de tuberculose aos 25 anos, em seu poema "Ode a um rouxinol", 1819

difteria, tétano, coqueluche e peste bubônica. Em 1921, os cientistas franceses Albert Calmette e Camille Guérin criaram a vacina BCG, salvando milhões de vidas da tuberculose.

Novos métodos

Hoje, as pesquisas para criar vacinas usam material genético, mas nos anos 1880 eram feitas com os próprios patógenos ou as substâncias tóxicas que secretavam. Para fazer sua vacina contra a varíola, Edward Jenner usou um "primo" menos perigoso, a varíola bovina; Pasteur atenuou (enfraqueceu) o patógeno para criar a vacina contra o antraz. A dificuldade dessas vacinas "vivas" é que o patógeno deve ser enfraquecido a ponto de não adoecer o paciente, mas deve ser potente o suficiente para ativar o sistema imunológico.

Em 1888, o bacteriologista francês Émile Roux e seu assistente suíço Alexandre Yersin descobriram que as bactérias da difteria secretam uma toxina. Em 1890, na Alemanha, Emil von Behring e seu colega japonês Shibasaburo Kitasato mostraram em experimentos com animais que o corpo ganha imunidade à difteria ao desenvolver antitoxinas. Eles coletaram algumas dessas antitoxinas do soro sanguíneo e desenvolveram um antissoro para curar vítimas de difteria. A "seroterapia" foi o primeiro tratamento eficaz da difteria e evitou milhares de mortes até uma vacina ser criada nos anos 1920.

Vacinas mortas

O bacteriologista ucraniano Waldemar Haffkine se propôs a criar uma vacina contra a cólera. Ele criou um método que começava passando o patógeno por uma série de animais, como pombos, para lhe dar a forma correta. Com algumas vacinas, a ideia era enfraquecer o germe. Mas o objetivo de Haffkine era aumentar sua virulência para acionar o sistema imunológico humano. Depois ele "matava" o patógeno aquecendo-o em um caldo para evitar que causasse a doença. Em 1892, Haffkine corajosamente testou a vacina em si mesmo.

A vacina de Haffkine foi recebida com ceticismo, apesar de uma demonstração corajosa em 1892 pelo repórter Aubrey Stanhope do *New York Herald*. Depois de tomar a nova vacina, Stanhope foi a Hamburgo, Alemanha, que enfrentava uma epidemia de cólera. Ele dormiu entre pacientes de cólera e até tomou a mesma água, e sobreviveu ileso. No ano seguinte, Haffkine foi para a Índia, assolada pela cólera. Tal qual a soroterapia, o processo não foi perfeito, mas a vacina contra a cólera de Haffkine salvou milhares de indianos da morte.

Outros cientistas, como o bacteriologista britânico Almroth Wright, seguiram o exemplo, e uma vacina contra a febre tifoide foi produzida em 1896 usando um »

A **vacina viva** deve ser virulenta o suficiente para **estimular o sistema imunológico**, mas não tão virulenta a ponto de causar a doença.

Um **patógeno virulento demais**, como o da tuberculose bovina, **deve ser enfraquecido**, ou atenuado, antes de ser utilizado como vacina.

Passar o germe por **culturas sucessivas resulta em uma cepa enfraquecida**, que pode ser usada como **vacina** para causar uma **resposta imune**.

patógeno morto. Wright também testou a vacina em si mesmo. Apesar dos efeitos colaterais iniciais, a vacina funcionou e todo o exército britânico foi imunizado contra a febre tifoide no início da Primeira Guerra Mundial.

A criação da BCG

Um dos maiores avanços foi a vacina contra a tuberculose (TB) criada por Calmette e Guérin, conhecida como BCG (Bacilo Calmette-Guérin).

Nos anos 1890, cientistas procuraram no gado uma vacina contra a tuberculose, como Jenner fez com a varíola. Mas a tuberculose bovina era virulenta demais para os humanos e um teste na Itália terminou em desastre. Além disso, quando mortas por aquecimento ou tratamento químico, as bactérias da tuberculose não ativavam o sistema imunológico humano. Calmette e Guérin sabiam que precisariam usar a bactéria viva, porém enfraquecida.

Em 1908, Calmette e Guérin cultivaram a bactéria de uma cepa do *Mycobacterium bovis* (tuberculose bovina) do leite de uma vaca infectada em uma cultura de glicerina e batatas, com adição de bile de boi para impedir a aglomeração dos germes. A cada três semanas, eles removiam as bactérias e iniciavam outra cultura, deixando as bactérias menos virulentas. Foi um processo demorado e eles só testaram a vacina no gado depois de cinco anos.

Os testes foram interrompidos pela Primeira Guerra Mundial, mas o cultivo celular continuou durante a guerra. Após onze anos e 239 subculturas, Calmette e Guérin criaram a BCG: uma forma atenuada da bactéria da tuberculose bovina. A BCG não causa tuberculose em animais, mas provoca uma resposta imune. Em 1921, Calmette decidiu testar a BCG no bebê de uma mulher que morrera de tuberculose após o parto. Após a vacinação, o bebê ficou imune à doença.

> Juntos em coração e mente na prevenção da tuberculose pela vacina BCG.
>
> **Placa memorial a Calmette e Guérin**
> Instituto Pasteur, Paris

Vacinas cada vez mais seguras

Em 1930, milhares de bebês na França haviam sido vacinados com a BCG. Mas os cientistas ainda temiam que a bactéria pudesse reverter à sua forma mais virulenta e transmitir a doença aos vacinados. Naquele ano, o temor pareceu se confirmar: de 250 bebês vacinados com a BCG no hospital Lübeck, Alemanha, 73 morreram de tuberculose e 135 adoeceram mas se recuperaram.

A investigação concluiu que a BCG não era a culpada; a vacina havia sido contaminada com tuberculose virulenta nos laboratórios do hospital e dois médicos foram presos. Décadas se passaram até o público recuperar a confiança na BCG, mas hoje ela é reconhecida como uma das vacinas mais seguras.

Enquanto isso, outros cientistas do Instituto Pasteur desenvolviam

---

Albert Calmette

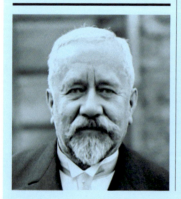

Nascido em Nice, França, em 1863, Albert Calmette se formou em medicina em Paris. Quando estudante, passou um tempo em Hong Kong aprendendo medicina tropical e, já formado, trabalhou no então Congo Francês e em Newfoundland, Canadá. Quando o Instituto Pasteur abriu uma unidade na Indochina (atual Vietnã), Calmette tornou-se seu diretor e organizou campanhas de vacinação contra a varíola e a raiva. Uma doença o forçou a voltar para casa, então ele passou a estudar venenos de cobra e criou um dos primeiros antiofídicos. Em 1895, Calmette foi nomeado diretor do novo Instituto Pasteur em Lille, e Camille Guérin foi trabalhar com ele. Juntos, eles criaram a BCG. Calmette ficou muito abalado com o desastre de Lübeck, embora a vacina BCG não fosse a culpada. Ele morreu pouco depois, em 1933.

Principal obra

1920 *A infecção pelo bacilo da tuberculose no corpo de humanos e animais*

VACINAS, SOROS E ANTIBIÓTICOS

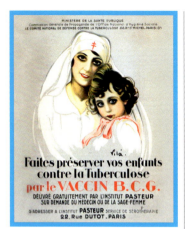

Este cartaz de 1917 do Ministério da Saúde francês estimula os pais a vacinarem seus filhos gratuitamente contra a tuberculose.

uma nova forma de criar uma vacina, na busca da erradicação da difteria. A soroterapia salvou vidas de pessoas que contraíram a doença, mas uma vacina impediria muitas outras de adoecer. Em 1923, o veterinário francês Gaston Ramon descobriu que o formol neutraliza a toxina secretada pela difteria. No Reino Unido, os imunologistas Alexander Glenny e Barbara Hopkins descobriram que o formaldeído fazia o mesmo.

Em 1913, Behring criara uma vacina contra a difteria combinando a toxina que causa a resposta imune com uma antitoxina para impedir danos. Mas essa combinação de toxina-antitoxina nem sempre dava certo: em Dallas (EUA), em 1919, dez crianças vacinadas morreram. Já a toxina neutralizada de Ramon e Glenny, ou "toxoide", causava uma resposta imune no corpo, mas era muito mais segura.

Adjuvantes

Ramon e Glenny também descobriram que substâncias chamadas adjuvantes aumentam a potência das vacinas, apesar de desconhecerem as razões. Ramon usou a tapioca e Glenny usou o alume, um sal de alumínio, o adjuvante mais utilizado hoje em dia. A vacina combinada (toxoide com adjuvante) contra a difteria foi tão eficaz que, em cinco anos, já era usada em todo o mundo. Em Nova York em 1922, 22 pessoas em cada 100 mil morriam de difteria por ano. Em 1938, essa taxa caiu para apenas uma pessoa. A imunidade fornecida pela vacina nem sempre dura a vida toda, mas, com reforços ocasionais, é muito eficaz e hoje essa doença mortal é rara.

A busca continua

Em 1930, havia três principais maneiras de criar vacinas: usando uma forma viva e atenuada do germe (como na vacina contra a varíola e a BCG); usando organismos mortos (como nas vacinas contra a febre tifoide, cólera e coqueluche); e usando toxinas inativadas ou toxoides (como nas vacinas contra a difteria e o tétano). A vacinação nunca foi infalível, mas milhões de vidas foram salvas e, nos países desenvolvidos, doenças antes fatais já estão caindo no esquecimento.

Desde meados dos anos 1980, a engenharia genética levou à criação de vacinas de subunidades e conjugadas contra doenças como o papilomavírus humano (HPV) e a hepatite. Hoje, estão sendo desenvolvidas vacinas de DNA, nas quais um pedaço de DNA contendo a sequência de antígeno de um germe desencadeia uma resposta imune. Como a pandemia de covid-19 demonstrou, a busca por novas vacinas continua crucial. ∎

Tipos de vacina

Vírus ou bactérias vivos são enfraquecidos para produzir vacinas vivas.

Vacinas vivas atenuadas, como a BCG, contêm germes vivos. Em pessoas saudáveis, criam uma resposta imune forte e duradoura.

Matar germes usando substâncias ou calor os torna seguros para uso em uma vacina.

Vacinas inativadas "totalmente mortas", como a da poliomielite, usam bactérias ou vírus mortos. Reforços podem ser necessários para manter a imunidade.

Toxinas são removidas de bactérias ou vírus e neutralizadas.

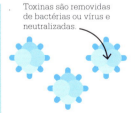

Vacinas toxoides, como a do tétano, usam toxinas inativadas (toxoides). Almejam a parte do germe que causa a doença (suas toxinas), não o germe como um todo.

Partes específicas de um germe, como açúcares ou proteínas, são usadas.

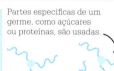

Vacinas de subunidades e conjugadas, como a do HPV, usam partes de um organismo que estimulam uma resposta imune (como seus antígenos).

IMITANDO A AÇÃO DO PÂNCREAS
DIABETES E SEU TRATAMENTO

EM CONTEXTO

ANTES
1776 Matthew Dobson observa excesso de açúcar no sangue e na urina de diabéticos.

1869 Paul Langerhans descobre agregados celulares (as ilhotas de Langerhans) no pâncreas.

1889 Joseph von Mering e Oskar Minkowski confirmam uma conexão entre o pâncreas e o diabetes.

DEPOIS
1955 O bioquímico britânico Frederick Sanger descobre a estrutura molecular da insulina.

1963 A insulina torna-se a primeira proteína humana a ser sintetizada em laboratório.

1985 A caneta de insulina é lançada na Dinamarca, facilitando a administração de insulina para diabéticos.

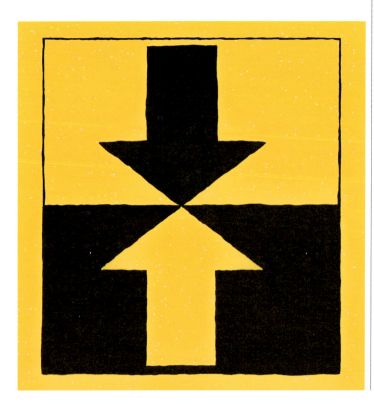

Quando Frederick Banting descobriu a causa do diabetes em 1920, ele desvendou um mistério de séculos. A primeira menção documentada do que se acredita ser o diabetes – uma referência à micção frequente – é de cerca de 1550 A.E.C, no antigo papiro de Ebers, do Egito.

Nos séculos IX a XI E.C., relatos mais detalhados da doença surgiram na Idade de Ouro da medicina islâmica. Avicena e outros descrevem urina adocicada, apetite anormal, gangrena e disfunção sexual associados ao diabetes, e o exame da cor, odor e sabor da urina era um meio comum

VACINAS, SOROS E ANTIBIÓTICOS

Ver também: Medicina egípcia antiga 20-21 ▪ Hormônios e endocrinologia 184-187 ▪ Genética e medicina 288-293 ▪ HIV e doenças autoimunes 294-297

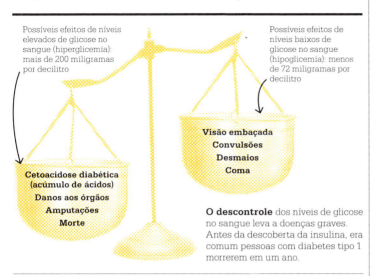

Possíveis efeitos de níveis elevados de glicose no sangue (hiperglicemia): mais de 200 miligramas por decilitro

- Cetoacidose diabética (acúmulo de ácidos)
- Danos aos órgãos
- Amputações
- Morte

Possíveis efeitos de níveis baixos de glicose no sangue (hipoglicemia): menos de 72 miligramas por decilitro

- Visão embaçada
- Convulsões
- Desmaios
- Coma

O descontrole dos níveis de glicose no sangue leva a doenças graves. Antes da descoberta da insulina, era comum pessoas com diabetes tipo 1 morrerem em um ano.

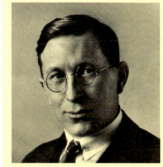

Frederick Banting

Nascido em 1891 em Alliston, Canadá, Banting foi o caçula de um casal de fazendeiros. Formado em medicina na Universidade de Toronto em 1916, serviu como médico militar na Europa na Primeira Guerra Mundial.

Banting voltou ao Canadá em 1919 e abriu uma clínica cirúrgica em London, Ontário, onde também palestrava e lecionava. Ao preparar uma palestra sobre a função do pâncreas, teve a ideia de investigar a ligação do órgão com o diabetes.

Em 1923, Banting recebeu o Prêmio Nobel de Fisiologia ou Medicina por seu trabalho sobre o diabetes e foi nomeado diretor do Departamento de Pesquisas Médicas da Universidade de Toronto. Durante a Segunda Guerra Mundial, Banting voltou a servir como médico militar. Ele morreu em 1941, após um acidente de avião em Newfoundland.

Principal obra

1922 "Extratos pancreáticos no tratamento do diabetes mellitus"

---

de diagnóstico. Em 1776, o médico britânico Matthew Dobson publicou um artigo sugerindo que o sabor adocicado da urina se devia ao excesso de açúcar (glicose) na urina e no sangue. Ele também observou que o diabetes era fatal em alguns casos, mas não em outros, o que indicava dois tipos de diabetes: tipo 1 e tipo 2.

O papel do pâncreas

Em meados do século XIX, o químico e médico francês Apollinaire Bouchardat desenvolveu tratamentos para diabetes. Ele recomendou reduzir alimentos ricos em amido e açúcar e enfatizou a importância dos exercícios físicos. Ele foi um dos primeiros a sugerir que o diabetes estava ligado a problemas no pâncreas. Essa ideia foi confirmada com experimentos em cães. Em 1889, os médicos alemães Joseph von Mering e Oskar Minkowski descobriram que cães tinham sintomas de diabetes quando o pâncreas era removido.

A natureza exata da ligação entre o pâncreas e o diabetes ainda não era conhecida. Vinte anos antes, o estudante de medicina alemão Paul Langerhans havia descoberto aglomerados de células no pâncreas com função desconhecida. Em 1901, o patologista estadunidense Eugene Opie associou danos a essas células (hoje chamadas de ilhotas de Langerhans) com o diabetes. Em 1910, o fisiologista britânico Edward Sharpey-Schafer propôs que o diabetes resultava da insuficiência de uma substância produzida pelas células beta das ilhotas de Langerhans. Ele chamou essa substância de insulina (de *insula*, a palavra latina para ilha), que depois descobriu-se ser um hormônio proteico.

Em 1920, Frederick Banting, um médico e cientista canadense, observou que as secreções pancreáticas podiam tratar os sintomas do diabetes. Ele levou suas ideias a John Macleod, um »

DIABETES E SEU TRATAMENTO

Pessoa não diabética

As **células beta** do pâncreas monitoram a **glicose** no sangue.

As células beta **produzem insulina** para **regular** a glicose no sangue.

A insulina **leva a glicose** do sangue às **células do corpo**, enviando a **glicose restante** para ser armazenada no **fígado**.

As células **usam a glicose** para obter **energia** e para a **atividade cerebral**.

Pessoa com diabetes tipo 1

Células imunes **destroem células beta** no pâncreas.

Nenhuma insulina é produzida.

A maior parte da glicose **fica no sangue**. Parte **passa** pelos rins **à urina**.

O sangue deve **receber insulina** para a glicose **ser usada pelas células**.

A insulina não é minha, é do mundo.
Frederick Banting
Sobre a venda da patente da insulina, 1923

contratempos, eles conseguiram manter vivo um cão gravemente diabético com injeções de um extrato feito do pâncreas com os dutos ligados. Eles chamaram esse extrato de isletina. O próximo desafio foi encontrar uma maneira de produzir extrato suficiente para criar um tratamento viável para o diabetes.

Para não atrasar a pesquisa, Banting e Best passaram a usar pâncreas de bois, obtidos de um matadouro local. Com isso, eles conseguiram extrair em maior quantidade a substância do princípio ativo e injetar em um dos cães de laboratório que teve o pâncreas removido. O nível de açúcar no sangue do cão caiu significativamente.

Testes em humanos

No fim de 1921, Macleod convidou o bioquímico James Collip para ajudar a purificar o extrato pancreático de Banting e Best e realizar testes clínicos em humanos. Em 11 de janeiro de 1922, o extrato foi injetado em Leonard Thompson, de 14 anos, um menino diabético que estava à beira da morte no Hospital Geral de Toronto. O primeiro teste foi decepcionante, mas foi repetido com uma versão mais pura do extrato cerca de duas

---

especialista escocês em metabolismo de carboidratos. Acreditando que valia a pena investigar a teoria de Banting, Macleod lhe disponibilizou um laboratório e um assistente, Charles Best, na Universidade de Toronto.

A descoberta da insulina

Em maio de 1921, Banting e Best começaram a fazer experimentos em cães. Eles removeram o pâncreas de alguns cães e interromperam o ducto pancreático de outros. Os cães que tiveram o pâncreas removido desenvolveram diabetes, como o esperado, mas não os cães cujos dutos foram ligados. Enquanto as células pancreáticas produtoras de secreções digestivas degeneraram nos cães cujo ducto pancreático foi ligado, as ilhotas de Langerhans permaneceram intactas. Ficou claro que as ilhotas de Langerhans produziam as secreções que impediam a ocorrência do diabetes.

Banting e Best queriam extrair e isolar essas secreções, mas era difícil manter os cães vivos pelo tempo necessário para realizar os testes. Depois de vários

semanas depois, dessa vez com resultados muito melhores. O açúcar no sangue de Thompson voltou aos níveis normais e os outros sintomas diminuíram.

Em maio de 1922, Macleod apresentou, em nome da equipe, o artigo "Os efeitos no diabetes de extratos de pâncreas" no encontro anual da Associação Médica Americana. Ele foi aplaudido de pé. O periódico da associação usou a palavra "insulina" pela primeira vez.

O reconhecimento pelo tratamento para o diabetes foi marcado por rivalidades. Banting acreditava que a ideia dele e os experimentos que fizera com Best levaram ao avanço. Outros achavam que eles não conseguiriam sem a ajuda de Macleod e Collip. O comitê do Nobel concedeu o Prêmio de Fisiologia ou Medicina de 1923 a Banting e Macleod. Banting dividiu seu prêmio em dinheiro com Best, e Macleod compartilhou o dele com Collip.

Fabricação da insulina

A insulina não cura o diabetes, mas é um tratamento eficaz com potencial de salvar milhões de vidas. Banting, Best e Collip detinham a patente da insulina, mas a venderam à Universidade de Toronto por apenas US$ 1. Como produzir insulina suficiente não era uma tarefa fácil, a universidade permitiu que a empresa farmacêutica americana Eli Lilly assumisse a tarefa.

Os cientistas da Eli Lilly começaram a trabalhar com a insulina em junho de 1922, mas não estavam conseguindo aumentar o rendimento dos pâncreas de porco ou atingir a potência total da insulina de maneira consistente. A Lilly começou a enviar remessas à recém-inaugurada clínica de diabetes do Hospital Geral de Toronto, mas a potência variava tanto que os médicos precisavam ficar sempre atentos aos sintomas de hipoglicemia (baixo nível de açúcar no sangue) causados pelo excesso de insulina (sudorese, tontura, fadiga e até desmaios).

No fim daquele ano, George Walden, o químico-chefe da Lilly,

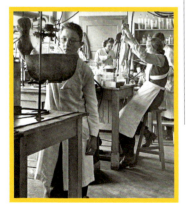

Trabalhadores de uma fábrica na Alemanha no pós-guerra fabricam insulina com tecido pancreático de animais. Antes da fabricação da insulina, os diabéticos tinham que controlar a doença apenas com dieta.

Tipos de diabetes

Há duas formas de diabetes. O tipo 1 é causado pela incapacidade do organismo de produzir insulina porque o sistema imunológico ataca as células do pâncreas envolvidas na produção de insulina. Pode ser tratado, mas não curado, com doses de insulina. As pessoas com diabetes tipo 2 produzem insulina, mas podem não produzir o suficiente ou não conseguem usá-la com eficácia. O diabetes tipo 2 é, de longe, o mais comum. Costuma ser diagnosticado mais tarde na vida, geralmente em pessoas com mais de 30 anos, embora também esteja se tornando comum em jovens e crianças.

Ainda se pesquisa por que as pessoas desenvolvem diabetes tipo 2, mas o estilo de vida parece ter algum papel. A obesidade, por exemplo, é um fator de risco conhecido. Se exercícios físicos e uma dieta saudável não forem suficientes, os médicos podem prescrever hipoglicemiantes orais ou até insulina. Como isso pode reduzir demais os níveis de glicose no sangue, os diabéticos do tipo 1 e tipo 2 que usam insulina devem medir seus níveis de glicose no sangue várias vezes ao dia.

fez uma descoberta importante. O método de extração por precipitação isoelétrica criado por ele produzia um tipo de insulina muito mais pura e eficaz do que qualquer outra obtida até então. Resolvido o problema de produção, a empresa conseguiu acumular grandes reservas de insulina.

Outros avanços

Nas décadas seguintes, os pesquisadores continuaram a aperfeiçoar a produção e a distribuição da insulina. Cientistas decodificaram a estrutura química da insulina nos anos 1950 e depois identificaram a localização exata do seu gene no DNA humano.

Em 1977, um gene de insulina de rato foi inserido no DNA de uma bactéria, que passou a produzir insulina de rato. Em 1978, a primeira insulina humana foi produzida usando bactérias *E. coli*. Em 1982, a Eli Lilly lançou, com o nome comercial de Humulin, o primeiro medicamento humano geneticamente modificado. Hoje, a grande maioria dos diabéticos usa insulina produzida dessa maneira. ∎

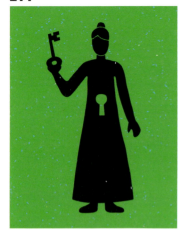

NENHUMA MULHER É LIVRE SE NÃO FOR DONA DE SEU CORPO
CONTROLE DE NATALIDADE

Uma **gravidez indesejada** pode sujeitar as mulheres a **problemas de saúde**, **abortos malfeitos** e até a **morte**.

Remover barreiras legais ao controle de natalidade dá às mulheres o controle de sua **saúde** e de sua **vida**.

Com meios seguros e acessíveis de controle de natalidade, uma mulher pode se considerar livre e ser dona do próprio corpo.

EM CONTEXTO

ANTES
1484 O papa Inocêncio VIII autoriza o assassinato de "bruxas" que fornecem auxílio contraceptivo a mulheres.

1855 O químico e engenheiro estadunidense Charles Goodyear fabrica preservativos de borracha vulcanizada.

1873 Nos Estados Unidos, a Lei Comstock proíbe a distribuição de contraceptivos.

DEPOIS
1942 A Federação de Paternidade Planejada da América é fundada.

1960 O governo dos Estados Unidos aprova o primeiro anticoncepcional oral, a "pílula".

1973 Nos Estados Unidos, a Suprema Corte determina que as mulheres têm o direito de fazer um aborto.

2012 A ONU declara o acesso ao controle de natalidade como um direito humano essencial.

A enfermeira e feminista estadunidense Margaret Sanger via o controle de natalidade como um direito fundamental da mulher. Trabalhando nas periferias de Nova York, ela sabia como uma gravidez indesejada podia devastar a vida de imigrantes pobres. Era comum ela ser chamada por mulheres submetidas a abortos clandestinos perigosos, muitas vezes realizados por pessoas não qualificadas usando instrumentos não esterilizados. Ela notou que muitas dessas mulheres não entendiam o próprio sistema reprodutivo e, às vezes, pediam que ela contasse "o segredo" para não ter tantos filhos.

Obstáculos legais

A Lei Comstock de 1873 nos Estados Unidos considerou "obscenos" todos os contraceptivos e textos do tema e proibiu sua distribuição. Sanger contestou a lei, fornecendo contraceptivos ao maior número possível de mulheres. Ela acreditava que toda mulher tinha o direito de controlar quando engravidar e que a contracepção era crucial para interromper o ciclo de pobreza das mulheres. Sem controle sobre o tamanho da família, uma

VACINAS, SOROS E ANTIBIÓTICOS 215

Ver também: Parteiras 76-77 ▪ Mulheres na medicina 120-121 ▪ Contracepção hormonal 258 ▪ Fertilização in vitro 284-285

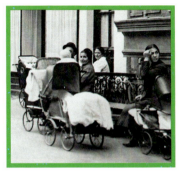

Mulheres esperam na entrada da primeira clínica de controle de natalidade dos Estados Unidos, criada por Margaret Sanger no Brooklyn, Nova York, em 1916. A clínica foi fechada pelo governo depois de apenas dez dias.

mulher sempre teria dificuldade de pagar as contas e não teria meios para se instruir. A quantidade de abortos perigosos e ilegais também continuaria a aumentar.

Em 1914, Sanger lançou a *The Woman Rebel*, uma publicação feminista na qual insistia que todas as mulheres deveriam ter acesso à contracepção e cunhou o termo "controle de natalidade". Acusada de infringir a lei, Sanger fugiu para o Reino Unido, mas voltou um ano depois. As acusações foram retiradas em face da comoção pública após a morte da filha de 5 anos de Sanger.

Em 1916, Sanger ficou presa por trinta dias depois de abrir uma clínica de controle de natalidade no Brooklyn, Nova York. Durante seu recurso, o tribunal decidiu que os médicos poderiam prescrever anticoncepcionais por razões médicas. Para explorar essa brecha legal, em 1923, Sanger fundou o Bureau de Pesquisa Clínica de Controle de Natalidade, composto apenas por médicas. A organização seria incorporada à Federação de Paternidade Planejada da América, o órgão usado por Sanger nos trinta anos seguintes para levar o controle de natalidade às massas.

Reforma conquistada a duras penas

Sanger lutou por mudanças na lei e teve muitas vitórias. Em 1936, Nova York, Connecticut e Vermont foram os primeiros estados a legalizar a prescrição de anticoncepcionais por médicos de família; e, em 1971, referências à contracepção foram retiradas da Lei Comstock.

A essa altura, o anticoncepcional oral conhecido como a "pílula" já estava amplamente disponível. Frustrada com a escassez de contraceptivos disponíveis às mulheres, Sanger defendera o desenvolvimento da pílula. Contou com a ajuda financeira da herdeira Katharine McCormick e com a experiência do biólogo Gregory Pincus. Quando o governo dos Estados Unidos aprovou a produção da pílula em 1960, Sanger finalmente venceu a luta para as mulheres estadunidenses controlarem a própria fertilidade. ■

Nossas leis forçam as mulheres ao celibato […] ou ao aborto […] Eminentes autoridades médicas consideram as duas alternativas prejudiciais à saúde.
Margaret Sanger

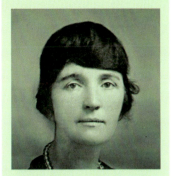

Margaret Sanger

Nascida Margaret Higgins em Corning, Nova York, em 1879, Sanger cresceu entre dez irmãos em uma família irlandesa pobre. Seu pai, um progressista, apoiava o sufrágio feminino. Em 1902, depois de estudar para ser enfermeira, Margaret casou-se com William Sanger, um arquiteto. O casal defendeu várias causas, e Sanger filiou-se ao Comitê Feminino do Partido Socialista de Nova York e ao Industrial Workers of the World.

Sanger passou toda a sua vida adulta combatendo as leis de contracepção estadunidenses. Isso a levou a defender a eugenia, que buscava reduzir as populações "indesejáveis" pelo controle da natalidade e esterilização forçados. Ela não apoiava a eugenia com base em raça ou classe, mas essa visão comprometeu sua reputação. Ela morreu em 1966.

Principais obras

1914 "Limitações familiares"
1916 *O que toda garota deveria saber*
1931 *Minha luta pelo controle da natalidade*

O MARAVILHOSO FUNGO QUE SALVA VIDAS

ANTIBIÓTICOS

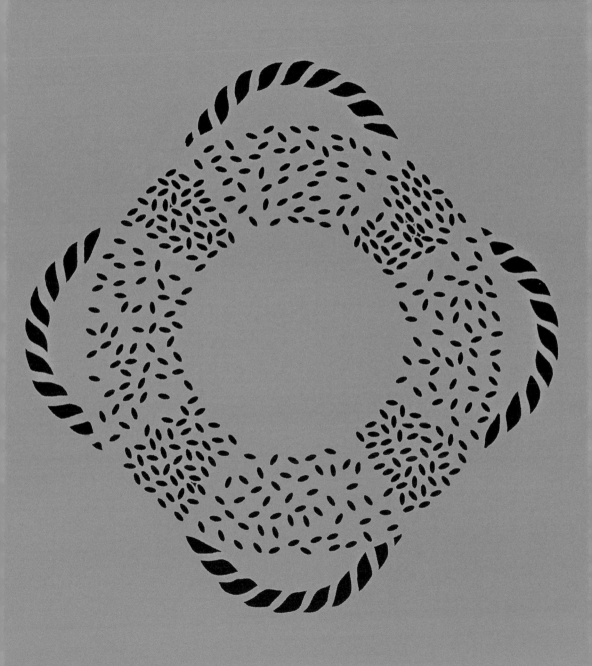

ANTIBIÓTICOS

EM CONTEXTO

ANTES

1640 O farmacêutico inglês John Parkington indica o uso de fungos para tratar feridas.

1907 Paul Ehrlich descobre a arsfenamina, lançada como Salvarsan, o primeiro antimicrobiano sintético.

DEPOIS

1941 Howard Florey, Ernst Chain e Norman Heatley tratam um paciente com septicemia usando a penicilina, que começa a ser produzida em massa.

1948 Benjamin Duggar descobre em uma amostra de solo o primeiro antibiótico tetraciclina.

1960 Na Grã-Bretanha, a empresa farmacêutica Beecham lança o novo antibiótico meticilina para combater patógenos resistentes à penicilina.

2017 A OMS publica uma lista de patógenos a serem priorizados na pesquisa de antibióticos.

Antes do século XX, não havia tratamentos eficazes para infecções bacterianas, como pneumonia, tuberculose, diarreia, febre reumática, infecções do trato urinário e doenças sexualmente transmissíveis como sífilis e gonorreia. Em 1928, tudo mudou com o trabalho do bacteriologista escocês Alexander Fleming no St. Mary's Hospital, em Londres. Fleming fazia experimentos com a *Staphylococcus*, bactéria que causa doenças como septicemia e intoxicação alimentar, quando um erro levou a um grande avanço médico.

O primeiro antibiótico

Ao voltar de uma viagem, Fleming descobriu que uma de suas culturas em uma placa de Petri estava contaminada por um bolor. Ele notou que o bolor havia eliminado um anel de bactérias ao seu redor. O bolor era o fungo *Penicillium notatum*, hoje chamado *P. chrysogenum*. Por acaso, Fleming descobriu o primeiro antibiótico natural, revolucionando o mundo da medicina. Ele inicialmente chamou a substância de "suco de mofo", mas passou a usar o nome "penicilina" em 1929.

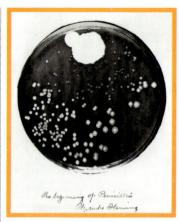

A cultura original de *Penicillium notatum* (foto) de Alexander Fleming resultou na descoberta revolucionária dos antibióticos e foi um marco na história da medicina.

Fleming provou que a penicilina podia matar alguns tipos de bactérias, mas não outros. Os cientistas dividem as bactérias em duas categorias: Gram-positivas e Gram-negativas. Em 1884, o bacteriologista dinamarquês Hans Christian Gram criou um método de coloração que separava as bactérias que possuem uma membrana externa ao redor da parede celular

---

Alexander Fleming

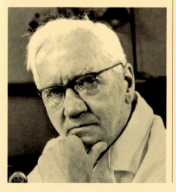

Nascido em Ayrshire, Escócia, em 1881, Alexander Fleming estudou medicina como o irmão. Em 1906, formou-se pela Escola de Medicina St. Mary's Hospital em Londres, onde foi assistente de pesquisa de Almroth Wright, um pioneiro da imunologia e da terapia com vacinas.

Na Primeira Guerra Mundial, Fleming serviu como médico militar, testemunhando os efeitos da sepse em soldados feridos. De volta ao St. Mary's Hospital, ele descobriu a primeira lisozima, uma enzima presente nas lágrimas e na saliva que inibe bactérias. Apesar de sempre ter sido humilde sobre seu papel no desenvolvimento da penicilina, Fleming foi nomeado cavaleiro em 1944 e, em 1945, recebeu o Prêmio Nobel de Fisiologia ou Medicina com Florey e Chain. Também recebeu a Medalha de Mérito dos Estados Unidos em 1947. Fleming morreu em 1955.

Principais obras

1922 "Sobre um elemento bacteriolítico incomum encontrado em tecidos e secreções"
1929 "Sobre a ação antibacteriana de culturas de penicilina"

VACINAS, SOROS E ANTIBIÓTICOS 219

Ver também: Epidemiologia 124-127 ▪ Enfermagem e saneamento 128-133 ▪ Patologia celular 134-135 ▪ Teoria dos germes 138-145 ▪ O sistema imunológico 154-161 ▪ Malária 162-163 ▪ Entrega direcionada de medicamentos 198-199 ▪ Pandemias 306-313

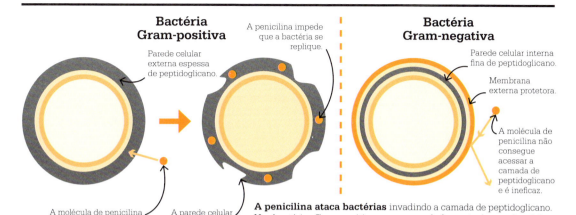

A penicilina ataca bactérias invadindo a camada de peptidoglicano. Nas bactérias Gram-positivas, essa camada faz parte da parede celular e a penicilina a ataca com facilidade. Já nas bactérias Gram-negativas, a camada é interna e de difícil acesso para a penicilina.

das que não possuem. Essa técnica ainda é muito utilizada pelos microbiologistas: as bactérias sem membrana (Gram-positivas) retêm a coloração violeta, visível ao microscópio; as com membrana (Gram-negativas) não retêm a cor.

Fleming mostrou que a penicilina afetava bactérias Gram-positivas, incluindo as responsáveis pela pneumonia, meningite e difteria. Também matava as bactérias Gram-negativas da gonorreia, mas não as causadoras da febre tifoide ou paratifoide. Em 1929, Fleming publicou suas descobertas, mas elas despertaram pouco interesse.

Produção em massa

Foi só em 1938, quando o patologista australiano Howard Florey reuniu uma equipe de bioquímicos na Universidade de Oxford, que a penicilina começou a ser desenvolvida como antibiótico. A equipe de Florey era formada por Ernst Chain, um refugiado judeu da Alemanha, e pelos britânicos Norman Heatley e Edward

Abraham. A equipe enfrentou obstáculos formidáveis: o bolor continha apenas uma parte em 2 milhões de penicilina, era instável e de difícil manuseio. A produção da penicilina foi demorada, mas Heatley criou uma maneira de separá-la das impurezas e devolvê-la à água para facilitar o processamento. No início de 1941, a equipe realizou os primeiros ensaios clínicos em Albert Alexander, um paciente que sofria de septicemia aguda no rosto. A dose de penicilina e a duração do tratamento eram desconhecidas, e o processo foi de tentativa e erro. Alexander recebeu

Às vezes encontramos o que não procuramos.
Alexander Fleming

uma infusão intravenosa do antibiótico. Em 24 horas, a febre baixou e a infecção diminuiu. Mas a penicilina acabou em cinco dias, o paciente teve uma recaída e morreu.

Florey constatou que precisaria de quantidades muito maiores de *Penicillium*. Sua equipe cultivou culturas em diferentes recipientes, incluindo frascos de laboratório, urinóis e potes de cerâmica, mas a produção continuou lenta.

Na Segunda Guerra Mundial, a penicilina era muito necessária, mas a indústria farmacêutica britânica trabalhava com capacidade total em outras drogas. Florey e Heatley foram aos Estados Unidos e, no fim de 1941, o governo estadunidense organizou a produção em massa do antibiótico. Um ano depois, uma mulher com septicemia estreptocócica foi tratada com penicilina nos Estados Unidos. A produção aumentou, com 21 bilhões de unidades produzidas em 1943 e 6,8 trilhões em 1945, salvando milhares de vidas. Também em 1945, a bioquímica britânica »

A estrutura da penicilina

Em 1945, a bioquímica britânica Dorothy Hodgkin usou a cristalografia de raios X para descobrir a estrutura molecular do fungo da penicilina. Ela observou que uma molécula de penicilina possui um anel beta-lactâmico em seu núcleo, composto de um átomo de nitrogênio e três átomos de carbono. Foi uma descoberta crucial, já que o anel beta-lactâmico é a razão da eficácia da penicilina.

A parede externa da célula de uma bactéria Gram-positiva consiste em camadas de peptidoglicano unidas por ligações cruzadas de proteínas. Quando as células bacterianas estão se dividindo, os anéis beta-lactâmicos da penicilina se conectam às ligações cruzadas que estão sendo formadas, impedindo a conclusão da divisão celular. A parede celular da bactéria fica enfraquecida, a pressão osmótica a rompe e a célula morre.

Em 1964, Hodgkin recebeu o Prêmio Nobel de Química por seu trabalho sobre a estrutura de substâncias bioquímicas.

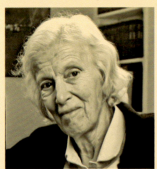

Em reconhecimento por seu trabalho sobre a estrutura da penicilina, Dorothy Hodgkin foi eleita para a Royal Society em 1947.

Dorothy Hodgkin descobriu a estrutura molecular da penicilina, permitindo que a droga fosse sintetizada quimicamente. Com isso, os cientistas puderam alterar a estrutura da penicilina para criar antibióticos capazes de tratar uma ampla gama de infecções.

Do natural ao sintético

O conhecimento de que certas substâncias curavam doenças existe há séculos. No antigo Egito, feridas infectadas recebiam aplicação de pão mofado e muitas culturas prescreviam tratamentos com bolor, como nas Grécia, Roma e China antigas e na Europa medieval. Portanto, apesar de não serem compreendidos na época, os tratamentos antibióticos já existiam. Experimentos com as propriedades antibacterianas do bolor ganharam força no século XIX. Em 1871, o fisiologista britânico John Sanderson notou que o crescimento bacteriano era impedido por esporos de *Penicillium*. No mesmo ano, o cirurgião britânico Joseph Lister observou os efeitos antibacterianos de um fungo no tecido humano. E, em 1897, o médico francês Ernst Duchesne usou o *Penicillium notatum* para curar a febre tifoide em cobaias.

Sem Fleming, não haveria Chain nem Florey; sem Florey, não haveria Heatley; sem Heatley, não haveria penicilina.
Henry Harris
Patologista australiano (1925–2014)

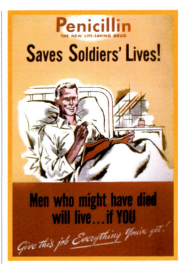

Um cartaz da Segunda Guerra Mundial anuncia a penicilina a médicos. O governo dos Estados Unidos ordenou que vinte empresas produzissem a droga em massa.

Em 1900, o cientista alemão Paul Ehrlich se propôs a encontrar uma "bala mágica", capaz de encontrar e destruir todos os patógenos enquanto deixava ilesas as células saudáveis do corpo. Ele observou que certos corantes tingiam algumas células bacterianas, mas não outras. Por exemplo, o azul de metileno tingia o parasita unicelular *Plasmodium*, conhecido por causar a malária.

O objetivo de Ehrlich era encontrar uma cura para a sífilis, uma doença sexualmente transmissível. Seu assistente japonês, Sahachiro Hata, testou uma série de compostos sintéticos de arsênico e descobriu que um deles – a arsfenamina – localizava e destruía o *Treponema pallidum*, a bactéria responsável pela doença. Ehrlich comercializou a substância com o nome de Salvarsan em 1910. Mas a droga tinha efeitos colaterais desagradáveis, e a Igreja Ortodoxa Russa denunciou o tratamento

VACINAS, SOROS E ANTIBIÓTICOS

A primeira regra para consertar algo é salvar todas as partes.
Paul Ehrlich

alegando que a sífilis era uma punição divina pela imoralidade. Em 1912, Ehrlich criou a versão melhorada, o Neosalvarsan, que se tornou o tratamento padrão para a sífilis. Assim, a arsfenamina foi o primeiro antimicrobiano sintético. No entanto, por ser um composto à base de arsênico, o Neosalvarsan ainda tinha muitos efeitos colaterais e era difícil de armazenar. Nos anos 1940, a penicilina tornou-se o novo tratamento para a sífilis por ser considerada uma alternativa mais segura.

Encontrando novos antibióticos

Hoje os bacteriologistas sabem que a penicilina é um bactericida: age diretamente matando bactérias. Mas, como Fleming descobriu, a penicilina não é eficaz contra todos os tipos de bactérias. Com o tempo, foram criadas novas variedades de antibióticos que atuam de maneiras diferentes.

As décadas de 1950 e 1960 ficaram conhecidas como a "era de ouro" da descoberta de antibióticos. Muitas empresas farmacêuticas

As formigas cortadeiras cultivam um fungo nas folhas que colhem (visto como um pó branco). Nas suas patas, abrigam uma bactéria, a pseudonocardia que protege este fungo de outras infecções. Alguns cientistas acreditam que esta bactéria pode ser usada para desenvolver uma nova classe de antibiótico humano.

pesquisaram microrganismos que poderiam ser usados para produzir esses novos medicamentos. Em 1968, doze novos grupos de antibióticos já haviam sido descobertos e hoje existem mais de vinte.

Os antibióticos podem atacar as bactérias de três maneiras. A primeira (exemplificada pela penicilina) é interrompendo a síntese da parede celular do patógeno (diagrama da p. 219). A vancomicina é outro antibiótico que funciona dessa maneira. Foi produzida a partir da bactéria *Streptomyces orientalis* e disponibilizada em 1958. A vancomicina era eficaz contra a maioria dos patógenos Gram-positivos, incluindo bactérias resistentes à penicilina. Foi ofuscada por drogas que causavam menos efeitos adversos, mas recuperou a popularidade após o surgimento de bactérias mais resistentes a antibióticos nos anos 1980.

A segunda forma de atuação dos antibióticos é inibindo a produção de proteínas essenciais, o que impede a multiplicação das células bacterianas. O primeiro antibiótico a fazer isso foi a estreptomicina. Foi descoberta quando amostras de solo coletadas em 1943 pelo estudante de microbiologia Albert Schatz revelaram a bactéria *Streptomyces griseus*, a partir da qual a estreptomicina foi produzida; era eficaz contra infecções bacterianas, incluindo a tuberculose.

As tetraciclinas são outra família de antibióticos que atuam como inibidores de proteínas. Em 1948, o botânico Benjamin Duggar identificou a bactéria *Streptomyces aureofaciens* em uma amostra de solo. A clortetraciclina foi isolada da bactéria, constituindo a primeira da grande família de antibióticos tetraciclina. Foi usada para tratar infecções em animais e humanos.

Microbiologistas desenvolveram outras tetraciclinas nos anos 1950, e muitas são usadas para tratar uma série de condições, incluindo acne, infecções do trato respiratório, úlceras estomacais, clamídia e doença de Lyme. Também são usadas para combater protozoários *Plasmodium* que causam a malária. Ao contrário de alguns antibióticos, as tetraciclinas podem combater bactérias Gram-negativas o Gram-positivas. »

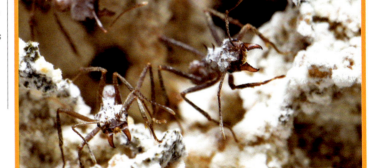

ANTIBIÓTICOS

O paciente toma um **antibiótico** para tratar uma **infecção bacteriana**.

O antibiótico **mata** a maioria das bactérias, mas um **pequeno número** de bactérias **sobrevive** por já ter **resistência** aos antibióticos.

Essa **cepa resistente** de bactérias **se multiplica** no primeiro paciente e pode ser **transmitida** por contato, **infectando** outra pessoa.

O novo paciente toma antibióticos, que **não matam** as bactérias, agora totalmente resistentes.

As tetraciclinas inibem a síntese de proteínas entrando na célula do patógeno e impedindo que moléculas se liguem a seus ribossomos (pequenas estruturas celulares ou "organelas"). Proteínas que constroem e operam a célula são produzidas por esses ribossomos e, quando o processo é interrompido, a célula não pode se multiplicar.

Quase metade de todas as tetraciclinas são usadas em porcos, gado e outros animais de criação intensiva para prevenir infecções gastrointestinais e aumentar a produção de carne e laticínios. Seu uso excessivo pode ter aumentado a resistência de muitos patógenos: hoje, as tetraciclinas são menos eficazes para animais e humanos.

As quinolonas, outra classe de antibióticos, usam o terceiro método de ataque: impedem que as bactérias reproduzam seu material genético para que não se multipliquem. As quinolonas incluem as ciprofloxacinas, introduzidas no fim dos anos 1980. Elas agem danificando o DNA das células patogênicas almejadas. São usadas para tratar infecções ósseas e articulares, febre tifoide, diarreia e infecções respiratórias e urinárias.

A ascensão das superbactérias

A *Staphylococcus aureus* (SA) foi descoberta pelo cientista alemão Friedrich Rosenbach em 1884. Essa bactéria causa infecções, incluindo septicemia, doenças respiratórias e intoxicação alimentar. Cientistas estimam que, dos infectados com SA antes de 1941, 82% morreram. Contudo, o advento dos antibióticos lançou uma "corrida armamentista" entre os bacteriologistas, que criam medicamentos, e os patógenos, que desenvolvem resistência a eles.

As bactérias se reproduzem muito rapidamente, de modo que sua mutação e evolução também são rápidas. Chain e Abraham, da equipe de pesquisa de Florey, notaram resistência à penicilina na bactéria *Escherichia coli* (*E. coli*) já em 1940, antes mesmo de a droga entrar em produção. A *E. coli* pode ser inofensiva, mas certas cepas (variantes genéticas) são associadas a intoxicações alimentares e infecções gastrointestinais. A resistência à penicilina tornou-se mais frequente no fim dos anos 1940. Foram criados antibióticos alternativos, a vancomicina e a meticilina, para combater as cepas resistentes nos anos 1950 e início dos anos 1960, mas a SA resistente à meticilina (MRSA) surgiu na mesma década e hoje é considerada uma "superbactéria".

Essas superbactérias são resistentes a antibióticos e mais virulentas que suas ancestrais. Um exemplo é a *Pseudomonas aeruginosa*, uma bactéria encontrada

As bactérias desta imagem foram retiradas da parte de trás de um telefone celular, um ambiente de reprodução ideal devido ao calor. Um celular pode ter desde a *E. coli* até a superbactéria MRSA.

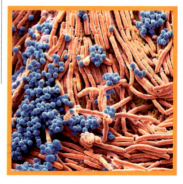

em infecções por queimaduras. No início do século XXI, desenvolveu resistência a alguns antibióticos e tornou-se uma infecção mais virulenta e comum em hospitais. Na primeira década do século XXI, foram encontradas novas classes de cepas de patógenos extremamente resistentes a drogas (XDR) e totalmente resistentes a drogas (TDR).

Um problema de saúde global

As superbactérias representam uma ameaça à humanidade. Tratamentos da tuberculose foram comprometidos porque a bactéria *Mycobacterium tuberculosis* desenvolveu resistência à isoniazida e à rifampicina, até então os dois antibióticos mais potentes usados contra ela. A bactéria *Vibrio cholerae*, causadora da cólera, também desenvolveu resistência na Ásia e na América do Sul.

Segundo a Organização Mundial da Saúde (OMS), a resistência a antibióticos é um dos maiores riscos à saúde global e à segurança alimentar, ameaçando reverter muitas conquistas da medicina moderna. Médicos estão tendo dificuldade de tratar pneumonia, tuberculose, intoxicação alimentar e gonorreia porque os antibióticos estão perdendo a eficácia. Até procedimentos padrão, como cesáreas e transplantes de órgãos, estão ficando mais perigosos devido à eficácia reduzida dos antibióticos usados para infecções pós-operatórias. Todos os anos nos Estados Unidos, 2,8 milhões de pessoas são infectadas com bactérias ou fungos resistentes a antibióticos e mais de 35 mil morrem.

Uso indevido de antibióticos

Embora a resistência aos antibióticos ocorra naturalmente, o uso indevido dos medicamentos acelerou o processo. O uso indevido se enquadra em duas categorias. Para começar, muitos antibióticos são prescritos desmedidamente para humanos, muitas vezes para tratar infecções virais, para as quais são ineficazes. Além disso, muitos pacientes não concluem o tratamento, possibilitando que as bactérias sobrevivam e desenvolvam resistência. A segunda forma de uso indevido é a administração inadequada do medicamentos em animais. Em 1950, cientistas alimentares dos Estados Unidos descobriram que adicionar antibióticos à alimentação do gado acelerava o crescimento dos animais, talvez por afetar sua flora intestinal. Como essas drogas eram mais baratas que suplementos tradicionais, muitos pecuaristas adotaram a prática.

Em 2001, a Union of Concerned Scientists estimou que, nos Estados Unidos, cerca de 90% do uso de antibióticos era para fins não terapêuticos na pecuária. A OMS defende que antibióticos não devem ser administrados a animais saudáveis, seja para prevenir doenças ou promover o crescimento.

A necessidade de antibióticos pode ser minimizada seguindo regras básicas de higiene, como lavar as mãos, práticas que reduzem a propagação das bactérias. Os antibióticos salvaram milhões de vidas, mas hoje os microbiologistas enfrentam o desafio de encontrar métodos novos e eficazes para combater infecções. ∎

Resistência a antibióticos comuns

O uso indevido de antibióticos levou à resistência bacteriana contra drogas antes eficazes. Só nos Estados Unidos, as prescrições em 2018 chegaram a 258,9 milhões. O mercado global de antibióticos foi avaliado em US$ 45 bilhões em 2018 e deve chegar a US$ 62 bilhões até 2026.

Antibiótico	Lançamento	Primeira resistência identificada
Penicilina	1941	1942
Vancomicina	1958	1988
Meticilina	1960	1960
Azitromicina	1980	2011
Ciprofloxacina	1987	2007
Daptomicina	2003	2004
Ceftazidima-avibactam	2015	2015

O mundo está se dirigindo a uma era pós-antibióticos, na qual infecções comuns e ferimentos leves, tratáveis por décadas, podem voltar a matar.
Keiji Fukada
Diretor-geral adjunto da Organização Mundial da Saúde, 2010–2016

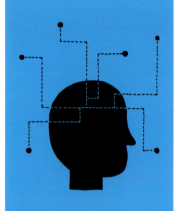

NOVAS JANELAS PARA O CÉREBRO
ELETROENCEFALOGRAFIA

EM CONTEXTO

ANTES
1875 O médico britânico Richard Caton observa atividade elétrica nos cérebros expostos de um macaco e um coelho.

1912 O fisiologista russo Vladimir Pravdich-Neminsky publica o primeiro EEG animal.

1924 Hans Berger faz seu primeiro EEG em um menino submetido a uma neurocirurgia.

DEPOIS
1936 O primeiro laboratório de EEG é inaugurado no Hospital Geral de Massachusetts, em Boston, Estados Unidos, como um centro de pesquisa.

1953 Dois neurofisiologistas estadunidenses, Eugene Aserinsky e Nathaniel Kleitman, demonstram a ligação entre o sono de movimento rápido dos olhos (REM) e os sonhos.

1992 O neurocientista estadunidense Kenneth Kwong é o primeiro a usar a ressonância magnética funcional (fMRI) para explorar o cérebro humano.

Em 1935, o neurofisiologista britânico William Gray Walter diagnosticou um paciente com um tumor cerebral usando um eletroencefalograma (EEG). Essa técnica, que mede a atividade elétrica ("ondas cerebrais") do cérebro humano, já havia sido utilizada pelo neuropsiquiatra alemão Hans Berger nos anos 1920; Walter melhorou a tecnologia para detectar uma gama de ondas cerebrais, permitindo seu uso no diagnóstico.

O cérebro contém bilhões de neurônios (células nervosas) que formam uma vasta e complexa rede. Os neurônios se comunicam entre si em junções da rede chamadas sinapses; qualquer atividade em uma sinapse gera um impulso elétrico. A voltagem de uma sinapse é baixa demais para ser detectada por um eletrodo, mas, quando

---

Sensores especiais (**eletrodos**) são afixados no couro cabeludo para **monitorar** a atividade elétrica no cérebro.

→

Impulsos elétricos produzidos no cérebro são **detectados** pelos eletrodos e transmitidos a um **computador** para análise.

↓

O computador **traduz** a atividade elétrica em gráficos **representando padrões de ondas cerebrais**.

←

Médicos **analisam os padrões** para detectar **atividade anormal** e diagnosticar irregularidades.

VACINAS, SOROS E ANTIBIÓTICOS

Ver também: Raio-X 176 ▪ O sistema nervoso 190-195 ▪ Doença de Alzheimer 196-197 ▪ Ultrassom 244 ▪ Ressonância magnética e imagiologia médica 278-281

Willian Gray Walter

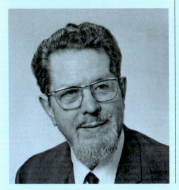

Nascido em Kansas City, Estados Unidos, em 1910, William Gray Walter mudou-se para o Reino Unido aos 5 anos. Formou-se em ciências naturais pela Universidade de Cambridge. Fascinado pelo trabalho de Hans Berger com o EEG, Walter foi trabalhar com o neurologista britânico Frederick Golla no Maudsley Hospital, em Londres, usando um aparelho de EEG que ele mesmo construiu.

Em 1939, foi trabalhar no Burden Neurology Institute em Bristol, onde ficou famoso como um pioneiro da cibernética, construindo robôs. Walter se referia a eles como suas "tartarugas" devido ao formato e à lentidão, e os usou para demonstrar como poucas instruções podem promover comportamentos complexos, algo que ele acreditava ser aplicável ao cérebro humano.

Em 1970, Walter sofreu um acidente de motocicleta para não atropelar um cavalo. Passou três semanas em coma e perdeu a visão de um olho. Ele morreu em 1977.

Principais obras

1950 "Uma imitação da vida"
1951 "Uma máquina que aprende"
1953 *O cérebro vivo*

---

milhares de neurônios disparam ao mesmo tempo – o que acontece o tempo todo no cérebro humano –, eles geram um campo elétrico que pode ser medido por eletrodos.

Walter fez experimentos afixando dispositivos de detecção (eletrodos) na cabeça dos pacientes para mapear a atividade elétrica do cérebro. Seus aparelhos de EEG detectavam uma gama de sinais cerebrais refletindo vários estados de consciência, de ondas de alta até baixa frequência (delta). A grande descoberta de Walter foi uma correlação entre ondas delta irregulares e a presença de tumores cerebrais e epilepsia.

Bandas de frequência

Os impulsos elétricos no cérebro ainda não foram totalmente desvendados, mas neurofisiologistas identificaram cinco bandas de frequência. As ondas delta, de frequência muito baixa, dominam quando a pessoa está em sono profundo. As ondas teta ocorrem quando o cérebro está acordado, mas relaxado: no piloto automático ou sonhando acordado. Ondas alfa, de alta frequência, ocorrem em descanso focado, como em meditação ou reflexão. As ondas beta são típicas de uma mente alerta ou engajada. Por fim, as ondas gama, que têm a frequência mais alta, estão ligadas a picos de concentração.

Técnicas mais sofisticadas de EEG foram criadas, mas os princípios são os mesmos. Eletrodos afixados no couro cabeludo detectam sinais elétricos quando os neurônios do cérebro enviam mensagens uns aos outros. O sinais são registrados e um neurologista analisa os resultados. O EEG é usado para diagnosticar e monitorar epilepsia e distúrbios do cérebro, como

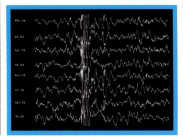

tumores, encefalite (inflamação cerebral), derrame, demência e distúrbios do sono. O EEG é não invasivo e totalmente seguro.

Alternativas de imagiologia

Outras ferramentas são usadas para analisar a saúde do cérebro humano mesmo sem medir diretamente a atividade elétrica. A tomografia por emissão de pósitrons (PET) mede a atividade metabólica do cérebro, enquanto a ressonância magnética funcional (fMRI) registra alterações no fluxo sanguíneo. Mas o EEG é a única técnica que mede as rápidas mudanças da atividade elétrica do cérebro, detectando-as em 1 milissegundo ou menos. A desvantagem do EEG é que os eletrodos afixados no couro cabeludo nem sempre conseguem identificar as fontes exatas da atividade elétrica que ocorre no interior do cérebro. ■

Este EEG mostra as ondas cerebrais de um paciente durante um episódio epiléptico (convulsão). As convulsões podem ser recorrentes e são causadas por surtos repentinos na atividade elétrica do cérebro.

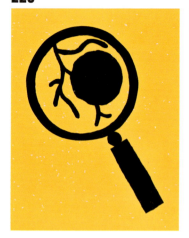

IDENTIFICAÇÃO PRECOCE DA DOENÇA SILENCIOSA
RASTREAMENTO ONCOLÓGICO

EM CONTEXTO

ANTES

1908 O ginecologista austríaco Walther Schauenstein observa diferenças entre um colo do útero saudável e um que se tornará, ou está, canceroso.

1927 Aurel Babeș sugere que células cervicais podem ser usadas para detectar o câncer.

1930 O patologista austríaco Walter Schiller mapeia a progressão do câncer de células a lesões e promove a ideia de testes de rotina.

DEPOIS

1963 Um estudo realizado em Nova York, Estados Unidos, descobre que a mamografia reduz a mortalidade por câncer de mama em 30%.

1988 O primeiro programa em massa de exames de câncer de mama começa no Reino Unido, para mulheres de 50 a 70 anos.

2020 A Organização Mundial da Saúde (OMS) propõe uma estratégia global para eliminar o câncer de colo do útero até 2030.

O **diagnóstico precoce** do câncer é crucial para **melhorar a eficácia do tratamento**.

O **rastreamento oncológico** de pessoas aparentemente saudáveis pode identificar as que têm **potencial de desenvolver câncer**, mas são **assintomáticas**.

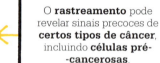

O **rastreamento** pode revelar sinais precoces de **certos tipos de câncer**, incluindo **células pré-cancerosas**.

Se **células anormais** forem detectadas, elas podem **ser removidas antes** de se transformarem em **células cancerígenas**.

Estima-se que o câncer causa quase 10 milhões de mortes por ano no mundo. Esse número seria muito maior se os cientistas não tivessem encontrado maneiras de identificar certos tipos de câncer antes de se desenvolverem. A maneira mais eficaz de fazer isso é pelo rastreamento: testando indivíduos que não apresentam sintomas para identificar os que têm a doença.

Usando um teste de esfregaço criado em 1943, o primeiro programa de rastreamento em massa foi lançado nos Estados Unidos nos anos 1950 visando a identificar casos de câncer cervical, o quarto câncer mais comum entre as mulheres. A prevenção depende da detecção precoce de anormalidades celulares (lesões pré-cancerosas) que podem se transformar em câncer.

Nos anos 1920, o médico greco-estadunidense George Papanicolaou e o ginecologista romeno Aurel Babeș criaram exames usando amostras de células do colo do útero. Trabalhando de forma independente, eles notaram diferenças entre células saudáveis e cancerígenas. Babeș constatou que as células malignas

VACINAS, SOROS E ANTIBIÓTICOS 227

Ver também: Histologia 122-123 ▪ Patologia celular 134-135 ▪ Tratamentos do câncer 168-175 ▪ Tabagismo e câncer de pulmão 266-167 ▪ Pesquisa com células-tronco 302-303

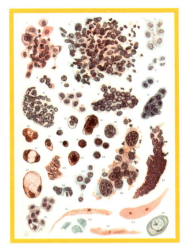

George Papanicolaou publicou o *Atlas de citologia esfoliativa* para ensinar seu método de rastreamento oncológico. As ilustrações ajudavam a identificar alterações nas células cervicais.

muitas vezes eram precedidas por um estágio pré-canceroso detectável. O exame "papanicolau" tornou-se um procedimento padrão de prevenção do câncer de colo do útero depois de 1943 e reduziu muito a mortalidade.

O sucesso do método

O exame "papanicolau" provou que a prevenção do câncer salva vidas e seu sucesso levou ao desenvolvimento de exames para outros tipos de câncer. No fim dos anos 1960, foram desenvolvidos exames para dois cânceres comuns: de mama e colorretal.

As mamografias tornaram-se exames de rotina para a prevenção do câncer de mama. Esses exames de raio-X detectam tumores pequenos demais para ver ou sentir. Novas tecnologias melhoraram o exame desde 2000, com imagens digitais em 3D que permitem a análise do tecido mamário camada por camada. O câncer colorretal é um dos mais tratáveis se identificado precocemente. Procedimentos exploratórios, como colonoscopia, sigmoidoscopia (exame do cólon inferior) e exame de sangue oculto nas fezes podem detectar a doença. Estima-se que 60% das mortes por câncer colorretal podem ser evitadas por exames preventivos.

Resultados mistos

O rastreamento oncológico nem sempre é bem-sucedido. O câncer de próstata é o segundo câncer mais comum em homens. Desde os anos 1990, é possível identificá-lo com um exame teste de antígeno prostático específico (PSA). Níveis altos desse antígeno no sangue podem indicar a presença de câncer, mas também podem ser produzidos por outros fatores. Não há evidências claras de que as taxas de mortalidade tenham caído desde o advento do exame de PSA, e vários países o abandonaram.

Equilibrar os ganhos dos programas de prevenção com os custos e riscos (como resultados falso-positivos), continua sendo crucial para o sucesso de exames de câncer. Pesquisadores seguem trabalhando em novos exames e políticas eficazes. ■

A mamografia não é nada a temer. Não é uma inimiga, mas uma amiga.
Kate Jackson
Atriz americana (1948–)

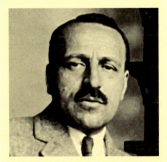

George Papanicolaou

Nascido na ilha grega de Eubeia em 1883, George Papanicolaou estudou medicina na Universidade de Atenas. Em 1913, ele e sua esposa Mary emigraram para os Estados Unidos. Ele atuou no Departamento de Patologia da Universidade de Nova York e no Departamento de Anatomia da Universidade Cornell, onde sua esposa também trabalhava como técnica.

Em 1920, Papanicolaou passou a estudar as alterações na estrutura das células cervicais, realizando o primeiro exame "papanicolau" em sua esposa. Um estudo mais amplo confirmou que células cancerígenas podiam ser coletadas em um teste de esfregaço. As descobertas iniciais de Papanicolaou despertaram pouco interesse, mas a publicação dos resultados em 1943 foi bem recebida e o exame foi amplamente adotado. Papanicolaou mudou-se para a Flórida para chefiar o Miami Cancer Institute em 1961, mas morreu apenas três meses depois de um ataque cardíaco em 1962.

Principais obras

1943 *Diagnóstico de câncer uterino por esfregaço vaginal*
1954 *Atlas de citologia esfoliativa*

SAÚDE
1945–1970

GLOBAL

230 INTRODUÇÃO

A Conferência Internacional de Saúde concorda em criar a **Organização Mundial de Saúde** com base no princípio de que ela é um direito humano.

1946

John Cade descobre que o **lítio** é um **tratamento eficaz para o transtorno bipolar**.

1949

Na França, Jean Delay e Pierre Deniker usam a **clorpromazina** para tratar pacientes com **esquizofrenia e mania**.

1952

O cirurgião estadunidense Joseph Murray realiza o maior **primeiro transplante de órgão bem-sucedido**, de um rim.

1954

1948

O médico estadunidense Philip Hench usa a **cortisona** para aliviar a dor de um paciente com **artrite reumatoide**.

1951

O engenheiro canadense John Hopps inventa o **primeiro marca-passo cardíaco**.

1953

Francis Crick e James Watson, da Universidade de Cambridge, Reino Unido, publicam seu modelo do **DNA** como uma **dupla hélice**.

1956

Na Escócia, Ian Donald usa o **ultrassom** como um meio seguro e não invasivo de verificar **anomalias fetais** na gravidez.

A Organização Mundial da Saúde (OMS) foi criada em 7 de abril de 1948, após a Segunda Guerra Mundial, o conflito mais sangrento da história. Sua visão de saúde universal abrange o conceito de que os mais altos padrões de atendimento devem ser disponibilizados a todos. Nas décadas seguintes, milhões de vidas foram melhoradas ou salvas graças ao desenvolvimento de novos medicamentos; avanços em genética, imunologia e ortopedia; técnicas de transplante de órgãos revolucionárias; e novos tratamentos para transtornos mentais.

Curando a mente

A guerra deixou milhões de militares e civis sofrendo de doenças, ferimentos e transtornos psiquiátricos, como a depressão. O psicólogo estadunidense B. F. Skinner teorizou que era possível condicionar as pessoas a reaprender comportamentos e respostas emocionais mais adequados. Nos anos 1940, ele aperfeiçoou suas técnicas de terapia comportamental, que levaram à criação da terapia cognitivo-comportamental nos anos 1960.

Alguns tratamentos psiquiátricos envolviam o uso de drogas. Em 1949, o psiquiatra australiano John Cade descobriu que o lítio, antes usado para tratar a gota, era eficaz para tratar o transtorno bipolar. Já a clorpromazina, antes usada como anestésico, passou a ser usada em 1952 para tratar a esquizofrenia e a mania.

Mudando vidas

A vida de pessoas com problemas crônicos também melhorou no pós-guerra. A insuficiência renal era uma doença incurável e com risco fatal até 1945, quando a máquina de diálise do médico holandês Willem Kolff foi usada para remover resíduos e o excesso de fluido do sangue de um paciente. Embora as técnicas de diálise tenham melhorado nos anos subsequentes, os pacientes ainda precisavam ficar conectados a uma máquina por longos períodos.

Em 1952, o cirurgião francês Jean Hamburger transplantou um rim saudável de uma mãe para o filho, que sofria de insuficiência renal. Mas o corpo do menino rejeitou o órgão e ele morreu logo depois. O primeiro transplante de órgão bem-sucedido (de um rim) foi realizado nos Estados Unidos entre gêmeos idênticos, em 1954.

A maior dificuldade dos transplante era encontrar doadores adequados. O cirurgião cardíaco sul-africano Christiaan Barnard realizou

SAÚDE GLOBAL

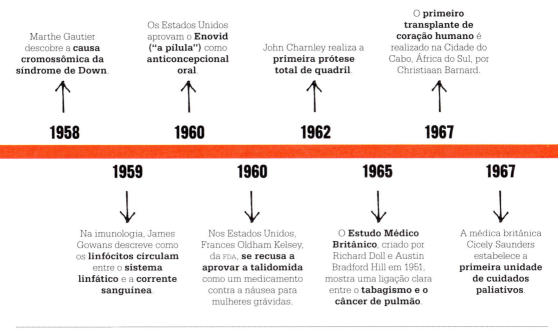

o primeiro transplante de coração em 1967, mas foi só nos anos 1980 que um medicamento imunossupressor para reduzir o risco de rejeição (a ciclosporina) foi liconciado para uso.

Entendendo o corpo

Nos anos 1950, outros mistérios do corpo humano foram desvendados. Na genética, a estrutura do DNA foi descoberta em 1953 e, em 1956, cientistas da Universidade de Lund, Suécia, constataram que os humanos têm 46 cromossomos, dispostos em 23 pares. Em 1958, a pesquisadora francesa Marthe Gautier descobriu que a síndrome de Down era causada por três cópias do cromossomo 21 em vez de duas.

O médico britânico James Gowans avançou a compreensão do sistema imunológico em 1959 quando mostrou que os linfócitos (um tipo de glóbulo branco) não desaparecem, mas viajam pelo sistema linfático e produzem anticorpos, parte essencial da resposta imunológica do corpo.

Os avanços médicos não se limitaram ao nível celular. Na ortopedia, o cirurgião britânico John Charnley realizou uma cirurgia de prótese total de quadril em 1962 e, em 1968, o cirurgião canadense Frank Gunston realizou a primeira prótese total de joelho. Na obstetrícia, o ultrassom – um novo método não invasivo para ver o interior do corpo sem usar raios X – tornou-se a técnica preferencial para examinar mulheres grávidas.

Para evitar a gravidez, o anticoncepcional oral, ou "a pílula", transformou a vida de milhões de mulheres depois de ser aprovado em 1960. Além do avanço médico, deu ímpeto ao movimento de liberação feminina e contribuiu para dar destaque às campanhas da contracultura no Ocidente a partir de meados dos anos 1960.

É sempre bom ter cautela

Embora novos tratamentos e medicamentos melhorem vidas, sempre há um risco, e é crucial que eles sejam exaustivamente testados. Em 1961, descobriu-se que a talidomida, uma droga usada em alguns países para aliviar náuseas em mulheres grávidas, causou defeitos congênitos em pelo menos 10 mil crianças em todo o mundo. Um ano antes, a farmacologista Frances Oldham Kelsey, da Food and Drug Administration (FDA), não convencida de sua segurança, recusou-se a autorizar seu uso nos Estados Unidos. Essa decisão protegeu muitas vidas. ∎

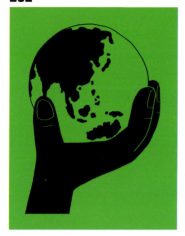

DEFENDEMOS O DIREITO DE TODOS À SAÚDE
ORGANIZAÇÃO MUNDIAL DA SAÚDE

EM CONTEXTO

ANTES
1902 É fundada a Organização Pan-Americana da Saúde, a primeira agência internacional de saúde.

1923 A Organização de Saúde da Liga das Nações é estabelecida.

DEPOIS
1974 A OMS lança seu programa de imunização contra seis doenças: sarampo, tétano, coqueluche, difteria, poliomielite e tuberculose.

1980 A varíola é a primeira doença humana a ser erradicada em todo o mundo.

1988 A OMS lança sua Iniciativa Global de Erradicação da Pólio; em 2020, os casos de poliomielite em todo o mundo já haviam caído 99%.

2018 É realizada a primeira conferência global da OMS sobre poluição do ar, mudança climática e saúde.

A ideia de criar uma agência especializada responsável pela saúde pública internacional foi proposta pelo médico chinês Szeming Sze em 1945. Sze trabalhava nos Estados Unidos como assessor do ministro chinês das relações exteriores, T. V. Soong, e foi por acaso que Soong pediu a Sze para participar da Conferência das Nações Unidas sobre Organização Internacional em abril de 1945, em San Francisco. Os representantes dos Estados Unidos e do Reino Unido declararam que a saúde não estaria em pauta, mas Sze, com o apoio do brasileiro Geraldo de Paula Souza e do

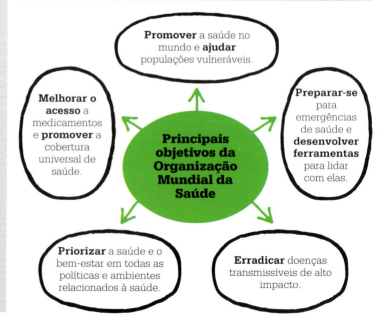

SAÚDE GLOBAL

Ver também: Vacinação 94-101 ▪ Teoria dos germes 138-145 ▪ Malária 162-163 ▪ Erradicação global de doenças 286-287 ▪ Pandemias 306-313

norueguês Karl Evang, propôs uma conferência para discutir a criação de uma organização internacional de saúde. A proposta de Sze recebeu grande apoio e, um ano depois, a Conferência Internacional de Saúde em Nova York aprovou o estabelecimento da Organização Mundial da Saúde (OMS).

Organizações anteriores

Para Sze, a OMS representaria uma nova era pós-guerra, na qual os países cooperariam para garantir a saúde global. Algumas tentativas de uma cooperação entre países na área de saúde foram feitas na Europa, no século XIX. Em 1851, na França, realizou-se uma Conferência Sanitária Internacional para combater surtos de cólera (que mataram milhares), mas as diferenças políticas prevaleceram até um novo encontro em 1892, quando os países concordaram com políticas para combater a doença.

A partir do início do século XX, novas agências internacionais de saúde foram criadas nos dois lados do Atlântico, como a Organização Pan-Americana da Saúde em 1902, o L'Office International d'Hygiène Publique europeu em 1907 e a Organização de Saúde da Liga das Nações em 1923. Essas organizações focaram no controle e na erradicação de doenças (varíola e tifo), com medidas de quarentena quando necessárias.

A OMS começou a operar formalmente em 7 de abril de 1948. Herdou as tarefas e os recursos das organizações anteriores e se encarregou de promover "o mais alto nível possível de saúde" para o mundo todo. Com um orçamento de US$ 5 milhões, financiado por seus 55 Estados-membros, começou tratando de surtos de malária, tuberculose e doenças venéreas, desenvolvendo estratégias contra a lepra e o tracoma e explorando maneiras de melhorar a saúde das crianças.

A OMS hoje

Em 2020, a OMS já contava com 194 Estados-membros e um orçamento de US$ 4,2 bilhões. Entre suas funções estão emitir diretrizes globais de saúde pública e fornecer regras sanitárias, educação e campanhas de vacinação, além de coletar dados globais de problemas de saúde. Sua conquista até hoje celebrada é a erradicação da varíola.

Em resposta à pandemia de covid-19, que eclodiu em 2020, a OMS atuou como um centro mundial de informações sobre a doença, emitindo conselhos práticos para governos, atualizações de pesquisas científicas e notícias sobre a disseminação do vírus; incluindo dados de mortalidade global.

A criação da OMS é celebrada todos os anos em 7 de abril como o Dia Mundial da Saúde, que visa a promover a conscientização global sobre a saúde. ▪

A saúde é um estado de completo bem-estar físico, mental e social, e não apenas a ausência de doença ou enfermidade.
Constituição da OMS

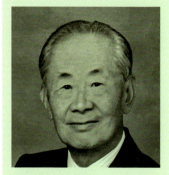

Szeming Sze

Nascido em Tientsin, China, em 1908, Szeming Sze era filho do embaixador chinês no Reino Unido e depois nos Estados Unidos. Sze frequentou o Winchester College e a Universidade de Cambridge, onde estudou química e medicina.

Trabalhou como estagiário no Hospital St. Thomas em Londres, mas voltou à China em 1934 para dedicar-se ao serviço público. Na Segunda Guerra Mundial, Sze trabalhou nos Estados Unidos em um programa de defesa para ajudar o governo chinês e de outros países. Crucial na criação da OMS em 1945, Sze foi trabalhar na Organização das Nações Unidas, então recém-formada, em 1948. Tornou-se o diretor médico da ONU em 1954, cargo que ocupou até se aposentar, em 1968. Sze morreu em 1998.

Principais obras

1982 *As origens da Organização Mundial da Saúde: memórias pessoais*, 1945–1948
1986 *Trabalhando nas Nações Unidas: memórias pessoais*, 1948–1968

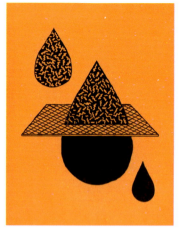

O RIM ARTIFICIAL PODE SALVAR VIDAS
DIÁLISE

EM CONTEXTO

ANTES
1861 O químico escocês Thomas Graham cunha o termo "diálise" e usa o processo para extrair ureia da urina.

1913 Nos Estados Unidos, os médicos John Abel, B.B. Turner e Leonard Rowntree testam seu aparelho de diálise renal em animais.

1923 O médico alemão Georg Ganter cria a diálise peritoneal, que usa o revestimento da cavidade abdominal (peritônio).

DEPOIS
1950 A estadunidense Ruth Tucker recebe o primeiro transplante de rim.

1960 O médico estadunidense Belding Scribner desenvolve um shunt, permitindo o acesso permanente às veias para diálises repetidas.

1962 Nos Estados Unidos, uma equipe liderada pelo médico Fred Boen desenvolve o primeiro dispositivo de diálise peritoneal automatizada.

A insuficiência renal aguda e crônica são distúrbios graves e potencialmente fatais. Os rins eliminam o excesso de sais, líquidos e resíduos do corpo, que se acumulam no sangue se os rins falharem. Até o fim do século XIX e início do XX, pouco se sabia sobre os problemas renais e o primeiro tratamento eficaz só foi criado nos anos 1940, com a máquina de diálise renal do médico holandês Willem Kolff, que filtrava substâncias tóxicas e o excesso de fluido do sangue dos pacientes.

O médico alemão Georg Haas tentou a diálise renal em humanos nos anos 1920 usando várias máquinas que ele mesmo criou. Sua primeira escolha de anticoagulante (para impedir a formação de coágulos no sangue) foi a hirudina da saliva das sanguessugas, que causava reações alérgicas. Haas passou a usar a heparina, um anticoagulante natural em humanos que é usado até hoje. Mas os procedimentos de diálise eram curtos demais para serem eficazes e nenhum dos pacientes de Haas sobreviveu.

A máquina de Kolff
Em 1945, Kolff realizou diálise por uma semana em uma paciente de 67 anos com insuficiência renal aguda usando um dialisador de tambor rotativo, o precursor da máquina moderna de diálise renal. Ele o construiu com materiais de fácil acesso, como estrados de cama para o tambor, invólucros de

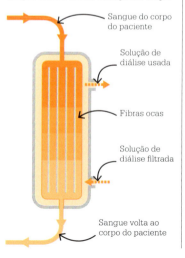

Durante a diálise, o sangue do corpo passa por fibras finas e ocas (membranas semi-permeáveis), que filtram o excesso de sais e resíduos em uma solução de diálise que flui na direção oposta. O sangue filtrado flui de volta para o corpo.

- Sangue do corpo do paciente
- Solução de diálise usada
- Fibras ocas
- Solução de diálise filtrada
- Sangue volta ao corpo do paciente

Ver também: Circulação sanguínea 68-73 ▪ Cirurgia científica 88-89 ▪ Transfusão de sangue e grupos sanguíneos 108-111 ▪ Fisiologia 152-153 ▪ Transplantes 246-253

linguiça de celofane semipermeável para os tubos e um motor elétrico.

Durante o tratamento, o sangue do corpo do paciente, com o anticoagulante heparina adicionado, passava pelos tubos de celofane. Os tubos eram enrolados ao redor do tambor de madeira, que girava em uma solução eletrolítica (dialisato) em um tanque. Com o giro do tambor, o sangue era filtrado por difusão: pequenas moléculas de toxinas passavam através dos tubos semipermeáveis vindas do líquido mais concentrado (sangue) para o dialisato menos concentrado até um equilíbrio ser atingido. O sangue filtrado, retendo suas moléculas maiores de proteínas e células sanguíneas, fluía de volta para o corpo.

Aprimoramentos

A máquina de Kolff foi adaptada e aprimorada no Peter Bent Brigham Hospital em Boston (EUA). O novo dialisador Kolff-Brigham foi enviado a 22 hospitais ao redor do mundo e usado na Guerra da Coreia (1950–1953) para tratar soldados com

Se vejo uma possibilidade, não hesito em tentar algo que a maioria das outras pessoas não tentaria.
Willem Kolff
Entrevista após receber o Prêmio Russ de Bioengenharia, 2003

insuficiência renal pós-traumática. Modelos posteriores usaram a ultrafiltração proposta pelo médico sueco Nils Alwall em 1947, que remove mais fluido em excesso do sangue devido à diferença de pressão do sangue e do dialisato.

Outra melhoria, em 1964, foi o desenvolvimento do primeiro dialisador de fibra oca, que é o mais usado até hoje. Contém cerca de 10 mil membranas ocas do tamanho de capilares para criar uma superfície maior, permitindo uma filtração mais eficiente do sangue.

A diálise moderna

A hemodiálise, filtração do sangue através de um dialisador, ainda é a forma mais comum de diálise renal, mas cerca de 300 mil pacientes renais em todo o mundo são qualificados para fazer a diálise peritoneal. Nesse procedimento domiciliar, a solução de diálise flui através de um cateter para o abdômen, e o revestimento da cavidade abdominal (peritônio) filtra os resíduos do sangue, que são drenados para fora do corpo. O paciente repete o procedimento entre quatro e seis vezes ao dia, ou uma máquina pode fazer a diálise durante o sono.

O desafio hoje não é mais a tecnologia, mas o grande número de pacientes com insuficiência renal. Mais de 2 milhões de pessoas no mundo fazem diálise (das quais cerca de 90 mil recebem um transplante de rim), mas isso representa apenas um décimo de todos os que precisam mas não têm acesso ou não podem pagar pelo tratamento. ▪

Willem Kolff

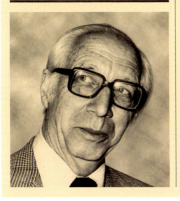

Nascido em Leiden, Holanda, em 1911, Willem "Pim" Kolff estudou medicina em sua cidade natal e, durante a pós-graduação na Universidade de Groningen, interessou-se pelas possibilidades da função renal artificial. Após a invasão da Holanda pelos nazistas em 1940, Kolff fundou o primeiro banco de sangue da Europa em Haia e foi trabalhar em um pequeno hospital em Kampen. Lá, em 1943, ele criou sua primeira máquina de diálise renal. Depois de algumas tentativas que não deram certo, ele conseguiu salvar a vida de uma mulher de 67 anos que estava em coma. Kolff mudou-se para os Estados Unidos em 1950 e focou-se em problemas cardiovasculares e o desenvolvimento de um coração artificial. Foi reconhecido pelo Inventors Hall of Fame em 1985 e trabalhou até se aposentar em 1997. Morreu de insuficiência cardíaca em 2009.

Principais obras

1943 "O rim artificial: um dialisador com uma grande área de superfície"
1965 "Primeira experiência clínica com o rim artificial"

UM ANTÍDOTO DRAMÁTICO DA NATUREZA

ESTEROIDES E CORTISONA

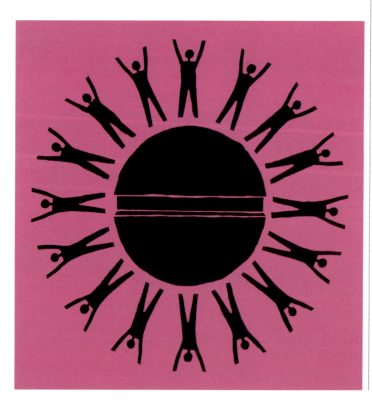

EM CONTEXTO

ANTES

1563–1564 Na Itália, o anatomista Bartolomeo Eustachi descreve as glândulas adrenais, localizadas logo acima dos rins.

1855 Thomas Addison descreve um distúrbio, depois chamado de doença de Addison, quando as glândulas suprarrenais produzem hormônio cortisol insuficiente.

Anos 1930 Pesquisadores dos Estados Unidos e Suíça isolam hormônios adrenais.

DEPOIS

1955 A Schering Corporation, dos Estados Unidos, sintetiza a prednisona, um novo corticosteroide mais seguro para tratar doenças inflamatórias.

2020 A OMS divulga os resultados positivos dos ensaios clínicos no Reino Unido para o uso do corticosteroide dexametasona para tratar sintomas graves de covid-19.

A artrite reumatoide é uma doença autoimune que ocorre quando o sistema imunológico do corpo ataca células saudáveis que revestem as articulações, causando inflamação e inchaço. Descrita em 1800 e nomeada em 1859, pouco se sabia a respeito e havia pouco para aliviar a dor quando o médico estadunidense Philip Hench começou a estudar a doença nos anos 1930.

A descoberta em 1948 de que o cortisol, um hormônio produzido no córtex adrenal, poderia aliviar o problema levou aos primeiros tratamentos e abriu caminho para uma nova classe de medicamentos

SAÚDE GLOBAL **237**

Ver também: Patologia celular 134-135 ▪ O sistema imunológico 154-161 ▪ Hormônios e endocrinologia 184-187 ▪ Transplantes 246-253 ▪ Anticorpos monoclonais 282-283 ▪ Genética e medicina 288-293

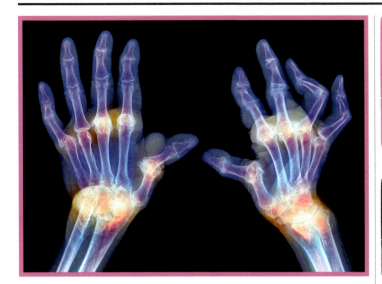

A artrite reumatoide pode produzir deformidades graves e incapacitantes nas mãos, como mostra este raio-X. Afeta principalmente a cápsula (sinóvia) ao redor das articulações, causando inchaço e dor.

anti-inflamatórios chamados corticosteroides ou esteroides. Hench, seu colega Edward Kendall e o pesquisador suíço Tadeus Reichstein receberam o Prêmio Nobel de Fisiologia ou Medicina em 1950.

A icterícia traz uma pista

Em meados do século XIX, o médico britânico Alfred Garrod distinguiu a artrite reumatoide da gota, que envolve excesso de ácido úrico no sangue; Garrod não encontrou esse excesso em nenhuma forma de artrite.

Nos anos 1920, acreditava-se que a maioria dos casos de artrite reumatoide era uma infecção. Mas Hench não estava convencido. Em 1929, então diretor do Departamento de Doenças Reumáticas da Mayo Clinic, nos Estados Unidos, ele notou que um paciente tivera uma crise menos severa de artrite reumatoide um dia depois de desenvolver icterícia. Vários meses após a recuperação da icterícia, o paciente continuou sentindo menos dores. Hench observou efeitos parecidos quando outros pacientes artríticos desenvolviam icterícia.

Em 1938, Hench já tinha estudos detalhados de mais de trinta casos nos quais a icterícia aliviara os sintomas artríticos de seus pacientes. Ele observou que outras condições, especialmente a gravidez, propiciavam o mesmo alívio. Sabendo que a concentração de hormônios esteroides no sangue é maior que o normal nessas condições, Hench concluiu que a causa da melhora era um hormônio esteroide natural. Condições alérgicas como asma, febre do feno e sensibilidade alimentar também melhoravam quando os pacientes »

Pacientes com **artrite reumatoide** têm um **alívio** temporário da **inflamação e dor nas articulações** quando sofrem de **icterícia** ou estão **grávidas**.

Nessas condições, o corpo libera um **anti-inflamatório natural**, apelidado de **substância X**.

Pesquisas sugerem que a **substância X** está localizada nas **glândulas suprarrenais**.

Ao longo de vários anos, pesquisadores da **Suíça** e **Estados Unidos** isolaram **28 compostos adrenais**.

O **composto E**, mais tarde nomeado **cortisol**, é o **mais eficaz** para **aliviar a dor** da artrite reumatoide.

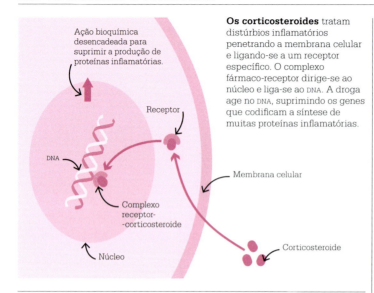

Os corticosteroides tratam distúrbios inflamatórios penetrando a membrana celular e ligando-se a um receptor específico. O complexo fármaco-receptor dirige-se ao núcleo e liga-se ao DNA. A droga age no DNA, suprimindo os genes que codificam a síntese de muitas proteínas inflamatórias.

desenvolviam icterícia ou engravidavam, sugerindo o envolvimento do hormônio também nessas condições.

A busca pela substância X

Trabalhando com Kendall, professor de química fisiológica na Mayo Clinic, Hench investigou a possibilidade de as glândulas suprarrenais serem a fonte do hormônio que chamou de substância X. Kendall foi um dos pesquisadores estadunidenses que, nos anos 1930, estudaram a cortina, um extrato do córtex adrenal que contém uma mistura de hormônios com importantes ações biológicas. Em 1940, a Mayo Clinic, laboratórios estadunidenses e o laboratório de Basel, onde Reichstein trabalhava, já haviam isolado 28 compostos. Em 1941, Hench e Kendall estavam convencidos de que um deles (que chamaram de composto E) era o que estavam procurando.

A Segunda Guerra Mundial interrompeu as pesquisas. Hench foi nomeado diretor do Serviço Médico e diretor do Centro de Reumatismo do Exército dos Estados Unidos no Hospital Geral do Exército e da Marinha. Relatos infundados de que pilotos alemães podiam voar a grandes altitudes graças a injeções de extrato adrenal levaram o governo dos Estados Unidos a aumentar as verbas para pesquisas do hormônio adrenal. Ao final da guerra, Kendall colaborou com Lewis Sackett, da farmacêutica Merck, para produzir o composto E em quantidades maiores, e Hench o usou para estudar a artrite reumatoide.

Sucesso imediato

Hench fez o primeiro teste com a sra. Gardner, de 29 anos. Ela sofria de artrite reumatoide havia mais de cinco anos, e estava internada na Mayo Clinic havia quase dois meses. O caso era tão grave que a confinava a uma cadeira de rodas. Hench começou a lhe dar injeções diárias do composto E em 1948. O efeito foi espetacular. Em apenas dois dias, a sra. Gardner sentiu um enorme alívio da dor. Em três dias, conseguiu andar um pouco e, em quatro dias, passou três horas fazendo compras. Nos meses seguintes, mais treze pacientes, todos com sintomas tão graves quanto os da sra. Gardner, receberam o composto E e tiveram o mesmo alívio. Quando Hench descreveu os resultados em um encontro de médicos em abril de 1949, foi aplaudido de pé. O Prêmio Nobel, concedido um ano depois a Hench, Kendall e Reichstein, nunca fora agraciado com tanta rapidez.

Possíveis efeitos colaterais

A notícia do composto E, que Hench renomeou de cortisona (depois, o composto natural foi chamado de cortisol), se espalhou rapidamente. O *The New York Times* e outros jornais o apregoaram como uma "cura milagrosa", e pacientes com artrite reumatoide começaram pedir prescrições aos médicos. Mas nem o próprio Hench alegou tratar-se de uma solução perfeita. Ele logo percebeu que a cortisona não era uma cura; quando o tratamento era interrompido, o paciente sofria uma recaída. Em um artigo de 1950, ele escreveu que seu uso deveria ser visto apenas como um "procedimento investigativo". Os efeitos colaterais adversos que ele observou também o incomodavam.

A cortisona é cara e tem efeitos colaterais potencialmente perigosos.
The Lancet
Editorial, 1955

Os corticosteroides, como a cortisona, imitam os efeitos de hormônios produzidos naturalmente nas glândulas suprarrenais. No corpo, o cortisol atua na conversão de proteínas em carboidratos (neoglicogênese) e na regulação dos níveis de sal. Mas, como o anti-inflamatório cortisona, a dose prescrita é muito maior do que a quantidade normalmente presente no corpo. Isso leva a desequilíbrios que podem resultar em efeitos colaterais perigosos, como edema (inchaço), pressão alta, osteoporose e distúrbios psiquiátricos. A sra. Gardner e outros pacientes tiveram efeitos colaterais com o uso prolongado de altas doses de cortisona. Depois, Hench recusou-se a prescrever cortisona a pacientes que considerava suscetíveis a esses efeitos colaterais.

Usos atuais de corticosteroides

Corticosteroide	Trata
Betametasona	Dermatite grave
Budesonida	Asma, rinite alérgica, hepatite autoimune
Dexametasona	Laringotraqueobronquite, edema macular, inflamação articular e dos tecidos moles
Hidrocortisona	Assaduras, eczema e outras doenças inflamatórias leves da pele, asma aguda grave, doença de Addison, doença inflamatória intestinal grave
Metilprednisolona	Inflamação articular, distúrbios inflamatórios e alérgicos, transplantes de órgãos, recaída da esclerose múltipla
Prednisolona	Doença pulmonar obstrutiva crônica, laringotraqueobronquite grave, asma aguda leve a moderada, colite ulcerativa, doença de Crohn, lúpus sistêmico, leucemia aguda
Triancinolona acetonida	Rinite alérgica, inflamação das articulações e tecidos moles

A ascensão dos corticosteroides

O uso da cortisona como tratamento para a artrite reumatoide diminuiu dos anos 1950 em diante com o advento de medicamentos com menos efeitos colaterais, como os novos anti-inflamatórios não esteroides (AINES). Mas os pesquisadores identificaram o potencial da cortisona e de outros corticosteroides no tratamento de outros distúrbios. Em 1950, quatro estudos distintos descreveram os efeitos benéficos da cortisona para problemas como asma, conjuntivite e lúpus. No tratamento dessas doenças, os efeitos colaterais dos medicamentos são levados menos em conta porque as doses são muito menores do que as usadas para tratar a artrite reumatoide.

Desde os anos 1950, os poderosos efeitos dos corticosteroides sintéticos transformaram muitos ramos da medicina – como reumatologia, dermatologia, gastroenterologia, oftalmologia e medicina respiratória – e se mostraram eficazes no tratamento de várias doenças, como hepatite e psoríase. Também são úteis em transplantes de órgãos, pois, ao suprimir a resposta imune, reduzem o risco de rejeição. ∎

Philip Hench

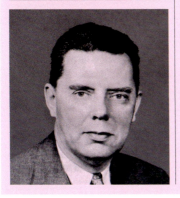

Nascido em 1896, Philip Showalter Hench cresceu em Pittsburgh, Estados Unidos. Alistou-se no Corpo Médico do Exército dos Estados Unidos em 1917 e, em 1920, recebeu um doutorado em medicina pela Universidade de Pittsburgh. Em 1923, ingressou na Mayo Clinic e tornou-se diretor do Departamento de Doenças Reumáticas em 1926. Casou-se em 1927 e teve quatro filhos.

Foi membro-fundador da Associação Americana de Reumatismo e seu presidente em 1940 e 1941. Serviu em altos cargos médicos na Segunda Guerra Mundial e voltou em 1947 à Mayo Clinic, onde deu aulas. Aposentou-se em 1957 e morreu de pneumonia quando passava férias na Jamaica em 1965.

Principais obras

1938 "Efeito da icterícia espontânea na artrite reumatoide"
1950 "Efeitos do acetato de cortisona e do ACTH hipofisário na artrite reumatoide, febre reumática e algumas outras condições" (com Edward Kendall, Charles H. Slocumb e outros)

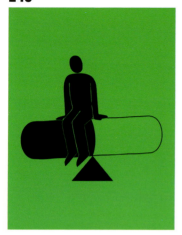

O EFEITO CALMANTE
LÍTIO E TRANSTORNO BIPOLAR

EM CONTEXTO

ANTES

1871 Nos Estados Unidos, o neurologista William Hammond usa "sais" de lítio para tratar a mania.

1894 O psiquiatra dinamarquês Frederik Lange propõe o lítio para tratar a "depressão melancólica".

DEPOIS

1963 Em testes no Hellingly Hospital em Sussex, Reino Unido, o médico Ronald Maggs descobre que o lítio tem "valor na doença maníaca aguda".

1970 Mogens Schou publica um artigo mostrando que o lítio tem um efeito preventivo nos transtornos de humor bipolares.

1970 Os Estados Unidos aprovam o uso do lítio para tratar a mania aguda, tornando-se o 50º país a fazê-lo.

1995 O advento dos "estabilizadores de humor" oferece uma alternativa ao lítio.

Em 1949, o psiquiatra australiano John Cade descobriu que a droga lítio poderia tratar o transtorno bipolar. Ele notou que autópsias do cérebro de pacientes bipolares muitas vezes revelavam sintomas físicos, como coágulos sanguíneos, o que poderia indicar uma causa orgânica para a doença. Cade supôs que um paciente bipolar maníaco estava em estado de intoxicação devido ao excesso de alguma substância no corpo e, quando o paciente ficava depressivo, a causa era um déficit dessa substância.

Uso de cobaias

Cade injetou urina de pacientes bipolares em cobaias e descobriu que a urina de pacientes maníacos era mais letal para os animais do que a urina de não bipolares. Ele adicionou lítio (antes usado para tratar a gota) e notou que a urina ficava menos tóxica e que grandes doses de lítio deixavam as cobaias passivas. Supondo que também poderia acalmar pacientes bipolares, administrou lítio a dez pacientes e notou grandes melhorias. Suas

Psicoterapia

Medicamentos

Estilo de vida

Os pacientes bipolares podem ser tratados com medicamentos e psicoterapias, como a terapia cognitivo-comportamental, e mudanças no estilo de vida, como dieta e exercícios físicos.

descobertas, publicadas em 1949, foram pouco aclamadas, mas o lítio foi adotado em vários países europeus a partir dos anos 1960.

Mogens Schou publicou uma pesquisa em 1970 demonstrando a eficácia do lítio para o transtorno bipolar. Aprovado para uso nos Estados Unidos em 1970, o lítio é o principal medicamento para tratar o transtorno bipolar. ■

Ver também: Farmacologia 54-59 ▪ Cuidados de saúde mental humanizados 92-93 ▪ O sistema nervoso 190-195 ▪ Clorpromazina e antipsicóticos 241

SAÚDE GLOBAL **241**

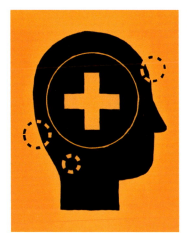

UMA PENICILINA PSÍQUICA
CLORPROMAZINA E ANTIPSICÓTICOS

EM CONTEXTO

ANTES
1920 Nos Estados Unidos, o farmacologista David Macht cunha o termo "psicofarmacologia" para descrever drogas com efeitos neuromusculares.

1949 John Cade usa o lítio para tratar pacientes bipolares.

DEPOIS
1958 Cientistas, incluindo farmacologistas, psiquiatras e psicólogos, realizam a primeira conferência do Collegium Internationale Neuro-Psychopharmacologicum para discutir metodologias de pesquisa, eficácia terapêutica, efeitos colaterais e necessidades clínicas.

Anos 1960 Nos Estados Unidos, estudos em larga escala com a clorpromazina demonstram que os antipsicóticos são eficazes contra vários sintomas de esquizofrenia.

Nos anos 1940, Henri Laborit sugeriu que a farmacêutica Rhône-Poulenc desenvolvesse um anti-histamínico que atuasse no sistema nervoso central, alegando que o efeito sedativo seria um bom anestésico antes de cirurgias. A droga produzida em 1950 foi a clorpromazina.

Dois psiquiatras franceses do Hospital St. Anne, em Paris, Jean Delay e Pierre Deniker, usaram a clorpromazina em 1952 para tratar pacientes com mania e esquizofrenia. A droga foi eficaz no controle da agitação ou superexcitação dos pacientes e mais tarde foi rotulada como um "antipsicótico".

O primeiro antipsicótico do mundo

Depois de ensaios pequenos, porém bem-sucedidos, de Heinz Lehmann, a clorpromazina foi adotada nos Estados Unidos em 1954. Nos anos 1960, já era amplamente prescrita na Europa e na América do Norte para pacientes com esquizofrenia e transtorno bipolar. A droga bloqueava os receptores de dopamina no cérebro, reduzindo a transmissão de mensagens entre as células cerebrais. Aliviava sintomas psicóticos, como delírios e alucinações. A clorpromazina também reduzia a necessidade de tratamentos como a terapia de eletrochoque.

Novos antipsicóticos foram criados a partir dos anos 1960, mas nenhum foi tão eficaz quanto a clorpromazina, hoje reconhecida como o primeiro antipsicótico do mundo. ■

Era inacreditável como sintomas psicóticos [...] caíam com uma simples pílula.
Heinz Lehmann
Memórias da história da neuropsicofarmacologia, 1994

Ver também: Farmacologia 54-59 ▪ Aspirina 86-87 ▪ Lítio e transtorno bipolar 240 ▪ Terapia cognitivo-comportamental 242-243

MUDANDO SEU JEITO DE PENSAR
TERAPIA COGNITIVO-COMPORTAMENTAL

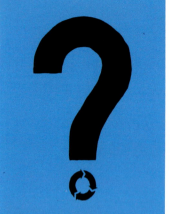

EM CONTEXTO

ANTES

1897 Ivan Pavlov descreve os princípios da resposta condicionada clássica.

1913 John Watson esboça uma nova filosofia da psicologia, que chama de "behaviorismo".

1924 A psicóloga estadunidense Mary Cover Jones é denominada "mãe da terapia comportamental" após seu estudo de dessensibilização com um menino.

DEPOIS

1955 O psicólogo estadunidense Albert Ellis lança a terapia cognitiva com base no confronto de crenças irracionais.

1962 A médica australiana Claire Weekes publica *Domine seus nervos*, um best-seller para tratar a ansiedade com a TCC.

1967 Aaron Beck publica seu modelo cognitivo para explicar a depressão.

Nos anos 1940, avanços na pesquisa comportamental e a necessidade de terapias breves e eficazes para tratar a ansiedade e a depressão dos militares que voltavam da Segunda Guerra produziram uma nova abordagem para os distúrbios psicológicos: a terapia "comportamental". Os defensores do comportamentalismo (behaviorismo) rejeitavam a abordagem psicanalítica introspectiva e mais subjetiva de Freud, que se concentrava no papel da mente inconsciente. Eles sustentavam que fatores externos mensuráveis, como eventos e o ambiente, eram mais importantes para o comportamento e as emoções. Em 1953, B.F. Skinner formulou uma ciência do comportamento que sustenta grande parte da prática psicoterapêutica moderna e levou ao desenvolvimento da terapia cognitivo-comportamental.

Condicionando o comportamento

As teorias de Skinner se basearam nas pesquisas dos primeiros behavioristas, o fisiologista russo Ivan Pavlov e o psicólogo estadunidense John Watson. Os experimentos de Pavlov com cães nos anos 1890 mostraram que as

---

> A **teoria comportamental** mostra que **respostas** positivas ou negativas repetidas a comportamentos **condicionam nossas ações** e emoções.

> A **teoria cognitiva** sugere que a maneira como **percebemos**, **interpretamos** e **atribuímos significado** aos eventos afeta nosso comportamento e nossas emoções.

> Ao **modificar** nosso **comportamento** e mudar nosso **padrão de pensamento** com a **terapia cognitivo-comportamental**, podemos **regular nossa emoção** e resolver problemas psicológicos.

SAÚDE GLOBAL

Ver também: Cuidados de saúde mental humanizados 92-93 ▪ Psicanálise 178-183 ▪ O sistema nervoso 190-195 ▪ Lítio e transtorno bipolar 240 ▪ Clorpromazina e antipsicóticos 241

---

respostas podem ser aprendidas pelo "condicionamento clássico": tocar um sino (um estímulo não relacionado) pouco antes de dar comida ensinava os cães a salivar apenas ao som do sino. Mais tarde, Watson sugeriu que o condicionamento poderia explicar toda a psicologia humana.

Em 1938, Skinner supôs que, se comportamentos e respostas emocionais são aprendidos (condicionados), podemos reaprender comportamentos mais apropriados. Esse processo de reaprendizagem, que ele chamou de "condicionamento operante", envolvia reforço positivo ou negativo: moldar o comportamento recompensando pequenos avanços em direção a um comportamento desejado e desincentivando o comportamento indesejado.

Revolução cognitiva

Nos anos 1960, o interesse na maneira como o pensamento (o processo de cognição) afeta as emoções e o comportamento levou a uma reavaliação do trabalho de Skinner e a uma segunda onda de terapias psicológicas. Terapeutas cognitivos, como o psiquiatra estadunidense Aaron Beck, afirmaram que as respostas condicionadas demonstradas por Skinner não podiam explicar ou controlar todos os comportamentos e que o pensamento inútil ou impreciso também tinha um papel. Identificar e avaliar percepções negativas ou pensamentos automáticos – e corrigi-los, para que reflitam a realidade e não uma visão distorcida ou disfuncional da realidade – formou a base da abordagem cognitiva de Beck.

Combinando teorias comportamentais e cognitivas, os terapeutas desenvolveram a prática denominada "terapia cognitivo-comportamental" (TCC). Estudos demonstraram repetidamente a eficácia dessa abordagem combinada para identificar e corrigir comportamentos visíveis, bem como avaliar e reprogramar pensamentos conscientes.

Uma terceira onda

Nos anos 1990, surgiu uma terceira onda de terapias, ampliando o campo da TCC. Focados em mudar a relação

> A recuperação permanente depende da capacidade do paciente de aceitar o pânico até deixar de temê-lo.
> **Claire Weekes, 1977**

das pessoas com seus pensamentos e emoções em vez de mudar o conteúdo dos pensamentos, são métodos que incluem atenção plena (mindfulness) visualização e terapias de aceitação.

A TCC continua evoluindo, com raízes em experimentos científicos e estudos de casos para obter resultados mensuráveis e dados quantificáveis, como os esforços de Skinner para desenvolver a psicoterapia e a psicologia como ciência. Sua ênfase no valor do reforço para efetuar mudanças comportamentais também teve um impacto duradouro. ∎

B.F. Skinner

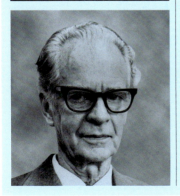

Nascido em 1904 na Pensilvânia, Estados Unidos, Burrhus Frederick Skinner queria ser escritor, mas se interessou pelo estudo científico do comportamento humano ao ler sobre as pesquisas de Ivan Pavlov e John Watson. Ele decidiu provar que o comportamento é controlado pelo ambiente, não por processos mentais subjetivos ou livre-arbítrio.

Entre 1948 e 1974, lecionando psicologia na Universidade Harvard, Skinner fez experimentos comportamentais usando invenções como a "caixa de Skinner". A caixa tinha alavancas para ratos puxarem ou pombos bicarem para receberem comida ou água, provando que o comportamento pode ser modificado e reforçado pelo processo que Skinner chamou de "condicionamento operante". Essa pesquisa pioneira influenciou a psicologia e a educação. Ele morreu em 1990 de leucemia.

Principais obras

1938 *O comportamento dos organismos*
1953 *Ciência e comportamento humano*
1957 *Comportamento verbal*

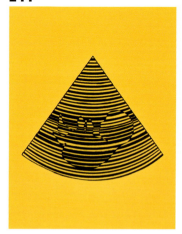

UMA NOVA DIMENSÃO DO DIAGNÓSTICO
ULTRASSOM

EM CONTEXTO

ANTES
1794 O padre e cientista italiano Lazzaro Spallanzani descobre que os morcegos usam a ecolocalização (detecção de ondas sonoras) para não colidir em objetos.

1917 O físico francês Paul Langevin e seus colegas criam um sonar usando o ultrassom para detectar submarinos na Primeira Guerra Mundial.

DEPOIS
1975 Uma empresa de ultrassonografia médica dos Estados Unidos desenvolve o leitor de matriz linear, que produz a primeira imagem nítida em tempo real na obstetrícia.

1986 No Japão, Kazunori Baba usa o ultrassom para capturar a primeira imagem 3D de um feto.

2019 Cientistas do projeto iFind em Londres, no Reino Unido, usam ultrassom guiado por computador para produzir a varredura mais nítida de um feto até hoje.

O médico britânico Ian Donald, da Universidade de Glasgow, Escócia, foi o primeiro a aplicar a tecnologia de ultrassom na obstetrícia. Em 1956, Donald, com a ajuda do engenheiro Tom Brown e do obstetra John McVicar, criou o primeiro scanner de diagnóstico por ultrassom.

O ultrassom (ondas sonoras de alta frequência acima do alcance da audição humana) permite que médicos obtenham informações importantes sobre o feto. Também chamado de ultrassonografia médica, é não invasivo e mais seguro que os raios X, que expõem o feto à radiação. Um dispositivo chamado transdutor envia o ultrassom ao corpo e detecta os ecos. Um computador converte os ecos em imagens.

Avanços diagnósticos
Ian Donald não foi o primeiro a testar o ultrassom para fins de diagnóstico. Em 1942, o neurologista austríaco Karl Dussik e seu irmão, Friedrich, tentaram localizar tumores cerebrais medindo a transmissão de um feixe de ultrassom através do crânio. Outros pioneiros foram o estadunidense George Ludwig, que usou o ultrassom para detectar cálculos biliares em animais no fim dos anos 1940, e o médico britânico John Wild, que em 1951 criou o primeiro leitor portátil de contato com a ajuda do engenheiro elétrico John Reid. Em 1953, o cardiologista sueco Inge Edler e o físico alemão Hellmuth Hertz fizeram o primeiro ecocardiograma, usando o ultrassom para estudar o funcionamento do coração. ■

Qualquer nova técnica é mais atraente se sua utilidade clínica puder ser demonstrada sem danos [...]
Ian Donald

Ver também: Parteiras 76-77 ■ Raio-X 176 ■ Eletrocardiografia 188-189 ■ Eletroencefalografia 224-225 ■ Ressonância magnética e imagiologia médica 278-281

SAÚDE GLOBAL

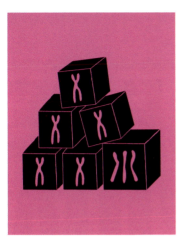

TODAS AS CÉLULAS TINHAM 47 CROMOSSOMOS
CROMOSSOMOS E SÍNDROME DE DOWN

EM CONTEXTO

ANTES
1866 O médico britânico John Langdon Down descreve as características da síndrome que leva seu nome.

1879 O biólogo alemão Walther Flemming descobre os cromossomos.

1956 O sueco Albert Levan e o estadunidense Joe Hin Tjio descobrem que os humanos têm 46 cromossomos.

DEPOIS
1999 O Projeto Genoma Humano para mapear todos os genes do corpo humano revela o primeiro código genético completo de um cromossomo (cromossomo 22).

2000 O cromossomo 21, associado à síndrome de Down, é sequenciado.

2013 Pesquisadores estadunidenses descobrem que as características da síndrome de Down podem estar ligadas a baixos níveis de uma proteína nas células cerebrais.

Em 1958, Marthe Gautier, pesquisadora francesa de pediatria em Paris, descobriu a causa da síndrome de Down. No laboratório de um hospital, ela descobriu que as crianças com síndrome de Down tinham três cópias do cromossomo 21 em vez de duas.

Dois anos antes, geneticistas da Universidade de Lund, Suécia, tinham descoberto que a maioria das pessoas tem 23 pares de cromossomos (46 no total) em quase todas as células do corpo, um par herdado da mãe e o outro, do pai. Os espermatozoides e os óvulos têm um único conjunto de 23 cromossomos não pareados. Quando um óvulo é fertilizado por um espermatozoide, ele se torna uma célula com 23 pares de cromossomos.

Trissomia
Hoje, os geneticistas sabem que uma terceira cópia de um cromossomo – a trissomia – pode surgir durante a meiose, a produção de espermatozoides e óvulos nos órgãos reprodutivos. A trissomia pode ocorrer em qualquer cromossomo, mas a trissomia 21, que causa a síndrome de Down, é a mais comum, afetando cerca de um bebê em mil. Resulta em características físicas distintas, como face mais achatada e tônus muscular deficiente, além de dificuldades de aprendizagem de leves a moderadas. A síndrome de Edwards, que causa defeitos cardíacos, resulta da trissomia 18 e afeta cerca de um em cada 6 mil bebês. ■

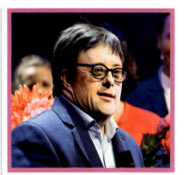

O ator espanhol Pablo Pineda, estrela do filme *Yo, también*, foi a primeira pessoa com síndrome de Down na Europa a obter um diploma universitário.

Ver também: Hereditariedade e doenças hereditárias 146-147 ▪ Genética e medicina 288-293 ▪ O Projeto Genoma Humano 299 ▪ Terapia genética 300

MORTE QUE SE TORNA VIDA

TRANSPLANTES

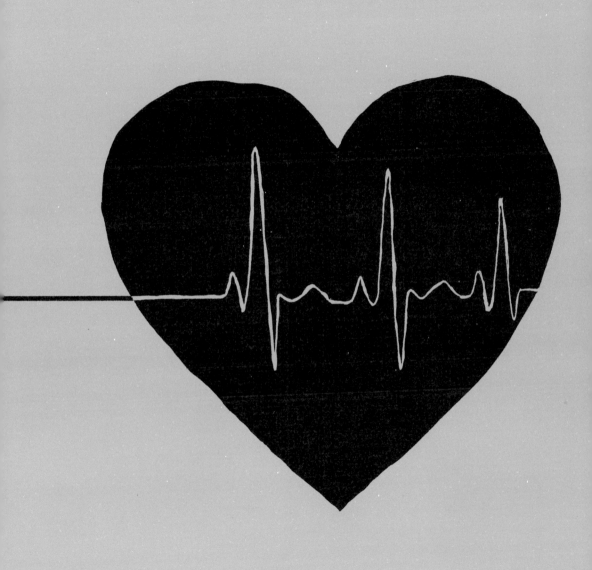

TRANSPLANTES

EM CONTEXTO

ANTES
1668 O primeiro enxerto ósseo é realizado por Job van Meekeren na Holanda.
1838 Nos Estados Unidos, Richard Kissam transplanta a córnea de um porco em um jovem, que recupera temporariamente a visão.

DEPOIS
1979 A Espanha aprova uma lei estabelecendo consentimento presumido para a doação de órgãos após a morte; é o primeiro país a ter um sistema de "opt-out".
1998 O cirurgião francês Jean-Michel Dubernard realiza o primeiro transplante de mão.
2002 Nos EUA, porcos clonados são criados para pesquisar transplantes de órgãos de animais a humanos. Os porcos são geneticamente modificados para reduzir as chances de rejeição.
2008 O cirurgião francês Laurent Lantieri afirma ter realizado o primeiro transplante de rosto total.

A cirurgia de transplante – substituir partes do corpo danificadas ou defeituosas por outras saudáveis – é um dos feitos mais incríveis da medicina moderna. Em 1954, um transplante de rim abriu o caminho e, apenas treze anos depois, o primeiro transplante de coração humano foi aclamado como o auge da cirurgia de transplante. Desde então, muitas vidas foram salvas por transplantes de coração, rim, pulmão e fígado. Hoje os cirurgiões consideram os transplantes cirurgias rotineiras.

Primeiros experimentos

Os cirurgiões só consideraram a possibilidade de transplante de órgãos depois da descoberta da anestesia geral em meados do século XIX. Com isso, eles podiam operar sem que o paciente sentisse uma dor insuportável e sem espasmos musculares.

No início do século XX, os cirurgiões começaram a praticar transplantes em animais. Em 1902, o cirurgião húngaro Emerich Ullmann realizou o primeiro transplante de rim em um cão, removendo um rim e o conectando ao pescoço do cão usando tubos de latão. O jovem cirurgião francês Alexis Carrel realizou operações semelhantes e até transplantou o coração de um cachorro ao pescoço do cão.

Os experimentos de Carrel também o levaram a inventar técnicas de microcostura usadas para conectar vasos sanguíneos em cirurgias de transplante humano. Em 1894, o presidente francês Sadi Carnot foi esfaqueado e Carrel ficou chocado com o fato dos cirurgiões não salvarem o presidente por não terem como reparar uma veia danificada. Decidido a evitar outras tragédias do tipo, Carrel passou meses aprendendo a costurar com as agulhas minúsculas da Madame Leroidier, a melhor bordadeira de Lyon. A "sutura de Carrel" é usada até hoje em cirurgias de transplante.

Sucessos e fracassos

Em 1905, o oftalmologista austríaco Eduard Zirm realizou um transplante de córnea no fazendeiro tcheco Alois Glogar, que havia ficado cego em um acidente trabalhando com cal. Zirm usou córneas de um menino de 11 anos. Os efeitos da operação perduraram. Glogar voltou ao trabalho três meses depois da cirurgia e manteve a visão pelo resto da vida.

A sutura de Carrel é uma maneira simples, porém engenhosa, de ligar os vasos sanguíneos do órgão transplantado. Em 1912, Carrel recebeu o Prêmio Nobel de Fisiologia ou Medicina por seu método de sutura de vasos sanguíneos.

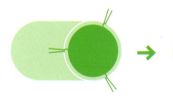

As extremidades dos vasos sanguíneos são colocadas em contato e unidas por três pontos equidistantes ao redor da circunferência dos vasos.

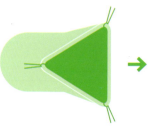

Ao puxar levemente os pontos para fora, a circunferência do vaso sanguíneo é transformada em um triângulo.

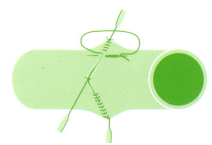

As bordas retas são facilmente costuradas sem a necessidade de um fórceps para manter o tecido no lugar, evitando o risco de rasgos ou lesões.

SAÚDE GLOBAL 249

Ver também: Transfusão de sangue e grupos sanguíneos 108-111 ▪ Anestesia 112-117 ▪ Enxertos de pele 137 ▪ O sistema imunológico 154-161 ▪ Eletrocardiografia 188-189 ▪ Diálise 234-235 ▪ Medicina regenerativa 314 ▪ Transplantes de rosto 315

É a própria dádiva da vida.
Dick Cheney
46º vice-presidente dos Estados Unidos (2001–2009), sobre seu transplante de coração

Carrel e outros cirurgiões acreditavam que os transplantes de órgãos humanos eram só uma questão de tempo. Mas, ao transplantar órgãos entre cães, o cão que recebia o órgão morria em semanas, apesar do sucesso inicial da operação. Nos anos 1940, muitos cirurgiões já tinham habilidades cirúrgicas para realizar transplantes de órgãos em humanos, mas as tentativas sempre terminavam na morte do paciente.

Novos insights

Pesquisas sobre transplantes de pele na Segunda Guerra Mundial esclareceram o problema. Na guerra, muitos pilotos de bombardeiros sofreram queimaduras horríveis, mas enxertos de pele de doadores nunca tiveram sucesso. O biólogo britânico Peter Medawar fez experimentos em coelhos e descobriu que os corpos rejeitam ativamente a pele "estranha". Assim como o corpo desenvolve anticorpos contra infecções, também produz anticorpos contra transplantes. A princípio, o corpo parece aceitar o transplante, mas cria anticorpos contra o invasor e, em poucas semanas, o sistema imunológico do corpo começa a atacá-lo.

Medawar descobriu que enxertos de pele entre gêmeos idênticos não eram rejeitados. Tampouco enxertos entre vacas, que são intimamente consanguíneas e têm a mesma tolerância imunológica que os gêmeos.

Devido à rejeição, os transplantes de órgãos tinham poucas chances de sucesso. Mas os cirurgiões ainda acreditavam que, se doadores aparentados pudessem

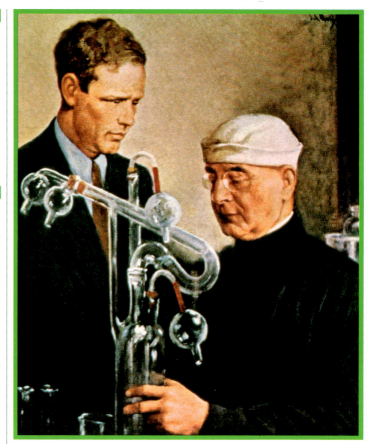

Em 1935, Alexis Carrel (à direita) uniu forças com o aviador estadunidense Charles Lindbergh (à esquerda) para criar a bomba de perfusão, um precursor da máquina de circulação extracorpórea usada em cirurgias cardiovasculares.

ser encontrados, a mesma tolerância imunológica ajudaria o paciente a sobreviver.

Enquanto isso, em 1945, o inventor e médico holandês Willem Kolff criou a máquina de diálise, um filtro mecânico que substituía os rins danificados por um tempo, »

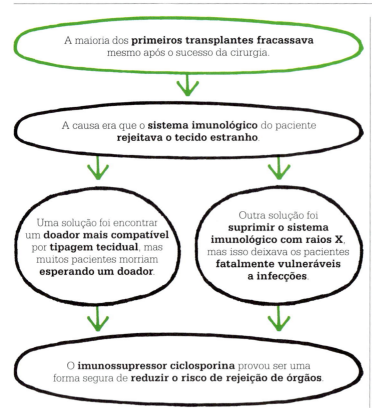

Hoje, os transplantes de rim são rotineiros. Mas o primeiro foi como o voo de Lindbergh cruzando o oceano.
Joseph Murray
The New York Times, 1990

dando a eles a chance de se recuperar. A diálise poderia ajudar um paciente a sobreviver durante um transplante de rim.

Em 1952, em um hospital de Paris, o cirurgião francês Jean Hamburger transplantou o rim de uma mulher ao filho dela, cujo único rim havia sido danificado em uma queda, e usou uma máquina de diálise durante a cirurgia. A doadora e o receptor eram parentes próximos e a princípio a operação foi um sucesso. Mas, em menos de quinze dias, o rim foi rejeitado e o menino morreu.

Dois anos depois, em um hospital de Boston, nos Estados Unidos, Joseph Murray fez o primeiro transplante de órgão bem-sucedido ao remover um rim de Ronald Herrick e transplantá-lo em seu irmão gêmeo idêntico, Richard. Richard viveu mais oito anos, durante os quais se casou e teve filhos. Ele morreu de insuficiência cardíaca, com o rim doado ainda funcionando.

Inspirados pelo sucesso de Murray, outros cirurgiões tentaram fazer transplantes de rim. Mas quase todos os pacientes morriam devido à rejeição. Só os transplantes entre gêmeos idênticos tinham sucesso.

Resolvendo a rejeição

Para reduzir as chances de rejeição do órgão, os cirurgiões tentaram bombardear o paciente com raios X para suprimir o sistema imunológico do corpo. Mas isso enfraquecia tanto as defesas do corpo que até a mais leve infecção deixava o paciente muito doente. O hematologista estadunidense William Dameshek propôs usar a droga anticancerígena 6-mp, que impede a multiplicação das células cancerígenas ao interferir em sua química. A ideia era a droga retardar a proliferação dos glóbulos brancos do sistema imunológico, que reconhecem tecidos estranhos e, desse modo, reduzir as chances de rejeição do órgão.

No início dos anos 1960, o médico britânico Roy Calne testou a ideia em cães. Ele realizou transplantes de rim nos animais e administrou azatioprina, uma droga semelhante ao 6-mp. A azatioprina foi tão eficaz em um cão chamado Lollipop que Calne decidiu prescrever o medicamento para pacientes humanos transplantados. Mas apenas alguns de seus pacientes sobreviveram.

Em 1963, o cirurgião estadunidense Thomas Starzl administrou azatioprina a seus pacientes transplantados

SAÚDE GLOBAL

imediatamente após a cirurgia. Se parecesse que o corpo rejeitaria o coração do doador, ele também dava uma grande dose de drogas esteroides, que suprimem o sistema imunológico. A combinação de azatioprina e esteroides aumentou muito as chances de sobrevivência.

Na mesma época, bioquímicos da empresa farmacêutica suíça Sandoz investigavam amostras de solo em busca de fungos para produzir antibióticos e encontraram, em uma amostra de solo da Noruega, o fungo *Tolypocladium inflatum* do qual extraíram a ciclosporina, um imunossupressor com poucos efeitos colaterais tóxicos. Licenciado para uso no início dos anos 1980, o medicamento revolucionou os transplantes, reduzindo as chances de rejeição do órgão e impedindo que os pacientes sucumbissem a infecções.

Os pesquisadores encontraram maneiras melhores de identificar doadores adequados usando marcadores proteicos chamados antígenos leucocitários humanos (HLAs), que são como passaportes químicos. A partir do padrão de HLAs de uma célula, o sistema imunológico reconhece se as células são próprias ou estranhas e, portanto, devem ser rejeitadas. Não há duas pessoas com os mesmos HLAs (exceto alguns gêmeos idênticos), mas alguns são mais semelhantes que outros. Parentes têm mais chances de ter HLAs semelhantes do que pessoas não aparentadas. Exames de sangue de doadores potenciais revelam se seus HLAs são compatíveis com o paciente. Quanto mais compatíveis, menores as chances de um órgão ser rejeitado. Isso é chamado de tipagem tecidual.

> Os pacientes transplantados que tratei tornaram-se membros do que pode ser considerada uma família estendida.
> **Thomas Starzl**
> *The New York Times*, 2009

Transplantes de fígado

Com o sucesso dos transplantes renais nos anos 1960, cirurgiões começaram a explorar a possibilidade de transplantes de fígado e coração. O fígado é muito maior e mais complexo do que os rins, e não havia uma máquina para substituir o fígado durante a cirurgia. Além disso, fígados inteiros só podem vir de doadores mortos e são sensíveis à falta de suprimento de sangue. Devem ser removidos do corpo e resfriados em até 15 minutos após a morte do doador.

Em 1963, Thomas Starzl, nos Estados Unidos, e Roy Calne, no Reino Unido, tentaram os primeiros transplantes de fígado em pacientes que, do contrário, morreriam. Os pacientes sobreviveram às cirurgias, mas os fígados foram rejeitados e os dois pacientes morreram. Esse foi o padrão nos vinte anos seguintes, com três em quatro receptores de transplante de fígado morrendo dentro de um ano. Mas, quando a ciclosporina foi disponibilizada no início dos anos 1980, a situação mudou. Hoje, nove em cada dez pacientes de transplante de fígado sobrevivem por pelo menos um ano, e muitos recuperam a saúde.

»

Christian Barnard

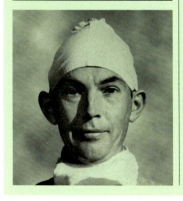

Filho de um pregador pobre no Cabo Ocidental, África do Sul, em 1922, Christiaan Barnard decidiu ser cirurgião cardíaco quando um de seus irmãos morreu de doença cardíaca aos 5 anos. Ficou mundialmente famoso em 1967, quando realizou o primeiro transplante de coração humano, na Cidade do Cabo, África do Sul.

Barnard também realizava "transplantes auxiliares", que envolviam colocar um coração saudável ao lado do coração doente do paciente. Também usou corações de macaco para manter os pacientes vivos enquanto esperavam por um doador adequado. Aposentou-se da cirurgia cardíaca aos 61 anos, após desenvolver artrite reumatoide nas mãos. Nos últimos anos de sua vida, escreveu um romance e duas autobiografias e criou a Fundação Christiaan Barnard para ajudar crianças de baixa renda. Barnard morreu em 2001, aos 78 anos.

Principais obras

1970 *Uma vida*
1993 *O segundo coração*
1996 *O doador*

252 TRANSPLANTES

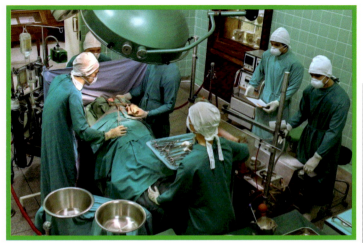

Uma reconstituição do primeiro transplante de coração foi feita em 2017 para marcar os cinquenta anos do evento. A foto está exposta no museu do Hospital Groote Schuur, na Cidade do Cabo.

Transplantes cardíacos

O maior desafio foi o transplante de coração. No início dos anos 1950, o cientista russo Vladimir Demikhov realizou transplantes cardíacos em cães, mas sua taxa de sucesso era irregular. Era difícil remover o coração e transplantar o novo coração sem que os cães morressem. No fim dos anos 1950, o cirurgião Norman Shumway, da Universidade Stanford, Estados Unidos, descobriu que podia usar água gelada para interromper o batimento cardíaco e o fluxo sanguíneo do paciente enquanto removia o coração. Também inventou uma máquina cardíaca artificial para bombear o sangue até que o novo coração estivesse funcionando. Com o cirurgião cardíaco Richard Lower, Shumway praticou remover e recolocar corações de cadáveres.

Depois de vários anos praticando em cães, Shumway decidiu tentar um transplante de coração humano, apesar do grande risco de rejeição. Enquanto Shumway esperava por um paciente e um doador adequados, o cirurgião sul-africano Christiaan Barnard se adiantou.

Barnard usou as técnicas de Shumway e Lower para realizar o primeiro transplante de coração humano do mundo em 3 de dezembro de 1967, no Hospital Groote Schuur na Cidade do Cabo. O paciente de Barnard foi Louis Washkansky, um pequeno comerciante de 54 anos. A doadora do coração foi uma jovem atropelada por um carro ao atravessar a rua.

A operação foi um sucesso. O novo coração de Washkansky começou a bater e tudo correu bem por alguns dias. Mas seu sistema imunológico estava enfraquecido pelas drogas administradas para impedir a rejeição do novo coração. Washkansky morreu de pneumonia dezoito dias após a operação. Mesmo assim, isso marcou a era dos transplantes cardíacos. Com o advento da ciclosporina no início dos anos 1980, a taxa de sucesso disparou.

Escassez de doadores

Os transplantes de coração são limitados pela escassez de doadores. Quase metade dos rins para transplante vem de doadores vivos. São selecionados por serem compatíveis, sendo que muitos doadores são parentes. Já os corações precisam vir de doadores mortos. Um paciente pode morrer à espera de um doador. O coração de um doador pode ficar disponível em um local distante do paciente ou na hora errada. Coletar e transportar o coração e preparar a cirurgia é

Transplantes cardiopulmonares

Muitos pacientes de transplante cardíaco também tinham pulmões danificados. Com a viabilidade dos transplantes de coração, os cirurgiões começaram a pensar em transplantes combinados de coração e pulmão.

Em 1968, apenas um ano após o primeiro transplante de coração, o cirurgião estadunidense Denton Cooley realizou o primeiro transplante de coração e pulmão em um bebê de 2 meses. O bebê sobreviveu apenas catorze horas. A ideia foi abandonada até 1981, quando, com o advento da ciclosporina, o cirurgião Bruce Reitz, da Universidade Stanford, decidiu voltar a tentar. A paciente foi Mary Gohlke, de 45 anos. A operação foi um sucesso e Mary sobreviveu por cinco anos.

Hoje, quase metade dos pacientes com transplante cardiopulmonar sobrevivem pelo menos cinco anos. Mas a escassez de doadores e a rápida deterioração do tecido pulmonar após a morte do doador limitam esses transplantes.

SAÚDE GLOBAL

> É infinitamente melhor transplantar um coração do que enterrá-lo para ser devorado por vermes.
> **Christian Barnard**
> Revista *Time*, 1969

uma corrida contra o relógio. Sem oxigênio, o tecido cardíaco começa a se deteriorar de quatro a seis horas após ser removido do doador.

Corações elétricos

Ligados a uma bateria elétrica, os "corações artificiais totais" (TAH) podem ser a resposta para a escassez de doadores de coração. Nos anos 1960, Domingo Liotta, um especialista cardíaco argentino, e o cirurgião estadunidense O.H. "Bud" Frazier tentaram usar o TAH no Texas Heart Institute em Houston. Esses primeiros corações artificiais foram chamados de "pontes" porque foram feitos para manter um paciente vivo até um doador ser encontrado. Incluíam uma bomba de ar externa mantida ao lado do paciente.

Em 1969, Haskell Karp, um paciente do cirurgião cardíaco estadunidense Denton Cooley, que já havia realizado 29 transplantes, teria morrido em poucos dias sem um coração disponível. Cooley implantou um TAH e um doador foi encontrado dois dias e meio depois, mas Karp morreu de infecção pouco tempo após o transplante do coração natural. Alguns cirurgiões condenaram Cooley por implantar um dispositivo que não

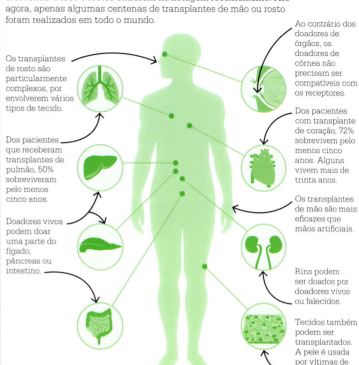

consideravam pronto para ser testado em humanos. Mas, com mais pacientes rejeitando o novo coração e morrendo, os corações elétricos passaram a ser vistos como solução definitiva, não apenas temporária.

Um coração elétrico chamado Jarvik-7 foi implantado em vários pacientes cardíacos moribundos nos Estados Unidos no início dos anos 1980, sendo que um deles sobreviveu por dois anos. O interesse em corações elétricos diminuiu quando a ciclosporina aumentou a taxa de sobrevivência de transplantes cardíacos, mas reviveu quando a escassez de doadores se tornou mais aguda no século XXI, em parte porque a tecnologia do TAH deu mais tempo para pacientes com insuficiência cardíaca terminal esperarem por um transplante.

Os corações elétricos não se mostraram adequados para substituir corações doentes em longo prazo. Acredita-se que serão os corações cultivados em laboratório a partir de células-tronco e outros órgãos clonados que revolucionarão os transplantes, embora isso ainda esteja um pouco distante. Enquanto isso, transplantes de rim, fígado e coração continuam salvando vidas todos os anos e estão entre as conquistas mais notáveis da medicina. ■

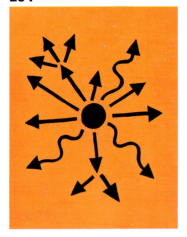

UMA MOLÉCULA PROMISSORA, PORÉM REBELDE
INTERFERON

EM CONTEXTO

ANTES

1796 Edward Jenner realiza as primeiras inoculações eficazes contra o vírus da varíola.

1882 Élie Metchnikoff descobre os fagócitos (como os macrófagos, os grandes glóbulos brancos), células que atacam, engolfam e destroem germes.

1931 O físico alemão Ernst Ruska inventa o microscópio eletrônico, possibilitando os primeiros estudos detalhados dos vírus e seus efeitos no corpo.

DEPOIS

1959 Jacques Miller descobre as células T, cruciais para a resposta imune aos vírus; depois, constatou-se que as células T produzem a forma gama do interferon.

2016 Nos Estados Unidos, Matthew Halpert e Vanaja Konduri descobrem o papel das células dendríticas que, junto com os macrófagos, produzem a forma alfa do interferon.

O interferon (assim nomeado por sua capacidade de interferir em infecções) é uma das várias proteínas da classe das citocinas e atua na defesa natural do corpo contra os vírus. Foi descrito em 1957 por Alick Isaacs e Jean Lindenmann, virologistas do Instituto Nacional de Pesquisa Médica do Reino Unido.

Os vírus se espalham no corpo sequestrando células. As células infectadas pelos vírus liberam interferons para retardar a replicação celular, dificultando o avanço do vírus e bloqueando futuras infecções. Os interferons também se espalham para células saudáveis, alertando-as do perigo e limitando a replicação. Há três tipos de interferon – alfa, beta e gama –, com papéis ligeiramente diferentes.

No início, houve muita empolgação com o potencial do interferon para criar medicamentos antivirais e, por interferir no crescimento celular, para tratar o câncer. Nos anos 1960, o cientista finlandês Kari Cantell descobriu que infectar glóbulos brancos com o vírus Sendai os fazia produzir interferon alfa. Em 1980, um laboratório suíço usou a engenharia genética para produzir o interferon alfa e outros interferons em massa.

Em pesquisas com animais, a capacidade do interferon de suprimir o câncer parecia promissora, mas os pacientes tiveram sérios efeitos colaterais, incluindo sintomas semelhantes aos da gripe, náuseas e depressão severa. Em doses baixas, contudo, o interferon ainda é usado para tratar vários tipos de câncer, hepatite e esclerose múltipla. ■

Na ciência, como no *showbusiness*, não há sucesso da noite para o dia.
Mike Edelhart e Jean Lindenmann
Interferon, 1981

Ver também: Vacinação 94-101 ▪ O sistema imunológico 154-161 ▪ Virologia 177 ▪ Antibióticos 216-223 ▪ HIV e doenças autoimunes 294-297

SAÚDE GLOBAL

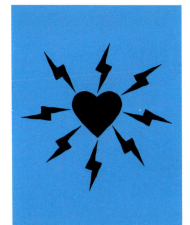

UMA SENSAÇÃO PARA O PACIENTE
MARCA-PASSO

EM CONTEXTO

ANTES
1887 Augustus D. Waller mede a atividade elétrica que precede cada batimento cardíaco.

1903 O eletrocardiógrafo de Willem Einthoven mede a atividade cardíaca e exibe uma leitura, conhecida como eletrocardiograma (ECG).

1928 Os médicos australianos Mark Lidwill e Edgar Booth conectam uma agulha a uma fonte de energia elétrica para reviver o coração de um bebê.

DEPOIS
Anos 1990 Marca-passos com microprocessador regulam o ritmo cardíaco conforme as necessidades do paciente.

2012 Cirurgiões cardíacos da República Tcheca implantam um marca-passo sem fio do tamanho de uma pílula.

2019 Cientistas estadunidenses e chineses inventam um marca-passo sem bateria que extrai energia dos batimentos do coração.

O coração humano bate mais de 2 bilhões de vezes durante a vida, em geral com grande regularidade. Mas o coração de cerca de 3 milhões de pessoas depende de um marca-passo artificial para manter o ritmo cardíaco.

Do volumoso ao minúsculo

Em 1951, o engenheiro canadense John Hopps criou o primeiro marca-passo: uma máquina externa, volumosa, ligada à rede elétrica, que o paciente levava em um carrinho. Sete anos depois, com o advento de pequenas baterias e minúsculos transistores, o engenheiro sueco Rune Elmqvist e o cirurgião cardíaco Åke Senning criaram um marca-passo que podia ser implantado no peito.

Else-Marie Larsson convenceu a dupla a testar o dispositivo em seu marido moribundo, Arne. Elmqvist criou os componentes usando a resina de um copo plástico e Senning os implantou em 8 de outubro de 1958. Embora tivesse que ser substituído no dia seguinte, o segundo modelo funcionou perfeitamente. Larsson recebeu mais 25 marca-passos nos 43 anos seguintes e morreu aos 86 anos.

Os marca-passos de ritmo variável controlados pelo paciente foram criados em 1960 e as baterias de lítio, lançadas em 1972, prolongaram a vida útil da bateria de cerca de dois para dez anos. Entre as inovações recentes estão marca-passos do tamanho de pílulas e sensores que fazem os dispositivos alterarem o ritmo cardíaco automaticamente de acordo com a atividade corporal. ■

Um raio-X mostra um marca-passo implantado logo abaixo da clavícula. Seu fio, conduzido ao ventrículo direito, leva um pulso elétrico ao coração.

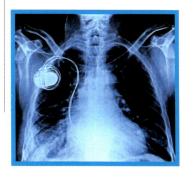

Ver também: Circulação sanguínea 68-73 ▪ O estetoscópio 103 ▪ Eletrocardiografia 188-189 ▪ Transplantes 246-253

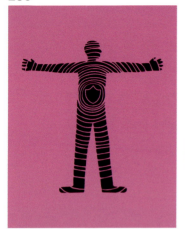

O CENTRO DA NOSSA RESPOSTA IMUNOLÓGICA
LINFÓCITOS E SISTEMA LINFÁTICO

EM CONTEXTO

ANTES
1651 O cientista francês Jean Pecquet destaca o papel do ducto torácico (o principal vaso linfático).

1652 Thomas Bartholin mostra que os vasos linfáticos se estendem por todo o corpo e cunha o termo "sistema linfático".

1701 O anatomista holandês Frederik Ruysch descreve a circulação linfática.

1770 William Hewson identifica minúsculas células redondas que depois são chamadas de linfócitos.

1784 O anatomista italiano Paolo Mascagni teoriza que o sistema linfático deve drenar os espaços entre as células do corpo e terminar nos linfonodos.

DEPOIS
1959 O cientista francês Jacques Miller descobre os linfócitos T ou células T.

1980 Pesquisadores descobrem como os linfócitos T e B fornecem imunidade adaptativa.

O sistema linfático é o principal sistema de drenagem do corpo e uma defesa crucial contra infecções. Seus muitos vasos linfáticos removem toxinas e outros resíduos no fluido linfático (linfa), enquanto os linfócitos (um tipo de glóbulo branco) identificam e combatem os germes invasores. A descoberta de que os linfócitos circulam entre o sistema linfático e o sangue foi feita pelo médico britânico James Gowans em 1959. Foi crucial para entender o papel dos linfócitos e da circulação linfática no sistema imunológico do corpo.

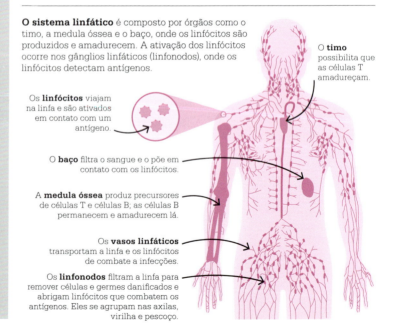

O sistema linfático é composto por órgãos como o timo, a medula óssea e o baço, onde os linfócitos são produzidos e amadurecem. A ativação dos linfócitos ocorre nos gânglios linfáticos (linfonodos), onde os linfócitos detectam antígenos.

O **timo** possibilita que as células T amadureçam.

Os **linfócitos** viajam na linfa e são ativados em contato com um antígeno.

O **baço** filtra o sangue e o põe em contato com os linfócitos.

A **medula óssea** produz precursores de células T e células B; as células B permanecem e amadurecem lá.

Os **vasos linfáticos** transportam a linfa e os linfócitos de combate a infecções.

Os **linfonodos** filtram a linfa para remover células e germes danificados e abrigam linfócitos que combatem os antígenos. Eles se agrupam nas axilas, virilha e pescoço.

SAÚDE GLOBAL 257

Ver também: Circulação sanguínea 68-73 ▪ Vacinação 94-101 ▪ O sistema imunológico 154-161 ▪ Tratamentos do câncer 168-175 ▪ Entrega direcionada de medicamentos 198-199 ▪ Anticorpos monoclonais 282-283

> A sociedade e a humanidade como um todo ficaram mais ricas devido ao trabalho de Gowans.
>
> **Andrew Copson**
> CEO da Humanists UK (1980–)

Conhecimento prévio

Uma das primeiras descrições dos linfonodos (gânglios linfáticos onde os linfócitos se agrupam) foi feita pelo médico grego Hipócrates no século V A.E.C., e Galeno escreveu sobre os vasos linfáticos no século II E.C.. Foi só nos anos 1650 que o médico dinamarquês Thomas Bartholin e o cientista sueco Olaus Rudbeck descobriram separadamente que os vasos linfáticos se estendem por todo o corpo. Nos séculos seguintes, os cientistas desvendaram o funcionamento do sistema e sua circulação.

Um sistema vital

Depois que o sangue fornece nutrientes e oxigênio para as células do corpo, ele leva os resíduos celulares no plasma sanguíneo. A maior parte do plasma permanece na corrente sanguínea, mas uma parte, junto com outros fluidos, penetra nos tecidos do corpo e depois entra nos vasos linfáticos na forma da linfa.

A linfa é um fluido claro, como o plasma sanguíneo. Percorre o corpo lentamente, removendo os resíduos celulares antes de voltar à corrente sanguínea. O sistema todo tem cerca de seiscentos nódulos preenchidos com um tecido que filtra a linfa para deter germes e toxinas. A linfa também leva linfócitos, pequenas células sanguíneas pálidas encontradas em locais como o baço e os linfonodos. Eles foram descritos em 1770 pelo cirurgião britânico William Hewson, mas sua função era desconhecida. Os linfócitos já haviam sido detectados em reações inflamatórias e doenças bacterianas, mas até a descoberta de James Gowans supunha-se que fossem células de vida curta porque pareciam desaparecer do sangue.

Gowans demonstrou que na verdade essas células são absorvidas pelo sistema linfático e circulam pelos tecidos e linfonodos antes de retornar ao sangue. Longe de terem vida curta, os linfócitos podem viver até quinze anos, com as mesmas células circulando continuamente. Gowans sugeriu que os linfócitos são as células que carregam os anticorpos e que, ao circular pelos tecidos, espalham os anticorpos pelo corpo. Ele mostrou

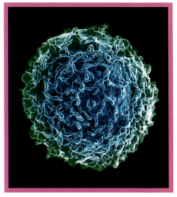

Os linfócitos são glóbulos brancos, incluindo células B e células T, que reagem a invasores específicos e se lembram deles. As células B (mostradas aqui) liberam anticorpos contra um antígeno específico.

que os linfócitos reagem com antígenos (moléculas na superfície de um patógeno) para provocar uma resposta imune. Sabe-se que são células cruciais do sistema imunológico adaptativo e direcionado do corpo. ∎

James Gowans

Nascido em Sheffield, Reino Unido, em 1924, James Gowans estudou medicina no King's College, em Londres. Formou-se em 1947 depois de atuar como médico voluntário no recém-libertado campo de concentração de Bergen-Belsen no fim da Segunda Guerra Mundial. Frequentou a Universidade de Oxford e, de 1955 a 1960, foi pesquisador no Exeter College, onde conduziu seu trabalho pioneiro sobre a recirculação de linfócitos.

Foi eleito membro da Royal Society em 1963 por seu trabalho sobre o sistema linfático. Foi professor de pesquisa da Royal Society por quinze anos e presidente do Conselho de Pesquisa Médica do Reino Unido de 1977 a 1987. Em 1989, tornou-se o primeiro secretário-geral do Human Frontier Science Program, sediado em Estrasburgo, França. Foi nomeado cavaleiro em 1982 e morreu em 2020.

Principais obras

1959 "A recirculação de linfócitos do sangue à linfa em ratos"
1995 *O linfócito misterioso*
2008 *A origem e a função dos linfócitos*

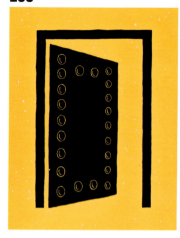

O PODER DE DECIDIR
CONTRACEPÇÃO HORMONAL

EM CONTEXTO

ANTES

Anos 1920 O cientista estadunidense George W. Corner identifica o papel da progesterona e do estrogênio no ciclo reprodutivo feminino.

Anos 1930 Cientistas na Europa e nos Estados Unidos isolam o estrogênio e a progesterona.

DEPOIS

1965 Cerca de 6,5 milhões de mulheres estadunidenses usam a pílula e, em 2019, acredita-se que 151 milhões de mulheres a usam em todo o mundo.

1968 O papa Paulo VI proíbe o uso de anticoncepcionais por católicos.

1999 Os Estados Unidos aprovam a pílula do dia seguinte, que previne a gravidez se tomada até 72 horas após a relação sexual.

2014 Nos Estados Unidos, a *Bloomberg Businessweek* afirma que um terço dos ganhos salariais das mulheres pode ser atribuído à pílula.

Em meados do século XX, as duas principais formas de contracepção eram preservativos e diafragmas, mas a contracepção hormonal já era conhecida desde os anos 1920. Nos Estados Unidos, em 1951, a defensora do controle de natalidade Margaret Sanger desafiou Gregory Pincus, um biólogo, a criar um contraceptivo hormonal em forma de pílula. Na mesma época, o químico Carl Djerassi, da empresa farmacêutica Syntex na Cidade do México, sintetizou a noretindrona, uma versão artificial da progesterona, o hormônio sexual feminino.

Pincus sabia que altos níveis de progesterona inibem a ovulação em animais de laboratório. Em 1953, com o ginecologista John Rocks, testou uma pílula anticoncepcional para mulheres, que ficou conhecida como "a pílula". As leis anticoncepcionais e a oposição da Igreja Católica levaram Pincus e Rocks a transferir seus ensaios a Porto Rico, um território estadunidense, em 1955. Conhecido como Enovid, o medicamento continha dez vezes mais estrogênio e progesterona do que a pílula moderna. As duzentas voluntárias desconheciam os possíveis efeitos colaterais da pílula, como tontura, náusea, dor de cabeça e coágulos sanguíneos.

Em 1960, os Estados Unidos aprovaram o Enovid como um contraceptivo oral, apesar dos efeitos colaterais dos altos níveis de hormônios (que foram reduzidos à metade em 1961). Por se basear no trabalho de Pincus e Djerassi, ambos são conhecidos como o "pai da pílula". ■

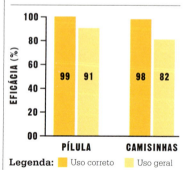

A diferença entre a eficácia dos preservativos e da pílula é de apenas 1% quando usados corretamente, mas o uso geral resulta em uma diferença de 9%.

Ver também: Mulheres na medicina 120-121 ■ Hormônios e endocrinologia 184-187 ■ Controle de natalidade 214-215 ■ FDA e a talidomida 259

SAÚDE GLOBAL 259

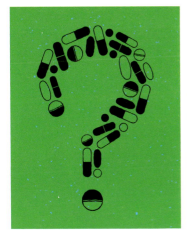

PROVAS DE SEGURANÇA
FDA E A TALIDOMIDA

EM CONTEXTO

ANTES

1848 Os Estados Unidos aprovam a Lei de Importação de Medicamentos para impedir a entrada de medicamentos adulterados.

1875 A Lei de Venda de Alimentos e Medicamentos da Grã-Bretanha visa a impedir a adulteração de alimentos e medicamentos com ingredientes nocivos.

1930 Nos Estados Unidos, a Administração de Alimentos, Medicamentos e Inseticidas torna-se a Administração de Alimentos e Medicamentos (FDA).

DEPOIS

1962 A FDA é autorizada a estabelecer novos padrões para testes e aprovação de medicamentos.

2001 A Diretiva Europeia de Ensaios Clínicos é emitida para regular as pesquisas clínicas na Europa.

2018 Os Estados Unidos liberam o uso de medicamentos experimentais sem aprovação da FDA por pacientes com doenças terminais.

Em 1937, mais de cem estadunidenses, muitos deles crianças, morreram depois de tomar um novo medicamento chamado elixir sulfanilamida. O sabor e aparência do elixir foram testados, mas não sua toxicidade. Embora a sulfanilamida seja segura e eficaz, o dietileno glicol, no qual era dissolvida, é um veneno. A revolta da população levou à Lei de Alimentos, Medicamentos e Cosméticos de 1938, para controlar medicamentos nos Estados Unidos. A lei exigia que as empresas demonstrassem a segurança dos novos medicamentos e permitia que o governo inspecionasse as fábricas.

A equipe da Food and Drug Administration (FDA) responsável pela aprovação de novos medicamentos incluía a farmacologista Frances Oldham Kelsey, que na época fazia doutorado. Em 1960, a FDA nomeou Kelsey para avaliar um medicamento chamado talidomida, eficaz na redução de náuseas em mulheres grávidas. A droga já havia sido aprovada em quarenta outros países, mas Kelsey a reprovou, alegando que a avaliação de risco não levou em consideração possíveis efeitos sobre o feto.

Em 1961, na Alemanha e no Reino Unido, mães que tomaram talidomida tiveram bebês com defeitos congênitos graves. A droga estava cruzando a placenta e causando deformidades no feto. Pelo menos 10 mil crianças ao redor do mundo foram afetadas, e metade delas morreram meses após o nascimento, mas apenas dezessete nos Estados Unidos. ∎

A decisão excepcional de Kelsey [...] evitou uma grande tragédia [...] nos Estados Unidos.
John F. Kennedy
35º presidente dos Estados Unidos (1961–1963)

Ver também: Farmacologia 54-59 ∎ Mulheres na medicina 120-121 ∎ Esteroides e cortisona 236-239 ∎ Medicina baseada em evidências 276-277

RETORNO À LOCOMOÇÃO

CIRURGIA ORTOPÉDICA

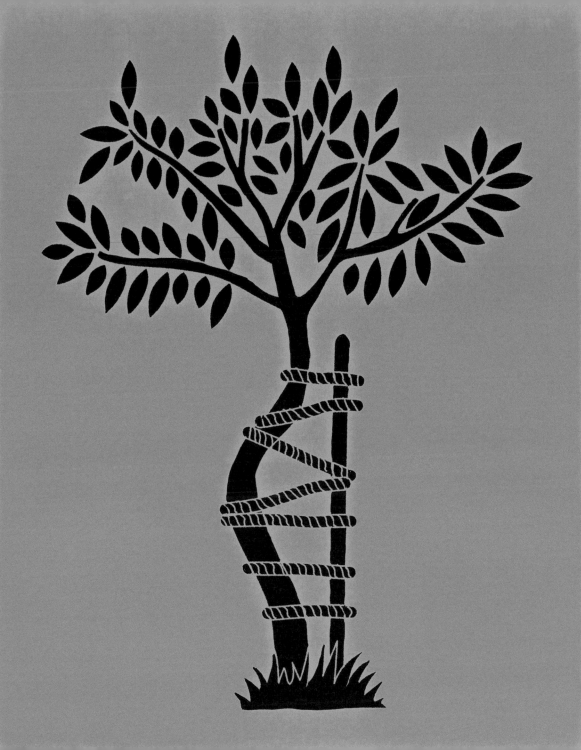

EM CONTEXTO

ANTES
1650 a.e.c. Antigos egípcios usam talas para tratar ossos fraturados.

c. 1000 e.c. Al-Zahrawi compila a enciclopédia médica *Kitab al-Tasrif*, que descreve as práticas ortopédicas em detalhes.

1896 Os raios X são usados pela primeira vez para avaliar danos nos ossos apenas um ano depois de serem descobertos por Wilhelm Röntgen.

DEPOIS
1968 Frank Gunston realiza a primeira cirurgia bem-sucedida de substituição do joelho.

1986 Kazunori Baba, engenheiro biomédico japonês, inventa o ultrassom 3D, que permite imagens ósseas detalhadas.

1990 Iniciam-se as cirurgias de substituição de quadril e joelho assistidas por robôs.

A prótese total de quadril realizada no Hospital Wrightington, Reino Unido, em 1962, foi um marco na cirurgia ortopédica do século XX. Hoje, a invenção do cirurgião ortopédico britânico John Charnley é um dos procedimentos cirúrgicos de grande porte mais realizados no mundo.

A artrose de quadril incapacita cerca de 10% das pessoas com mais de 60 anos, com o desgaste entre a cabeça do fêmur e o soquete do quadril (acetábulo) causando dores terríveis. Tentativas anteriores de realizar o procedimento usaram uma variedade de materiais, de aço a vidro, mas nenhuma foi totalmente bem-sucedida.

Depois de muitos anos de pesquisa e várias tentativas, Charnley usou uma haste esférica de liga de cromo-cobalto encaixada no fêmur e um soquete feito de um tipo de polietileno de alta densidade. Com isso, o osso do fêmur poderia se mover no encaixe com o mínimo de atrito – e, portanto, desgaste mínimo. Após cinco anos realizando próteses de quadril, Charnley declarou o procedimento seguro, e

> A carroça foi colocada na frente dos bois; a prótese foi feita e usada e agora estamos tentando descobrir como e por que ela falha.
> **John Charnley**
> *The Journal of Bone and Joint Surgery*, 1956

outros cirurgiões começaram a replicá-lo. Em 2019, mais de 300 mil cirurgias de prótese total de quadril foram realizadas só nos Estados Unidos. O trabalho de Charnley também levou ao desenvolvimento de próteses para outras articulações.

Reparação musculoesquelética

A cirurgia ortopédica é usada para reparar ossos quebrados e os tecidos moles associados (ligamentos, tendões e cartilagens); corrigir deformidades esqueléticas, como a escoliose; reconstruir ou substituir articulações danificadas (artroplastia); remover tumores ósseos; e tratar uma série de outros problemas ósseos.

O termo *ortopédico* vem das palavras gregas *orto*, que significa reto, e *pais*, significando criança. Foi cunhada pelo médico francês Nicolas Andry em 1741 e descreve um dos primeiros focos da disciplina: endireitar a coluna e membros tortos das crianças. Até os anos 1890, a ortopedia se voltava a corrigir

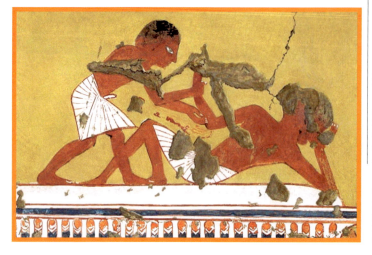

Uma pintura no túmulo de Ipuy em Luxor, Egito, do reinado de Ramsés II no século XIII a.e.c., mostra um médico reparando um ombro deslocado com um método usado até hoje.

SAÚDE GLOBAL

Ver também: Medicina egípcia antiga 20-21 ▪ Medicina grega 28-29 ▪ Medicina islâmica 44-49 ▪ Medicina de combate 53 ▪ Cirurgia científica 88-89 ▪ Raio-X 176 ▪ Ultrassom 244 ▪ Cirurgia minimamente invasiva 298 ▪ Robótica e telecirurgia 305

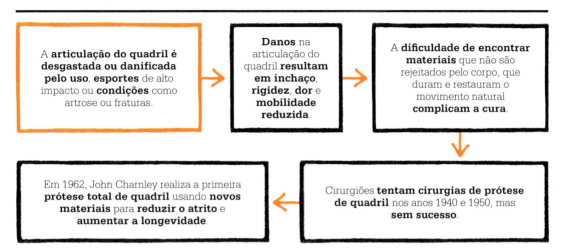

deformidades esqueléticas em crianças e reparar ossos quebrados.

As primeiras práticas

As origens da ortopedia são mais longevas que seu nome e muitas civilizações antigas criaram maneiras de lidar com lesões ortopédicas. Escrito no antigo Egito, c. século XVII a.e.c., o papiro de Edwin Smith descreve médicos colocando tábuas acolchoadas feitas de casca de palmeira em membros quebrados e envolvendo-os com bandagens de linho. Na Grécia antiga, Hipócrates (c. 460 a.e.c.–c. 375 a.e.c.) indicou envolver membros feridos em bandagens embebidas em cera e resina.

Na Idade de Ouro Islâmica, em Córdoba, Espanha, o renomado cirurgião al-Zahrawi (936–1013 a.e.c.) operou lesões na coluna

A tala de Hugh Owen Thomas

revolucionou o tratamento de fraturas expostas na Primeira Guerra Mundial. Antes, a amputação era a opção mais comum.

vertebral e fraturas no crânio. Na França, Guy de Chauliac, autor do tratado *Chirurgia Magna* (1363), usou a tração de polias para tratar fraturas.

Enquanto a cirurgia ortopédica passou vários séculos sem progredir muito, a osteossíntese – praticada por autodidatas sem treinamento médico formal – se estabeleceu em muitas partes do mundo. Na China e no Japão, a arte tradicional da manipulação óssea (*die-da* e *sekkotsu*, respectivamente) foi desenvolvida em associação com escolas de artes marciais, nas quais os praticantes refinavam técnicas

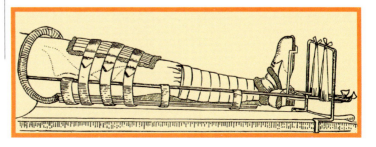

para tratar lesões sofridas em treinos e combates. Uma das mais famosas manipuladoras ósseas da Grã-Bretanha foi "Crazy" Sally Mapp, que atuou nas proximidades de Londres no início do século XVIII.

Pioneiros modernos

Em 1876, Hugh Owen Thomas, filho de um renomado manipulador ósseo galês, descreveu sua revolucionária tala de quadril e joelho em *Doenças das articulações do quadril, joelho e tornozelo*. A tala usava uma haste de aço e tiras de couro para estabilizar a fratura e ajudar o osso a cicatrizar. Seu sobrinho Robert Jones, diretor de ortopedia militar, defendeu o uso »

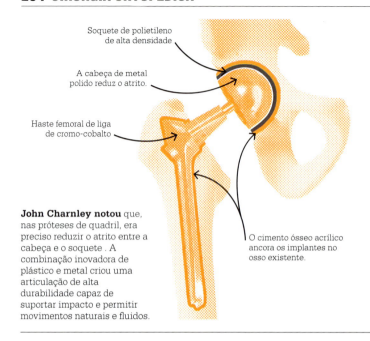

Soquete de polietileno de alta densidade

A cabeça de metal polido reduz o atrito.

Haste femoral de liga de cromo-cobalto

O cimento ósseo acrílico ancora os implantes no osso existente.

John Charnley notou que, nas próteses de quadril, era preciso reduzir o atrito entre a cabeça e o soquete. A combinação inovadora de plástico e metal criou uma articulação de alta durabilidade capaz de suportar impacto e permitir movimentos naturais e fluidos.

As inovações de John Charnley nas próteses de quadril no início dos anos 1960 inspiraram o cirurgião canadense Frank Gunston a criar uma articulação de joelho. O joelho é ainda mais complexo por possuir três partes: a parte inferior do fêmur, a parte superior da tíbia e a rótula. O cirurgião alemão Thermistocles Gluck fez a primeira tentativa com um implante de marfim em 1860, mas uma prótese de joelho funcional só foi criada em 1968, quando Gunston usou os mesmos materiais da prótese de quadril de Charnley.

Gunston acoplou um componente curvado de liga de cromo-cobalto à extremidade do fêmur, que se movia sobre uma plataforma de polietileno presa à tíbia, replicando a flexão e extensão naturais do joelho. Hoje são realizadas cerca de 600 mil cirurgias de próteses totais do joelho todos os anos nos Estados Unidos. O design evoluiu desde o primeiro procedimento de Gunston, mas o material usado é semelhante.

A ortopedia hoje

O escopo da ortopedia moderna é amplo e continua se expandindo e inovando com a maior expectativa de vida e mudanças nas demandas ocupacionais e estilos de vida. O

da tala de Thomas na Primeira Guerra Mundial, reduzindo a mortalidade por fraturas expostas do fêmur de mais de 80% para menos de 20%. Outras inovações de Thomas foram o colar cervical Thomas (para lesões no pescoço), o teste de Thomas (para avaliar deformidades no quadril) e o calçado ortopédico de Thomas (calçado infantil corretivo para pés chatos).

Outro avanço importante foi a descoberta, pelo cirurgião militar holandês Anthonius Mathijsen em 1851, de que bandagens embebidas em água e gesso endureciam em minutos e davam moldes excelentes para sustentar fraturas. Em 1896, foram usados raios X para produzir uma radiografia mostrando uma bala alojada no pulso de um menino. No século xx, o método ganhou mais importância na ortopedia.

No início da Segunda Guerra Mundial, em 1939, o cirurgião alemão Gerhard Küntscher introduziu a haste intramedular, que era encaixada na cavidade central de um fêmur fraturado para dar suporte enquanto o osso cicatrizava. Com isso, os pacientes – principalmente os soldados alemães – recuperavam a mobilidade rapidamente. A técnica foi aprimorada e ainda é usada para fraturas do fêmur e da tíbia.

Outro tipo de implante metálico – um sistema de ganchos presos a uma haste de aço – foi criado pelo cirurgião estadunidense Paul Harrington nos anos 1950. Usada para corrigir a curvatura da coluna, a técnica foi substituída pela haste dupla de Cotrel-Dubousset nos anos 1980. Nos anos 1950, o cirurgião russo Gavriil Ilizarov criou os fixadores externos (conhecidos como aparelho de Ilizarov) para para corrigir deformidades angulares, diferenças no comprimento das pernas e ossos que não cicatrizam com gesso.

Sir John era um perfeccionista [...] ele só se contentava quando um instrumento fazia exatamente o que ele tinha imaginado.
Maureen Abraham
Instrumentadora cirúrgica britânica

SAÚDE GLOBAL

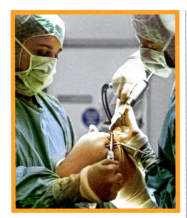

Avanços tecnológicos recentes lançaram uma nova era de procedimentos ortopédicos minimamente invasivos, como esta artroscopia no joelho.

trabalho seminal de Charnley mantém sua importância, pois fatores como o envelhecimento da população e o aumento da obesidade continuam a elevar a incidência de problemas musculoesqueléticos, como a artrose. Segundo uma projeção de 2013 da OMS, 130 milhões de pessoas em todo o mundo terão artrose até 2050. A doença afeta principalmente joelhos, quadris e coluna com o desgaste da cartilagem, causando o contato direto entre os ossos. Embora andadores e outros dispositivos possam ajudar na mobilidade e medicamentos paliativos possam aliviar a dor, a substituição da articulação costuma ser a única abordagem eficaz.

Fraturas ósseas afetam mais de 6 milhões de pessoas por ano só nos Estados Unidos. Fraturas de punho são as mais comuns em pessoas com menos de 75 anos e as de quadril são mais comuns em pessoas com mais de 75 anos. Ossos fraturados ainda são tratados com métodos semelhantes aos dos tempos antigos: o movimento do osso quebrado é restrito e uma tala ou gesso é aplicado. Mas novas pesquisas e avanços na tecnologia médica continuam melhorando os procedimentos e acelerando a cicatrização óssea.

Inovação contínua

O advento do ultrassom 3D em 1986 permitiu o mapeamento não invasivo de ossos e articulações. Auxiliando no diagnóstico e tratamento, também facilitou o treinamento dos cirurgiões. Videocirurgias com navegação assistida por computador possibilitam procedimentos menos invasivos.

A videocirurgia promoveu avanços na oncologia ortopédica, que lida com tumores cancerígenos nos ossos e tecidos moles circundantes. Até então, a amputação costumava ser o tratamento recomendado para tumores ósseos malignos, mas avanços na videocirurgia, bem como na quimio e radioterapia, evitam as amputações em muitos casos.

Desde a inovação de Charnley nos anos 1960, são feitos estudos

John Charnley

Nascido em Bury, Reino Unido, em 1911, John Charnley foi um médico militar na Segunda Guerra Mundial. Depois da guerra, ele se interessou pelo efeito da compressão nas fraturas e pela lubrificação de articulações artificiais.

Charnley sabia que era crucial trabalhar com engenheiros mecânicos para obter próteses articulares eficazes. Em 1958, ele abriu um centro de cirurgia de quadril no Wrightington Hospital. Depois de testar, sem sucesso, o

Ele tinha esse talento para a engenharia e efetivamente redesenhou a natureza.
Jill Charnley
Sobre John Charnley, seu marido

para aprimorar as técnicas prostéticas. Diferentes tipos de metal, cerâmica e polietileno foram testados, e o "recapeamento", que deixa mais osso original do que a prótese total de quadril, passou a ser uma opção.

Cirurgiões investigam o transplante de cartilagem e o uso de tecido cultivado a partir de células-tronco para substituir tendões e ligamentos danificados nas articulações. Muitos tratamentos e princípios mecânicos da cirurgia ortopédica foram mantidos ao longo dos séculos, mas o campo avançou muito desde as talas de casca de árvore. ∎

teflon como o material do soquete do quadril, ele optou pelo polietileno. Charnley passou anos aprimorando as cirurgias de prótese de quadril e fez importantes contribuições para a redução de infecções pós-operatórias, pelas quais recebeu a prestigiosa Medalha Lister em 1975. Ele morreu em 1982.

Principais obras

1950 *O tratamento fechado de fraturas comuns*
1979 *Artroplastia de baixo atrito do quadril*

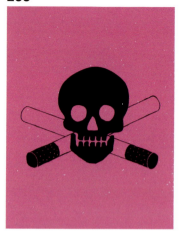

FUMAR MATA
TABAGISMO E CÂNCER DE PULMÃO

EM CONTEXTO

ANTES

1761 O médico e anatomista italiano Giovanni Battista Morgagni reconhece o câncer de pulmão como doença.

1929 Na Alemanha, o médico Fritz Lickint publica evidências estatísticas da correlação entre câncer de pulmão e tabagismo.

1952–1954 Uma pesquisa com 188 mil fumantes estadunidenses conclui que suas chances de morrer de câncer de pulmão ou doenças cardíacas são maiores do que os não fumantes.

DEPOIS

1966 Nos Estados Unidos, os maços de cigarro começam a alertar sobre os danos do tabagismo.

1986 A Agência Internacional de Pesquisa em Câncer conclui que o tabagismo passivo é cancerígeno.

2015 Os Estados Unidos aprovam a primeira imunoterapia para tratar o câncer de pulmão.

Segundo dados de 2018 da Organização Mundial da Saúde, o câncer de pulmão é o mais comum do mundo, respondendo por 2,1 milhões de diagnósticos e 1,76 milhão de mortes: 22% de todas as mortes por câncer. O tabagismo é responsável por cerca de 80% dessas mortes. A ligação entre o tabagismo e o câncer de pulmão passou décadas sendo negada pelos fabricantes de cigarros, que financiaram e publicaram pesquisas sustentando sua posição e empregaram estatísticos para contestar qualquer evidência do contrário.

O Estudo Médico Britânico

Em 1951, os epidemiologistas britânicos Richard Doll e Austin Bradford Hill iniciaram o Estudo Médico Britânico para estabelecer a correlação entre o tabagismo e o câncer de pulmão. Na época, a maioria dos homens britânicos fumava, incluindo médicos (o tabagismo entre as britânicas atingiu o pico de 45% em meados dos anos 1960). Doll e Hill entrevistaram mais de 40 mil médicos para saber de seus hábitos relacionados ao tabagismo e conduziram pesquisas de acompanhamento até 2001.

Em 1965, o estudo já mostrava claramente que os fumantes tinham mais chances de contrair câncer de pulmão e outras doenças do que os não fumantes. Os que começaram a fumar antes da Segunda Guerra Mundial perderam, em média, dez anos de vida. Hill aplicou nove critérios (os critérios de Bradford Hill) aos dados para garantir que a correlação fosse robusta o suficiente para enfrentar a oposição das empresas de cigarros.

Desencadeando o câncer

A exposição ambiental e ocupacional ao gás radônio, amianto e poluição do ar podem causar

O avanço do conhecimento [...] não nos confere a liberdade de ignorar o conhecimento que já temos.
Austin Bradford Hill
"O ambiente e as doenças: associação ou causalidade?", 1965

SAÚDE GLOBAL 267

Ver também: Medicina ocupacional 78-79 • Epidemiologia 124-127 • Patologia celular 134-135 • O sistema imunológico 154-161 • Tratamentos do câncer 168-175

Os critérios de Bradford Hill

Concebidos em 1965, os critérios de Bradford Hill identificam nove princípios a serem considerados ao buscar as causas de uma doença. Embora a genética e a biologia molecular tenham fornecido novas ferramentas, esses critérios ainda são usados.

Princípio	Pergunta
1. Força	Quão forte é a associação entre causa e efeito?
2. Consistência	Outros estudos mostraram resultados semelhantes?
3. Especificidade	Há outras doenças presentes?
4. Temporalidade	A causa precede o efeito?
5. Gradiente biológico	Maior exposição aumenta o efeito?
6. Plausibilidade	A associação entre causa e efeito é plausível?
7. Coerência	Os testes laboratoriais estão de acordo com o conhecimento epidemiológico?
8. Evidências experimentais	A doença pode ser alterada por intervenções experimentais?
9. Analogia	A relação de causa e efeito é forte o suficiente para que evidências mais fracas de causa e efeito semelhantes sejam aceitas?

câncer de pulmão, e cerca de 8% dos casos são herdados, devido a mutações nos cromossomos 5, 6 ou 15. A maioria dos casos, contudo, resulta do tabagismo. A fumaça do tabaco contém um coquetel de partículas e outros carcinógenos que desencadeiam o câncer. Elas ativam oncogenes (genes que podem causar câncer), que levam à proliferação celular anormal ou desativam os genes supressores de tumores naturais do corpo.

Pessoas com inflamação pulmonar também são suscetíveis ao câncer de pulmão. Enfisema e bronquite, por exemplo, são causados por partículas nas vias aéreas do corpo. Essas doenças dificultam o trabalho dos pulmões, aumentando as chances de contrair câncer.

Tratamento do câncer de pulmão

O tratamento do câncer de pulmão melhorou muito desde que o cirurgião estadunidense Evarts Graham realizou a primeira pneumonectomia (remoção do pulmão) em 1933. A radioterapia foi introduzida nos anos 1940 e a quimioterapia, nos anos 1970. O tratamento moderno envolve uma combinação de radioterapia e quimioterapia, geralmente após a cirurgia, mas os resultados não costumam ser muito bons.

Um avanço recente é a terapia TRAIL. A TRAIL, ou CD253, é uma citocina, uma proteína secretada pelas células em pequenas quantidades, que se liga a certas células cancerígenas e as destrói. A TRAIL não danifica o tecido saudável e pode ser administrada via intravenosa, mas os oncologistas descobriram que as células cancerígenas logo se tornam resistentes à TRAIL. Mesmo assim, testes continuam sendo feitos na esperança de encontrar tratamentos eficazes para muitos tipos de câncer. ■

Legislação antifumo

Campanhas de conscientização dos perigos do tabagismo e intervenções governamentais (como aumentar os impostos e proibir a publicidade e fumar em locais públicos) podem reduzir as taxas de câncer. No Reino Unido, os anúncios de cigarros foram proibidos na TV em 1965 e em todas as mídias em 2005; além disso, foi proibido fumar em locais públicos fechados em 2006. O tabagismo no Reino Unido caiu e, com ele, a incidência de câncer de pulmão.

O tabagismo está aumentando em alguns países, entre eles, China, Brasil, Rússia e Índia. No Brasil, foi promulgada em 2014 uma lei que proíbe fumar em locais de uso coletivo, como bares, restaurantes, escritórios e shoppings. Nos Estados Unidos, a legislação depende do estado, mas a conscientização dos perigos do tabagismo é alta, e o tabagismo e a incidência de câncer de pulmão diminuíram.

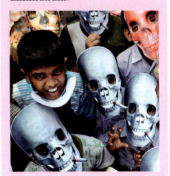

Crianças participam de uma manifestação em Calcutá, Índia, no Dia Mundial sem Tabaco, realizado todos os anos no fim de maio.

AJUDANDO A VIVER ATÉ A MORTE
CUIDADOS PALIATIVOS

EM CONTEXTO

ANTES
1843 Jeanne Garnier cria uma instituição para cuidar de doentes terminais em Lyon, França.

1879 A primeira unidade de cuidados paliativos da Austrália é fundada em um convento de Adelaide.

1899 O St. Rose's Hospice é inaugurado em Nova York para cuidar de pacientes com câncer incurável.

1905 A congregação Religious Sisters of Charity funda o St. Joseph's Hospice em Hackney, Londres.

DEPOIS
1976 O médico Balfour Mount organiza a primeira conferência da América do Norte sobre cuidados paliativos em Montreal, Canadá.

1987 O Reino Unido, a Nova Zelândia e a Austrália reconhecem os cuidados paliativos como uma subespecialidade da medicina.

1990 Sobre cuidados paliativos, a OMS declara que "o controle da dor [...] e dos problemas psicológicos, sociais e espirituais é fundamental".

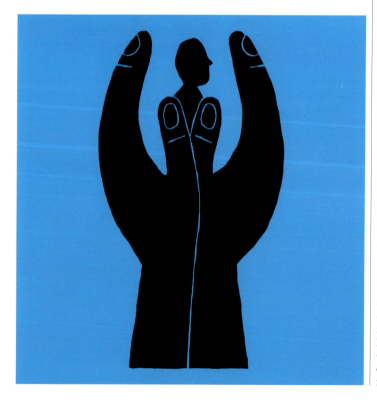

O conceito de cuidados paliativos (cuidados especializados para doentes terminais) foi criado pela enfermeira, assistente social e médica britânica Cicely Saunders. Em 1967, ela fundou o St. Christopher's, a primeira unidade de cuidados paliativos (*hospice*, em inglês), em Londres.

Ver também: Medicina ayurvédica 22-25 ▪ Fitoterapia 36-37 ▪ Hospitais 82-83 ▪ Anestesia 112-117

SAÚDE GLOBAL

Dor total

Física
- Dor física
- Outros sintomas
- Comorbidades
- Efeitos colaterais dos medicamentos

Psicológica
- Ansiedade
- Depressão
- Solidão
- Perda da autonomia

Espiritual
- Revolta
- Medo da morte
- Desesperança

Social
- Preocupações financeiras
- Preocupação com família e amigos

Saunders acreditava que os pacientes terminais sentiam diferentes tipos de sofrimento mental e físico, um conceito que ela chamou de "dor total".

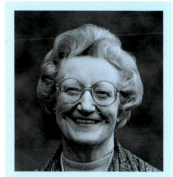

Cicely Saunders

A mais velha de três crianças, Cicely Saunders nasceu em Hertfordshire, Reino Unido, em 1918. Estudou política e filosofia na Universidade de Oxford antes de atuar como enfermeira na Segunda Guerra Mundial e, depois, como assistente social em um hospital.

Saunders se interessou pelo tratamento de pacientes terminais ao cuidar do refugiado polonês David Tasma em 1948. Antes de morrer, Tasma sugeriu a Saunders que ela abrisse uma instituição para doentes terminais e lhe deixou uma herança para isso. Em 1967, depois de se formar em medicina, Saunders abriu o St. Christopher's em Londres.

Foi agraciada com a prestigiosa Ordem de Mérito em 1989. Ela morreu no St. Christopher's em 2005. Seus textos sobre cuidados paliativos foram traduzidos para vários idiomas.

Principais obras

1959 "Controle da dor no câncer terminal"
1970 "Uma abordagem individual para o alívio da dor"
1979 "A natureza e o manejo da dor terminal e o conceito de hospice"

Saunders acreditava que os doentes terminais devem ser tratados com compaixão, respeito e dignidade, com acesso a analgésicos para aliviar o sofrimento. Essa crença levou à teoria da "dor total" de Saunders: a ideia de que a dor física de um paciente era apenas uma das facetas do sofrimento, que incluía fatores emocionais, sociais e espirituais. Saunders defendeu que todo paciente terminal deve ser tratado com respeito, receber tratamento médico personalizado e cuidados holísticos por uma equipe de especialistas até a morte.

Saunders desenvolveu suas ideias em um período de grandes mudanças no sistema de saúde britânico. Fundado em 1948, o Serviço Nacional de Saúde (NHS) fornecia assistência médica gratuita para todos. Mas, no início, o NHS não dava muita atenção aos doentes terminais, que muitas vezes passavam suas últimas horas no hospital, à base de analgésicos.

Mudanças nas práticas

Ter um médico presente no leito de morte é um avanço moderno. Antes, os médicos se limitavam a curar doenças e não ajudavam os doentes terminais. Na Europa medieval, mortes prematuras causadas por doenças ou acidentes eram comuns e em geral rápidas, mas, no fim do século XIX, os avanços na medicina e na ciência aumentaram a expectativa de vida das pessoas. Conviver com doenças como o câncer e a possibilidade de um período prolongado de dor e sofrimento passaram a ser mais comuns. Ter um médico presente, administrando doses criteriosas de ópio ou láudano, tornou-se tão importante quanto ter um padre no leito de morte.

No início do século XX, os médicos ainda estavam longe da criação de um processo para aliviar a dor no fim da vida. Eles geralmente davam morfina a todos os pacientes terminais e repetiam a dose apenas quando os efeitos da dose anterior passavam. Os pacientes temiam a próxima onda de dor.

Outra fonte de ansiedade para pacientes terminais era o isolamento. A maioria deles preferia morrer em casa, mas apenas os » ricos podiam se dar ao luxo de ter um médico presente. A partir de 1948, a maioria dos doentes terminais na Grã-Bretanha morria em hospitais financiados pelo NHS. Algumas poucas instituições especializadas, chamadas *hospices*, tratavam de doentes terminais, mas em geral tinham uma vertente religiosa e eram quase totalmente separadas do NHS. Alguns *hospices* cuidavam de doentes terminais de formas inovadoras, mas os cuidados não eram abrangentes nem regulamentados.

Manejo da dor

Saunders decidiu mudar essa situação. Como enfermeira voluntária do St. Luke's Hospital em Londres, ela conheceu as teorias de seu fundador, Howard Barrett. Barrett defendia o alívio regular da dor para evitar a recorrência, sem esperar o fim da última dose. Saunders adotou essa abordagem ao se formar como médica e trabalhar no St. Joseph's Hospice, em Londres. Ao ver que os pacientes terminais se sentiam abandonados por seus médicos, ela concluiu que os médicos deveriam ser apenas uma parte de uma equipe que forneceria cuidados holísticos e alívio da dor até a morte.

Acreditando que "a dor constante requer controle constante", Saunders constatou que, ao reduzir a ansiedade em relação à dor, o paciente geralmente sofria menos, eliminando a necessidade de alívio a longo prazo. Também criou um sistema para identificar os níveis de dor – leve, médio e grave –, que requeriam abordagens diferentes, em vez de uma única droga, como a morfina.

Isso levou à teoria da "dor total" de Saunders. Ela acreditava que a dor era composta de sofrimento físico, psicológico, social e espiritual, e que a dor de cada paciente precisava ser tratada individualmente. Os médicos precisavam ouvir a descrição da dor para entender as necessidades de cada paciente. Na visão de Saunders, a dor é uma síndrome que requer a mesma atenção que a doença que a causa.

A pesquisa de Saunders culminou na inauguração do St.

Você importa porque você é você, e você importa até o fim de sua vida.
Cicely Saunders

Christopher's, que combinava o alívio da dor com um tratamento holístico conforme as necessidades individuais dos pacientes e levando em conta seus parentes e amigos. Em 1970, o St. Christopher's recebeu apoio financeiro do NHS e se tornou um modelo para várias novas unidades de cuidados paliativos na Grã-Bretanha.

O movimento se espalha

Nos anos 1970, os cuidados paliativos entraram em pauta no mundo todo. Em 1972, o governo britânico realizou em Londres o simpósio "Cuidados de Doentes Terminais", destacando os perigos de administrar cuidados paliativos aleatórios e inadequados.

O médico canadense Balfour Mount cunhou, em meados dos anos 1970, o termo "cuidados paliativos". Apoiador de Saunders, Mount usou o termo em substituição a "*hospice*", que tinha outra conotação na região francófona de Quebec. O termo "cuidados paliativos" passou a ser usado por Saunders depois de alguma resistência e, em 1975, Mount abriu a primeira instituição especializada em Quebec. Baseou-se no modelo do St. Christopher's e alguns preceitos de Elisabeth Kübler-Ross, uma psiquiatra suíça--estadunidense que instigava os

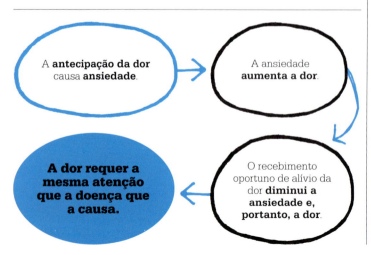

SAÚDE GLOBAL 271

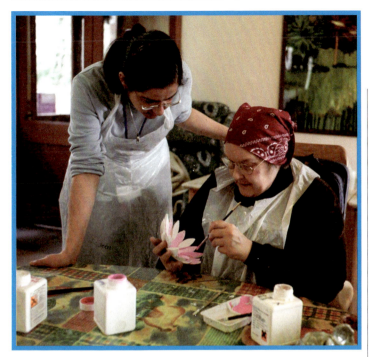

Os funcionários do St. Christopher's Hospice, Londres, são treinados para atender às necessidades físicas de pacientes terminais e para se envolver com suas vidas e reconfortá-los.

médicos a tratarem os doentes terminais com respeito. O movimento se espalhou pelo mundo e, em 1987, Austrália, Nova Zelândia e Grã-Bretanha estabeleceram os cuidados paliativos como uma área especializada da medicina. No mesmo ano, o oncologista Declan Walsh criou o Cleveland Cancer Center, em Ohio, o primeiro programa de cuidados paliativos dos Estados Unidos. A clínica foi criada para atender pacientes com doenças incuráveis.

Cuidados paliativos modernos

Hoje, os cuidados paliativos são um ramo distinto da medicina em muitos países. Costuma envolver equipes interdisciplinares com médicos, enfermeiros, cuidadores, religiosos, psicólogos e assistentes sociais. A medicina paliativa concentra-se no alívio da dor em pacientes terminais. Hoje se reconhece que a dor se manifesta de formas diferentes, porém interligadas, como Saunders sustentou em sua teoria da dor total.

As diferentes formas de dor dos doentes terminais são definidas como dor física; psicossocial ou interpessoal; emocional ou psicológica; e espiritual ou existencial. Pacientes paliativos são solicitados a descrever sua dor a profissionais de saúde que fazem avaliações com base em exames e conversas sobre o histórico e a situação do paciente usando ferramentas de medição da gravidade da dor, fornecidas por autoridades como a Organização Mundial da Saúde (OMS).

Longe dos analgésicos generalizados prescritos na era vitoriana, os analgésicos paliativos em geral são um coquetel complexo de medicamentos, com analgésicos opioides e não opioides e drogas adjuvantes como antidepressivos, relaxantes musculares e ansiolíticos (que ajudam no manejo da dor), e são parte de um programa holístico. Esses programas dedicados ao alívio do sofrimento, ao lado de uma ampla rede de unidades de cuidados paliativos, formam a base do legado de Saunders.

Os cuidados paliativos beneficiam os pacientes e seus familiares, bem como toda a rede de saúde, que pode se focar em outras atividades. Com o envelhecimento da população, a necessidade de cuidados paliativos não para de crescer, com cerca de 40 milhões de pessoas em todo o mundo necessitando desse atendimento por ano. Mas ainda há um longo caminho a percorrer, pois a OMS declarou que, em 2020, esses cuidados só foram prestados a 14% das pessoas que precisaram deles. ∎

O conceito de "dor total" [e] sua observação de que paciente e familiares são o foco do atendimento [...] são o grande legado de Cicely.
Balfour Mount

GENES E TECNOLO
1970—HOJE

GIA

274 INTRODUÇÃO

No Reino Unido, o **primeiro aparelho de tomografia computadorizada (TC)** do mundo é instalado em um hospital de Londres, para exames de cabeça.

1971

O **primeiro aparelho de tomografia por emissão de pósitrons (PET)** é instalado em St. Louis, Missouri(Estados Unidos).

1975

A OMS anuncia a **erradicação da varíola**.

1980

Nos Estados Unidos, Kary Mullis inventa a **técnica da reação em cadeia da polimerase (PCR)**, acelerando enormemente a **análise genética**.

1983

1974

O físico britânico Peter Mansfield faz a **primeira ressonância magnética (MRI)** de parte do corpo humano.

1978

No Reino Unido, Louise Brown é a primeira bebê a nascer por **fertilização in vitro (FIV)**.

1981

Surgem os **primeiros casos de aids** nos Estados Unidos; dois anos depois, os cientistas franceses Luc Montagnier e Françoise Barré-Sinoussi identificam o vírus responsável, o **HIV**.

1988

A OMS lança a **Iniciativa Global de Erradicação da Pólio**.

Grandes avanços nos campos da biologia celular, genética e imunologia revolucionaram a medicina desde os anos 1970. Técnicas médicas antes confinadas à ficção científica tornaram-se realidade. Cientistas podem clonar células, analisar e alterar o DNA e cultivar tecidos corporais, revolucionando diagnósticos e tratamentos.

As décadas seguintes também apresentaram desafios. Em 1970, ninguém imaginaria que mais de 30 milhões de pessoas morreriam por um novo vírus (o HIV), ou a escala e a velocidade na qual bactérias causadoras de algumas infecções (incluindo pneumonia e tuberculose) desenvolveriam resistência a antibióticos.

Muitos avanços foram possíveis com a revolução tecnológica. Novas ferramentas de diagnóstico, como tomografia computadorizada (TC), ressonância magnética (MRI) e tomografia por emissão de pósitrons (PET) permitiu aos médicos verem o interior do corpo em detalhes. Cirurgias minimamente invasivas aumentaram a segurança de muitas operações e a tecnologia a laser as facilitou. A robótica e a telecirurgia permitiram que cirurgiões operassem remotamente, às vezes a milhares de quilômetros do paciente. Em um futuro não muito distante, a nanomedicina (o diagnóstico e tratamento de doenças em nível molecular) deve permitir que os médicos almejem células individuais.

Derrotando doenças

A Organização Mundial da Saúde (OMS) liderou esforços globais para erradicar algumas das doenças infecciosas mais mortais. Em 1980, a OMS declarou a erradicação da varíola e, oito anos depois, lançou a Iniciativa Global de Erradicação da Pólio. Em 2020, a poliomielite, uma doença potencialmente fatal, era endêmica em apenas dois países (Afeganistão e Paquistão). Várias campanhas continuam sendo feitas para erradicar a malária, uma doença transmitida por mosquitos que afetou 228 milhões de pessoas e causou 405 mil mortes em 2018.

Enquanto isso, novas doenças surgiram. O HIV, o vírus causador da aids (síndrome da imunodeficiência adquirida), foi descoberto em 1983, quando já se espalhava rapidamente. O desenvolvimento de medicamentos antirretrovirais suprimiu o desenvolvimento da aids em indivíduos, mas até agora nenhuma cura foi encontrada: em 2018, quase 38 milhões de pessoas viviam

GENES E TECNOLOGIA 275

O **laser de femtosegundo** é introduzido nos Estados Unidos, transformando a **cirurgia ocular**.

Pesquisadores do Projeto Genoma Humano identificam o **código genético do cromossomo 22**. É o primeiro cromossomo a ser mapeado.

Uma **declaração da ONU** proíbe todas as formas de clonagem humana.

A OMS informa que **32 milhões de pessoas morreram de aids** ao redor do mundo.

 1995 **1999** **2005** **2018**

1996 — **2001** — **2006** — **2019**

No Reino Unido, cientistas clonam a ovelha Dolly a partir de outra ovelha por **transferência de material genético** de uma célula madura para um óvulo cujo núcleo foi removido.

Cirurgiões de Nova York (Estados Unidos), realizam uma **telecirurgia a distância** na vesícula biliar de um paciente em Estrasburgo, França.

O pesquisador japonês Shinya Yamanaka descobre que algumas **células-tronco** podem ser **reprogramadas** para se transformar em qualquer tipo de célula.

A **covid-19**, causada por um **novo coronavírus**, surge em Wuhan, China, e se espalha rapidamente. Em março de 2020, a OMS declara uma pandemia.

---

infectadas pelo HIV, dois terços delas na África subsaariana. O perigo de doenças contagiosas voltou ao centro das atenções com o vírus da covid-19. Nove meses após o surgimento do vírus em Wuhan, China, em dezembro de 2019, apenas doze países não tinham casos relatados.

Transformando a medicina

Nas últimas décadas, vários novos tratamentos melhoraram ou salvaram milhões de vidas. Em 1975, os imunologistas César Milstein e Georges Köhler descobriram como fazer cópias idênticas e ilimitadas do mesmo anticorpo (anticorpos monoclonais), o que possibilitou novos tratamentos. Os anticorpos monoclonais são usados para ajudar a prevenir a rejeição de órgãos transplantados, direcionar drogas ou radiação a células específicas e combater doenças autoimunes, como a artrite reumatoide.

Outra descoberta, de 1978, ofereceu uma solução para a infertilidade. A fertilização in vitro (FIV), na qual um óvulo humano é fertilizado com espermatozoides em laboratório e o embrião é implantado no útero, levou a mais de 8 milhões de nascimentos nos quarenta anos seguintes.

Avanços na microcirurgia e drogas imunossupressoras também ampliaram as possibilidades de transplantes. O primeiro transplante facial completo foi realizado na França em 2008.

Grandes avanços resultaram dos progressos da genética desde que Frederick Sanger criou um método para sequenciar o DNA. O trabalho de Sanger levou ao Projeto Genoma Humano, o mapeamento completo dos genes humanos, e permitiu identificar genes ligados a doenças específicas e criou a possibilidade de editar genes.

Técnicas revolucionárias podem criar dilemas éticos. A terapia genética, que envolve introduzir DNA saudável em uma célula com DNA defeituoso para eliminar uma série de doenças genéticas, é controversa. Os críticos alegam que ela pode ser mal utilizada para "melhorar" a humanidade. Objeções também são levantadas pelo uso de células-tronco embrionárias para cultivar tecidos para a medicina regenerativa.

Equilibrar preocupações éticas com o desejo de salvar e melhorar vidas nunca foi tão pertinente. Pesquisas com células-tronco e a edição genética têm potencial para transformar a medicina no mesmo nível que o advento da anestesia, dos antibióticos e das vacinas. ∎

EVIDÊNCIAS QUE CURAM
MEDICINA BASEADA EM EVIDÊNCIAS

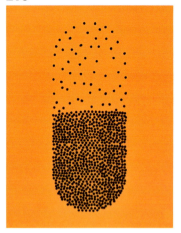

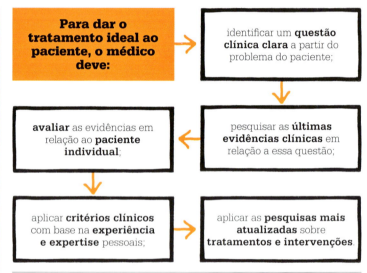

EM CONTEXTO

ANTES

c. 1643 O médico flamengo Jan Baptista van Helmont propõe um ensaio clínico randomizado controlado para determinar a eficácia da sangria.

1863 Nos Estados Unidos, o médico Austin Flint oferece a treze pacientes um remédio simulado (placebo) para comparar seus efeitos com os de um tratamento ativo.

1943 O Conselho de Pesquisas Médicas do Reino Unido conduz o primeiro estudo duplo-cego controlado (no qual nem os participantes nem os pesquisadores sabem quem recebe o tratamento).

DEPOIS

1981 Uma série de artigos de epidemiologistas clínicos da Universidade McMaster, Canadá, orienta os médicos sobre como avaliar a literatura médica.

1990 O médico Gordon Guyatt, da Universidade McMaster, usa o termo "medicina baseada em evidências" pela primeira vez.

A medicina baseada em evidências (MBE) usa as melhores e mais atualizadas pesquisas para encontrar respostas para questões médicas e fornecer aos médicos e pacientes as evidências necessárias para tomar decisões informadas sobre os tratamentos.

No centro da MBE estão os ensaios controlados randomizados (ECR) que medem a eficácia de uma ou mais intervenções, alocando-as aleatoriamente (para evitar vieses) a grupos semelhantes de pessoas, para comparar e medir os resultados. Em 1972, *Eficácia e eficiência*, o livro seminal do epidemiologista escocês Archie Cochrane, destacou o valor dos ECR e os perigos de tratamentos ineficazes.

Os ECR foram criados em 1747 por James Lind, um cirurgião naval escocês. Ele selecionou doze marinheiros, todos com escorbuto em grau semelhante, dividiu-os em

GENES E TECNOLOGIA

Ver também: Nosologia 74-75 ▪ Histórico clínico 80-81 ▪ Prevenção do escorbuto 84-85 ▪ Epidemiologia 124-127 ▪ Vitaminas e dieta 200-203

Nem todas as evidências da medicina baseada em evidências têm o mesmo peso. As mais valorizadas, no topo da pirâmide, são as revisões sistemáticas que avaliam e sintetizam os resultados de ensaios clínicos randomizados cuidadosamente desenhados.

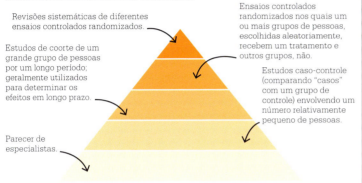

Revisões sistemáticas de diferentes ensaios controlados randomizados.

Estudos de coorte de um grande grupo de pessoas por um longo período; geralmente utilizados para determinar os efeitos em longo prazo.

Parecer de especialistas.

Ensaios controlados randomizados nos quais um ou mais grupos de pessoas, escolhidas aleatoriamente, recebem um tratamento e outros grupos, não.

Estudos caso-controle (comparando "casos" com um grupo de controle) envolvendo um número relativamente pequeno de pessoas.

seis duplas e lhes deu as mesmas condições de vida e a mesma dieta diária. Cada dupla também recebeu um de seis tratamentos diários, que incluíram água do mar, vinagre, cidra e duas laranjas com um limão. As frutas cítricas foram mais eficazes, seguidas pela cidra, indicando que doses diárias de vitamina C tratam o escorbuto.

Mais testes e estudos

Os ensaios clínicos progrediram no século XIX, mas em grande parte devido ao trabalho de médicos individuais. No século XX, a criação de órgãos nacionais como o Conselho de Pesquisas Médicas (MRC) do Reino Unido, fundado em 1913, ajudou a coordenar as investigações, financiar e elevar o padrão dos ensaios clínicos.

Cochrane, que depois entrou no MRC, conduziu seu primeiro ECR em Tessalônica, Grécia, quando foi prisioneiro de guerra na Segunda Guerra Mundial. Para testar qual suplemento vitamínico poderia ajudar a tratar o edema periférico (inchaço do tornozelo devido à retenção de líquidos), ele distribuiu doses diárias de levedura (vitaminas do complexo B) a seis pacientes e vitamina C a outros seis. A eficácia do tratamento com levedura convenceu os carcereiros a incluí-la à dieta de todos os prisioneiros.

Após a guerra, Cochrane trabalhou no MRC estudando a pneumoconiose em trabalhadores de minas de carvão. Em suas pesquisas, Cochrane deu muita atenção à precisão e padronização dos dados coletados e à reprodutibilidade dos ensaios.

Uma dádiva para o mundo

Cochrane se dedicou a melhorar as evidências científicas para validar intervenções médicas. Em 1993, a Cochrane Collaboration foi fundada no Reino Unido para coletar e divulgar revisões de ensaios clínicos. Hoje, atua em 43 países, incentivando os profissionais da saúde a tomarem decisões clínicas com base nas melhores evidências disponíveis. ■

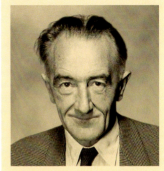

Archibald Cochrane

Filho de fabricantes de tecido, Archibald (Archie) Cochrane nasceu em 1909 em Galashiels, Escócia. Formou-se pelo King's College, Cambridge, em 1930. Qualificou-se como médico no University College Hospital, Londres, em 1938, tendo trabalhado como voluntário em uma unidade ambulatorial britânica entre 1935 e 1937 na Guerra Civil Espanhola. Na Segunda Guerra Mundial, serviu como médico militar antes de ser capturado.

Em 1948, Cochrane ingressou na Unidade de Pesquisa em Pneumoconiose do MRC no País de Gales. Em 1960, tornou-se professor de medicina na Welsh National School of Medicine e, em 1969, diretor de uma nova unidade de epidemiologia do MRC em Cardiff, onde conduziu vários ECR inovadores.

Cochrane também foi um jardineiro premiado e colecionador de arte moderna e esculturas. Padeceu de câncer nos últimos anos de vida e morreu em 1988 aos 79 anos.

Principal obra

1972 *Eficácia e eficiência: reflexões aleatórias sobre os serviços de saúde*

VENDO DENTRO DO CORPO
RESSONÂNCIA MAGNÉTICA E IMAGIOLOGIA MÉDICA

EM CONTEXTO

ANTES
1938 O físico estadunidense de origem polonesa Isidor Rabi descobre a ressonância magnética nuclear, a base do exame de ressonância magnética.

1951 Robert Gabillard usa campos magnéticos variados para localizar a origem das ondas de rádio emitidas pelos núcleos dos átomos.

1956 David Kuhl constrói um dispositivo para rastrear isótopos radioativos no corpo humano.

DEPOIS
1975 O primeiro aparelho de PET scan é instalado na Universidade de Washington (EUA).

1977 Peter Mansfield inventa a técnica ecoplanar para acelerar a varredura de ressonância magnética.

2018 Cientistas da Nova Zelândia criam o primeiro scanner médico 3D colorido.

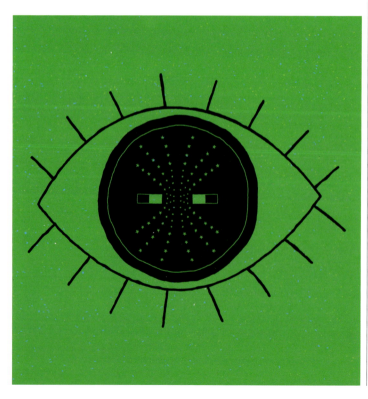

A imagiologia médica permite ver o interior do corpo para diagnosticar e tratar distúrbios. Várias técnicas são utilizadas, incluindo raio-X, ultrassom, ressonância magnética (MRI), tomografia computadorizada (TC) e tomografia por emissão de pósitrons (PET). Enquanto o raio-X é usado desde o fim do século XIX, a maioria dos outros métodos foi criada no fim dos anos 1960 ou início dos 1970. Essas novas técnicas podem diferenciar tipos de tecidos moles, facilitando a detecção de lesões, tumores e outras anomalias.

Experimentos em física
A ressonância magnética baseia-se no princípio da ressonância magnética

GENES E TECNOLOGIA 279

Ver também: Tratamentos do câncer 168-175 ▪ Raio-X 176 ▪ O sistema nervoso 190-195 ▪ Rastreamento oncológico 226-227 ▪ Ultrassom 244 ▪ Nanomedicina 304

> O **hidrogênio** é um dos elementos mais abundantes do corpo humano. Os **núcleos** de átomos de hidrogênio são como **ímãs minúsculos**.

> Um scanner de ressonância magnética produz um **campo magnético**, **alinhando** os núcleos. Em seguida, usa **ondas de rádio** para **perturbar o alinhamento**.

> Ao **medir esses sinais de rádio**, um computador pode **criar uma imagem detalhada** da parte do corpo examinada.

> Quando as ondas são **desligadas**, os **núcleos se realinham** e enviam **sinais de rádio**.

---

nuclear (RMN), que é a aplicação de um campo magnético para que os núcleos dos átomos de hidrogênio liberem energia. Medir essa energia revela a estrutura química da matéria.

Técnicas de RMN são usadas para analisar amostras químicas desde 1945. O químico Paul Lauterbur e o médico Raymond Damadian, ambos estadunidenses, e o físico britânico Peter Mansfield conheciam bem a técnica quando, em 1969, Damadian teorizou que células cancerígenas poderiam ser distinguidas de células saudáveis usando a RMN. Ele supôs que seria possível identificar células cancerígenas porque elas retêm mais água e, portanto, têm mais átomos de hidrogênio. Dois anos depois, ele demonstrou sua teoria em experimentos com ratos mortos.

Em 1972, Lauterbur, então trabalhando na Universidade Stony Brook em Nova York, produziu imagens nítidas introduzindo gradientes aos campos magnéticos da RMN. Com isso foi possível determinar onde cada átomo se posicionava em relação aos demais e identificar com mais precisão as diferenças nos sinais da ressonância. (Essa ideia fora proposta por dois físicos de forma independente, Robert Gabillard na França e Hermann Carr nos Estados Unidos.) Lauterbur aplicou a técnica ao conteúdo de dois tubos de ensaio, um contendo água normal e o outro água pesada (cujos átomos de hidrogênio têm um nêutron e um »

Paul Lauterbur

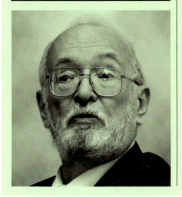

Nascido em 1929 em Ohio (EUA), Paul Lauterbur gostava tanto de química na adolescência que construiu o próprio laboratório na casa dos pais. Concluiu seu doutorado na Universidade de Pittsburgh em 1962 e lecionou química na Universidade Stony Brook, Nova York, de 1963 a 1985.

Lauterbur trabalhou com a tecnologia RMN por vários anos, mas foi somente em 1971 que pensou em usá-la para capturar imagens de órgãos humanos. Ele teve a ideia enquanto comia um hambúrguer em uma lanchonete, rabiscou um modelo da técnica de ressonância magnética em um guardanapo de papel e se pôs a trabalhar nisso.

Em 2003, Lauterbur e Peter Mansfield receberam o Prêmio Nobel de Fisiologia ou Medicina por seu trabalho em MRI. Lauterbur morreu em 2007.

Principal obra

1973 "Formação de imagem por interação local induzida: exemplos envolvendo a ressonância magnética nuclear"

próton, tornando-a mais "pesada"). A água pesada e normal eram diferentes uma da outra; foi a primeira vez que uma imagem mostrou isso. Lauterbur também usou a técnica em um molusco encontrado por sua filha, mostrando claramente sua estrutura tecidual. Ele se convenceu de que seu método de imagiologia poderia ser usado para distinguir entre diferentes tipos de tecido humano sem prejudicar o paciente.

As primeiras ressonâncias magnéticas

Em 1974, Mansfield fez a primeira ressonância magnética de uma parte do corpo humano – imagens transversais do dedo de um estudante –, mas as imagens levavam até 23 minutos para serem criadas. Para acelerar o processo, ele desenvolveu a técnica de imagem ecoplanar, que produzia múltiplos ecos de RMN nuclear a partir de uma única excitação dos prótons. Com isso, uma imagem inteira de RM podia ser obtida em uma fração de segundo. A vantagem da imagem ecoplanar é que ela pode gerar imagens de processos fisiológicos rápidos, como respiração e ritmo cardíaco.

Mansfield usou as imagens ecoplanares no protótipo de seu scanner, que entrou em uso experimental em 1978. Nos Estados Unidos, Damadian apresentou o primeiro scanner de ressonância magnética de corpo inteiro em maio de 1977, e sua utilização foi aprovada pelo governo em 1984.

A grande vantagem da ressonância magnética são as imagens extremamente detalhadas. É usada para exames não invasivos do cérebro e da medula espinhal, ossos e articulações, mamas, vasos sanguíneos, coração e outros órgãos. Uma desvantagem é o custo: um aparelho pode custar US$ 2 milhões. Outra desvantagem é que ela não pode ser usada em pacientes com implantes metálicos. Apesar disso, havia mais de 50 mil aparelhos de ressonância magnética em 2018, com a maior concentração (55 por 1 milhão de pessoas) no Japão.

Scanners com poderosos ímãs 3T (tesla) produzem imagens detalhadas

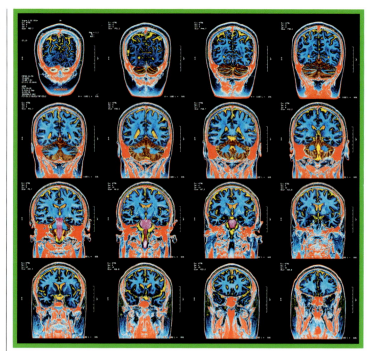

A ressonância magnética permite aos médicos visualizarem o cérebro em "fatias" de 1 a 4 mm. Cores falsas podem destacar características específicas.

dos sistemas musculoesquelético e nervoso. Engenheiros estão criando scanners cada vez mais potentes que fornecerão imagens ainda mais detalhadas do corpo com rapidez.

Tomografias computadorizadas

O engenheiro elétrico britânico Godfrey Hounsfield e o físico estadunidense Allan MacLeod Cormack desenvolveram a TC (tomografia computadorizada) – também conhecida como TAC (tomografia axial computadorizada) – para diagnóstico médico. Em 1968, o primeiro scanner de Hounsfield levou nove dias para capturar uma imagem tridimensional (3D) completa

---

> Começamos a produzir imagens muito boas [...] nos anos 1980, a qualidade foi ficando cada vez mais aceitável para nossos colegas clínicos.
> **Peter Mansfield**

GENES E TECNOLOGIA 281

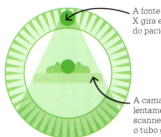

A tomografia computadorizada tira uma série de raios-X de ângulos diferentes com o paciente deitado. O processo leva de dez a vinte minutos.

A fonte de raios X gira em torno do paciente.

A cama se move lentamente pelo scanner enquanto o tubo gira.

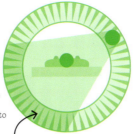

Detectores de raios X enviam as imagens a um computador, que cria uma imagem 3D.

do cérebro de um porco morto. Depois, usando raios X, ele reduziu o tempo para nove horas. O aparelho disparava raios gama enquanto girava em torno do cérebro, um grau de cada vez, criando milhares de imagens transversais. Um programa de computador montava essas "fatias" (o termo tomografia vem de *tomei*, do grego para fatia) para produzir a imagem 3D.

O primeiro aparelho de tomografia computadorizada do crânio foi instalado no Atkinson Morley Hospital, em Londres, em 1971. A primeira imagem foi do crânio de um paciente com um tumor cerebral no lobo frontal. O primeiro tomógrafo de corpo inteiro foi criado em 1976.

As tomografias computadorizadas são usadas para detectar fraturas ósseas e tumores, e para monitorar alterações em doenças como o câncer. Hoje os tomógrafos são muito mais sofisticados do que nos anos 1970 e mais rápidos e silenciosos do que os aparelhos de ressonância magnética, mas suas imagens de órgãos e tecidos moles não são tão claras. É importante ressaltar que a radiação da TC pode

ser até mil vezes maior que a de um raio-X tradicional. Ainda é pouco, mas as doses podem se acumular se o corpo for escaneado repetidamente, aumentando um pouco o risco de um paciente contrair câncer.

Tomografia por emissão de pósitrons

A tomografia por emissão de pósitrons (PET) pode revelar alterações bioquímicas no tecido em nível celular, algo que a TC e a RM não podem fazer. O paciente ingere uma substância radioativa chamada traçador (ou é injetado com ela), que se acumula em áreas do corpo com maior atividade química, o que pode indicar um distúrbio. O traçador emite partículas subatômicas chamadas pósitrons. Quando elas colidem com elétrons no tecido do corpo examinado, produzem raios gama, que são detectados por um anel de receptores do scanner. Em seguida, um computador plota os raios gama e produz uma imagem 3D das concentrações do traçador.

A tecnologia PET surgiu nos Estados Unidos em 1956 quando o cientista David Kuhl criou um scanner fotográfico com base no trabalho do físico Benedict Cassen. Usava o mesmo princípio do PET moderno, criando imagens a partir da radioatividade detectada no corpo. O aparelho foi desenvolvido nos anos 1960 e 1970, e o primeiro scanner de corpo inteiro para uso clínico, conhecido como PET (III), foi usado para examinar pacientes em 1975. A combinação da PET com a tomografia computadorizada usa o detalhamento da TC para criar imagens 3D ainda mais claras. A PET também pode ser combinada com a ressonância magnética.

A PET é usada para monitorar o câncer, planejar cirurgias e diagnosticar, gerenciar e tratar distúrbios neurológicos, incluindo doença de Parkinson, demência e epilepsia. Mas a PET não é recomendada para grávidas – a radiação emitida pelos traçadores pode prejudicar os fetos – nem para alguns diabéticos, porque o traçador é combinado com glicose. ∎

Um médico examina uma PET em busca de atividade química que indica câncer. O traçador fluorodesoxiglicose (FDG) costuma ser usado nesses casos, pois as células cancerígenas absorvem a glicose rapidamente.

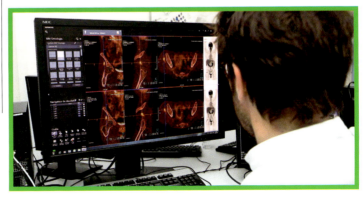

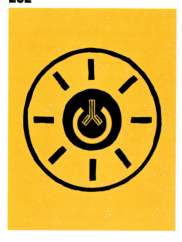

ANTICORPOS SOB DEMANDA
ANTICORPOS MONOCLONAIS

EM CONTEXTO

ANTES
1882 O microbiologista russo Élie Metchnikoff descobre glóbulos brancos que ingerem bactérias, chamados fagócitos.

1890 Emil von Behring e Shibasaburo Kitasato descrevem as antitoxinas, um tipo de anticorpo encontrado no soro sanguíneo que combate as toxinas bacterianas.

1906 Paul Ehrlich propõe "balas mágicas", medicamentos que imitam os anticorpos.

1957 Frank Macfarlane Burnet propõe a teoria da seleção clonal.

DEPOIS
1981 Um primeiro paciente tem o câncer tratado com anticorpos monoclonais.

1982 Anticorpos monoclonais são criados para a tipagem sanguínea.

1997 O virologista polonês Hilary Kroprowski cria o primeiro anticorpo monoclonal aprovado para tratar o câncer.

Os anticorpos monoclonais (mAbs) são cópias idênticas e ilimitadas do mesmo anticorpo produzidas artificialmente. Foram feitos pela primeira vez em 1975 por dois imunologistas, o argentino César Milstein e o alemão Georges Köhler, e, embora ainda estejam em investigação, já se mostraram úteis em muitas áreas da medicina. Compõem muitos novos medicamentos e testes de diagnóstico, desde tratamentos inovadores para o câncer até a identificação de tipos sanguíneos.

Os anticorpos são proteínas que o corpo usa para atingir células estranhas, como germes. Há milhões de tipos, cada um correspondendo a uma proteína estranha (ou antígeno), e ligam-se a seu antígeno específico para neutralizá-lo ou identificá-lo como um alvo para as células imunológicas do corpo.

Paul Ehrlich cunhou o termo "anticorpos" em 1891 e descreveu sua interação com antígenos como um sistema de fechadura e chave. Nos anos 1960, os cientistas já sabiam que eles são produzidos por glóbulos brancos chamados linfócitos B

Os **plasmócitos** produzem uma **combinação de anticorpos** em resposta à **presença de um patógeno**.

As células cancerígenas do **mieloma múltiplo** podem se multiplicar **ilimitadamente**.

Os cientistas fundem uma célula do mieloma com uma célula plasmática quando ela está produzindo **um tipo específico de anticorpo**, criando um **hibridoma**.

O **hibridoma se multiplica**, produzindo **suprimentos ilimitados** desse tipo de anticorpo.

GENES E TECNOLOGIA 283

Ver também: Vacinação 94-101 ▪ Patologia celular 134-135 ▪ O sistema imunológico 154-161 ▪ Tratamentos do câncer 168-175 ▪ Entrega direcionada de medicamentos 198-199

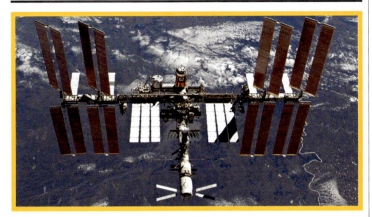

Experimentos na Estação Espacial Internacional visam a cultivar uma forma cristalina de um anticorpo monoclonal usado no tratamento do câncer que seja injetado em vez de administrado via intravenosa.

(células B). Quando acionado por seu antígeno correspondente, o linfócito B se clona, produzindo múltiplas cópias de células plasmáticas que liberam muitos anticorpos. Como as células plasmáticas produzem mais de um tipo de anticorpo, o processo é descrito como "policlonal".

Utilizando o poder das células imunológicas

Milstein e Köhler descobriram que era possível criar cópias ilimitadas de anticorpos "monoclonais" (mAbs) idênticos usando células feitas em laboratório, os hibridomas. Os hibridomas resultam da fusão artificial de células plasmáticas com células de mieloma (plasmócitos anormais que causam câncer) capazes de produzir o anticorpo desejado. Os plasmócitos têm vida curta, enquanto as células do mieloma se reproduzem indefinidamente. Ao fundi-los, Milstein e Köhler criaram uma fonte infinita do anticorpo desejado.

A intenção original de Milstein era encontrar uma maneira de produzir anticorpos para pesquisa. Mas ele e Köhler perceberam que os mAbs também podem ser uma "bala mágica", produzindo anticorpos sob medida para atacar qualquer doença.

Uma ferramenta cada vez mais útil

Os anticorpos monoclonais ainda não são uma cura mágica para tudo, mas novos usos estão sendo encontrados. Eles podem até ser usados para detectar armas biológicas. Em testes de gravidez, os mAbs detectam o hormônio HCG e, na tipagem tecidual, ajudam a impedir a rejeição de um órgão doado, bloqueando a resposta imune. Eles podem identificar coágulos sanguíneos e células anômalas e são usados no tratamento do câncer para transportar drogas ou radiação às células almejadas.

Os anticorpos monoclonais também são usados contra doenças autoimunes, como artrite reumatoide, e novas drogas mAb estão sendo desenvolvidas para a malária, gripe e HIV. Em 2020, cientistas encontraram vários mAbs que parecem neutralizar o vírus da covid-19 em culturas de células. ▪

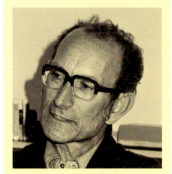

César Milstein

Nascido na Argentina em 1927, César Milstein estudou na Universidade de Buenos Aires. Depois de concluir o doutorado, foi convidado a ingressar no Departamento de Bioquímica da Universidade de Cambridge, no Reino Unido. Dedicou a maior parte de sua carreira à pesquisa de anticorpos.

Em Cambridge, Milstein colaborou com o bioquímico Frederick Sanger (ganhador de dois Prêmios Nobel) e depois com Georges Köhler, com quem realizou a pesquisa inovadora sobre anticorpos monoclonais. Milstein e Köhler não patentearam sua descoberta e não se beneficiaram financeiramente, mas em 1984 receberam o Prêmio Nobel de Fisiologia ou Medicina. Milstein foi um dos pioneiros do campo da engenharia de anticorpos. Ele morreu em 2002.

Principais obras

1973 "Fusão de duas células de mieloma produtoras de imunoglobulinas"
1975 "Culturas contínuas de células fundidas secretoras de anticorpos de especificidade predefinida"

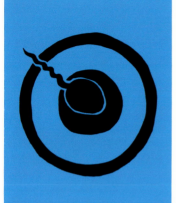

FIZEMOS O QUE A NATUREZA NÃO FAZ

FERTILIZAÇÃO IN VITRO

EM CONTEXTO

ANTES
1959 Na Worcester Foundation, EUA, Min Chueh Chang prova que é possível fertilizar mamíferos in vitro com a técnica para conceber coelhos.
1969 Robert Edwards fertiliza um óvulo humano fora do corpo.
1973 Uma equipe da Universidade Monash, Austrália, usa a fertilização in vitro pela primeira vez em um humano, mas a gravidez acaba em um aborto espontâneo.

DEPOIS
1979 Robert Edwards e Patrick Steptoe ajudam a conceber o primeiro bebê de proveta na Escócia.
1981 A Universidade Monash anuncia o nascimento de nove bebês de proveta.
1992 O primeiro bebê concebido por microinjeção intracitoplasmática nasce na Bélgica.
2018 Cerca de 8 milhões de bebês em todo o mundo nascem por meio de FIV e outros métodos de concepção assistida.

Em 25 de julho de 1978, o mundo da medicina celebrou o nascimento de Louise Brown, a primeira bebê a nascer por fertilização in vitro (FIV). Os pioneiros dessa inovação foram o cientista britânico Robert Edwards e o ginecologista Patrick Steptoe.

O conceito de fertilização in vitro não era novo. O embriologista austríaco Samuel Schenk tentou a técnica em coelhos em 1878 e descobriu que a divisão celular podia ocorrer fora do corpo quando esperma era adicionado a um óvulo. Em 1934, o médico estadunidense Gregory Pincus reivindicou a primeira gravidez por fertilização in vitro em um coelho, mas a fertilização provavelmente ocorreu *in vivo* ("no corpo"), não *in vitro* ("em vidro", fora do corpo). Tendo demonstrado em 1951 que os espermatozoides precisavam atingir determinado estágio de maturidade antes de poder fertilizar um óvulo, o cientista sino-estadunidense Min Chueh Chang usou a fertilização in vitro para engravidar uma coelha em 1959.

Uma inovação britânica

Em 1968, Edwards aliou-se a Steptoe, um dos primeiros especialistas em laparoscopia, uma técnica que poderia ser usada para coletar óvulos sem cirurgia abdominal. Muitas pacientes de Steptoe concordaram em doar óvulos para a pesquisa. Com a ajuda da embriologista Jean Purdy, a equipe conseguiu a fertilização dos óvulos, seguida da divisão celular, em uma placa de Petri. Mas eles não conseguiram implantar um embrião no útero de uma mulher.

O casal britânico John e Lesley Brown pediu a ajuda de Edwards e Steptoe em 1976. Eles passaram nove anos tentando engravidar, mas não conseguiram devido a trompas de falópio bloqueadas. Em novembro de

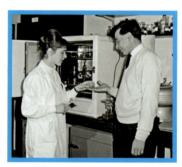

Esta imagem de 1968 mostra Purdy entregando a Edwards um frasco contendo óvulos humanos fertilizados in vitro. O Conselho de Pesquisas Médicas do Reino Unido recusou-se a financiar a pesquisa, considerando-a antiética.

GENES E TECNOLOGIA 285

Ver também: Parteiras 76-77 ▪ Hereditariedade e doenças hereditárias 146-147 ▪ Controle de natalidade 214-115 ▪ Ultrassom 244 ▪ Genética e medicina 288-293 ▪ Cirurgia minimamente invasiva 298

Etapas do tratamento de fertilização in vitro

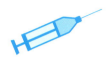   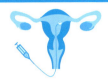

1. A mãe toma remédios para fertilidade para estimular a produção de óvulos. Os óvulos maduros são coletados de seus ovários e uma amostra de sêmen é coletada do pai.

2. Os óvulos e espermatozoides são combinados em uma placa de Petri e deixados em uma incubadora por várias horas para possibilitar a fertilização.

3. Os óvulos fecundados são monitorados de perto quando começam a se dividir. Cada óvulo fecundado se transforma em um embrião.

4. Depois de vários dias, o embrião selecionado é transferido ao útero da mãe. Se o embrião for implantado com sucesso, a gravidez tem possibilidade de ser levada até a gestação do bebê.

1977, coordenando o processo com o ciclo de ovulação natural de Lesley Brown, Edwards e Steptoe coletaram um de seus óvulos e o adicionaram a uma placa de Petri contendo o esperma de seu marido. Sob a supervisão de Purdy, o óvulo fertilizado começou a se dividir. Depois de dois dias e meio, Edwards e Steptoe transferiram o embrião de oito células para o útero de Lesley Brown. Nove meses depois, Louise Brown nasceu.

Apesar de ter sido um marco da medicina, o nascimento da bebê Louise gerou controvérsias. Muitos criticaram a ideia de um "bebê de proveta", que consideravam antinatural. Mas, com cada vez mais bebês saudáveis nascendo por fertilização in vitro, a opinião pública começou a mudar. Quando Edwards recebeu o Prêmio Nobel em 2010 por seu trabalho pioneiro, mais de 4,5 milhões de bebês haviam nascido por meio da técnica.

A FIV hoje

As técnicas de concepção assistida continuam evoluindo, bem como as razões que levam as pessoas a fazerem o tratamento. Cada vez mais casais do mesmo sexo, mulheres solteiras e barrigas de aluguel estão usando serviços de fertilidade para conceber. Na maioria dos ciclos de tratamento modernos, a mãe recebe medicamentos de fertilidade para estimular a maturação de vários óvulos, aumentando as chances de obter um ou mais embriões viáveis após a fertilização. Embriões não utilizados, bem como óvulos e espermatozoides, podem ser congelados para uso em ciclos posteriores. A injeção intracitoplasmática de espermatozoides (ICSI), na qual um único espermatozoide é injetado em um óvulo, é uma solução comum quando a infertilidade é masculina. Antes alvo de oposição, a fertilização in vitro hoje é segura, eficaz e popular. ■

Robert Edwards

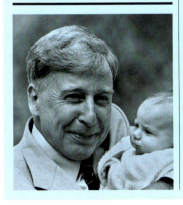

Nascido em Yorkshire, Inglaterra, em 1925, Robert Edwards serviu no exército na Segunda Guerra Mundial antes de estudar agricultura e, depois, zoologia, na Universidade de Wales, País de Gales. Em 1951, pesquisou inseminação artificial e embriões de camundongos para seu doutorado em genética na Universidade de Edimburgo.

Edwards mudou-se para Cambridge em 1963 e se propôs a remover óvulos humanos e fertilizá--los in vitro. Mas foi só quando conheceu Patrick Steptoe em 1968 que Edwards conseguiu atingir esse objetivo. Após o nascimento de Louise Brown, a dupla abriu a primeira clínica de fertilização in vitro do mundo em 1980. Edwards recebeu o Prêmio Nobel em 2010 e foi nomeado cavaleiro um ano depois. Ele morreu em 2013.

Principais obras

1980 *Uma questão de vida: a história de uma inovação médica*
2001 "A estrada sinuosa para a fertilização in vitro humana"
2005 "Ética e filosofia moral no início da FIV, diagnóstico pré--implantação e células-tronco"

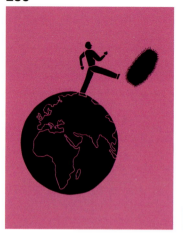

VITÓRIA SOBRE A VARÍOLA
ERRADICAÇÃO GLOBAL DE DOENÇAS

EM CONTEXTO

ANTES

1796 Edward Jenner prova a eficácia da varíola bovina como vacina.

1909 Uma campanha para erradicar a ancilostomíase ("amarelão") é lançada pela Fundação Rockefeller.

1927 Fred Soper lança programas para a erradicação da febre amarela e da malária.

1955 O Programa Global de Erradicação da Malária é lançado pela OMS.

DEPOIS

1988 A OMS lança a Iniciativa Global de Erradicação da Pólio depois de um encontro da Assembleia Mundial da Saúde.

2011 A peste bovina torna-se a segunda doença a ser completamente erradicada.

2020 A Comissão Regional Africana de Certificação declara que a poliomielite selvagem foi eliminada na África.

Uma **doença infecciosa** pode ser **controlada, eliminada** ou **erradicada**.

- Se a doença estiver **controlada**, **novos casos** e **taxas de mortalidade** estão **localmente** reduzidos a um **nível aceitável**.
- Se a doença estiver **eliminada**, **não há novos casos** em uma **área geográfica específica**.
- Se a doença estiver **erradicada**, **não há novos casos no mundo**.

Em 8 de maio de 1980, a Organização Mundial da Saúde (OMS) declarou a erradicação da varíola: a primeira e a única doença humana já derrotada. A varíola passou séculos sendo um grande flagelo, matando milhões de pessoas por ano. Até os anos 1950, mais de 50 milhões de pessoas eram infectadas pela doença anualmente.

Em 1796, o médico britânico Edward Jenner descobriu uma vacina, e as mortes por varíola diminuíram com a vacinação. Além de imunizar os indivíduos, as vacinas podem proteger toda a comunidade. Quanto mais pessoas são vacinadas e ganham imunidade, menos hospedeiros o germe pode encontrar e menos a doença pode se espalhar.

No entanto, uma intensa oposição à vacinação foi desencadeada quando vacinas foram acidentalmente contaminadas com outros germes, como a sífilis. Nos anos 1890, o médico britânico Sydney Copeman criou a técnica de armazenar a vacina em glicerina, melhorando sua segurança. A confiança na vacinação aumentou e, em 1953, a varíola foi eliminada nos Estados Unidos e na Europa. No Brasil, a doença foi erradicada em 1973.

GENES E TECNOLOGIA 287

Ver também: Vacinação 94-101 ▪ Epidemiologia 124-127 ▪ Malária 162-163 ▪ Organização Mundial da Saúde 232-233 ▪ Pandemias 306-313

Guerra aos vetores

Os primeiros esforços de erradicação de doenças foram liderados pelo epidemiologista Fred Soper, da Fundação Rockefeller (EUA). Mas, em vez de focar nas vacinas, Soper se concentrou nos vetores das doenças: organismos como moscas, mosquitos e vermes parasitas que transmitem doenças aos humanos.

As três prioridades foram ancilostomíase, febre amarela e malária, e a erradicação se focou em eliminar seus vetores. Esses programas tiveram sucesso considerável, mas geraram controvérsias no fim dos anos 1950 devido ao uso de inseticidas como o DDT, que representavam graves riscos à saúde humana e ao ambiente.

A OMS estima que as doenças transmitidas por vetores representam mais de 17% das doenças infecciosas atuais e causam 700 mil mortes por ano em todo o mundo. Os esforços para erradicar a malária, uma das maiores ameaças à saúde pública, incluem programas genéticos para evitar a reprodução dos mosquitos.

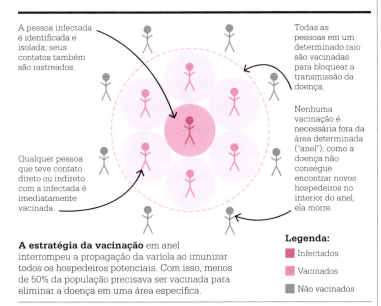

A pessoa infectada é identificada e isolada; seus contatos também são rastreados.

Todas as pessoas em um determinado raio são vacinadas para bloquear a transmissão da doença.

Qualquer pessoa que teve contato direto ou indireto com a infectada é imediatamente vacinada.

Nenhuma vacinação é necessária fora da área determinada ("anel"); como a doença não consegue encontrar novos hospedeiros no interior do anel, ela morre.

Legenda:
- Infectados
- Vacinados
- Não vacinados

A estratégia da vacinação em anel interrompeu a propagação da varíola ao imunizar todos os hospedeiros potenciais. Com isso, menos de 50% da população precisava ser vacinada para eliminar a doença em uma área específica.

Não era fácil levar os programas de vacinação às regiões tropicais, pois, com o calor, a vacina perdia a potência em poucos dias. Duas grandes inovações se aliaram ao combate à varíola. Primeiro, o cientista britânico Leslie Collier descobriu uma maneira de liofilizar a vacina, permitindo seu armazenamento em pó por até seis meses, mesmo em climas quentes. Depois, a agulha bifurcada (com duas pontas) foi inventada pelo microbiologista estadunidense Benjamin Rubin, facilitando a aplicação da vacina em pó.

O caminho para a erradicação

Em 1967, a OMS lançou o Programa de Erradicação da Varíola na América do Sul, Ásia e África. A campanha teve sucesso devido à estratégia da vacinação em anel, que envolvia a contenção de surtos no interior de uma zona, ou "anel", de imunidade para prevenir novas transmissões. Uma pessoa infectada era isolada e todos os seus potenciais contatos eram imediatamente rastreados, encontrados e vacinados. Se isso falhasse, todos dentro de um determinado raio recebiam a vacina. Isso evitou a necessidade de programas de vacinação em massa.

Em 1975, uma criança de 3 anos de Bangladesh foi a última pessoa a contrair naturalmente a variante grave da varíola; em 1977, o último caso da variante branda foi identificado na Somália. Nos dois casos, a estratégia em anel foi usada e a batalha contra a varíola foi vencida.

Até o momento, apenas a peste bovina também foi erradicada, em 2011. A erradicação da varíola levou a OMS a visar outras doenças evitáveis por vacinação, como sarampo, tétano, difteria e coqueluche. Espera-se que a poliomielite e a doença do verme-da-guiné sejam erradicadas em breve. ■

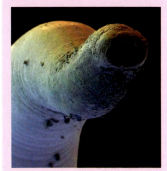

Esta espécie de ancilostomídeo, o *Ancylostoma duodenale*, é uma das causas mais comuns de ancilostomíase em humanos.

NOSSO DESTINO ESTÁ EM NOSSOS GENES

GENÉTICA E MEDICINA

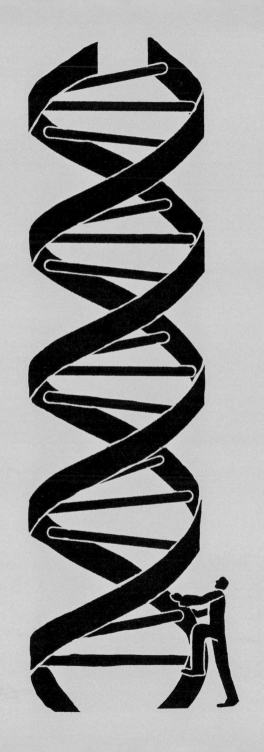

GENÉTICA E MEDICINA

EM CONTEXTO

ANTES

1842 O botânico suíço Carl Wilhelm von Nägeli descobre cromossomos em plantas.

1865 Gregor Mendel faz experimentos com plantas de ervilha e descreve as leis da hereditariedade.

1869 O fisiologista suíço Friedrich Miescher descobre a molécula de DNA, mas desconhece sua função.

1879 Walther Flemming observa filamentos, depois chamados de cromossomos, em células de vertebrados quando as células se dividiam.

DEPOIS

1999 O código genético do cromossomo 22 é mapeado.

2003 O Projeto Genoma Humano, para mapear todos os genes humanos, é concluído.

Em 1983, o bioquímico estadunidense Kary Mullis criou uma maneira de clonar rapidamente pequenos segmentos de DNA (ácido desoxirribonucleico), moléculas condensadas em cromossomos no núcleo das células que carregam instruções genéticas. A técnica, chamada reação em cadeia da polimerase (PCR), foi aprimorada por seu colega estadunidense Randall Saiki. Isso revolucionou o estudo da genética e abriu novas áreas de pesquisa e diagnóstico. A PCR é usada para detectar mutações hereditárias de genes que podem causar graves problemas de saúde, como doença de Huntington, fibrose cística e anemia falciforme.

Expandindo o conhecimento

O desenvolvimento da PCR baseou-se nos grandes avanços no campo da genética desde o início dos anos 1940. O papel hereditário do DNA nos cromossomos ("o princípio transformante") foi reconhecido em 1944 por uma equipe de químicos estadunidenses liderada por Oswald Avery do Instituto Rockefeller de Nova York. Até então se presumia que as proteínas dos cromossomos eram responsáveis pela transmissão de traços hereditários.

O campo da genética avançou rapidamente. No início dos anos 1950, o bioquímico austríaco Erwin Chargaff mostrou que a composição do DNA varia de acordo com a espécies e, em 1952, a química britânica Rosalind Franklin (em colaboração com o físico Maurice Wilkins) fotografou o DNA pela primeira vez. No ano seguinte, dois biólogos moleculares, James Watson (EUA) e Francis Crick (RU), descobriram que o DNA tem uma estrutura de dupla hélice, com duas fitas conectadas. Watson descobriu a estrutura de pareamento das quatro

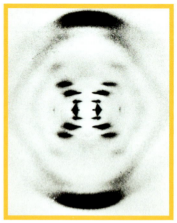

A primeira imagem de uma fita de DNA, conhecida como Foto 51, revelou a estrutura do DNA. O formato em X prova que o DNA tem uma estrutura de dupla hélice.

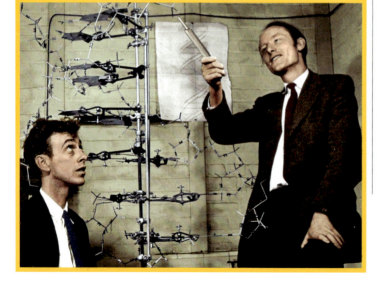

James Watson (à esquerda) e Francis Crick com seu modelo 3D do DNA. Com base em todas as pesquisas sobre o DNA da época, as hastes de metal são dispostas em espiral em torno de um suporte.

GENES E TECNOLOGIA

Ver também: Hereditariedade e doenças hereditárias 146-147 ▪ Doença de Alzheimer 196-197 ▪ Cromossomos e síndrome de Down 245 ▪ Fertilização in vitro 284-285 ▪ O Projeto Genoma Humano 299 ▪ Terapia genética 300

bases químicas que formam os "degraus" de uma molécula de DNA: a guanina sempre se liga à citosina e a adenina, à timina. Em 1962, Watson, Crick e Wilkins receberam o Prêmio Nobel de Fisiologia ou Medicina por sua pesquisa sobre ácidos nucleicos e a transmissão de informações genéticas.

Mapeando o DNA

O bioquímico britânico Frederick Sanger passou quinze anos tentando encontrar uma maneira rápida de revelar a sequência de bases de uma fita de DNA. Em 1977, ele e sua equipe publicaram uma técnica chamada dideoxi, ou método de Sanger, que usa reações químicas para sequenciar até quinhentos pares de bases por reação. Foi o início de uma revolução no mapeamento do DNA. A técnica moderna de pirosequenciamento pode ler até 20 milhões de bases por reação.

O sequenciamento ajudou a identificar os genes responsáveis por alguns distúrbios, incluindo a doença de Huntington, uma condição hereditária que resulta na morte progressiva de células cerebrais. A doença, cujos sintomas começam com um declínio na coordenação e avançam para problemas de linguagem e demência, já era conhecida na era medieval, mas foi descrita em detalhes pelo médico estadunidense George Huntington em 1872. Em 1979, a Hereditary Disease Foundation começou a analisar o DNA de 18 mil pessoas de dois vilarejos venezuelanos com uma incidência muito alta da doença de Huntington. Eles descobriram a posição aproximada (um marcador genético) do gene responsável e o localizaram com precisão em 1993. Com isso, os cientistas criaram o primeiro teste genético pré-sintomático para a doença de Huntington.

Uma revolução médica

A invenção da PCR por Kary Mullis em 1983 permitiu uma análise mais fácil e direcionada do DNA, melhorando o diagnóstico de doenças. A PCR também é chamada de "cópia molecular". Envolve aquecer uma amostra de DNA para ela se dividir »

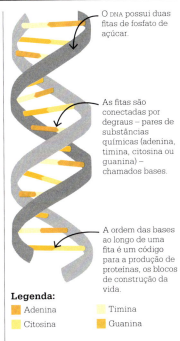

O DNA possui duas fitas de fosfato de açúcar.

As fitas são conectadas por degraus – pares de substâncias químicas (adenina, timina, citosina ou guanina) – chamados bases.

A ordem das bases ao longo de uma fita é um código para a produção de proteínas, os blocos de construção da vida.

Legenda:
▪ Adenina   ▪ Timina
▪ Citosina   ▪ Guanina

A molécula de DNA, que compõe nossos genes, parece uma escada em espiral, um formato conhecido como dupla hélice. Cada fita de DNA contém uma sequência única (código) de informação genética.

Kary Mullis

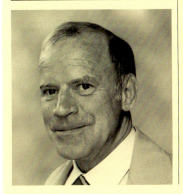

Nascido no sopé das montanhas Blue Ridge, na Carolina do Norte (EUA), em 1944, Mullis se interessou por química na adolescência e fazia foguetes caseiros de combustível sólido. Depois de obter um doutorado em bioquímica pela Universidade da Califórnia, Berkeley, em 1973, passou um breve período escrevendo ficção científica antes de trabalhar como pesquisador em várias universidades.

Em 1979, Mullis entrou na empresa de biotecnologia Cetus, na Califórnia. Foi lá que ele inventou a técnica da PCR, pela qual recebeu o Prêmio Nobel de Química em 1993. Mullis também inventou uma tinta sensível à luz ultravioleta e trabalhou como consultor em química de ácidos nucleicos.

Ele tinha algumas ideias controversas: questionou as mudanças climáticas e a destruição da camada de ozônio e contestou a ligação entre o HIV e a aids. Mullis morreu em 2019.

Principal obra

1986 "Amplificação enzimática específica de DNA in vitro: a reação em cadeia da polimerase"

em duas fitas simples. Uma enzima (a *Taq* DNA polimerase) produz duas novas fitas usando o par original como molde. Um bioquímico pode usar cada nova fita para fazer duas novas cópias em um dispositivo chamado termociclador; repetir o processo doze vezes produz 2^{12} DNA a mais do que no início do processo: mais de 4 mil fitas. Repetir trinta vezes produz 2^{30} (mais de 1 bilhão) de fitas. A duplicação por PCR acelera a detecção de vírus e bactérias, o diagnóstico de distúrbios genéticos e a impressão digital genética, uma técnica usada para associar evidências biológicas a suspeitos em investigações forenses. Foi a PCR que possibilitou o Projeto Genoma Humano. Entre 1990 e 2003, pesquisadores mapearam quase todos os pares de bases do DNA humano, cerca de 3 bilhões no total. Foi uma enorme empreitada científica. A PCR também é usada para tipagem tecidual: para identificar doadores apropriados antes do transplante de órgãos e para o diagnóstico precoce de cânceres do sangue, como a leucemia e o linfoma.

Triagem pré-natal

A PCR facilitou a triagem de muitas condições genéticas graves, mesmo antes do nascimento. Em 1989, o geneticista britânico Alan Handyside foi pioneiro no diagnóstico genético pré-implantacional (PGD). No ano seguinte, Handyside e os médicos Elena Kontogianni e Robert Winston usaram a técnica no Hammersmith Hospital, em Londres.

Pais com alto risco de ter filhos com uma doença hereditária podem optar pela fertilização in vitro com análise genética, para que apenas embriões sem mutações genéticas sejam implantados no útero. Hoje, quase seiscentos distúrbios genéticos podem ser detectados com o PGD, incluindo fibrose cística e anemia falciforme. No caso de uma gravidez sem fertilização in vitro, o diagnóstico genético pré-natal pode ser realizado com o embrião no útero, coletando células da placenta ou do feto. Se forem encontradas mutações genéticas, os pais podem discutir as opções com os médicos. No futuro, pode ser possível reverter algumas condições hereditárias antes do nascimento.

O PGD também é usado para detectar embriões com chances de contrair câncer hereditário de mama e ovário. A maioria dos casos desses cânceres não é hereditária, mas em 1994 e 1995 cientistas identificaram os dois genes (*BRAC1* e *BRAC2*) responsáveis pelas formas

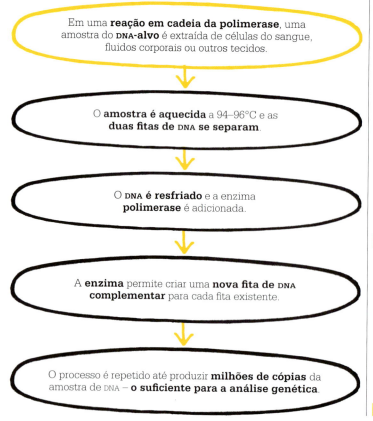

A partir de uma única molécula de DNA, a PCR pode gerar 100 bilhões de moléculas semelhantes em uma tarde.
Kary Mullis
Scientific American, 1990

GENES E TECNOLOGIA 293

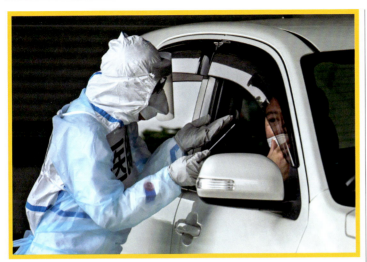

Um profissional de saúde no Japão faz um swab nasal para a covid-19. A PCR é usada para identificar os genes do vírus.

hereditárias. Mulheres com mutações nesses genes têm de 50% a 85% de chance de desenvolver câncer de mama e de 15% a 50% para câncer de ovário. Os homens portadores dessas mutações correm mais risco de contrair câncer próstata e de mama. Uma mutação no gene *brac2* também aumenta as chances de contrair câncer de pele, esôfago, estômago, pâncreas e vias biliares.

Combate aos vírus

Em 1986, o bioquímico chileno Pablo Valenzuela, trabalhando na Universidade da Califórnia, em San Francisco, usou a engenharia genética para criar a primeira vacina recombinante do mundo (que estimula as células do sistema imunológico) para proteger crianças da hepatite B. Esse vírus, identificado pelo geneticista estadunidense Baruch Blumberg em 1965, ataca o fígado e causa cirrose e câncer de fígado. É um dos maiores assassinos do mundo.

Segundo a OMS, 2 bilhões de pessoas foram infectadas com hepatite B em todo o mundo: 260 milhões vivem com uma forma crônica da doença e cerca de 887 mil morrem de hepatite B por ano. A via de transmissão mais comum é de uma mãe infectada ao filho durante o parto.

Valenzuela isolou a parte não infecciosa do vírus que produz a proteína de superfície HBsAg e a inseriu em células de levedura. Ao se multiplicarem, as células produziram muitas cópias da proteína, que foi utilizada na vacina. Com a vacina, o sistema imunológico do bebê produz a própria proteção contra a doença.

A busca continua

Muito se sabe sobre a relação entre genética e saúde, mas ainda há muito a descobrir. Acredita-se que pelo menos 70% dos casos de doença de Alzheimer sejam hereditários, mas o mecanismo de transmissão hereditária não é totalmente conhecido. Porém, os pesquisadores associaram o início precoce da doença de Alzheimer a mutações em três genes, nos cromossomos 1, 14 e 21, que causam a produção de proteínas anormais.

Os cientistas também sabem que a maioria dos casos de Alzheimer de início tardio está relacionada ao gene *apoE* (apolipoproteína E) no cromossomo 19. Esse gene codifica uma proteína que ajuda a transportar o colesterol e outras gorduras na corrente sanguínea. O *apoE* pode ter uma de três formas ou alelos. Duas delas não têm relação com a doença de Alzheimer, mas uma, o *apoE4*, aumenta o risco de desenvolvê-la. Cerca de 25% das pessoas têm uma cópia deste alelo e de 2% a 3% têm duas, mas algumas pessoas com *apoE4* nunca contraem a doença e muitas contraem sem ter o alelo.

Identificar e entender as variantes genéticas da doença de Alzheimer de início precoce e tardio pode ser o primeiro passo para criar um tratamento para casos com base genética. Embora os medicamentos de hoje só possam controlar (não curar) os sintomas, a pesquisa genética tem o potencial de levar à detecção precoce e tratamentos que retardarão ou até interromperão o surgimento da doença de Alzheimer e outros distúrbios. ∎

A genômica é uma ciência empolgante com potencial para melhorias fantásticas na prevenção e na proteção da saúde.
Sally Davies
Chief Medical Officer do Reino Unido, 2017

UM PROBLEMA DE TODOS
HIV E DOENÇAS AUTOIMUNES

EM CONTEXTO

ANTES
Anos 1950 Os experimentos do pesquisador estadunidense Noel Rose com coelhos provam a noção até então rejeitada de autoimunidade.

1974 Na Grã-Bretanha, Gian Franco Bottazzo e Deborah Doniach descobrem que o diabetes tipo 1 tem uma base autoimune.

1981 Os primeiros casos de aids surgem entre homens gays na Califórnia e em Nova York.

DEPOIS
1996 A terapia antirretroviral altamente ativa (HAART) é criada para tratar o HIV.

2018 A Nova Zelândia se torna o primeiro país do mundo a financiar a PrEP (profilaxia pré-exposição) para a prevenção do HIV em pessoas com alto risco de contrair o vírus.

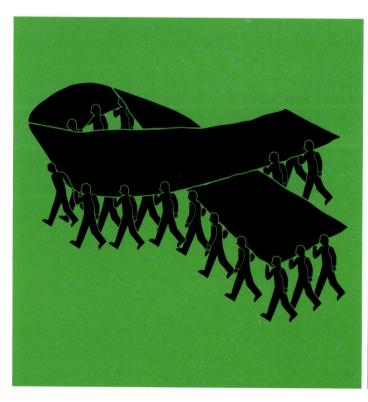

Em maio de 1983, os virologistas franceses Luc Montagnier e Françoise Barré-Sinoussi anunciaram na revista *Science* a descoberta do vírus causador da aids (síndrome da imunodeficiência adquirida). Era um retrovírus, um tipo de vírus com RNA como material genético (em vez do DNA). Ele converte o RNA em DNA, que se integra ao DNA da célula hospedeira para se replicar.

A aids já matara mais de quinhentas pessoas nos Estados Unidos e, no fim de 1983, o número havia subido para mais de mil. A equipe francesa isolou o vírus de um paciente com gânglios linfáticos inchados e cansaço físico,

GENES E TECNOLOGIA 295

Ver também: Epidemiologia 124-127 ▪ O sistema imunológico 154-161 ▪ Virologia 177 ▪ O sistema nervoso 190-195 ▪ Diabetes e seu tratamento 210-213 ▪ Esteroides e cortisona 236-239

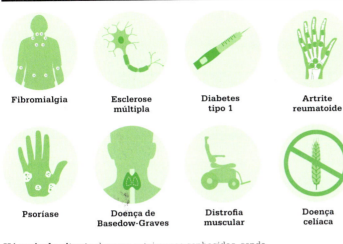

Há mais de oitenta doenças autoimunes conhecidas, sendo que a maioria não tem cura e só pode ser controlada. Muitas são caracterizadas por períodos alternados de agravamento e remissão.

sintomas clássicos da aids. Montagnier e Barré-Sinoussi o chamaram de vírus associado à linfadenopatia (LAV), mas foi renomeado para HIV (vírus da imunodeficiência humana) três anos depois. A descoberta desvendou o mistério de uma das doenças imunológicas mais letais que o mundo já viu.

Respostas anormais
Os distúrbios imunológicos (quando a produção natural de anticorpos para combater infecções é interrompida) constituem um dos maiores desafios da medicina e incluem muitas doenças crônicas e mortais cujos gatilhos e patogênese (desenvolvimento no corpo) ainda estão para ser desvendados.

Os distúrbios imunológicos se dividem em duas categorias: os que causam hiperatividade do sistema imunológico e os que causam deficiência imunológica. A hiperatividade leva o corpo a uma reação exagerada a substâncias inofensivas do ambiente (uma reação alérgica) ou a atacar e danificar os próprios tecidos e órgãos (uma resposta autoimune). Já a deficiência imunológica reduz a capacidade do corpo de combater infecções e doenças, como na aids.

Doenças autoimunes
O conceito de autoimunidade – que os anticorpos produzidos pelo corpo para combater doenças podem se voltar contra o próprio corpo – foi postulado por Alexandre Besredka do Instituto Pasteur de Paris, em 1901. Suas ideias foram rejeitadas e só em meados do século XX os cientistas começaram a aceitar a premissa das doenças autoimunes e a entender alguns de seus mecanismos complexos.

Acredita-se que muitas doenças comuns tenham uma base autoimune, incluindo a artrite reumatoide, diabetes tipo 1, doença inflamatória intestinal, lúpus e psoríase.

A esclerose múltipla (EM) – que afeta 2,3 milhões de pessoas em todo o mundo e gera sintomas como cansaço, falta de coordenação e problemas de mobilidade – foi identificada como doença autoimune nos anos 1960. Os neurologistas sabem que ela resulta, pelo menos em parte, do ataque do sistema imunológico às células (oligodendrócitos) produtoras de mielina, uma proteína lipídica que forma uma bainha protetora ao redor dos neurônios (células nervosas).

A doença de Basedow-Graves, outro distúrbio autoimune, interfere na glândula tireoide, que controla a utilização de energia pelo corpo. O sistema imunológico produz anticorpos chamados TSIS, que se ligam aos receptores das células da tireoide, os "pontos de acoplamento" do hormônio estimulante da tireoide (TSH). Com isso, os TSIS enganam a tireoide, que produz altos níveis do hormônio, causando insônia, perda de massa muscular, arritmia, intolerância ao calor e visão dupla. »

O desafio da aids pode ser superado se trabalharmos juntos, como uma comunidade global.
Fórum Econômico Mundial, 1997

HIV E DOENÇAS AUTOIMUNES

Os médicos já reconheciam as doenças autoimunes mesmo sem saber sua causa. Em 1887, o médico britânico Samuel Gee descreveu os sintomas da doença celíaca, desencadeada pela ingestão de glúten, mas sua base autoimune só foi identificada em 1971. Nos portadores de doença celíaca, o corpo monta uma resposta imune que ataca o revestimento do intestino delgado, reduzindo a capacidade do corpo de absorver nutrientes. Isso pode causar problemas de crescimento em crianças e aumentar as chances de doença arterial coronariana e câncer de intestino em adultos.

HIV e aids

Há duas categorias de imunodeficiências: as primárias, que são hereditárias, e as secundárias, causadas por fatores ambientais. Acredita-se que o HIV, o retrovírus responsável pela aids, tenha se originado em primatas não humanos na África Ocidental, passando para os humanos no início do século XX após entrar em contato com sangue infectado (um processo chamado zoonose). Em 1983, Montagnier e Barré-Sinoussi descobriram que o vírus atacava e destruía as células T auxiliares que combatem infecções (também conhecidas como células T CD4+), um tipo de glóbulo branco. Uma pessoa saudável tem uma contagem de células T auxiliares de 500 a 1.500/mm³. Essa contagem em um portador de HIV é menor que 500/mm³; se cair abaixo de 200/mm³, o sistema imunológico fica muito enfraquecido e o risco de infecção por bactérias e vírus é alto.

Se não for tratada, uma pessoa com HIV não consegue sobreviver mais que dez anos. No início da epidemia, muitas pessoas com HIV avançado contraíam o sarcoma de Kaposi, um câncer causado por um vírus (HHV-8). Nem todos os portadores do vírus o desenvolvem, mas o sistema imunológico enfraquecido pode levar ao desenvolvimento da doença. O vírus ataca as instruções genéticas que controlam o crescimento celular, resultando em tumores e lesões na pele.

A disseminação da aids

O HIV é transmitido por alguns fluidos corporais, como sangue, sêmen e leite materno. Como muitos casos iniciais envolviam homens gays, a desinformação levou à falsa crença de que a aids se restringia a este grupo, chegando a descrevê-la como uma "peste gay", o que levou outros grupos da população a se considerarem imunes ao HIV. Mas, em 1984, os cientistas confirmaram que parceiras de homens soropositivos podiam contrair a doença por contato sexual e os usuários de drogas podiam transmiti-la compartilhando agulhas.

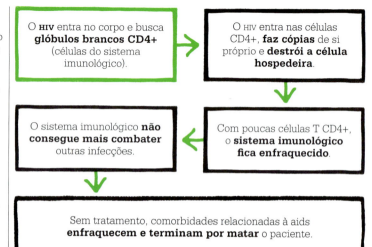

O HIV entra no corpo e busca **glóbulos brancos CD4+** (células do sistema imunológico).

O HIV entra nas células CD4+, **faz cópias** de si próprio e **destrói a célula hospedeira**.

O sistema imunológico **não consegue mais combater** outras infecções.

Com poucas células T CD4+, o **sistema imunológico fica enfraquecido**.

Sem tratamento, comorbidades relacionadas à aids **enfraquecem e terminam por matar** o paciente.

A história certamente nos julgará […] se não respondermos com toda a energia e recursos que pudermos […] na luta contra o HIV/aids.
Nelson Mandela

O HIV mostrou o caminho a percorrer no campo da ciência. Não é possível ficar isolado em seu laboratório. É preciso trabalhar colaborativamente.
Françoise Barré-Sinoussi

GENES E TECNOLOGIA   297

A disseminação do HIV foi dramática. Em 1985, pouco mais de 20 mil casos eram conhecidos, a grande maioria nos Estados Unidos, mas, em 1999, a OMS estimou que 33 milhões de pessoas tinham o vírus. As doenças relacionadas à aids já eram a quarta maior causa de morte no mundo e a maior na África, tendo matado 14 milhões de pessoas desde o início da epidemia. Em 2018, a OMS anunciou que 74,9 milhões de pessoas foram infectadas e 32 milhões morreram de doenças relacionadas. Em 2019, 38 milhões de pessoas tinham HIV, incluindo 1,8 milhão de crianças; dois terços dos portadores de HIV viviam na África subsaariana.

Supressão do vírus

Hoje, a maioria das pessoas HIV positivas recebem terapia antirretroviral (TARV). O tratamento ajuda as pessoas a viverem por mais tempo e com mais saúde, além de reduzir o risco de transmissão. Em 1996, foi introduzida a terapia antirretroviral altamente ativa (HAART), o tratamento mais eficaz até o momento, que combina medicamentos antirretrovirais que atuam de maneiras diferentes. Eles atingem o HIV em diferentes estágios do ciclo de vida: os inibidores de entrada impedem que o vírus entre em uma célula CD4$^+$; os inibidores nucleosídeos e os inibidores não nucleosídeos da transcriptase reversa impedem que o HIV traduza seu RNA em DNA para se multiplicar; os inibidores da integrase impedem que o HIV insira seu DNA no cromossomo de uma célula CD4$^+$; e os inibidores de protease impedem o amadurecimento do vírus. Usando uma combinação de drogas de pelo menos duas dessas classes, a HAART reduz a resistência a medicamentos e tem tido sucesso na supressão do HIV em portadores do vírus, reduzindo sua carga viral e as chances de transmitir o vírus.

Tal qual outras doenças imunológicas, a aids ainda não foi vencida, mas pesquisas sobre doenças imunológicas e seu desenvolvimento no corpo avançam rapidamente. Um dia, os médicos não apenas tratarão os sintomas e controlarão o avanço dessas doenças debilitantes como também conseguirão curá-las. ■

Grupo na parada do Orgulho Gay de Nova York em 1983 pede pesquisa médica sobre a aids. Os Estados Unidos aprovaram o financiamento para pesquisas em julho de 1983, tendo recusado no ano anterior.

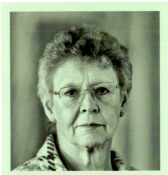

Françoise Barré-Sinoussi

Nascida em Paris, França, em 1947, Barré-Sinoussi sempre foi fascinada pela natureza. Ela pensou em cursar medicina, mas optou por estudar ciências biológicas na Universidade de Paris enquanto trabalhava no Instituto Pasteur, inicialmente como voluntária. Depois de obter um doutorado sobre retrovírus e leucemia em 1974, foi trabalhar no laboratório do virologista Luc Montagnier. A descoberta do HIV em 1983 lhes rendeu o Prêmio Nobel de Fisiologia ou Medicina em 2008.

Barré-Sinoussi passou mais de trinta anos tentando encontrar uma cura para a aids. Em 1996, tornou-se diretora da Unidade de Biologia de Retrovírus do Instituto Pasteur e presidiu a Sociedade Internacional de Aids de 2012 a 2014. Em 2013, foi nomeada Grande Oficial da Legião de Honra, uma das maiores condecorações da França.

Principal obra

1983 "Isolamento de um retrovírus T-linfotrópico de um paciente com risco de aids"

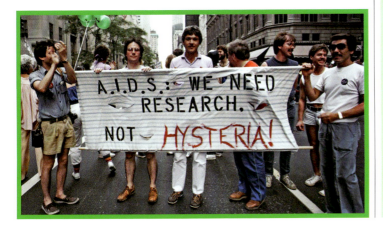

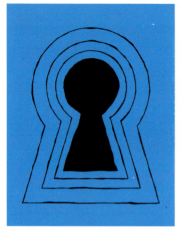

ESPIANDO PELO BURACO DA FECHADURA
CIRURGIA MINIMAMENTE INVASIVA

Os primeiros procedimentos minimamente invasivos surgiram no início do século XX, mas o grande marco foi em 1981, quando o ginecologista alemão Kurt Semm realizou a primeira apendicectomia (remoção do apêndice) usando a laparoscopia. A princípio considerados antiéticos e perigosos, os procedimentos minimamente invasivos foram aceitos a partir de meados dos anos 1980 e hoje podem ser cirurgias laparoscópicas (abdominais), articulares (artroscópicas) e torácicas (toracoscópicas).

Em 1910, o cirurgião sueco Hans Jacobaeus descreveu o primeiro uso da laparoscopia diagnóstica, inserindo um cistoscópio pela parede abdominal do paciente. Ele sabia dos riscos, mas também do potencial da técnica. Nos Estados Unidos, o médico John Ruddock popularizou a prática nos anos 1930, quando foram realizadas as primeiras laparoscopias cirúrgicas, mas o progresso foi lento.

Os avanços tecnológicos dos anos 1980 – especialmente o advento da videoscopia 3D – aumentaram a segurança e a precisão das cirurgias minimamente invasivas, e hoje a maioria dos procedimentos cirúrgicos abdominais pode ser realizada com essas técnicas; em áreas como a urologia, a laparoscopia assistida por robótica também é muito utilizada.

A cirurgia minimamente invasiva tem muitas vantagens sobre a cirurgia aberta: requer uma única incisão de apenas 5 a 15 mm; causa menos dor e sangramento; um anestésico local costuma bastar; e o paciente se recupera mais rápido. ∎

EM CONTEXTO

ANTES

1805 O cirurgião militar alemão Philipp Bozzini inventa o endoscópio para ver no interior do corpo; seu "condutor de luz" é uma vela em um tubo de couro.

1901 Georg Kelling insere um cistoscópio no abdômen de um cachorro, depois de bombear gás no estômago para evitar sangramento.

1936 P.F. Boesch realiza a primeira esterilização laparoscópica, usando uma corrente elétrica para cauterizar as trompas de falópio.

DEPOIS

1997 Nos Estados Unidos, cirurgiões usam procedimentos minimamente invasivos em cirurgias de bypass aortobifemoral: revascularização de grandes vasos sanguíneos no abdômen e na virilha.

2005 Os Estados Unidos aprovam o sistema robótico Da Vinci para histerectomia laparoscópica.

A laparoscopia é [...] uma técnica altamente aperfeiçoada... [que] revolucionou a ginecologia.
Hans Troidl
Presidente do Congresso Internacional de Endoscopia Cirúrgica de 1988

Ver também: Cirurgia científica 88-89 ∎ Anestesia 112-117 ∎ Cirurgia ortopédica 260-265 ∎ Robótica e telecirurgia 305

GENES E TECNOLOGIA

O PRIMEIRO VISLUMBRE EM NOSSO MANUAL DO USUÁRIO
O PROJETO GENOMA HUMANO

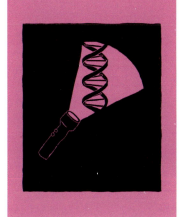

EM CONTEXTO

ANTES
1953 Francis Crick e James Watson descobrem a estrutura química do DNA.

1988 James Wyngaarden, diretor dos Institutos Nacionais de Saúde dos Estados Unidos, convida especialistas internacionais para planejar o Projeto Genoma Humano.

DEPOIS
2005 A Declaração da ONU sobre Clonagem proíbe toda forma de clonagem humana.

2013 Os Estados Unidos determinam que o DNA de ocorrência natural não pode ser patenteado.

2015 O Projeto 1000 Genomas, uma colaboração internacional para sequenciar os genes de diferentes grupos étnicos, fornece um extenso catálogo de variação genética.

2018 Cientistas chineses usam a TNCS para clonar duas fêmeas de macaco de cauda longa, a primeira vez que a técnica tem sucesso em primatas.

Um genoma é o conjunto completo de instruções genéticas de um organismo, na forma do DNA químico. Em 1990, o Projeto Genoma Humano (PGH) foi lançado para mapear o DNA humano. Em 2003, os pesquisadores já haviam sequenciado toda a região geneticamente ativa do genoma humano: 92,1%. Isso abriu o caminho para os cientistas identificarem genes ligados a doenças e para a engenharia genética modificar genes para prevenir doenças.

Com o avanço do PGH, cientistas liderados por Ian Wilmut, do Roslin Institute, Escócia, passaram a investigar uma técnica de clonagem chamada transferência nuclear de células somáticas (TNCS), na qual o material genético de uma célula somática (madura) é transferido a um óvulo cujo núcleo foi removido. Em 1996, a equipe inseriu o núcleo de uma célula da glândula mamária de uma ovelha em um óvulo não fertilizado de outra ovelha, criando a Dolly, uma réplica da ovelha doadora. Isso abriu caminho para pesquisas da clonagem terapêutica: a possibilidade de usar células do próprio paciente para tratar sua doença.

Embora o Projeto Genoma Humano e a TNCS tenham gerado novos campos de pesquisa, também levantaram questões sociais, éticas e legais sobre quem pode ter acesso aos dados do genoma e o risco de discriminação contra pessoas com mutações genéticas. ■

A ovelha Dolly, o primeiro clone de um mamífero adulto, foi clonada em laboratório e o embrião foi implantado no útero de uma ovelha.

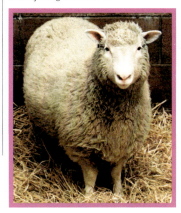

Ver também: Tratamentos do câncer 168-175 ■ Fertilização in vitro 284-285 ■ Genética e medicina 288-293 ■ Terapia genética 300 ■ Pesquisa com células-tronco 302-303

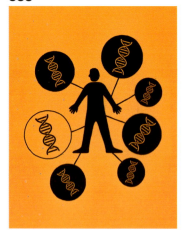

CONSERTANDO UM GENE DEFEITUOSO
TERAPIA GENÉTICA

EM CONTEXTO

ANTES

1972 Os cientistas estadunidenses Theodore Friedmann e Richard Roblin propõem usar o DNA "bom" para substituir o DNA defeituoso de pessoas com distúrbios genéticos.

1984 Torna-se possível projetar um sistema de vetores retrovirais para transferência de genes, explorando a capacidade natural de um vírus de entrar em uma célula e inserir genes "estranhos" no cromossomo da célula.

DEPOIS

2003 Vários países suspendem ensaios clínicos de terapia genética quando dois pacientes com SCID que participaram de um ensaio na França desenvolveram leucemia.

2011 O método TALEN para a edição de genes é desenvolvido, possibilitando uma grande precisão.

2015 No Reino Unido, a edição do genoma é usada para tratar dois bebês com leucemia.

A terapia genética envolve inserir DNA saudável em uma célula com DNA defeituoso para curar um distúrbio. Em 1990, William French Anderson a usou pela primeira vez para tratar uma menina com imunodeficiência combinada grave (SCID) que não possuía a enzima (adenosina desaminase ou ADA) necessária para produzir glóbulos brancos que combatem infecções. Na época havia apenas três opções de tratamento: injeções de enzimas, que nem sempre funcionavam; um transplante de medula óssea de um doador compatível; ou isolamento em um ambiente artificial livre de germes. A equipe de Anderson pegou glóbulos brancos do sangue da menina, inseriu o gene da ADA usando um vetor viral e injetou as células modificadas de volta em sua corrente sanguínea. Em seis meses, seus glóbulos brancos chegaram a níveis normais. A técnica é promissora, mas, como não coloca o novo DNA em sua posição natural dentro do genoma do hospedeiro, o funcionamento da célula pode não ser perfeito. Esse problema desencadeou a leucemia em alguns pacientes posteriores.

Desde então, os geneticistas encontraram maneiras de colocar o DNA introduzido no lugar certo e realizar a edição genética "dentro do corpo". Essas técnicas têm o potencial de curar várias condições genéticas, mas levantam questões éticas sobre o que constitui uma deficiência e se é possível abusar da edição de genes para "melhorar" a humanidade. A terapia genética ainda é arriscada e só é usada se não houver alternativa. ■

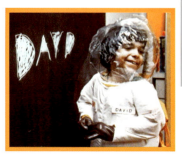

Antes da terapia genética, crianças com SCID tinham poucas opções. Nascido em 1971, o estadunidense David Vetter, o "menino da bolha", viveu por doze anos em uma bolha estéril.

Ver também: O sistema imunológico 154-161 ■ Genética e medicina 288-293 ■ HIV e doenças autoimunes 294-297 ■ Pesquisa com células-tronco 302-303

GENES E TECNOLOGIA **301**

O PODER DA LUZ
CIRURGIA OCULAR A LASER

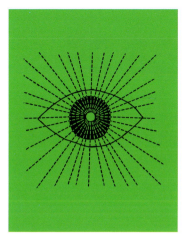

EM CONTEXTO

ANTES

1961 Nos Estados Unidos, um laser é usado por Charles Campbell para desfazer um tumor na retina e por Leon Goldman para tratar um melanoma.

1967 A facoemulsificação, que usa ultrassom para fragmentar a catarata, é inventada pelo cirurgião oftalmológico estadunidense Charles Kelman e pelo engenheiro esloveno Anton Banko.

1988 Nos Estados Unidos, Marguerite McDonald realiza a primeira cirurgia a laser de correção da visão.

1989 O cirurgião oftalmológico Gholam Peyman inventa a técnica LASIK (Laser Assisted In Situ Keratomileusis).

DEPOIS

2001 O laser de femtosegundo é aprovado para uso em cirurgias LASIK nos Estados Unidos.

2008 Uma equipe de cirurgiões húngaros liderada por Zoltan Nagy usa a cirurgia assistida por laser de femtosegundo para remover cataratas.

Os lasers são usados como bisturis em muitas áreas da medicina; incluindo a oftalmologia, tanto no reparo da retina como na correção da visão. Mas foi o desenvolvimento do laser de femtosegundo em 1995–1997 pelos engenheiros biomédicos estadunidenses Tibor Juhasz e Ron Kurtz que tornou a cirurgia ocular a laser mais segura, precisa e previsível.

Os cirurgiões oftalmológicos usam a técnica LASIK desde meados dos anos 1990 para tratar a miopia e o astigmatismo. A cirurgia começou usando um microcerátomo (lâmina de precisão) para fazer uma dobra na superfície da córnea e um laser para remodelar a córnea, mas os lasers de femtosegundo são cada vez mais usados nas duas partes do procedimento. Esses lasers ultrarrápidos funcionam emitindo pulsos de luz muito curtos que desintegram o tecido ocular, permitindo incisões muito precisas sem usar uma lâmina.

O laser de femtossegundo também revolucionou o tratamento da catarata: manchas turvas que se formam na lente do olho, resultando em visão embaçada. Cerca de 30 milhões de cirurgias de catarata são realizadas todos os anos, mas as cataratas não tratadas ainda são a principal causa de cegueira no mundo. Na cirurgia de catarata assistida por laser de femtosegundo, um laser faz pequenas incisões na córnea e uma abertura circular na frente da cápsula que envolve a lente. A catarata é fragmentada e uma lente artificial é implantada. As incisões na córnea cicatrizam naturalmente. ■

A capacidade de restaurar a visão é a maior recompensa.
Patricia Bath
Cirurgiã oftalmologista afro-americana (1942–2019)

Ver também: Cirurgia científica 88-89 ▪ Ultrassom 244 ▪ Cirurgia minimamente invasiva 298 ▪ Robótica e telecirurgia 305

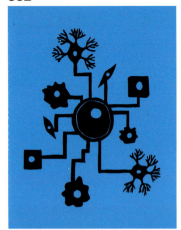

ESPERANÇA DE NOVAS TERAPIAS
PESQUISA DE CÉLULAS-TRONCO

EM CONTEXTO

ANTES

1961 Os cientistas canadenses Ernest McCulloch e James Till descobrem a existência de células-tronco em camundongos.

1962 O pesquisador britânico John Gurdon prova que a especialização celular pode ser revertida para criar um organismo usando o núcleo de uma célula madura, abrindo caminho para a clonagem.

1995 James Thomson isola as células-tronco embrionárias de macacos rhesus.

1996 Na Escócia, a ovelha Dolly é o primeiro mamífero clonado a partir de uma célula-tronco adulta especializada.

DEPOIS

2006 Shinya Yamanaka reprograma células especializadas para se tornarem pluripotentes.

2010 Nos Estados Unidos um paciente com lesão na coluna é tratado com células-tronco embrionárias humanas.

Em 1998, James Thomson e sua equipe isolaram algumas células-tronco embrionárias (CTE) humanas de embriões doados para experimentação. Foi um avanço enorme, que permitiu a criação de quase qualquer tipo de célula do corpo. As células-tronco são as células não especializadas que podem dar origem a todas as outras células com funções especializadas. Depois que uma célula se divide, cada nova célula-filha pode permanecer uma célula-tronco ou se tornar um de mais de duzentos tipos de células especializadas. As células-tronco embrionárias são pluripotentes: podem ser programadas para se transformar em quase qualquer célula especializada. O valor para os pesquisadores é enorme. Por sua vez, a maioria das células-tronco adultas são multipotentes; podem dar origem a outros tipos de células, mas, ao contrário das células-tronco pluripotentes, são de variedade limitada.

O único uso clínico de células-tronco adultas começou nos anos 1960, antes da descoberta de Thomson, quando os oncologistas

As células embrionárias humanas podem se **dividir** ilimitadamente, com **potencial** para produzir qualquer **tipo de célula**.

↓

Podem ser uma **fonte de células** para várias finalidades:

↓ ↓ ↓

- testar novas drogas;
- estudar a função de órgãos e tecidos;
- transplantes de órgãos.

GENES E TECNOLOGIA 303

Ver também: Patologia celular 134-135 ▪ Hereditariedade e doenças hereditárias 146-147 ▪ O sistema imunológico 154-161 ▪ Tratamentos do câncer 168-175 ▪ Transplantes 246-253 ▪ Fertilização in vitro 284-285 ▪ Medicina regenerativa 314

começaram a fazer transplantes de medula óssea para curar uma série de cânceres do sangue. No procedimento, células-tronco hematopoiéticas (CTH, que dão origem a todas as células sanguíneas) são removidas da medula pélvica do paciente ou de um doador compatível e armazenadas enquanto altas doses de radiação erradicam as células sanguíneas cancerígenas da medula óssea. As CTH são injetadas de volta na corrente sanguínea.

Um procedimento polêmico

Thomson usava apenas embriões de doadores que não queriam mais usá-los. O governo dos Estados Unidos aprovou o projeto, mas a Igreja Católica se opôs. Em 2001, o presidente dos EUA, George W. Bush, proibiu a criação de novas linhagens celulares, embora essa política tenha sido parcialmente revertida por seu sucessor, Barack Obama.

A pesquisa com células-tronco ainda é alvo de controvérsias. Um embrião do qual as células são extraídas não tem como se desenvolver. Enquanto os oponentes da pesquisa insistem que os

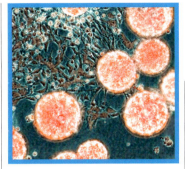

embriões têm direito à vida, outros discutem em qual estágio um embrião ganha status de ser humano e acreditam no dever moral de criar tratamentos com o potencial de curar doenças terminais e condições debilitantes ou degenerativas.

Avanços na ciência

Em 2006, Shinya Yamanaka encontrou uma maneira de alterar geneticamente células-tronco multipotentes e convertê-las em células pluripotentes. Com isso, células-tronco podem ser retiradas de outras partes do corpo, não apenas de embriões, e reprogramadas para produzir o tipo de célula necessário.

Uma micrografia de luz mostra células-tronco (vermelho) durante o processo de divisão ou mitose. Cientistas podem fazer com que as células se especializem em um tipo específico de célula.

Mas, como ainda não se sabe se essas células têm o mesmo potencial que as CTE, ambas continuam sendo usadas em pesquisas.

Quando uma célula-tronco pluripotente sofre mitose (divisão em duas células-filhas), uma delas pode ser de um tipo mais especializado. Esse processo se repete, com as células cada vez mais especializadas até a maturidade. Para o uso terapêutico, deve-se primeiro converter essas células-tronco nos tipos desejados. Esse procedimento, conhecido como diferenciação direcionada, permite cultivar tipos específicos de células e tecidos – como músculo cardíaco, cérebro e retina – e revestir órgãos sintéticos para evitar a rejeição de tecidos pelo corpo. Células-tronco reprogramadas também são usadas em ensaios clínicos para tratar doenças cardíacas, condições neurológicas, doenças da retina e diabetes tipo 1. ■

James Thomson

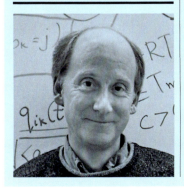

Nascido em Chicago em 1958, James Thomson formou-se em biofísica na Universidade de Illinois antes de estudar na Universidade da Pensilvânia. Ele obteve um doutorado em medicina veterinária em 1985 e outro em biologia molecular.

Thomson trabalhou como patologista-chefe do Centro Regional de Pesquisa de Primatas de Wisconsin (hoje nacional), depois de fazer importantes pesquisas sobre o desenvolvimento de células-tronco em macacos rhesus. Em seguida, trabalhou com embriões humanos, e chegou à sua descoberta de 1998. Em 2007, descreveu uma maneira de converter células da pele humana em células pluripotentes semelhantes às células-tronco embrionárias, com o potencial de livrar a pesquisa de controvérsias éticas sobre o uso de embriões humanos.

Principais obras

1998 "Linhagens de células--tronco embrionárias derivadas de blastocistos"
2007 "Linhagens de células-tronco pluripotentes induzidas derivadas de células somáticas humanas"

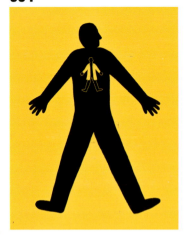

QUANTO MENOR MELHOR
NANOMEDICINA

EM CONTEXTO

ANTES

1959 O físico estadunidense Richard Feynman escreve sobre um futuro no qual os cientistas conseguirão criar estruturas no nível molecular.

1980 Alexei Ekimov, um físico russo, descobre a qualidade fluorescente dos nanocristais, que, em 1988, são chamados de "pontos quânticos".

1992 O cientista estadunidense K. Eric Drexler prevê máquinas moleculares em seu livro *Nanossistemas*.

1993 O químico estadunidense Moungi Bawendi produz pontos quânticos artificialmente.

1998 Pontos quânticos são testados no lugar de corantes tradicionais para produzir imagens biológicas.

DEPOIS

2011 A nanotecnóloga dinamarquesa Karen Martinez cria um nanotubo para testar as respostas internas das células a novos medicamentos.

A nanomedicina é o uso de materiais em escala atômica para monitorar, reparar, construir e controlar sistemas do corpo. As nanoestruturas medem menos de 100 nanômetros (nm) em pelo menos uma dimensão; uma folha de papel tem cerca de 100.000 nm de espessura. A nanotecnologia já era usada em vários campos, como embalagens de alimentos e eletrônicos, mas a ideia de usar a nanotecnologia na medicina só se popularizou em 1999, quando o nanotecnólogo estadunidense Robert Freitas publicou *Nanomedicina*.

Pontos quânticos

Uma possível aplicação na medicina é o uso de pontos quânticos (QD) como biomarcadores para diagnóstico e tratamento. Os QDs são nanopartículas, minúsculos cristais (menos de 20 nm de diâmetro) de materiais semicondutores. São sensíveis à luz e, se "excitados" por certos comprimentos de onda, emitem fótons (pequenos pacotes de luz). Os QD maiores emitem luz vermelha ou laranja, e os menores, azul ou verde.

A maioria dos QD é fabricada com substâncias tóxicas, como sulfeto de zinco, e deve ser revestida com um polímero para proteção. Esse "revestimento" imita os receptores das células do corpo e permite que os QD se acoplem. Os QD revestidos podem ser usados como biomarcadores para destacar as células-alvo, como células cancerígenas, antes do surgimento dos sintomas. Também investiga-se os QD para entregar medicamentos a células-alvo. Essa entrega direcionada evitaria danos às células saudáveis. ■

Chegamos muito mais longe do que eu teria previsto alguns anos atrás, quando a pesquisa se assemelhava à ficção científica.
Karen Martinez, 2011

Ver também: O sistema imunológico 154-161 ■ Tratamentos do câncer 168-175 ■ Genética e medicina 288-293 ■ Terapia genética 300 ■ Pesquisa com células-tronco 302-303

AS BARREIRAS DO ESPAÇO E DA DISTÂNCIA CAÍRAM
ROBÓTICA E TELECIRURGIA

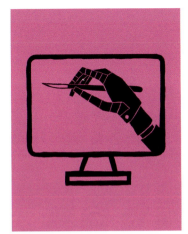

EM CONTEXTO

ANTES

1984 Cirurgiões de Vancouver, Canadá, usam o primeiro robô cirúrgico ("Arthrobot") para reposicionar a perna de um paciente durante uma cirurgia.

1994 Os Estados Unidos aprovam o uso do AESOP, o primeiro operador de câmera robótico, para a laparoscopia (cirurgia minimamente invasiva).

1995 Um protótipo do sistema ZEUS é revelado nos Estados Unidos.

1998 O primeiro bypass cardíaco assistido por robô é realizado na Alemanha usando o sistema Da Vinci, desenvolvido nos Estados Unidos.

2000 Stephen Colvin usa a telecirurgia para reparar uma válvula cardíaca de um paciente.

DEPOIS

2018 Cirurgiões de Cleveland, Estados Unidos, realizam o primeiro transplante renal robótico fazendo uma única incisão no abdômen do paciente.

Em 2001, Jacques Marescaux e sua equipe realizaram a primeira telecirurgia de longa distância em uma mulher em Estrasburgo (FR), direto de Nova York. Eles comandaram os braços de um robô cirúrgico ZEUS para remover a vesícula biliar da paciente em uma cirurgia minimamente invasiva.

Os robôs cirúrgicos começaram a ser desenvolvidos nos anos 1980. No Reino Unido, Brian Davies criou um robô (Probot) com algumas funções autônomas, que foi usado em um ensaio clínico em 1991 para operar a próstata de um paciente. O AESOP, projetado nos Estados Unidos logo depois, conseguia manejar um endoscópio dentro do corpo durante a cirurgias. Em 1998, o sistema ZEUS realizou a primeira cirurgia robótica de revascularização do miocárdio. Quando Marescaux o usou, o ZEUS já podia manipular 28 implementos cirúrgicos diferentes.

Há três tipos de sistema de cirurgia robótica. Robôs de controle compartilhado firmam a mão do cirurgião e manipulam instrumentos, mas não têm ação autônoma. A telecirurgia robótica, como o sistema ZEUS, é controlada remotamente com um console: os braços do robô funcionam como bisturis, tesouras, pinças e operadores de câmera. A cirurgia autônoma supervisionada por computador é a mais autossuficiente: um cirurgião insere dados no robô, que realiza movimentos controlados para fazer a cirurgia. Por enquanto, são usados apenas em operações simples, mas, no futuro, poderão realizar operações complexas. ■

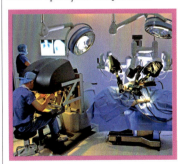

Este cirurgião está usando o sistema telecirúrgico Da Vinci para operar um coração. Os robôs Da Vinci auxiliam em mais de 200 mil operações anualmente.

Ver também: Cirurgia plástica 26-27 ▪ Cirurgia de transplante 246-253 ▪ Cirurgia ortopédica 260-265 ▪ Ressonância magnética e imagiologia médica 278-281 ▪ Cirurgia minimamente invasiva 298

O INIMIGO NÚMERO 1 DA SAÚDE PÚBLICA

PANDEMIAS

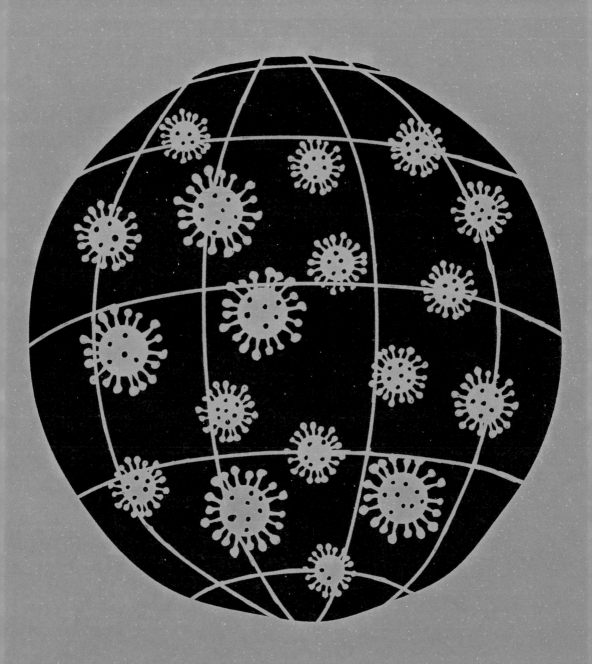

EM CONTEXTO

ANTES
165-180 e.c. A Peste Antonina mata um quarto da população do Império Romano.

1347 A Peste Negra chega da Ásia à Europa, espalhando-se para o oeste em navios mercantes.

***c*. 1500** Na América Central e do Sul, exploradores europeus introduzem doenças que matam 90% da população nativa.

1918 Tem início o surto de gripe espanhola, matando cerca de 50 milhões de pessoas em todo o mundo até 1920.

1981 O HIV começa a se espalhar; em 2018, 32 milhões de pessoas em todo o mundo morreram da doença.

DEPOIS
2013 Um surto do vírus ebola na África Ocidental desperta temores de uma pandemia.

2019 O vírus da covid-19 surge em Wuhan, China, e se espalha pelo mundo; uma pandemia é declarada em março de 2020.

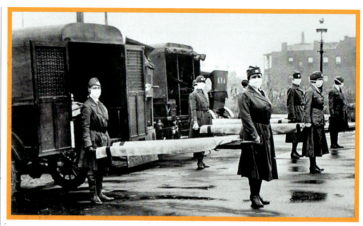

P andemias são surtos de doenças infecciosas que se espalham por vários países. Algumas se espalham rapidamente, mas são menos danosas, como a gripe suína (H1N1) de 2009. Outras se espalham lentamente, mas são muito perigosas, como o ebola. Algumas se espalham rapidamente e adoecem muitas pessoas, como o surto de covid-19 que eclodiu em 2020.

A gripe espanhola foi uma das pandemias mais devastadoras da história, matando 50 milhões de pessoas após a Primeira Guerra Mundial. Como a covid-19, foi causada por um vírus: uma cepa mortal do vírus da influenza H1N1. Uma das grandes descobertas no século entre esses dois surtos é que, para desencadear uma pandemia, basta uma pequena mutação de um vírus, especialmente os da influenza ou um coronavírus como o da covid-19. Essa mutação casual esconde a identidade do vírus, deixando o corpo indefeso. A proximidade de pessoas e animais no mundo moderno aumenta as chances dessas mutações.

As pandemias são ameaças globais complexas que testam os limites de indivíduos e governos. Os epidemiologistas aprenderam muito sobre como uma epidemia se espalha de uma área para vários países (quando se torna uma pandemia) e especialistas recomendam protocolos de ação. Mas as vacinas continuam sendo a única arma comprovada contra esses surtos. Em 2005, mais de 80 anos após a pandemia da gripe espanhola, o virologista estadunidense Jeffery Taubenberger descobriu a estrutura genética completa do vírus H1N1 de 1918, permitindo sua reconstrução e análise. Foi um grande marco na medicina e possibilitou aos

Pouco mudou desde 1918 em termos de resposta dos sistemas de saúde a uma pandemia. Usando máscaras faciais, essas enfermeiras da Cruz Vermelha estadunidense aguardam a chegada de pacientes de influenza.

cientistas identificarem a natureza exata de um vírus mutante e coletar os dados necessários para criar uma vacina rapidamente.

Nos primórdios da humanidade, as doenças infecciosas provavelmente eram raras. Os caçadores-coletores viviam dispersos, dificultando a disseminação dos germes. Eles não passavam muito tempo perto de fontes de água para poluí-las, nem criavam animais que hoje transmitem germes. O advento

Cadáveres eram deixados em casas vazias e não havia ninguém para lhes dar um enterro cristão.
Samuel Pepys
Cronista inglês (1633–1703), sobre a Peste Negra de 1665–1666

GENES E TECNOLOGIA 309

Ver também: Cirurgia e escolas médicas medievais 50-51 ▪ Vacinação 94-101 ▪ Epidemiologia 124-127 ▪ Teoria dos germes 138-145 ▪ Virologia 177 ▪ Organização Mundial da Saúde 232-233 ▪ Erradicação global de doenças 286-287

da agricultura por volta de 10000 A.E.C. possibilitou uma explosão populacional, e a aproximação de pessoas e animais criou condições para o desenvolvimento de doenças infecciosas.

Domesticação de animais

Animais domésticos podem transmitir germes diretamente a humanos. A tuberculose, a varíola e o sarampo se originaram do gado, e o resfriado comum possivelmente de pássaros. A gripe pode ter vindo de galinhas ou porcos, ou os humanos podem tê-la transmitido a esses animais. Com a intensificação da agricultura, a água poluída com esterco disseminou doenças como poliomielite, cólera, febre tifoide e hepatite, e parasitas causadores da malária e esquistossomose se reproduziam na água usada para irrigação.

A cada infecção, os sobreviventes adquiriam resistência. A imunidade de curto prazo a muitas doenças era passada de mães a filhos no útero ou pelo leite materno. Mas ondas de novas epidemias se espalhavam pelo mundo com o crescimento da população e viagens. Em 189 E.C., a

Houve tantas pragas quanto guerras na história; ainda assim, pragas e guerras sempre pegam as pessoas igualmente desprevenidas.
Albert Camus
A peste, 1947

Peste Antonina (provavelmente varíola) voltou a irromper, matando cerca de 2 mil pessoas por dia em Roma. Por volta de 1300, a Peste Negra (uma pandemia de peste bubônica) varreu a Eurásia e a África, culminando em 1347–1351, quando pelo menos 25 milhões de pessoas morreram somente na Europa e vilarejos inteiros foram exterminados.

Populações nunca infectadas são particularmente vulneráveis a doenças infecciosas. Quando os europeus chegaram às Américas nos séculos XVI e XVII, levaram consigo a varíola e a gripe suína. Essas doenças devastaram os povos nativos, que não tinham imunidade natural a elas.

A gripe espanhola

O surto da gripe espanhola começou em 1918, provavelmente nas trincheiras da Primeira Guerra Mundial, onde milhões de soldados se amontoavam na lama com porcos. A virulência do vírus da gripe pode ter aumentado com a transmissão de um soldado a outro. Apesar de ser conhecida como gripe espanhola porque os primeiros relatos foram na Espanha, na realidade, ela eclodiu praticamente no mundo todo mais ou menos ao mesmo tempo.

Essa pandemia deixou o mundo em choque e ninguém conseguiu identificar o assassino. Supunha-se que fosse uma bactéria, não um vírus. Os vírus são tão pequenos que só foram vistos com o advento do microscópio eletrônico em 1931. Foi só em 1933 que Wilson Smith, Christopher Andrewes e Patrick Laidlaw, do Instituto Nacional de Pesquisa Médica do Reino Unido, infectaram furões com a influenza e provaram que se tratava de um vírus: um agente quase invisível »

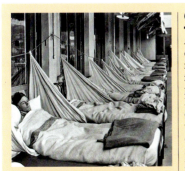

Alguns hospitais montaram "varandas da pneumonia" na esperança de o ar fresco limitar a transmissão.

Gripe mortal

A gripe espanhola eclodiu em 1918 e se espalhou rapidamente por um mundo já devastado pela guerra, infectando cerca de um terço da população global. Essa doença horrível era muito pior que uma gripe comum. Os mais afetados tinham dor aguda, dolorosas crises de tosse e sangramentos intensos na pele, olhos e ouvidos. Os pulmões ficavam inflamados, privando o sangue de oxigênio e deixando a pele azulada, uma condição chamada de cianose. Em questão de horas, ou dias, os pulmões se enchiam de líquido e a pessoa sufocava. Essa condição é conhecida como síndrome do desconforto respiratório agudo (SDRA), mas na época era chamada de "pneumonia atípica".

Ao contrário da maioria das cepas de gripe, mais perigosas para bebês e idosos, a cepa de 1918 foi mais fatal em pessoas entre 20 e 40 anos. À medida que mais pessoas desenvolveram imunidade, o vírus não pôde mais se espalhar e a pandemia terminou em 1920.

que pode ser filtrado, mas não cultivado em uma placa de Petri (como as bactérias).

Muitas pessoas achavam que a gripe espanhola fosse uma aberração que não se repetiria. Mas, com os quartéis voltando a lotar no início da Segunda Guerra Mundial em 1939, houve temores de um novo surto. Nos Estados Unidos, Thomas Francis e Jonas Salk, da Comissão de Influenza, criaram a primeira vacina contra a gripe, e ela foi usada para imunizar as tropas estadunidenses. O que Francis e Salk não sabiam é que a vacina só funcionava contra as cepas para as quais tinha sido feita. Como a vacina que eles criaram se baseava em cepas existentes da década de 1930, quando uma nova mutação surgiu em 1947, a vacina se mostrou inútil. Felizmente, a epidemia de gripe de 1947 não foi tão fatal.

O vírus camaleão

Logo se descobriu que o vírus da gripe é mais variável do que se pensava. Há vários tipos de vírus da gripe. O tipo C (IFCV) é o mais brando, causando sintomas semelhantes aos do resfriado. O tipo B provoca a clássica gripe sazonal, que pode ser grave, mas só é transmitida de um humano a outro. O tipo A é o mais perigoso. É basicamente um vírus de influenza aviária, mas pode ser transmitido a humanos seja por meio de um hospedeiro, como porcos, ou diretamente de aves. Quando isso acontece, as pessoas não têm resistência e uma nova pandemia pode eclodir.

Em 1955, os cientistas estadunidenses Heinz Fraenkel-Conrat e Robley Williams descobriram que os vírus podem ser um envoltório proteico (capsídeo) contendo fitas simples do material genético RNA. O material genético das células humanas é o DNA de dupla hélice, como James Watson e Francis Crick descobriram em 1953. Já a influenza e o coronavírus são vírus de RNA.

É melhor uma vacina sem epidemia do que uma epidemia sem vacina.
Edwin Kilbourne, 1976

Mudando de identidade

Quando o DNA é copiado, ele é copiado quase perfeitamente. Mas, quando vírus de RNA, como o do coronavírus e da gripe, se replicam para infectar outras células, é comum ocorrer erros (mutações). Isso cria problemas para o sistema imunológico, que identifica um vírus combinando anticorpos com antígenos (marcadores) no envoltório do vírus. Se uma mutação do RNA mudar muito o envoltório, os anticorpos podem deixar de reconhecê-lo e o vírus pode entrar no corpo sem ser detectado.

É devido a essa "deriva antigênica" que a gripe nunca é totalmente erradicada. No caso de algumas doenças virais, como o sarampo, as pessoas em geral só contraem a doença uma vez, porque o primeiro ataque prepara o corpo com anticorpos para combater os vírus. Mas, como os vírus da gripe raramente são os mesmos, os anticorpos formados após uma gripe não conseguem identificar a versão do ano seguinte. Mesmo assim, eles são reconhecíveis a ponto de o corpo conseguir montar uma defesa e derrotá-lo. É por isso que, para a maioria das pessoas, a gripe sazonal é leve.

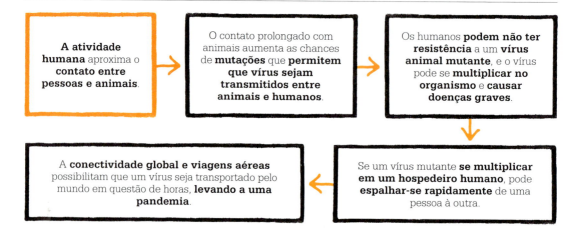

GENES E TECNOLOGIA 311

Como os vírus sofrem mutações

Pequenas mutações

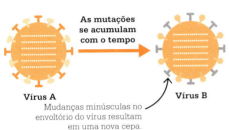

Quando um vírus da gripe copia a si mesmo, mutações causam minúsculas alterações nos antígenos hemaglutinina (H) e neuraminidase (N) na superfície do vírus. Esse processo cria cepas de gripe às quais a maioria das pessoas tem alguma resistência.

Grandes mutações

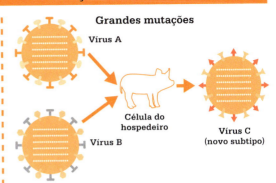

Quando dois vírus diferentes infectam a mesma célula de uma espécie hospedeira (como um porco), eles formam um subtipo totalmente novo que pode saltar a outra espécie sem imunidade e se espalhar rapidamente.

Em 1955, o virologista australiano Frank Macfarlane Burnet sugeriu que mudanças maiores podem ocorrer se diferentes vírus da gripe colonizarem a mesma célula e houver permuta de algumas seções de seus genes. Se esse rearranjo envolver os genes que codificam o envoltório do vírus, seus antígenos podem ficar irreconhecíveis, deixando as pessoas com pouca ou nenhuma proteção contra o novo vírus. Essa mudança é chamada de "deriva antigênica".

Dois anos depois, em 1957, outra pandemia irrompeu. Apelidada de gripe asiática, espalhou-se rapidamente e as vacinas não surtiram efeito. A maioria das pessoas teve sintomas leves, mas mais de 2 milhões morreram. Na década seguinte, virologistas, incluindo Christopher Andrewes e o pesquisador médico estadunidense Edwin Kilbourne, demonstraram que o vírus havia sofrido uma deriva antigênica (mutação) do tipo sugerido por Burnet.

Espículas identificáveis

Ao microscópio eletrônico, é possível ver espículas no envoltório do vírus da gripe. As espículas H (proteína hemaglutinina) se ligam às células hospedeiras para o vírus poder invadir, enquanto as espículas N (enzima neuraminidase) dissolvem a parede celular criando uma rota de fuga para o vírus. Tanto o H quanto o N são antígenos que identificam o vírus ao corpo hospedeiro. Andrewes e Kilbourne demonstraram que, no vírus da gripe asiática, tanto o H quanto o N sofreram mutação. Por isso, o vírus da gripe espanhola foi chamado de H1N1 e o da gripe asiática, de H2N2. Desde então, cientistas descobriram que existem dezesseis versões de H e nove de N em diferentes combinações.

Essas descobertas esclarecem por que o vírus H1N1 de 1918 foi tão letal. Em 1951, Johan Hultin, um microbiologista sueco, escavou o cemitério de Brevig Mission, no Alasca, onde 72 dos oitenta habitantes do vilarejo, a maioria de origem inuit, morreram da gripe em 1918. Hultin extraiu uma amostra de tecido pulmonar dos corpos preservados pelo solo congelado, mas, com a tecnologia da época, não encontrou muitas informações.

Em 1997, Taubenberger, trabalhando no Instituto de Patologia das Forças Armadas dos Estados Unidos, analisou um fragmento de tecido pulmonar retirado de um militar estadunidense que morrera da doença e descreveu o vírus de 1918 em um artigo. Hultin leu o artigo, voltou a Brevig e obteve uma amostra do corpo de uma jovem inuit que chamou de "Lucy".

O assassino renasce

Com a amostra de Hultin, Taubenberger e sua colega Ann Reid finalmente desvendaram, em 2005, o genoma completo do vírus H1N1 de 1918. O sequenciamento foi tão completo que, no fim daquele ano, o microbiologista estadunidense Terrence Tumpey conseguiu criar uma versão viva. O vírus ressuscitado está contido em segurança nos Centros de Controle e Prevenção de Doenças dos Estados Unidos.

A análise do vírus ressuscitado de Tumpey mostrou que ele se »

PANDEMIAS

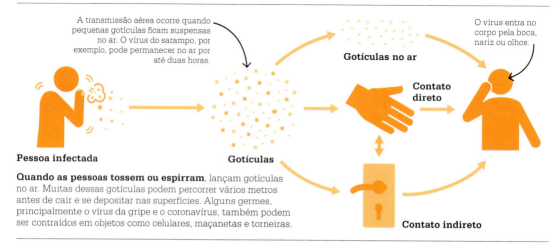

A transmissão aérea ocorre quando pequenas gotículas ficam suspensas no ar. O vírus do sarampo, por exemplo, pode permanecer no ar por até duas horas.

O vírus entra no corpo pela boca, nariz ou olhos.

Pessoa infectada — **Gotículas** — **Gotículas no ar** — **Contato direto** — **Contato indireto**

Quando as pessoas tossem ou espirram, lançam gotículas no ar. Muitas dessas gotículas podem percorrer vários metros antes de cair e se depositar nas superfícies. Alguns germes, principalmente o vírus da gripe e o coronavírus, também podem ser contraídos em objetos como celulares, maçanetas e torneiras.

originou em aves, não em porcos, com espículas H semelhantes às do vírus da gripe aviária de 2005. Ainda não se sabe ao certo por que um vírus mutante da gripe é letal e outro não, mas Tumpey e seus colegas concluíram que, no caso do vírus de 1918, não foi devido a um único componente genético, mas uma combinação específica de genes. Mesmo assim, desvendar o funcionamento dos vírus ajuda a acelerar a criação de uma vacina sempre que surge uma nova e perigosa mutação.

Coronavírus

Justamente quando os cientistas estavam desvendando os vírus da gripe, os coronavírus surgiram como uma grande ameaça pandêmica. Os coronavírus foram identificados nos anos 1930 em galinhas e nomeados pela virologista escocesa June Almeida em 1967 ao fazer as primeiras imagens de microscópio eletrônico. "Corona" (do latim para "coroa") descrevia as projeções bulbosas do vírus.

Em 2003, Carlo Urbani, médico italiano trabalhando em Hanói, Vietnã, percebeu que um paciente internado não estava gripado, mas sofria de uma doença completamente nova, hoje conhecida como SARS, ou síndrome respiratória aguda grave, pela maneira como ataca os pulmões.

A OMS logo emitiu um alerta, e as vítimas da SARS, identificadas até em países distantes como o Canadá, foram isoladas. Guangdong, na China, onde a doença se originou, passou por uma grande operação de higiene e a SARS foi controlada em um ano. O vírus foi identificado como um coronavírus e descobriu-se que se originou de animais como a civeta e o furão-texugo, usados na medicina chinesa.

Há muitos coronavírus. A maioria circula entre animais como porcos, camelos, morcegos e gatos. Sabe-se que sete infectam humanos em um

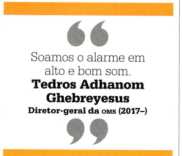

> Soamos o alarme em alto e bom som.
> **Tedros Adhanom Ghebreyesus**
> Diretor-geral da OMS (2017–)

evento chamado "transbordamento", causando doenças. Quatro deles provocam sintomas leves, mas os outros três podem ser fatais. A SARS surgiu em 2002, seguida pela MERS (síndrome respiratória do Oriente Médio) em 2012, provavelmente transmitida por camelos, e pela covid-19, identificada em 2019.

Zoonoses

Urbanização, agricultura intensiva e desmatamento criam ambientes propícios para doenças virais. À medida que nós, humanos, desestabilizamos os ecossistemas e entramos em contato com animais silvestres, nos expomos a mais patógenos "zoonóticos": germes que podem ser transmitidos de outros animais vertebrados a humanos. Cerca de três quartos das novas doenças infecciosas são oriundos da vida selvagem, e as chances de uma mutação criar um assassino pandêmico só aumentam.

Além da gripe e dos coronavírus, várias doenças virais surgiram recentemente nos trópicos, como ebola, febre de Lassa, dengue, vírus do Nilo Ocidental, hantavírus e HIV. Algumas são mutações completamente "novas", mas outras

GENES E TECNOLOGIA 313

> Há quem diga que a aids nos ensinou a nos manter vigilantes a novos vírus. Eu gostaria que fosse verdade.
>
> **Joshua Lederberg**
> Biólogo molecular estadunidense
> (1925–2008)

saíram do esconderijo pela atividade humana. É provável que o vírus da covid-19 tenha se originado em morcegos e levados de habitats silvestres para humanos e outros animais.

Os cientistas já sabem que vírus mutantes são responsáveis por pandemias, mas não é possível saber onde ou quando um deles surgirá ou quão letal será. Mas, ao estudar os surtos anteriores, os epidemiologistas podem descobrir a distância e a velocidade de sua disseminação. Com isso, eles podem prever o desenvolvimento de uma doença ao atingir um determinado estágio.

A OMS criou um cronograma de seis fases para orientar a resposta global a uma pandemia nos estágios iniciais. As três primeiras fases envolvem monitorar os vírus que circulam em animais e identificar os que podem ameaçar humanos ou que já tenham sofrido mutação e infectado humanos. Uma vez detectado o contágio entre humanos em uma comunidade e, depois, em nível nacional (fases 4 a 5), uma contenção rápida e respostas pandêmicas nacionais são necessárias, culminando na declaração de uma pandemia (fase 6), quando a infecção entre humanos for identificada em pelo menos duas regiões da OMS.

Se uma nova doença for detectada logo, é possível isolar vítimas e portadores antes de a doença sair de controle. Foi o que aconteceu com a SARS em 2003, mas não com a covid-19. Uma pandemia tende a se espalhar pelo mundo em duas ou três ondas. Cada uma pode durar vários meses e ter até quatro meses de intervalo, mas atinge o pico em uma região após cerca de cinco semanas.

Restringindo a propagação

A globalização e as viagens aéreas aumentaram o risco de pandemias. Na época da Peste Negra, um surto podia levar anos para se espalhar pelo mundo. A covid-19 surgiu em Wuhan, China, no fim de 2019. Em março de 2020, já havia casos reportados em pelo menos 140 países.

O estudo dos vírus aumenta as chances de encontrar uma vacina, mas isso só pode ser feito bem depois da primeira onda. Medicamentos antivirais podem aliviar os sintomas em alguns casos e antibióticos podem ajudar a tratar infecções secundárias.

Muitos hospitais são equipados para atender casos graves, com aparelhos para ajudar na respiração, por exemplo. Mas as melhores medidas para combater uma pandemia continuam as mesmas: limitar a propagação da doença e evitar que as pessoas a contraiam.

Diante da ameaça de uma pandemia de gripe aviária em 2005, o Sistema Público de Saúde do Reino Unido (NHS) informou ao público: "Como vacinas e medicamentos antivirais serão escassos… outras intervenções de saúde pública e 'sociais' podem ser as únicas contramedidas disponíveis para retardar a propagação da doença. Medidas como lavar as mãos e evitar viagens não essenciais e aglomerações podem retardar a propagação do vírus para reduzir o impacto e ganhar um tempo valioso." A covid-19 provou a eficácia dessas orientações. ∎

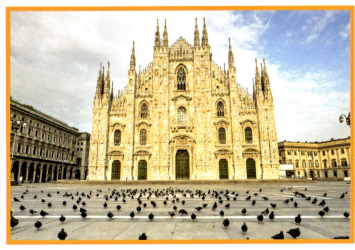

O Duomo de Milão ficou deserto em março de 2020, depois que o governo da Itália impôs um rigoroso lockdown para conter a covid-19. Restringir a circulação de pessoas e fechar locais de culto, empresas e escolas ajudou a retardar a propagação do vírus.

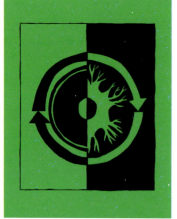

REPROGRAMANDO UMA CÉLULA
MEDICINA REGENERATIVA

EM CONTEXTO

ANTES
1962 O biólogo britânico John Gurdon demonstra que o material genético de uma célula madura pode ser reprogramado.

1981 Martin Evans e Matt Kaufman, biólogos da Universidade de Cambridge, cultivam células-tronco embrionárias de camundongos.

2003 Nos Estados Unidos, uma impressora a jato de tinta é adaptada pelo engenheiro biomédico Thomas Boland para sobrepor camadas de células: um passo crucial para imprimir tecidos complexos.

DEPOIS
2012 Pesquisadores alemães usam tecido bioimpresso de pele para curar feridas em camundongos.

2019 Pesquisadores da Universidade de Tel Aviv, Israel, imprimem um coração 3D em miniatura a partir de células humanas: o primeiro coração impresso completo, com células sanguíneas, vasos e câmaras.

O transplante de órgãos é dificultado pela indisponibilidade de órgãos e rejeição de tecidos. A ciência relativamente nova de "regenerar" células e tecidos humanos visa a superar esses obstáculos, abrindo caminho para cultivar órgãos sob demanda.

Em 2006, Shinya Yamanaka descobriu que células-tronco multipotentes (capazes de se desenvolver em células especializadas de um órgão específico) podem ser reprogramadas para se tornar células pluripotentes (com potencial de se desenvolver em qualquer tipo de célula). Com isso, foi possível reverter o desenvolvimento de células multipotentes e transformá-las de volta a células imaturas com potencial para se desenvolver em uma variedade de células do corpo.

Em 2015, usando as técnicas pioneiras de Yamanaka, pesquisadores da Universidade Heriot-Watt, Escócia, criaram um processo de impressão 3D capaz de imprimir células-tronco humanas derivadas do tecido do próprio doador. Esse tecido humano cultivado em laboratório pode ser usado em transplantes e pesquisas farmacêuticas.

Em 2019, pesquisadores brasileiros reprogramaram células sanguíneas humanas para formar organoides hepáticos, na prática, "minifígados" que imitam as funções de um fígado normal, como armazenar vitaminas, produzir enzimas e secretar bile. Apenas fígados em miniatura foram produzidos até o momento, mas a técnica poderia ser usada para produzir órgãos inteiros para transplante. ■

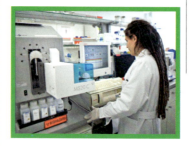

Uma bioimpressora na Universidade de Ciências Aplicadas de Zurique é usada para imprimir tecido humano em 3D. A maturação do tecido bioimpresso ocorre em uma cultura de células.

Ver também: Histologia 122-123 ▪ Patologia celular 134-135 ▪ Transplantes 246-253 ▪ Genética e medicina 288-293 ▪ Pesquisa com células-tronco 302-303

GENES E TECNOLOGIA

DE CARA NOVA
TRANSPLANTES DE ROSTO

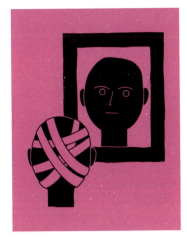

EM CONTEXTO

ANTES

1597 O cirurgião italiano Gaspare Tagliacozzi descreve enxertos de pele para reparar narizes cortados em duelos.

1804 Giuseppe Baronio, um médico italiano, descobre que pequenos enxertos sobrevivem sem suprimento de sangue ao serem integrados ao tecido circundante.

1874 Usando pele cortada em fatias finas para fazer grandes enxertos, o cirurgião alemão Karl Thiersch trata queimaduras extensas.

1944 Técnicas importantes de cirurgia facial reconstrutiva são desenvolvidas pelos cirurgiões plásticos neozelandeses Harold Gillies e Archibald McIndoe.

DEPOIS

2011 O cirurgião belga Phillip Blondeel realiza o primeiro transplante facial usando impressão 3D.

2017 Nos Estados Unidos, o cirurgião Frank Papay realiza o primeiro transplante facial usando a realidade aumentada.

A cirurgia plástica é uma arte antiga, registrada pelos egípcios por volta de 1600 A.E.C. A criação de técnicas de microcirurgia nos anos 1970 possibilitou reintegrações complexas de pele e partes do corpo, incluindo nervos e suprimento sanguíneo. Em 1994, a reintegração do rosto de uma menina de 9 anos na Índia deu aos cirurgiões plásticos confiança para tentar transplantes faciais.

Transplantes faciais

Em 2005, o cirurgião francês Bernard Devauchelle fez o primeiro transplante parcial reconstruindo o rosto de uma mulher. Outro cirurgião plástico francês, Laurent Lantieri, alegou ter realizado o primeiro transplante facial completo em um homem de 30 anos em 2008. Em 2010, médicos espanhóis alegaram ter feito um transplante facial mais complexo e "mais completo", mas Lantieri continua sendo um pioneiro no campo. Em 2020, sua equipe havia realizado oito dos 42 transplantes faciais do mundo, incluindo uma segunda cirurgia do paciente de 2008, depois que seu corpo rejeitou o primeiro transplante em 2018.

Os transplantes de rosto usam o processo de "transferência livre de tecidos", na qual o tecido de um doador tem o suprimento de sangue cortado e é reconectado ao suprimento de sangue do receptor. A impressão 3D pode criar modelos tanto do doador quanto do receptor para orientar os cirurgiões. Nos Estados Unidos, em 2017, cirurgiões usaram visualizações de realidade aumentada para fazer um transplante facial. Até o momento, o sucesso de longo prazo é incerto e as drogas imunossupressoras para prevenir a rejeição aumentam o risco de infecções perigosas. ∎

O rosto nos ajuda a entender quem somos e de onde viemos.
Royal College of Surgeons, 2004

Ver também: Cirurgia plástica 26-27 ▪ Enxertos de pele 137 ▪ O sistema imunológico 154-161 ▪ Transplantes 246-253 ▪ Medicina regenerativa 314

OUTROS NOMES IMPORT

ANTES

OUTROS NOMES IMPORTANTES

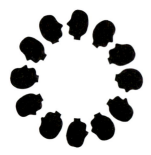

Muito mais pessoas fizeram contribuições importantes para a ciência médica e tiveram um papel importantíssimo na melhoria da saúde humana do que as apresentadas em detalhe neste livro. As páginas a seguir reconhecem algumas delas. Cientistas, médicos e pacientes influenciaram na prática da medicina, nas tecnologias médicas e no conhecimento da estrutura e funcionamento do corpo humano. Alguns ficaram famosos em vida, mas poucos são conhecidos fora de suas áreas de especialidade. Outros contribuíram involuntária ou postumamente como doadores de órgãos, tecidos ou objetos de estudo, ou foram autores de obras seminais e defensores de mudanças que nos beneficiam até hoje.

AMMAR AL-MAWSILI
c. 996–c. 1020

Oftalmologista inovador, Ammar al-Mawsili nasceu em Mosul, atual Iraque, e mudou-se para o Egito. Seu único texto conhecido, um tratado sobre doenças oculares, descreve o uso pioneiro de uma seringa para realizar uma cirurgia de catarata. Seu método envolvia usar uma agulha fina e oca para remover a catarata por sucção e tornou-se uma prática entre os oftalmologistas islâmicos.
Ver também: Medicina islâmica 44-49

HILDEGARDA DE BINGEN
1098–1179

Nascida na nobreza alemã, Hildegarda de Bingen ingressou no convento de Disibodenberg, Alemanha, aos 14 anos, tornando-se uma abadessa. Combinou seu profundo conhecimento teórico e prático de fitoterapia em dois textos seminais: *Physica*, descrevendo as propriedades de plantas e minerais, e *Causae et Curae*, que listava causas e tratamentos para doenças e feridas. Em 2012, mais de oitocentos anos após sua morte, foi canonizada e nomeada doutora da Igreja, tornando-se uma das quatro únicas mulheres a receber essa distinção.
Ver também: Fitoterapia 36-37 ▪ Cirurgia e escolas médicas medievais 50-51 ▪ Farmacologia 54-59

GIROLAMO FABRIZIO
1537–1619

Descrito como o "pai da embriologia", Fabrizio foi um influente professor de cirurgia e anatomia da Universidade de Pádua, Itália. Dissecando animais, ele investigou a formação do feto e estudou a estrutura dos intestinos, estômago e esôfago; descreveu a fissura cerebral entre os lobos frontal e temporal do cérebro; e descobriu as válvulas no interior das veias. Em 1594, projetou a primeira sala de cirurgia aberta ao público, revolucionando o ensino da anatomia.
Ver também: Anatomia 60-63 ▪ Circulação sanguínea 68-73 ▪ Cirurgia científica 88-89 ▪ Fisiologia 152-153

NICHOLAS CULPEPER
1616–1654

Botânico, fitoterapeuta, médico e político radical, Culpeper é mais conhecido por sua descrição sistemática da fitoterapia em *O médico inglês* (ou *Herbário de Culpeper*), de 1653, impresso até hoje. Essa obra popularizou os florais astrológicos: a crença de que as propriedades medicinais das plantas estão ligadas aos movimentos dos planetas e estrelas. Reformista que se opunha à prática da sangria, Culpeper acreditava que a medicina devia ser baseada na razão, e não em tradições, e disponibilizada a ricos e pobres.
Ver também: Fitoterapia 36-37 ▪ Parteiras 76-77

STEPHEN HALES
1677–1761

O pároco britânico Stephen Hales se apaixonou pela biologia depois de assistir a palestras de Giovanni Francisco Vigani na Universidade de Cambridge. Mesmo amador, Hales é considerado um dos grandes

OUTROS NOMES IMPORTANTES **319**

fisiologistas de sua época. Foi o primeiro a medir a pressão sanguínea e a descrever o papel das válvulas aórtica e mitral. Em 1733, publicou suas descobertas em *Haemastaticks*. Na terceira edição do livro (1740), ele sugeriu que a eletricidade possibilita aos nervos controlarem a função muscular; muito antes de Luigi Galvani provar isso em 1791.

Ver também: Circulação sanguínea 68-73 ▪ O sistema nervoso 190-195

JAMES BARRY
c. 1789–1865

Como as mulheres não tinham acesso ao ensino superior, Margaret Bulkley, nascida na Irlanda, disfarçou-se de homem e usou o pseudônimo James Barry para estudar na Universidade de Edimburgo, Escócia. Em 1813, se uniu ao exército britânico como cirurgião, viajou muito e chegou ao posto de general. Além de tratar soldados e suas famílias, Barry defendia melhores condições sanitárias; lutou para melhorar as condições de escravizados, prisioneiros e leprosos; e realizou uma das primeiras cesarianas documentadas. Em 1857, Barry foi ao Canadá para supervisionar hospitais militares.

Ver também: Medicina de combate 53 ▪ Parteiras 76-77 ▪ Mulheres na medicina 120-121 ▪ Enfermagem e saneamento 128-133

THOMAS WAKLEY
1795–1862

Após vários anos clinicando em Londres, Thomas Wakley voltou-se ao jornalismo. Em 1823, fundou o *The Lancet* com o objetivo de expor o nepotismo, a intimidade e a incompetência da classe médica. Sua publicação também combateu muitas injustiças sociais, incluindo

açoitamento, *workhouses* e adulteração de alimentos. Em 1835, Wakley se elegeu membro do Parlamento e foi o grande responsável pela Lei Médica de 1859, que exigia o registro profissional para médicos.

Ver também: Cirurgia científica 88-89 ▪ Epidemiologia 124-127

JOHN HARRIS
1798–1849

Em 1827, John Harris começou a preparar aspirantes a médicos para a faculdade de medicina em sua casa em Bainbridge, Ohio. Ao incluir a odontologia, uma especialidade muitas vezes ignorada na época, Harris foi pioneiro na educação nessa área e inspirou vários alunos a se tornarem dentistas qualificados. Um deles, seu irmão Chapin, fundou a primeira faculdade estadunidense de cirurgia odontológica em Baltimore em 1840. Outro, James Taylor, fundou a Faculdade de Cirurgia Odontológica de Ohio cinco anos depois.

Ver também: Cirurgia científica 88-89

KARL ROKITANSKY
1804–1878

Rokitansky foi patologista e ajudou a definir a Moderna Escola Médica de Viena, Áustria, como um centro médico de excelência, e a anatomia patológica (o estudo de tecidos e órgãos para diagnosticar doenças) como uma ciência médica. Sua vasta experiência prática, com base em mais de 30 mil autópsias, foi destilada em seu influente *Manual de anatomia patológica*, publicado entre 1842 e 1846. Ao associar os sintomas de doenças com as anormalidades observadas nas autópsias, Rokitansky contribuiu para o avanço do diagnóstico médico.

Ver também: Anatomia 60-63 ▪ Patologia celular 134-135

CAMPBELL DE MORGAN
1811–1876

Com base em mais de trinta anos de observações no Hospital Middlesex de Londres, Campbell de Morgan descreveu em uma série de artigos (1871 a 1874) como o câncer se origina localmente e depois se espalha, primeiro aos gânglios linfáticos e depois a outras partes do corpo. Sua explicação da metástase encerrou um debate de décadas sobre o câncer ter origem generalizada ou local. Ele enfatizou a importância do tratamento imediato, alertando que os pacientes geralmente não apresentam sintomas no início da doença.

Ver também: Tratamentos do câncer 168-175 ▪ Rastreamento oncológico 226-227

HENRY DUNANT
1828–1910

Em 1859, viajando pela Itália, o empresário suíço Henry Dunant viu as consequências sangrentas da Batalha de Solferino. Horrorizado com o tratamento dado aos feridos em combate, ele defendeu a criação de uma organização neutra para ajudá-los. Seu trabalho levou à criação do Comitê Internacional da Cruz Vermelha em 1863 e à primeira Convenção de Genebra no ano seguinte. Esta última decretou que todos os soldados feridos e prisioneiros de guerra deveriam receber o melhor tratamento, independentemente da nacionalidade, e que a segurança dos profissionais de saúde deveria ser garantida no campo de batalha.

Ver também: Medicina de combate 53 ▪ Triagem 90

320 OUTROS NOMES IMPORTANTES

JOHN MARSHALL HARLAN
1833–1911

Em 1905, John Marshall Harlan, juiz da Suprema Corte dos Estados Unidos, decretou, em *Jacobson versus Massachusetts* que o governo tinha o direito de executar um programa de vacinação compulsório. Um surto de varíola em Massachusetts ameaçava a segurança pública, mas o cidadão Henning Jacobson argumentou que a vacinação infringia sua liberdade pessoal. A decisão determinou que a saúde pública pode se sobrepor às liberdades individuais.
Ver também: Vacinação 94-101 ▪ Erradicação global de doenças 286-287

ORONHYATEKHA
1841–1907

De origem mohawk, nascido na reserva das Seis Nações, Canadá, Oronhyatekha ("céu em chamas") foi convidado a estudar na Universidade de Oxford, após impressionar o médico real britânico Henry Acland em 1860. Oronhyatekha voltou ao Canadá em 1863 para concluir seus estudos na Escola de Medicina de Toronto e tornou-se um dos primeiros médicos das Primeiras Nações da América do Norte. Abriu uma clínica de sucesso e, em 1871, foi nomeado conselheiro médico do povo mohawk de Tyendinaga, Ontário. Uma bolsa de estudos em seu nome ajuda até hoje estudantes de medicina das Primeiras Nações.
Ver também: Organização Mundial da Saúde 232-233

DANIEL HALE WILLIAMS
1856–1931

O cirurgião afro-americano Daniel Hale Williams foi um pioneiro da cirurgia cardiovascular. Em 1891, fundou em Chicago o Hospital Provident, o primeiro hospital estadunidense com uma equipe médica inter-racial. Dois anos depois, tornou-se um dos primeiros cirurgiões a operar o coração de um paciente, reparando danos graves causados por uma facada. Em 1913, tornou-se membro fundador do Colégio Americano de Cirurgiões.
Ver também: Transplantes 246--253 ▪ Marca-passos 255

THEODOR BOVERI
1795–1862

Em 1914, Theodor Boveri publicou *Sobre a origem dos tumores malignos*, que se tornou a base para as pesquisas sobre o câncer. Ele explicou que defeitos cromossômicos causam câncer e que um tumor surge de uma única célula. Seu trabalho genético pioneiro sobre os cromossomos também provou que a hereditariedade afeta a suscetibilidade de um indivíduo ao câncer.
Ver também: Patologia celular 134-135 ▪ Hereditariedade e doenças hereditárias 146-147 ▪ Tratamentos do câncer 168-175

HARVEY CUSHING
1869–1939

Harvey Cushing criou muitas das técnicas responsáveis pela redução da taxa de mortalidade durante e após uma neurocirurgia. Foi o mais proeminente professor de neurocirurgia do mundo no início do século xx, lecionando e atuando nas universidades Johns Hopkins, Harvard e Yale. Cushing era especialista no diagnóstico e tratamento de tumores cerebrais e uma das maiores autoridades sobre a glândula pituitária, identificando seu papel na síndrome que leva seu nome.
Ver também: Tratamentos do câncer 168-175 ▪ Hormônios e endocrinologia 184-187

ALFRED ADLER
1870–1937

Primeiro psicólogo a enfatizar a necessidade de entender os indivíduos em seu contexto social, Alfred Adler fundou a "psicologia individual". Acreditando que sentimentos incapacitantes de inferioridade surgem de fatores como baixo status social, negligência na infância ou deficiência física, Adler defendeu a terapia para reforçar a autoestima. Suas ideias influenciaram as psicologias infantil e educacional.
Ver também: Psicanálise 178-183 ▪ Terapia comportamental e cognitiva 242-243

OSWALDO CRUZ
1872–1917

Epidemiologista brasileiro que estudou bacteriologia no Instituto Pasteur de Paris, Oswaldo Cruz tornou-se diretor--geral do Instituto Soroterápico Federal do Rio de Janeiro em 1902, transformando-o em uma instituição de classe mundial. Depois de assumir a diretoria-geral de saúde pública do Brasil em 1903, empreendeu uma série de campanhas de combate à febre amarela, peste bubônica e malária, além de instituir um programa de vacinação contra a varíola.
Ver também: Vacinação 94-101

ANTÓNIO EGAS MONIZ
1874–1955

Em 1927, António Egas Moniz desenvolveu a angiografia cerebral. A técnica envolve injetar um contraste que bloqueia a radiação nas artérias

OUTROS NOMES IMPORTANTES 321

do cérebro e tirar raios-X para revelar anormalidades. Moniz também criou um procedimento cirúrgico (a lobotomia) para isolar o lobo frontal do cérebro e tratar a psicose. Embora tenha lhe rendido um Prêmio Nobel de Fisiologia ou Medicina em 1949, a lobotomia caiu em desuso devido aos graves efeitos colaterais.

Ver também: Cuidados de saúde mental humanizados 92-93 • Ressonância magnética e imagiologia médica 278-281

CARL JUNG
(1789–1875)

Fundador da psicologia analítica, Carl Jung trabalhou em estreita colaboração com Sigmund Freud entre 1907 e 1912, mas discordou do que considerava a ênfase exagerada de Freud na sexualidade para o desenvolvimento da personalidade. Jung lançou os conceitos de personalidades introvertidas e extrovertidas, arquétipos e o poder do inconsciente. Também definiu quatro funções psicológicas que afetam a personalidade: sentimento, pensamento, sensação e intuição.

Ver também: Psicanálise 178-183 • Terapia comportamental e cognitiva 242-243

UGO CERLETTI
1877–1963

Ugo Cerletti desenvolveu a eletroconvulsoterapia (ECT) depois de ver um processo semelhante sendo usado para insensibilizar porcos antes do abate. O tratamento envolve passar uma corrente elétrica pelo cérebro para induzir uma breve convulsão e controlar transtornos mentais que não respondem a outras terapias. Cerletti começou a aplicar a ECT em pacientes

na Universidade Sapienza, em Roma, em 1938. A ECT continua em uso para indivíduos com depressão grave que não apresentam melhora com outras abordagens terapêuticas.

Ver também: Lítio e transtorno bipolar 240 • Clorpromazina e antipsicóticos 241

HAROLD GILLIES
1882–1960

Reconhecido como "o pai da cirurgia plástica", Gillies nasceu na Nova Zelândia, mas se formou como cirurgião no Reino Unido. Depois de ver os horríveis ferimentos faciais sofridos por soldados na França na Primeira Guerra, voltou ao Reino Unido e convenceu as autoridades a abrir o Queen's Hospital, o primeiro hospital do mundo dedicado à reconstrução facial. Gillies desenvolveu técnicas de enxerto de pele ao tratar homens desfigurados por tiros e estilhaços.

Ver também: Cirurgia plástica 26-27 • Enxertos de pele 137 • Transplantes de rosto 315

WILLIAM AUGUSTUS HINTON
1883–1959

Filho de escravizados libertos, Hinton superou o racismo e a pobreza para se tornar um importante patologista e o primeiro professor afro-americano da Universidade Harvard. Em 1927, criou um teste preciso para diagnosticar a sífilis reduzindo drasticamente o número de falsos-positivos dos testes anteriores. Em 1934, o teste de Hinton foi adotado pelo Serviço de Saúde Pública dos Estados Unidos e Hinton tornou-se o primeiro afro-americano a publicar um livro-texto de medicina, *Sífilis e seu tratamento*.

Ver também: Teoria dos germes 138-145 • Antibióticos 216-223

LINUS PAULING
1901–1994

Prolífico pesquisador e escritor, Linus Pauling recebeu dois prêmios Nobel: um em química e o outro por seu ativismo pela paz. Em 1949, apresentou o conceito de doença molecular ao demonstrar que o distúrbio hereditário da anemia falciforme é causado pela presença de proteínas de hemoglobina anormais nos glóbulos vermelhos. A descoberta de que propriedades específicas das proteínas podem ser herdadas marcou o advento da genética molecular e impulsionou o estudo do genoma.

Ver também: Hereditariedade e doenças hereditárias 146-147 • Genética e medicina 288-293

CHARLES RICHARD DREW
1904–1950

Afro-americano pioneiro na preservação de sangue para transfusões, Drew voltou sua atenção da cirurgia para o armazenamento de sangue quando ganhou uma bolsa de pós-graduação para estudar na Universidade Columbia. Drew criou um método para processar e preservar o plasma sanguíneo (sangue sem células) que dura muito mais do que o sangue integral. Em 1940, como diretor do programa "Blood for Britain" na Segunda Guerra, Drew criou um processo de gestão de bancos de sangue, coletando, testando e transportando plasma sanguíneo dos Estados Unidos ao Reino Unido para aliviar a escassez de sangue para transfusão. Drew foi nomeado diretor do Banco de Sangue da Cruz Vermelha Americana em 1941, mas renunciou quando o sangue dos afro-americanos foi segregado do sangue dos brancos.

Ver também: Transfusão de sangue e grupos sanguíneos 108-111

322 OUTROS NOMES IMPORTANTES

HENRIETTA LACKS
1920–1951

Em 1951, aos 31 anos, a afro-
-americana Henrietta Lacks foi
submetida a uma biópsia no Hospital
Johns Hopkins em Baltimore,
Estados Unidos, e diagnosticada com
câncer cervical. Algumas de suas
células foram enviadas ao patologista
George Gey, cuja pesquisa exigia
células tumorais vivas. Gey não
conseguia manter as células vivas
por muito tempo, mas as células de
Lacks se dividiam rapidamente e
puderam ser mantidas vivas por
tempo suficiente para permitir um
exame mais aprofundado. Essas
células "imortais", conhecidas como
células HeLa, foram utilizadas em
inúmeros projetos de pesquisa: desde
o desenvolvimento da vacina contra a
pólio até a investigação da aids.
Lacks morreu meses após seu
diagnóstico, mas sua linhagem
celular continua viva, ajudando no
progresso da ciência médica.
Ver também: Tratamentos do
câncer 168-175 ▪ Rastreamento
oncológico 226-227 ▪ HIV e doenças
autoimunes 294-297

PETER SAFAR
1924–2003

De ascendência judaica, Peter Safar
deixou a Áustria fugindo dos
nazistas durante a guerra, mudou-se
para os Estados Unidos em 1949 e
estudou para ser um cirurgião na
Universidade Yale. Em 1958, atuando
como o diretor do Departamento de
Anestesia do Hospital Johns Hopkins
em Baltimore, Estados Unidos, criou
o procedimento de reanimação
cardiopulmonar (RCP). Para ensinar a
desobstruir as vias aéreas e fazer
respiração boca a boca, ele
convenceu uma empresa norueguesa
de bonecas a projetar e produzir
manequins, cujas versões são usadas
até hoje em treinamentos de RCP.
Ver também: Triagem 90

JAMES BLACK
1924–2010

O farmacologista escocês James
Black queria saber como os
hormônios afetam a pressão arterial,
particularmente em pessoas que
sofrem de angina. Quando os níveis
de oxigênio no sangue estão baixos,
a adrenalina e outros hormônios
instruem o coração a bater mais
rápido e, se a circulação não se
ajustar, a pessoa sente dor. Em 1958,
Black trabalhava como químico na
empresa farmacêutica ICI e
procurava uma maneira de romper o
ciclo. Seis anos depois, a empresa
lançou o betabloqueador propranolol,
usado até hoje para reduzir a
pressão alta. Black também ajudou a
desenvolver medicamentos para
prevenir alguns tipos de câncer de
estômago e tratar úlceras pépticas e
recebeu o Prêmio Nobel de
Fisiologia ou Medicina em 1988.
Ver também: Hormônios e
endocrinologia 184-187

EVA KLEIN
1925–

Inspirada por Marie Curie, a judia
Eva Klein (nascida Eva Fischer)
estudou medicina na Universidade
de Budapeste, onde se escondeu
durante a ocupação nazista. Deixou
a Hungria em 1947 para trabalhar no
Instituto Karolinska em Estocolmo,
Suécia. No início dos anos 1970,
liderou a descoberta de um novo
tipo de glóbulo branco. Chamadas
de células "exterminadoras

naturais", elas constituem uma
parte vital do sistema imunológico,
reagindo rapidamente para matar
células infectadas por vírus e
identificar células cancerígenas.
Klein também desenvolveu
linhagens celulares a partir de
biópsias do linfoma de Burkitt.
Ver também: O sistema
imunológico 154-161 ▪ Tratamentos
do câncer 168-175

GILLIAN HANSON
1934–1996

Depois de se formar em 1957, a
médica britânica Gillian Hanson
passou sua vida profissional no
Whipps Cross Hospital, em Londres.
Uma autoridade em doenças
pulmonares, insuficiência renal e
outros distúrbios metabólicos agudos,
foi nomeada diretora da nova unidade
de terapia intensiva do hospital em
1968. Sob sua direção, a unidade
ganhou fama internacional de
excelência e inovação e consolidou a
área da terapia intensiva como uma
especialidade médica.
Ver também: Diabetes e seu
tratamento 210-213 ▪ Diálise 234-235

DOLORES "DEE" O'HARA
1935–

Depois de trabalhar como
enfermeira cirúrgica em Oregon
(EUA), O'Hara ingressou na Força
Aérea dos Estados Unidos e, em
1959, foi designada para o Projeto
Mercury, o primeiro programa de
voo espacial tripulado da América,
na Flórida. Ela desenvolveu o
campo da "enfermagem espacial"
para a NASA, conduzindo os exames
físicos pré e pós-voo de todos os
astronautas das missões espaciais
Mercury, Gemini e Apollo para

OUTROS NOMES IMPORTANTES 323

determinar sua aptidão e os efeitos do espaço no corpo humano.

Ver também: Enfermagem e saneamento 128-133

GRAEME CLARK
1935–

Filho de um pai surdo, o cirurgião otorrinolaringológico australiano Graeme Clark começou a pesquisar a possibilidade de um dispositivo auditivo eletrônico implantável em meados dos anos 1960. Em 1978, ele instalou o primeiro implante coclear em um paciente em Melbourne. O "ouvido biônico" converte o som em impulsos elétricos que estimulam o nervo auditivo, enviando mensagens ao cérebro. O dispositivo de Clark melhorou a audição de milhares de pessoas com surdez profunda.

Ver também: O sistema nervoso 190-195

ROBERT BARTLETT
1939–

Nos anos 1960, o cirurgião torácico estadunidense "Bob" Bartlett desenvolveu o aparelho de oxigenação por membrana extracorpórea (ECMO). O sistema oferece suporte a pacientes cujo coração e pulmões não podem fornecer oxigênio suficiente para mantê-los vivos. Em 1975, Bartlett usou a ECMO para salvar a vida de um recém-nascido com graves dificuldades respiratórias; depois de três dias, o bebê se recuperou totalmente. A ECMO se estabeleceu como ferramenta de suporte para pacientes com riscos fatais em potencial, como ataques cardíacos ou doenças pulmonares graves.

Ver também: Transplantes 246-253 ▪ Marca-passos 255

HIDEOKI OGAWA
1941–

Em 1993, o imunologista e dermatologista japonês Hideoki Ogawa argumentou que a dermatite atópica (eczema), uma inflamação crônica na pele, resulta de um defeito na permeabilidade da pele e anormalidades no sistema imunológico. Sua teoria do "defeito da barreira cutânea" aprofundou o conhecimento dessa condição ainda incurável que afeta mais de 10% das crianças e até 3% dos adultos.

Ver também: Patologia celular 134-135 ▪ O sistema imunológico 154-161

DENIS MUKWEGE
1955–

Considerado o maior especialista do mundo em reparação de lesões causadas por estupro, o ginecologista congolês Denis Mukwege estudou pediatria, ginecologia e obstetrícia antes de dedicar-se a ajudar mulheres vítimas de violência sexual. Em 1999, fundou o Hospital Panzi na República Democrática do Congo. O hospital tratou mais de 85 mil mulheres com lesões e traumas ginecológicos, 60% delas vítimas de violência sexual infligida com armas de guerra. Em 2012, ele discursou na ONU alertando que o estupro era uma estratégia de destruição em massa. Criou a Fundação Mukwege em 2016 para "defender o fim da violência sexual em tempos de guerra". Ele e sua colega ativista Nadia Murad (uma iraquiana yazidi sobrevivente de estupro) receberam o Prêmio Nobel da Paz em 2018.

Ver também: Organização Mundial da Saúde 232-233

FIONA WOOD
1958–

Fiona Wood, cirurgiã plástica australiana nascida na Grã-Bretanha, inventou e patenteou o "spray-on skin" em 1999. O tratamento envolve remover um pequeno pedaço de pele saudável e dissolver as células com uma enzima para criar uma solução que é borrifada na pele danificada. A técnica acelera a cicatrização da pele regenerada e reduz as cicatrizes em relação aos enxertos em malha e transplantes de pele tradicionais. Embora a técnica ainda não tenha sido totalmente testada em ensaios clínicos, Wood usou seu método com sucesso para tratar vítimas de queimaduras nos atentados de Bali em 2002. Desde então, a técnica foi aprovada para uso em vários países.

Ver também: Enxertos de pele 137 ▪ Medicina regenerativa 314

JOANNA WARDLAW
1958–

A neurologista clínica escocesa Joanna Wardlaw fundou o Brain Research Imaging Center em Edimburgo em 1997. Em 2020, já era um centro de excelência mundial em neuroimagiologia, com um dos maiores grupos de radiologistas acadêmicos da Europa. Wardlaw é uma autoridade mundial em imagiologia cerebral, envelhecimento cerebral e prevenção, diagnóstico e tratamento de derrames. Realizou pesquisas pioneiras sobre mini-AVCs e demência causados por danos aos menores vasos sanguíneos do cérebro.

Ver também: Doença de Alzheimer 196-197 ▪ Eletroencefalografia 224-225 ▪ Ressonância magnética e imagiologia médica 278-281

GLOSSÁRIO

Neste glossário, os termos definidos em outro verbete são identificados com *itálico*.

Agudo Descreve uma condição que começa abruptamente e pode ter curta duração. Ver também *crônico*.

Aids Abreviatura em inglês de síndrome da imunodeficiência adquirida, uma deficiência do *sistema imunológico* que pode ocorrer como resultado do HIV.

Analgesia Uma forma de alívio da dor.

Anatomia 1) A estrutura do corpo. 2) O estudo dessa estrutura por meio da *dissecação*. Ver também *histologia*

Anestésico Droga ou combinação de drogas que entorpece parte do corpo (anestesia local) ou deixa o paciente inconsciente (anestesia geral).

Antibiótico Droga usada para matar ou inibir o crescimento de *bactérias*, geralmente as causadoras de *infecções*.

Anticorpo *Proteína* produzida no corpo por *glóbulos brancos* para marcar partículas estranhas ou *antígenos* e estimular a resposta *imunológica*.

Antígeno Substância estranha que estimula o corpo a produzir *anticorpos* e uma resposta *imunológica*.

Antisséptico Substância antimicrobiana aplicada à pele ou a ferimentos para matar *micróbios* que podem causar *infecção*.

Antitoxina *Anticorpo* que neutraliza uma *toxina*.

Artéria *Vaso* sanguíneo que transporta sangue do coração para o resto do corpo.

Autópsia Exame de um cadáver para estabelecer a causa da morte e/ou a natureza de uma doença.

Bactéria *Microrganismo* unicelular que não possui núcleo ou outras estruturas especializadas delimitadas por membranas e é pequeno demais para ser visto a olho nu.

Bile 1) Líquido verde-escuro/amarelado produzido pelo fígado que ajuda na digestão de gorduras no intestino delgado. 2) "Bile" amarela ou negra, dois dos quatro *humores* na medicina antiga e medieval.

Biópsia Retirada de uma amostra de *tecido* ou fluido para análise.

Boticário Termo utilizado na Idade Média para designar a pessoa que preparava e vendia medicamentos.

Câncer Doença causada pelo crescimento anormal de *células* nos *tecidos* do corpo.

Capilar Um minúsculo *vaso* sanguíneo com parede fina, através da qual nutrientes e resíduos entram e saem dos *tecidos* do corpo.

Célula A menor unidade funcional do corpo humano. Além de formar *tecidos* e *órgãos*, as células absorvem nutrientes, combatem invasores e contêm material genético. O corpo tem entre 35 e 40 trilhões de células, de pelo menos duzentos tipos diferentes.

Célula-tronco Uma *célula* não especializada a partir da qual todas as células especializadas são geradas. Fornecem novas células à medida que o corpo cresce e substituem as células danificadas.

Cirurgia a laser Cirurgia realizada com um feixe de laser, como na remodelação da córnea para melhorar a visão.

Cirurgia minimamente invasiva Cirurgia realizada através de uma pequena incisão usando instrumentos especiais e um *endoscópio*.

Citocina Pequena *proteína* secretada por uma *célula* específica do *sistema imunológico* que afeta outras células.

Congênito Descreve uma anormalidade ou condição física presente desde o nascimento e que pode ser resultado de fatores genéticos.

Coronavírus Uma variedade comum de *vírus* que causa *infecções* do trato superior respiratório em humanos e animais.

Cromossomo Uma estrutura feita de DNA e *proteína* que contém as informações genéticas de uma *célula* (na forma de *genes*); as células humanas geralmente têm 23 pares de cromossomos.

Crônico Descreve uma condição médica que dura vários meses e pode resultar em mudanças no corpo em longo prazo. Ver também *agudo*.

GLOSSÁRIO 325

Cuidados paliativos Alívio da dor e outros sintomas para melhorar a qualidade de vida de pacientes com doenças fatais e geralmente incuráveis.

Diagnóstico Identificação de uma doença a partir de seus sintomas (o que o paciente descreve) e sinais (o que é observado).

Dissecação Corte metódico de um cadáver e análise de suas estruturas.

DNA (ácido desoxirribonucleico) A molécula longa e fina em dupla hélice que compõe os *cromossomos* encontrada em quase todas as *células* do corpo. Contém material hereditário chamado *gene*.

Doença autoimune Doença que ocorre quando o *sistema imunológico* do corpo ataca *tecidos* saudáveis.

Endoscópio Instrumento de visualização inserido no corpo por um orifício ou incisão cirúrgica.

Enzima Molécula (geralmente uma *proteína*) que atua como um catalisador para acelerar reações químicas do corpo.

Epidemia Surto de doença *transmissível* com uma taxa de incidência muito maior que a esperada, mas, ao contrário de uma pandemia, está confinada a uma região.

Epidemiologia Estudo da frequência com a qual doenças ocorrem em diferentes grupos de pessoas e por quê.

Esteroides Classe de compostos químicos que inclui alguns *hormônios*, como testosterona e medicamentos anti-*inflamatórios*.

Farmacologia Estudo dos medicamentos e sua ação no corpo.

Fisiologia Estudo dos processos biológicos em todos os níveis, de *células* a sistemas inteiros, e como eles interagem uns com os outros.

Gene Unidade básica da hereditariedade, passada de pais para filhos como uma seção de DNA que fornece instruções codificadas para uma dada característica.

Genoma humano Conjunto completo de *genes* de um ser humano; cerca de 20 mil genes.

Germe Um *micróbio*, como *vírus* ou *bactéria*, que causa doenças.

Glândula Grupo de *células* ou um *órgão* que produz uma substância com uma função específica no corpo, como um *hormônio* ou *enzima*.

Glóbulos brancos *Células* sanguíneas sem cor que atuam no *sistema imunológico*.

Glóbulos vermelhos O tipo de *célula* sanguínea mais comum, contendo hemoglobina, uma *proteína* transportadora de oxigênio que é entregue aos *tecidos* pelo *sistema circulatório*.

Hereditariedade Características transmitidas pelos pais aos filhos por meio de *genes*.

Histologia Estudo da estrutura microscópica de *células*, *tecidos* e *órgãos*.

HIV Abreviatura em inglês de *vírus* da imunodeficiência humana, causador da *aids*.

Homeostase Processo de manter um ambiente estável no interior do corpo.

Hormônio Substância produzida em um *glândula endócrina* para controlar um processo ou atividade do corpo.

Humores Na medicina antiga, quatro fluidos corporais ou temperamentos (sangue/sanguíneo, *bile* amarela/colérico, bile negra/melancólico e fleuma/fleumático). Acreditava-se que a boa saúde dependia do equilíbrio desses humores.

Implante Algo inserido cirurgicamente no corpo. Pode ser vivo (como medula óssea), mecânico (prótese de quadril), eletrônico (marca-passo cardíaco) ou uma combinação dos três.

Imunidade Capacidade do corpo de resistir a uma *infecção* ou *toxina* ou combatê-la pela ação de *anticorpos* ou *glóbulos brancos*.

Imunização Tornar uma pessoa resistente ao ataque de *micróbios* causadores de uma doença *infecciosa*, geralmente por *inoculação*.

Imunossupressor Droga que reduz o funcionamento do *sistema imunológico*, por exemplo, para evitar a rejeição de *órgãos transplantados*.

Imunoterapia Tratamento de doenças, geralmente o *câncer*, com substâncias que estimulam a resposta *imune* do corpo.

Infecção Doença causada por *micróbios* invasores como *bactérias*, *vírus* ou outras formas de vida.

Inflamação Resposta *imune* do corpo a danos, como ferimentos, *infecção* ou *toxinas*.

Inoculação Na *imunização*, a introdução no corpo de uma forma atenuada de *micróbios* causadores de doenças para estimular a produção de *anticorpos* que protegerão contra a doença.

Insulina *Hormônio* que regula o nível de glicose no sangue. Sua

326 GLOSSÁRIO

falta causa diabetes tipo 1; a incapacidade do corpo de usá-la pode resultar em diabetes tipo 2.

Laparoscopia Uma forma de *cirurgia minimamente invasiva* em *órgãos* no abdômen.

Linfa Fluido em excesso acumulado nos *tecidos* conforme o *sangue circula* pelo corpo; seu conteúdo inclui *glóbulos brancos*.

Linfócito *Glóbulo branco* que protege contra *infecção*, por exemplo, produzindo *anticorpos*.

Medicina clínica Estudo e prática da medicina com base no exame direto do paciente para *diagnosticar*, tratar e prevenir doenças.

Medula espinhal O feixe de *nervos* do cérebro ao corpo pela coluna vertebral. Faz parte do *sistema nervoso central*.

Metabolismo Processos bioquímicos celulares necessários à vida: alguns convertem nutrientes em energia; outros usam a energia para produzir *proteínas* para construir *tecidos* do corpo.

Metástase Propagação de *células cancerígenas* do *tumor* primário, onde se originaram, a outras partes do corpo.

Micróbio/microrganismo Um organismo vivo pequeno demais para ser visto a olho nu, como uma *bactéria*.

Microcirurgia Cirurgia que requer um microscópio especializado para operar estruturas minúsculas do corpo, como *vasos* sanguíneos e *nervos*.

Nervo Feixe de *células* nervosas (neurônios) envolto em uma bainha que transporta impulsos elétricos

entre o cérebro, *medula espinhal* e *tecidos* do corpo.

Obstetrícia Campo da medicina voltado aos cuidados durante a gravidez e o parto.

Oftalmologia Estudo e tratamento de distúrbios e doenças dos olhos.

Oncologia Ramo da medicina especializado no *câncer*.

Órgão Parte do corpo com uma função específica, como coração, cérebro, fígado ou pulmões.

Ortopedia Estudo e tratamento dos ossos, articulações e músculos do sistema musculoesquelético.

Pandemia Surto de uma doença *transmissível* que afeta populações de vários países.

Parasita Organismo que vive no interior ou na superfície de outra criatura viva e causa danos.

Patógeno *Micróbio* ou organismo que causa doenças ou outros danos.

Patologia O estudo de doenças: suas causas, mecanismos e efeitos no corpo.

Pediatria Ramo da medicina voltado a cuidar de crianças.

Penicilina Um *antibiótico*, ou grupo de antibióticos, produzido naturalmente por certos fungos; hoje também produzido de forma sintética.

Plasma Parte líquida do sangue na qual as *células* sanguíneas estão suspensas. Também transporta *proteínas*, *anticorpos* e *hormônios* a diferentes células do corpo.

Pressão arterial Pressão exercida pelo sangue nas paredes dos vasos sanguíneos ao ser bombeado pelo coração para o resto do corpo.

A pressão arterial é medida para avaliar a saúde cardiovascular e *diagnosticar* doenças.

Proteína Uma grande molécula formada por cadeias de aminoácidos. São os elementos constitutivos do corpo, necessários para a estrutura, funcionamento e regulação de *tecidos* e *órgãos*.

Psicoterapia Diálogo entre terapeuta e paciente para tratar problemas de saúde mental usando técnicas psicológicas, não médicas. O termo abrange uma vasta gama de práticas, desde a psicanálise até a TCC, para ajudar pessoas a superarem seus problemas.

Pulso 1) Frequência na qual o coração bate, refletida na expansão e contração rítmica de uma *artéria* e medida conforme o sangue é bombeado por ela. 2) A medição dessa expansão e contração por minuto, para fins de *diagnóstico*.

Quimioterapia Tratamento que utiliza drogas para atingir e matar *células cancerígenas*.

Radioterapia Tratamento de doenças, especialmente o *câncer*, usando *raios X* direcionados ou formas semelhantes de radiação.

Raio-X Uma imagem fotográfica ou digital do interior do corpo, usando raios X, uma forma de radiação eletromagnética que penetra os *tecidos* moles.

Ressonância magnética (MRI) Varredura computadorizada que usa um potente campo magnético e pulsos de rádio para visualizar fatias 2D do corpo e as combina para criar uma imagem 3D.

Ressonância magnética funcional (fMRI) Técnica de *ressonância magnética* que mede

GLOSSÁRIO 327

a atividade cerebral detectando mudanças no fluxo sanguíneo.

RNA (ácido ribonucleico)
Molécula que decodifica instruções do DNA para fazer *proteínas* ou ela mesma carrega instruções genéticas.

Sangria Remoção de sangue de um paciente para tratar doenças, usada hoje para tratar alguns distúrbios que causam excesso de ferro no sangue.

Sistema circulatório
O movimento contínuo de sangue pelo corpo através do coração e dos *vasos* sanguíneos.

Sistema de grupos/tipos sanguíneos
Presença ou ausência de certos *anticorpos* e *antígenos* no sangue, o que pode levá-lo a coagular quando misturado com um tipo diferente de sangue. Dentre mais de trinta sistemas, os dois mais importantes são o ABO e o Rhesus (Rh).

Sistema endócrino
As *glândulas* e *células* que produzem e controlam a produção de mensageiros químicos do corpo: os *hormônios*.

Sistema imunológico
A rede de defesa natural do corpo que o protege de *infecções* e doenças.

Sistema linfático
Extensa rede de *tecidos* e pequeno *órgãos* que drena a *linfa* dos *tecidos* do corpo para o sangue e transporta *glóbulos brancos* contidos na linfa por todo o corpo para combater *infecções*.

Sistema nervoso central (SNC)
A parte do *sistema nervoso* formada pelo cérebro e *medula espinhal* que controla as atividades do corpo.

Sistema nervoso
Sistema formado pelo cérebro, *medula espinhal* e *nervos* que recebe estímulos e transmite instruções para o resto do corpo.

Sistema respiratório
As vias aéreas, pulmões e *vasos* envolvidos na respiração que levam oxigênio ao *sistema circulatório* e expelem dióxido de carbono.

Tecido Grupos de *células* semelhantes que realizam a mesma função, como o tecido muscular.

Telecirurgia Cirurgia realizada por um robô operado remotamente.

Tipagem tecidual Identificação de *antígenos* no *tecido* do doador e do receptor antes de procedimentos como *transplantes* de órgãos, para reduzir as chances de rejeição devido a diferenças antigênicas.

Tomografia computadorizada (TC)
Técnica de captura de imagem que usa *raios X* para registrar imagens em fatias transversais finas em 2D e as combina para criar imagens 3D. Também conhecida como tomografia axial computadorizada (TAC).

Tomografia por emissão de pósitrons (PET)
Técnica de aquisição de imagens que rastreia marcadores radioativos injetados no corpo para detectar alterações *metabólicas* que indicam o início de uma doença em *órgãos* ou *tecidos*.

Toxina Substância venenosa produzida principalmente por algumas *bactérias*, plantas e animais.

Transfusão Transferência de sangue de um doador para um receptor.

Transmissível Descreve uma doença *infecciosa* transmitida por contato direto ou indireto.

Transplante Retirada e *implante* de *tecido* ou *órgãos* de uma parte do corpo a outra, ou de um doador a um receptor.

Tumor Crescimento anormal de *células* que podem ser malignas (cancerígenas), se espalhando pelo corpo, ou benignas (não cancerígenas), sem tendência a se espalhar.

Ultrassom Imagem de um feto, *órgão* ou *tecido*; a imagem é produzida passando sons de alta frequência pelo corpo e analisando os ecos.

Vacina Preparação contendo uma forma enfraquecida ou morta de um *vírus*, *bactéria* ou *toxina* causadora de uma doença para estimular a resposta *imunológica* do corpo sem causar a doença.

Vacinação Administração de uma *vacina* para fornecer *imunidade* contra uma doença.

Vaso Duto ou tubo que transporta sangue ou outro fluido pelo corpo.

Veia *Vaso* sanguíneo que leva o sangue do corpo de volta ao coração.

Vetor Organismo que transmite doenças, como um *vírus*, *bactéria* ou algumas espécies de mosquitos transmissores da malária.

Vírus Um dos menores tipos de *micróbios* danosos, consistindo em material genético no interior de um envoltório proteico; só pode se multiplicar invadindo *células* vivas.

ÍNDICE

Números de página em **negrito** referem-se às entradas principais

A

Abel, John 234
aborto 214, 215
Abraham, Edward 219, 222
acidente vascular cerebral (AVC) 86, 187, 195, 196, 225
ácido carbólico 107, 118, 150, 151
ácido fólico 173
acupuntura 17, 32, **34-35**
Adams, Stewart 86
Addison, Thomas 236
adjuvantes 209, 271
Adler, Alfred **320**
adrenalina 160, 184
Adrian, Edgar 193, 195
afasia 194
água contaminada 125, 126-127, 131, 142, 145, 309
Aguilon, François d' 91
aids 274, 275, **294-297**
Al-Aslamia, Rufaida 130
albergues 132-133
Alcméon de Crotona 28, 29
alelos 146
alergias 160, 237, 295
alimentação
  contaminada 126, 141, 142-143, 145, 148, 150
  dieta e vitaminas **200-203**
alívio da dor ver anestesia; cuidados paliativos
Allison, James P. 156, 175
al-Mawsili, Ammar **318**
Almeida, June 312
alquimia 48-49, 56, 57
al-Razi (Rasis) 12, 17, 40, 43, 46-7, 49, 51, 80, 156
al-Tabari 49
al-Tamimi 49
alucinógenos 19
Alwall, Nils 235
al-Zahrawi 49, 52, 170, 171, 193, 262, 263
Alzheimer, Alois 166, 196, **197**
ambulâncias 53, 90
amianto 266
amputações 53, 149, 265
anafilaxia 160
analgésicos 59, **86-87**, 271
anamnese 81
anatomia 12, **60-63**, 67, **136**
ancilostomíase 286, 287
Anderson, William French 300
Andrewes, Christopher 177, 309, 311
Andry, Nicolas 262
anemia falciforme 290, 292
anestesia 15, **112-117**
  chinesa tradicional 32, 35
  e cirurgia 88, 106, 107, 148-149, 171
anestesia raquidiana 116
anestesia regional 116, 117

anestésicos gerais 116, 117
anestésicos locais 116
aneurismas 88, 89
animais
  e transmissão de doenças 309, 310
  testes em 88, 89, 312-313
  uso de antibióticos em 222, 223
animálculos 134, 140, 141
ansiedade 181, 242, 269, 270, 271
antibióticos 12, 13, 59, 140, 145, 148, 166-167, 174, 198, **216-223**
  resistência 167, 174, 205, 222-223
  uso indevido 223
anticoagulantes 108, 234
anticorpos 13, 101, 156, 158, 159, 160, 170, 175, 198, 257, 275, 282-283, 310
anticorpos monoclonais 160, 175, 275, **282-283**
antidepressivos 271
antígeno leucocitário humano (HLA) 159, 251
antígenos 157-158, 159, 160, 161, 175, 209, 251, 256, 257, 282
  deriva antigênica 310, 311
anti-histamínicos 160, 241
anti-inflamatórios não esteroides (AINE) 239
antimicrobianos 218, 221
antipsicóticos **241**
antissépticos 143, **148-151**
antitoxinas 157, 166, 198-199, 207, 209, 282
antivirais 145, 254
antraz 100, 107, 143, 206, 207
Aquino, Tomás de 50
Archagathus de Esparta 40
artérias 70, 71, 72, 73
artrite reumatoide 204, 230, 236-239, 283, 295
artroplastia 13, 262-265
artroplastia do joelho 262, 264
artrose 262, 263, 265
Asclepíades de Bitínia 28, 41
Aserinsky, Eugene 224
asma 237, 239
aspirina 59, 67, **86-87**
assepsia 151
assistência aos pobres 82, 83
Atarvaveda 22-23
atenção plena 243
átomos de hidrogênio 279-280
Auenbrugger, Leopold 80, 81
autópsias 119
autópsias 80-81, 89
aventais estéreis 151
Avery, Oswald 290
axônios 192, 194

B

Baba, Kazunori 244, 262
Babeș, Aurel 226-227

Babilônia 28-29
baço 256, 257
bactérias
  antibióticos 174, 205, **218-223**
  teoria dos germes 13, 100, 118, 127, **140-145**, 156
  imunoterapia 170, 171
bacteriófagos **204-205**
bancos de sangue 53, **111**
Banko, Anton 301
Banks, Joseph 99
Banting, Frederick 184, 187, 210, **211**, 212-213
barbeiros-cirurgiões 52, 61, 67, 90, 120
Barlett, Robert **323**
Barnard, Christiaan 230, 248, **251**, 252
Baronio, Giuseppe 137, 315
Barré-Sinoussi, Françoise 274, 294, 295, 296, **297**
Barret, Howard 270
Barry, James **319**
Bartholin, Thomas 256, 257
Bassi, Agostino 141
Bateson, William 146, 147
Bath, Patricia 301
Battie, William 180
Bawendi, Moungi 304
Bayliss, William 185, 186, 187, 267
Bayt al-Hikma (Bagdá) 46
Bazalgette, Joseph 124
Beck, Aaron 242, 243
Beers, Clifford 93
Behring, Emil von 157, 166, 198, 207, 282
Beijerinck, Martinus 166, 177, 204
Bellew, Henry 131
Bennett, A. E. 114
Berger, Hans 195, 224
beribéri 201, 202, 203
Bernard, Claude 56, 59, 107, 152, **153**, 184
Berthold, Arnold 185-186
Bertillon, Jacques 75
Besredka, Alexandre 295
Best, Charles 212, 213
Bethune, Norman 53
Bian Qiao 32, **34**, 35
bioeletricidade 188, 194
bioimpressão 314
Black, James **322**
Blackwell, Elizabeth 107, 120, **121**
Blackwell, Emily 121
Blair, Vilray 137
Blondeel, Philip 315
bloqueio do plexo braquial 116
Blum, Ferdinand 123
Blumberg, Baruch 293
Blundell, James 106, 109-110
Boen, Fred 234
Boerhaave, Herman 66, 80, **81**
Boesch, P. F. 298
Boissier de Sauvages, François 75
Boland, Thomas 314
Boletins de Mortalidade 74

Booth, Edgar 255
Bordet, Jules 158
Bottazzo, Gian Franco **294**
Bouchardat, Apollinaire 211
Boveri, Theodor **320**
Boylston, Zabdiel 98
Bozzini, Philipp 298
Breckinridge, Mary 76
Breuer, Josef 180
Broca, Paul 194
bronquite 267
Broussais, François 52
Brown, Augusta 186
Brown, James 137
Brown, Tom 244
Brown-Séquard, Charles-Édouard 186
Bruno da Longobucco 52
Buchner, Hans 158
Buchner, Johann 87
Burgundio de Pisa 40
Burnet, Frank Macfarlane 156, **159**, 160, 282, 311
Burney, Fanny 114
Butenandt, Adolf 167, 187

C

Cade, John 230, 240, 241
cafeína 58
Calmette, Albert 96, 166, 167, 207, **208**, 209
Calne, Roy 250-251
camisinhas 214, 258
Cammann, George P. 103
Campbell, Charles **301**
câncer
  cuidados paliativos 268
  histologia 123
  interferon 254
  metástase 89, 172, **173-174**
  ocupacional **78**
  patologia celular 134, 135
  tratamentos 168-175, 198, 282, 283
  triagem/diagnóstico 135, 167, **226-227**, 292-293
  varredura 278, 279, 281
  ver também por tipo
câncer cervical 135, 167, 170, 174, 226-227
câncer colorretal 227
câncer de esôfago 293
câncer de estômago 293
câncer de intestino 174, 227, 296
câncer de mama 49, 114, 170, 171, 173, 174, 187, 226, 227, 293
câncer de ovário 293
câncer de pâncreas 174, 293
câncer de pele 172, 174, 293
câncer de próstata 174, 175, 227, 293
câncer nas vias biliares 293
cânceres do sangue 134, 170, 173, 174, 175, 292, 300, 303
cannabis 35, 114
Cannon, Walter B. 152, 153

ÍNDICE **329**

cânone da medicina, O (*Al-Qanun fi -al-Tibb*) (Avicena) 12, 36, 46, 48, 50, 60, 118, 180
Cantell, Kari 254
capilares 66, 70, 73
captura de imagens 3D 13, 123, 172, 176, 227, 244, 262, 265, **278-281**, 298
cardiologia 166, 188-189, 244, 248, 251, 252-253, 255
Carlos Magno 50
Carpue, Joseph 27
Carr, Hermann 279
Carrel, Alexis 248-9
Carter, Henry Vandyke 136
cartilagem 262, 265
Cassen, Benedict 281
castração 185
Catão, o Velho 40-41
catarata 48, 203, 301
Caton, Richard 224
cauterização 53, 170
Caventou, Joseph-Beinamé 58
caxumba 101
cegueira noturna 200
Celli, Angelo 163
Celsus, Aulus 26, 27, 43, 171
células
    cancerígenas e 267
    histologia **122-123**
    interferon 254
    linfócitos **256-257**
    patologia celular 106, **134-135**
    pesquisa com células-tronco **302-303**
    rastreamento oncológico 226-227
    sistema imunológico 156-161
células "exterminadoras naturais" 158, 160, 175
células B/linfócitos 158, 159-160, 161, 175, 256, 257, 282-283
células de memória 160, 161
células dendríticas 156, 161, 254
células pluripotentes 302, 303, 314
células T/células T auxiliares 158, 100, 161, 170, 175, 254, 256, 257, 296
células-tronco 134, 253, 265
    pesquisas 275, 302-303
células-tronco embrionárias (CTE) 134, 135, 275, 302, 303, 314
células-tronco hematopoiéticas (CTH) 303
cérebro
    demência **196-197**
    eletroencefalografia **224-225**
    psicanálise **180-183**
    sistema nervoso **192-195**
Cerletti, Ugo **321**
cetamina 114
Chadwick, Edwin 78, 125
Chain, Ernst 218, 219, 222
Chambon, Ernest 100
Chan, Priscilla 140
Chang, Min Chueh 284
Charaka 23
Charcot, Jean-Martin 180, 192, 194
Chargaff, Erwin 290
Charleton, Walter 137
Charnley, John 231, 262, 263, 264, **265**
Chase, Martha 204, 205
Chauliac, Guy de 17, 50, 51, 263
Chiarugi, Vincenzo 93

Chirurgia Magna (Chauliac) 17, 50, 51, 263
Chuonnasuan 18
ciclosporina 231, 250, 251, 252, 253
ciência forense 292
circulação pulmonar 17, 61, 70, 71
circulação sanguínea 13, 66, **68-73**, 152
cirrose 293
cirurgia
    anestesia **114-117**
    antigo Egito 21
    antissépticos 143, **148-151**
    ayurvédica 26-27
    câncer 174, 231, 266-267
    científica 67, **88-89**
    higiene 118-119
    laser **301**
    medieval 51
    minimamente invasiva **298**
    ortopédica **260-265**
    robótica e telecirurgia 88, **305**
    transplantes 300, 303
cirurgia a laser 275, **301**
cirurgia artroscópica 298
cirurgia de bypass aortofemoral 298
cirurgia estética 27
cirurgia minimamente invasiva 265, 274, 284, **298**, 305
cirurgia ocular a laser 275, **301**
cirurgia ortopédica 231, **260-265**
cirurgia plástica **26-27**, 137, 315
cirurgia robótica 13, 88, 274, 298, **305**
cirurgia toracoscópica 298
citocinas 161, 254, 267
citoscópios 298
clamídia 222
Clark, Graeme **323**
Classificação Internacional de Doenças (OMS) 32, 35, 75
Cline, Henry 110
clonagem 253, 275, 299, 302
clorofórmio 115, 116, 127
cloroquina 162
clorpromazina 230, **241**
cocaína 18, 117
Cochrane, Archibald 276, **277**
código de Hamurabi 28
Colégio Real de Enfermagem (Reino Unido) 130
cólera 100, 106, 107, 124, 125, 126-7, 142, 144-145, 204, 207, 209, 223, 309
Coleridge, Samuel Taylor 114
Coley, William 170, **171**, 174
Collegium Internationale Neuro-Psychopharmacologicum (CINP) 241
Collier, Leslie 287
Collip, James 212, 213
Colombo, Realdo 71
coloração 122, 123, 134, 195, 198, 219
Colvin, Stephen 305
complexo de Édipo 181
complexo principal de histocompatibilidade (MHC) 161
comportamentos condicionados 152, 230, 242-243
condições hereditárias **146-147**, 290, 291, 292-293
condições relacionadas ao sexo 147
conjuntivite 239
Conselho Central de Medicina Indiana 22

Conselho de Pesquisas Médicas (Reino Unido) 276, 277
contágio, rastreamento de 126-7
contracepção 120, **214-215**, 231, **258**
contracepção hormonal **258**
controle de natalidade 120, 167, **214-215**, 231, **258**
Cooley, Denton 252
Cooper, Astley 88, 137
Copeman, Sydney 286
coqueluche 101, 209, 232, 287
coração
    circulação sanguínea **70-73**
    cirurgia de bypass cardíaco 189, 305
    doenças cardíacas 145, 189, 266, 303
    elétrico **253**
    eletrocardiografia **188-189**
    marca-passos 230, **255**
    transplantes 189, 231, 248, 252-253
coração artificial total (CAT) 253
corações elétricos **253**
corantes 59, 198
Cormack, Allan MacLeod 280
Corner, George W. 258
coronavírus 310, **312**
Correns, Carl 146
córtex cerebral 197
corticosteroides 236, 238, 239
cortisona 231, **236-239**
covid-19 101, 161, 177, 209, 233, 236, 275, 283, 308, **312-313**
Crick, Francis 230, 290-291, 299, 310
cristãos nestorianos 46
critérios de Bradford Hill 267
cromossomos 146, 147, 231, **245**, 267, 275, 290, 293
Cruz, Oswaldo **320**
cuidados paliativos **268-271**
Cullen, William 75, 102
Culpeper, Nicholas 76, 77, **318**
Cummings, Alexander 123
cura espiritual 16, 18-19
cura mágica 16, **18-19**
cura sobrenatural 16, 18, 19
curare 114, 117, 153
Cushing, Harvey **320**

D

da Carpi, Giacomo Berengario 61
da Gama, Vasco 85
da Vinci, Leonardo 60, 61
dados do censo populacional 132
Dakin, Henry 53
Dale, Henry 192, 195
Dalton, John 67, 91
daltonismo 67, **91**
Damadian, Raymond 279, 280
Dameshek, William 250
Darwin, Charles 146
Davies, Brian 305
Davies, Sally 293
Davy, Humphry 114
DDT 287
De Humani Corporis Fabrica (Vesalius) 17, 43, 50, 62-63, 88, 136, 152, 193-194
De Materia Medica (Dioscórides) 36, 37, 56, 57
de Morgan, Campbell 170, 172, **319**

De Motu Cordis et Sanguinis (Harvey) 66, 72-73, 108, 152
defeitos congênitos 76, 245, 259, 292
degeneração macular 203
Deiters, Otto 192
Delay, Jean 230, 241
demência 195, **196-197**, 225, 281, 293
demência de início precoce 196-197
demência vascular 196
demência, na idade avançada **196-197**
Demikhov, Vladimir 252
Demócrito 41
dendritos 192, 194
dengue 312
Deniker, Pierre 230, 241
Denis, Jean-Baptiste 108, 109
Depage, Antoine 90
depressão 181, 240, 242, 269, 271
dermatologia 239
Derosne, Louis 56, 58
Descartes, René 192
desenvolvimento sexual 185-186
desequilíbrio *ver* equilíbrio
desinfetantes 53
dessensibilização 242
deuses, doenças como punição dos 28
Devauchelle, Bernard 315
Dhanvantari 22, 23
dhatus 24
diabetes 59, 167, 187, 210-213, 295
diagnóstico
    eletrocardiografia **188-189**
    eletroencefalografia 195, **224-225**
    história clínica **80-81**
    medicina ayurvédica 24-25
    medicina chinesa tradicional 33-34
    medicina islâmica 47-48, 49
    medicina romana 42-43
    patologia celular **134-135**
    ressonância magnética e imagiologia médica 278-281
    triagem genética 292
    ultrassom **244**
diagnóstico genético pré-implantacional (PGD) 292-293
diálise **234-235**, 250
diálise renal 230, **234-235**
diarreia 124, 126, 145, 202, 218, 222
dieta 25, 29, 32, **200-203**
difteria 96, 101, 157, 166, 207, 209, 232, 287
digestão 153, 186
digitalina 56, 58
dinastia abássida 17, 46
Dioscórides, Pedânio 28, 29, 36, 37, 56, 57, 114
disenteria 131, 144, 145, 204
dissecação 42, 60, 61, 62, 71, 136
distrofia muscular 295
distúrbios do sono 225
Djerassi, Carl 258
DNA 135, 177, 204, 205, 213, 222, 230, 231, 238, 275, 294, 297, 310
    genética 290-292
    Projeto Genoma Humano **299**
    sequenciamento 275, **291**
    terapia genética **300**
    tratamentos do câncer 172, 173
    vacinas 209
doadores, transplantes 248-253, 292, 303
doença celíaca 295, 296
doença de Addison 236

330 ÍNDICE

doença de Alzheimer 166, 195, **196-197**, 293
doença de Creutzfeldt-Jakob 196
doença de Graves 295
doença de Huntington 147, 192, 290, 291
doença de Lyme 222
doença de Parkinson 192, 194, 281
doença terminal 259, **268-271**
doenças
  análise estatística 132
  autoimunes 236, 283, **294-297**
  critérios de Bradford Hill 267
  e higiene **118-119**
  e nutrição **200-203**
  epidemiologia **124-127**
  erradicação global de **286-287**
  genéticas 135, 192
  hereditárias **146-147**, 290, 291
  nosologia **74-75**
  ocupacionais **78-79**
  patologia celular **134-135**
  relacionadas à pobreza 145
  sistema imunológico 156-161
  teoria dos germes **140-145**
  transmitidas por insetos **162-163**
  transmitidas por vetores **287**
  zoonóticas 296, **312-313**
  ver também doenças por nome;
    doenças infecciosas; vírus
doenças autoimunes 236, 283, **294-297**
doenças genéticas 135, 192
doenças infecciosas 74, 106, 166, 232,
    233, 274-275
  antibióticos **218-223**
  bacteriófagos e terapia fágica
    204-205
  interferon 254
  pandemias **308-313**
  teoria dos germes **140-145**
  vacinação **96-101**, **206-209**,
    286-287
doenças inflamatórias 236-239
doenças relacionadas à pobreza 145
doenças sexualmente transmissíveis
    218, 219, 220-221, 222, 223
  ver também sífilis
doenças transmitidas por insetos
    162-163
doenças transmitidas por vetores **287**
doenças venéreas 20, 89, 233
Doisy, Edward 187
Doll, Richard 231, 266
Dolly, a ovelha 275, 299, 302
Donald, Ian 230, 244
Doniach, Deborah 294
dor total **269**, 270, 271
doshas 16, 23-24
Down, John Langdon 245
dracunculíase 287
Drew, Charles Richard **321-322**
Drexler, K. Eric 304
Dubernard, Jean-Michel 248
Duchesne, Ernst 220
Duggar, Benjamin 218, 221
Dunant, Henry **319-320**
Dussik, Karl e Friedrich 244

E

ebola 308, 312
ecocardiogramas 244
Edelman, Gerald 160
edição genética 275, 300
Edito Médico da Prússia (1725) 82, 83
Edler, Inge 244
Edwards, Robert 284, **285**
Egito antigo 16, **20-21**, 26, 36, 52, 53,
    85, 86, 103, 200, 262, 263, 315
ego 182
Ehrlich, Paul 13, 140, 156-157, 166, 198,
    199, 218, 220-221, 282
Eichengrtiin, Arthur 87
Eijkman, Christiaan 200, 201, 202
Einthoven, Willem 166, 188, **189**, 255
Ekimov, Alexei 304
elementos, cinco 23, 32, 33
eletrocardiografia 166, 167, **188-189**,
    255
eletrocardiograma (ecg) **188-189**, 255
eletroencefalografia 167, 195, **224-225**
eletroencefalograma (eeg) 195,
    224-225
Eliava, Georgi 205
Ellis, Albert 242
Elmqvist, Rune 188, 255
Elvehjem, Conrad 203
embolia 134
embriões 284-285, 292-293
empiristas 41, 42
encefalite 101, 225
Enders, John F. 206
endocrinologia 167, **184-187**
endoscópios 298, 305
enfermagem 106, 107, 125, **128-133**
enfisema 267
engenharia genética 213, 254, 293, 300
ensaios clínicos 259, 276-277
ensaios controlados randomizados (ecr)
    276-277
ensaios duplo-cegos 276
enterite 145
entrega direcionada de medicamentos
    198-199
envelhecimento da população 271
enxertos autólogos 137
enxertos de pele de espessura parcial
    137
enxertos ósseos 248
enxertos/transplantes de pele 27, **137**,
    249, 315
epidemias 74, 126-127, 132, 161,
    308-313
epidemiologia 78, 106, **124-127,** 132
epidurais 116
epilepsia 195, 225, 281
equilíbrio 12, 16, 17, 23-25, 29, 30-35, 40,
    43, 57
Eros 182
Erxleben, Dorothea 120
esclerose múltipla (EM) 194, 254, 295
Escola de Medicina de Salerno 12, 17,
    50-51, 61
escola metodista 41, 42
escolas de medicina 12, **50-51**, 61-63,
    120, 136
escoliose 176, 262, 264
escorbuto 67, **84-85**, 167, 200, 203, 277
esfigmomanômetros 73
esgotos 124, 125, 131
espíritos malignos 18, 23
esquistossomose 309
esquizofrenia 92, 230, 241
estabilizadores de humor 240
Estação Espacial Internacional 283

estados de transe 19
estatísticas de mortalidade 124, 125,
    131-132
esteroides **236-239**, 251
estetoscópios 67, 81, **103**
estradiol 187
estratégia da vacinação em anel 287
estricnina 58
estrogênio 167, 187, 258
éter 53, 88, 106, 107, 114-115, 116
etomidato 114
eugenia 215
Eustachi, Bartolomeo 63, 236
Evang, Karl 232
Evans, Herbert McLean 184
Evans, Martin 314
exame de sangue oculto nas fezes 227
exame papanicolau 167, 226-227
exames de diagnóstico 66, 80-81
exames de urina 80, 210, 211
excessos, seis 32, 33-34
exercícios tradicionais chineses 32, 33
exorcismo 29

F

Fabricius, Hieronymus 73, **318**
facoemulsificação 301
fagócitos 156, 157, 158, 159, 160, 161,
    254, 282
Fallopio, Gabriele 63
Fantus, Bernard 111
Faraday, Michael 114
Farber, Sidney 170, 173
farmacologia 13, 17, **54-59**
farmacopeias 56, 57
Farr, William 131
fatores ambientais 78-79, 124-125, 242,
    266
febre 86-87
febre amarela 101, 166, 206, 286, 287
febre de Lassa 312
febre tifoide 208, 209, 219, 220, 309
fenda palatina 27
ferimentos
  de combate 53, 88-89, 90
  infecciosados 118, 143, 145, 148-151,
    220, 223
  cirurgia plástica 27, 49
  tratamento inicial 20, 21, 26, 40, 46,
    51, 88
ferimentos à bala 53, 88-89, 264
Fernel, Jean 74, 152
fertilização in vitro (fiv) 274, 275,
    284-285, 292-293
Feynman, Richard 304
fibrilação atrial 188
fibromialgia 295
fibrose cística 290, 292
fígado
  câncer 174, 293
  função 153, 185
  transplantes 251-252, 253
Filhas da Caridade 107
Filino de Cos 41
fisiologia 12, 107, **152-153**
fitoterapia 18, **36-37**, 50, 56
fixadores 123
Fleischman, Elizabeth 176
Fleming, Alexander 13, 140, 166-167,
    218, 219

Flemming, Walther 146, 245, 290
Flint, Austin 276
Florey, Howard 218, 219-220, 222
Food and Drug Administration dos eua
    (fda) 231, **259**
formação médica 82
Fracastoro, Girolamo 156
Fraenkel-Conrat, Heinz 310
Francis, Thomas 310
Franklin, Rosalind 290
fraturas 176, 262-265
Frawley, David 22
Frederico II, sacro imperador romano 61
Frei, Emil (Tom) 174
Freireich, Emil 174
Freitas, Robert 304
frequência cardíaca 17, 188
frequência de onda 225
Freud, Anna 180
Freud, Sigmund 166, 180-182, **183**, 242
Friedmann, Theodore 300
função motora 192, 193, 194
fundos de caridade 83
fungos 145
Funk, Casimir 167, 200-201, 202, **203**

G

Gabillard, Robert 278, 279
Gaerhart, John 134
Galeno, Cláudio 12, 17, 29, 40, 41-43, **42**,
    46, 47, 48, 53, 57, 60, 61, 62, 66,
    70-71, 73, 74, 140, 162, 193, 257
Galilei, Galileu 78
Galvani, Luigi 188, 192, 194
Ganter, Georg 234
Garnier, Jeanne 268
Garrett-Anderson, Elizabeth 107, 121
Garrod, Alfred 237
gás radônio 266
gastroenterologia 239
Gates, Bill e Melinda 162
Gautier, Marthe 231, 245
Gee, Samuel 295-296
gêmeos idênticos 249, 251
genética 13, 107, **146-147**, 245, 287,
    292-293, **299**
Gerhardt, Charles 87
Gerlach, Joseph von 123
gesso (em fratura óssea) 264, 265
Ghebreyesus, Tedros Adhanom 312
Gibbon, John 70
Gillies, Harold 26, 315, **321**
Gilman, Alfred 167, 172
ginecologia 43, 49, 51, 226, 258, 284-285,
    298
glândulas 184-187
glândulas adrenais 184, 236, 237, 238
Glenner, George 196
Glenny, Alexander 209
glicogênio 153
globalização 310, 313
glóbulos brancos 107, 157, 158, 159, 175,
    282, 296, 300
Gluck, Thermistocles 264
Goldberger, Joseph 203
Goldman, Leon 301
Golgi, Camillo 122, 194-195
gonorreia 218, 219, 223
Goodman, Louis 167, 172
Goodyear, Charles 214

ÍNDICE

gota 47, 75, 237, 240
Gowans, James 160, 231, 256, **257**
Graham, Evarts 267
Graham, Thomas 234
Gram, Hans Christian 218-219
Graunt, John 124
gravidez 66, 214-215, 230, 237-238, 244, 283, 284-285, 292-293
Gray, Henry 60, 63, 136
Grécia, antiga 12, 16, 17, **28-29**, 36, 40-41, 46, 48, 50, 52, 82, 193
ver também Dioscórides; Hipócrates
Griffith, Harold 117
gripe asiática 311
gripe aviária 310, 311, 313
gripe espanhola 167, 308, **309-310**, 311
Grubbe, Emil 172
grupos sanguíneos 108, **110-111**, 135
Guérin, Camille 96, 166, 167, 207, 208, 209
Guerra Civil Americana 90, 133
Guerra Civil Espanhola 53
Guerra da Crimeia 53, 106, 107, 130-131, 132, 133
Guerra dos Sete Anos 67, 88
Guerras Napoleônicas 53
Gunston, Frank 231, 262, 264
Gurdon, John 302, 314
Guy, Thomas 83
Guy's Hospital (Londres) 66, 83
Guyatt, Gordon 276

H

HAART (terapia antirretroviral altamente ativa) 294, 297
Haas, Georg 234
Haffkine, Waldemar 207, 208
Hahnemann, Samuel 102
Hales, Stephen 70, **318-319**
Halpert, Matthew 156, 254
Halsted, William 171
Hamburger, Jean 230, 250
Hamilton, Alice 78, 79
Hammond, William 340
Handyside, Alan 292
Hannover, Adolph 123
Hanson, Gillian **322**
Harington, Charles 187
Harlan, John Marshall **320**
harmonia 23, 25, 33
Harrington, Paul 264
Harris, Henry 220
Harris, John **319**
Hartmann, Heinz 180
Harun al-Rashid, califa 82
Harvey, William 13, 66, 70, 71-72, **73**, 103, 152
Hata, Sahachiro 221
Hawkes, Nigel 174
Haworth, Norman 203
Heatley, Norman 218, 219-220
Hegel, Georg Wilhelm Friedrich 180
Heister, Lorenz 52
Helmholtz, Hermann von 91
Helmont, Jan Baptista van 276
hematologia **108-111**
hemofilia 147
hemoglobina 153
Hench, Philip 230, 236, 237-238, 239
hepatite 206, 209, 239, 254, 293, 309
hereditariedade **146-147**, 267

Hèrelle, Félix d' 204, **205**
Heródoto 20, 21
Herófilo de Alexandria 28, 61, 193
Herschel, William 176
Hershey, Alfred 204, 205
Hertz, Hellmuth 244
Hertz, Roy 173-174
Hesy-Re 20, 21
Hewson, William 256, 257
hibridomas 282, 283
hidrocefalia 193
hidrofobia (raiva) 100-101, 206, 208
higiene 106, 107, **118-119**, 124, 130-133, 141-142, 145
higiene das mãos 83, 118, 119, 124, 142, 313
higiene mental 93
Hildegarda de Bingen **318**
Hill, Austin Bradford 231, 266-267
Hilleman, Maurice 206
Hinton, William Augustus **321**
hipersensibilidade **160**
hipertensão 73, 86
Hipocampo
Hipócrates 12, 16, 17, 28, 29, 40, 42, 43, 46, 48, 52, 70, 74, 78, 79, 80, 84, 85, 86, 102, 103, 118, 124, 146, 171, 193, 257, 263
hipotálamo 153, 184
histologia **122-123**
histopatologia 123, 134
história clínica 66, **80-81**
HIV 101, 274, **294-297**, 308, 312
Hodgkin, Alan 195
Hodgkin, Dorothy **220**
Hoffman, Felix 87
Hoffmann, Erich 198
Holland, James 174
Holmes, Francis 197
Holmes, Oliver Wendell 106, 118, 119
homeopatia **102**
homeostase 152, 153
Honigberger, Johann Martin 102
Honjo, Tasuku 156, 175
Hood, George 137
Hooke, Robert 122, 134
Hopkins, Barbara 209
Hopkins, Frederick Gowland 200, 201-202
Hopps, John 230, 255
hormônio do crescimento humano 184
hormônios 167, **184-187**
hormônios sexuais 167, 187
hospitais 21, 25, **82-83**
como centros de educação e inovação **83**
enfermagem e saneamento **128-133**
origens 40, 46, 49, 50, 67
hospitais móveis/de campanha 46, 53, 90
Hounsfield, Godfrey 280-281
Hua Tuo 32, 35, 114
Huanagdi Neijing 16, 32, 33, 70
Huangfu Mi 35
Hultin, Johan 311
humores, quatro 16, 17, 24, 25, 28, 29, 40, 42, 43, 48, 52, 57, 73, 74, 157
Hunter, John 67, 88, **89**
Hunter, William 63
Huntington, George 291
Hustin, Adolph 108, 111
Huxley, Andrew 195
Hyman, Albert 188

I

iatroquímica 58
Ibn al-Haytham 91
Ibn al-Khatib 46, 140
Ibn al-Nafis 17, 61, 70, 71
Ibn Ishaq 46
Ibn Khātima 140
Ibn Sina (Avicena) 12, 17, 36, 46, 48, **49**, 50, 51, 60, 118, 148, 180, 210
Ibn Zuhr (Avenzoar) 88
ibuprofeno 86
icterícia 237-238
id 182
Igreja Católica 50, 61, 71, 214, 258, 303
Ilizarov, Gavril 264
Iluminismo 49, 83, 92
imagem ecoplanar 278, 280
Imhotep 16, 20, **21**
Império Persa 46
Império Sassânida 46
impressão 3D 103, 314, 315
impressão digital genética 292
imunidade adaptativa 156, 158, 159, 160-161, 256, 257
imunidade humoral 160-161
imunidade inata 156, 158, 160, 161
imunidade mediada por células 160-161
imunodeficiência combinada grave (SCID) 300
imunologia **94-101**, 174-175, 198-199, **206-207**, 231, 282-283, 286-287
imunossupressores 250-251, 252, 253, 315
indústria farmacêutica 13, 56, 59, 87, 187, 198, 199, 213, 218, 221
industriais 78, 79
infância, psicanálise 180-3
infecção puerperal 106, 118-119, 141-142
infecções
cirúrgicas 21, 89, 115, 118, **148-151**, 170, 223, 265
ferimentos 53, 131, 132, 223
ver também sistema imunológico
inflamação 86, 87, 156, 157, 158, 160, 161, 257
influenza 101, 140, 145, 166, 167, 177, 283, 308-313
injeção intracitoplasmática de espermatozoides (ICSI) 285
Inocêncio VIII, papa 214
inoculação ver vacinação
inseticidas 287
instituições psiquiátricas 92, 93
insulina 59, 92, 167, 184, 187, 210-213
interferon **254**
intestinos 21, 33, 46, 62, 145, 186-187, 253, 296
intubação 117
Ishihara, Shinobu 91
isótopos radioativos 278
Issacs, Alick 254
Ivanovsky, Dmitri 177, 204

J

Jabir Ibn Hayyan (Geber) 48-49, 56-57
Jackson, Charles 116, 117
Janeway, Charles 161
Janssen, Zacharias 141

Jenner, Edward 13, 67, 96, 98, **99**, 101, 156, 206, 207, 254, 286
Jesty, Benjamin 99
Jex-Blake, Sophia 121
Jones, Mary Cover 242
Jones, Robert 263
Juhasz, Tibor 301
Jung, Carl **321**
Juramento de Hipócrates 12, **29**, 47

K

Kaufman, Matt 314
Kelling, Georg 298
Kelman, Charles 301
Kelsey, Frances Oldham 231, 259
Kendall, Edward 187, 237, 238
Kilbourne, Edwin 310, 311
King, Charles Glen 84
Kirchner, Athanasius 140, 141
Kissam, Richard 248
Kitasato, Shibasaburo 157, 166, 198, 207, 282
Klebs, Edwin 135
Klein, Eva **322**
Klein, Melanie 180
Kleitman, Nathaniel 224
Koch, Robert 13, 100, 106-107, 119, 124, 127, 140, 143-144, **145**, 148, 151, 156, 177, 199
Köhler, Georges 160, 170, 175, 275, 282, 283
Kohut, Heinz 180
Kolff, Willem 230, 234, **235**, 250
Kölliker, Albert von 106, 122, **123**, 134, 135
Konduri, Vanaja 156, 254
Kontogianni, Elena 292
Kraepelin, Emil 74
Kropowski, Hilary 282
Kuhl, David 278, 281
Küller-Ross, Elisabeth 270
Küntscher, Gerhard 264
Kurtz, Ron 301
Kwong, Kenneth 224

L

Laborit, Henri 241
Lacks, Henrietta **322**
Lad, Vasant 22
Laënnec, René 103, 188
Laidlaw, Patrick 177, 309
Lancisi, Giovanni Maria 162
Landsteiner, Karl 108, **110**, 111, 135
Lange, Frederik 240
Langerhans, Paul 210, 211
Langevin, Paul 244
Lanoix, Gustave 100
Lantieri, Laurent 26, 248, 315
laparoscopia 284, 298
Larrey, Dominique-Jean, 53, 67, 90
laser de femtosegundo 275, 301
Latham, Peter Mere 59
láudano 58, 86, 269
Lauterbur, Paul **279**, 280
Laveran, Alphonse 107, 162, **163**
Leacock, John Henry 109
Lederberg, Joshua 160, 313

332 ÍNDICE

Leeuwenhoek, Antonie van 122, 134, 140, 141, 162
legislação antifumo **267**
Lehmann, Heinz 241
Lei Comstock (EUA, 1873) 214, 215
Lei das Parteiras (Reino Unido, 1902) 76
lepra 140
Leroux, Henri 87
lesões desfigurantes 26-27
Letterman, Jonathan 90
leucemia 134, 170, 173, 174, 175, 292, 300
Levan, Albert 245
Lewis, Thomas 188
Li Shizhen 35
Li, Min 173-174
Lickint, Fritz 266
Lidwill, Mark 255
Liebig, Justus von 152-153
Liga das Nações, Organização de Saúde da 232, 233
ligamentos 262, 265
Lind, James 67, 84, **85**, 200, 276-277
Lindenmann, Jean 254
linfócitos 158, 159, 160, 172-173, 175, 231, **256-257**, 282-283
linfoma 175, 292
linfoma de Hodgkin 174
Liotta, Domingo 253
Lippmann, Gabriel 188
líquido cefalorraquidiano 193
Lister, Joseph 89, 107, 118, 119, 122, 143, **149**, 150-151, 162, 220
Lister, Joseph Jackson 122
Liston, Robert 116
lítio 230, **240**, 241
Littman, David 103
lobotomias 92
Loewi, Otto 195
Long, Crawford 114-115, 117
Long, Joseph 184
Loubani, Tarek 103
Louis, Pierre 52, 81
Lower, Richard 108-109, 252
Ludwig, Carl 152-153
Ludwig, George 244
Lullius, Raymundus 114
Lunin, Nikolai 200
lúpus 239, 295
luvas de borracha 151

M

Macht, David 241
Macleod, John 184, 187, 212-213
macrófagos 157, 161, 198, 254
Magellan, Ferdinand 84
Magendie, François 59
Maggs, Ronald 240
Maitland, Charles 97-8
malária 86, 87, 102, 107, 145, **162-163**, 222, 274, 283, 286, 287, 309
Malpighi, Marcello 66, 70, 73, 122
mamografia 226, 227
manchas de tinta de Rorschach 183
mandrágora 114
mania 240, 241
Mansfield, Peter 274, 278, 279, 280
Mao Tsé-tung 32
Mapp, "Crazy" Sally 263

máquinas de circulação extracorpórea 70
marca-passos 13, 188, 189, 230, **255**
Marchiafava, Ettore 163
Marescaux, Jacques 305
Marinha Real Britânica 84
marma, pontos 24-25
Martinet, Louis 80
Martinez, Karen 304
Mascagni, Paolo 256
máscaras de proteção 151
Massa, Niccolò 61-62
Mather, Cotton 96, 98
Mathijsen, Anthonius 264
Matteucci, Carlo 188
Mattioli, Pier Andrea 36
Maximow, Alexander 134
McCollum, Elmer Verner 202
McCulloch, Ernest 302
McDonald, Marguerite 301
McIndoe, Archibald 27, 315
McVicar, John 244
Medawar, Peter 159, 249
medicamentos
    analgésicos 59, **86-87**
    antibióticos 59, 148, 174, **216-223**
    antipsicóticos 92, **241**
    cuidados paliativos 271
    ensaios, testes e segurança de 56, 231, **259**, 276-277
    entrega direcionada **198-199**
    esteroides e cortisona **236-239**
    farmacologia **54-59**
    imunossupressores 250-251, 252, 253, 315
    islâmicos 48
    psicoativos 18
    quimioterapia 167, **172-174**, 265, 267
    resistência 162, 167, 174, 205, 218, 221, 222-223, 274
    ver também por nome
medicina ayurvédica 12, 16, **22-25**, 26-27
medicina baseada em evidências **276-277**
medicina chinesa tradicional 12, 16-17, **30-35**, 96, 114
medicina de combate 12, **53**, 67, 88-89, 90, 111, 130-131, 263-264
medicina experimental 153
medicina fitoterápica *ver* fitoterapia
medicina holística 25, 28, 102, 270
medicina indiana 12, 16, **22-25**, 47, 48, 114
medicina islâmica 12, 17, 21, 25, **44-49**, 51, 61, 82, 210, 263
medicina medieval 17, **50-51**, 52, 53, 82-83, 92
medicina ocupacional 66-67, **78-79**
medicina pré-histórica 12, 16, **18-19**
medicina preventiva 48, 79, 86
medicina regenerativa **314**
medicina romana 12, 17, 21, 27, 36, 37, **38-43**, 46, 47, 48, 50, 53, 61, 82, 90
    ver também Celsus; Galeno
medicina Siddha **25**
medicina Unani **25**, 49
medula espinhal 193, 194
medula óssea 256
    transplantes 300, 303
Meerken, Job van 248
Meissner, Wilhelm 58
Mellenby, Edward 202

Mendel, Gregor 107, 146, **147**, 290
meningite 101, 219
mente consciente 181, 182
mente inconsciente 180, 181, 182
meridianos 33, 34, 35
Mering, Joseph von 86, 210, 211
Merit-Ptah 21
Mesopotâmia 20
metástase 89, 172, **173-174**
Metchnikoff, Élie 13, 107, 156-157, 161, 198, 254, 282
metotrexato 173, 174
micróbios 100, **140-145**, 150, 156, 158, 177, 198, 201, 204-205
microrganismos 74, 148, 149, 150, 157, 160, 162
microscópio eletrônico 122, 135, 195, 254
microscópios 63, 73, 106, 122-123, 140, 141, 171, 194-195
micrótomos 123
mielina 295
mieloma 282, 283
Miescher, Friedrich 290
Miller, Jacques 160, 254, 256
Milstein, César 160, 170, 175, 275, 282, **283**
mindfulness *ver* atenção plena
Minkowski, Oskar 210, 211
mitocôndrias 134
mofo 218, 219
Moisés 118
Mondrino de Luzzi 61
Moniz, António Egas **321**
monóxido de carbono 153
Montagnier, Luc 274, 294, 295, 296, 297
Moorfields Eye Hospital (Londres) 20, 21
morfina 56, 58, 59
Morgagni, Giovanni Battista 266
Morgan, Thomas Hunt 146
morte
    classificação de causas de 74
    cuidados paliativos **268-271**
Morton, Henry 88
Morton, William T. G. 106, 115-116, **117**
mosquitos 162-163, 287
mosteiros 17, 50, 83, 146, 147
Mount, Balfour 270, 271
Movimento de Libertação das Mulheres 120
moxabustão 35
MRSA (superbactéria) 223
Mukherjee, Siddhartha 172
Mukwege, Denis **323**
mulheres
    controle de natalidade 214-215
    obstetras e parteiras 18, 21, 51, 107, **120-121**
    parteiras 76-77
    rastreamento oncológico 226-227
Müller, Johannes 152-153
Mullis, Kary 274, 290, **291**, 292
mumificação 20, 61
Murray, Joseph 250
muscardina 141
músculos 192, 194

N

Nägeli, Carl Wilhelm 290
Nagy, Zoltan 301
nanomedicina 274, **304**

nanotecnologia 117
National Childbirth Trust 76
navegação assistida por computador 265
neandertais 18
Negri, Giuseppe 100
Neuber, Gustav 148, 151
neurofisiologia 192-5, 224-225
neurônios 192-5, 196-197, 224
neuropsicanálise 183
neuropsiquiatria 114, 224-225
neurotransmissores 192, 194, 195
neutrófilos 157
Newton, Isaac 91
Nightingale, Florence 83, 106, 107, 126, 130-132, **133**
nigoda 140
níveis de glicose no sangue 211, 212, 213
nosologia **74-75**
Nossal, Gustav 160
núcleo, célula 135
nutrição **200-3**

O

O livro de anatomia de Gray (Gray's Anatomy) 60, 63, **136**
O'Hara, Dolores "Dee" **322-323**
obesidade 167, 213, 265
observação clínica 42, 47-48, 49, 74-75
obstetrícia 43, 63, 103, 118-119, 141-142, 244
odontologia 20, 21, 88, 115, 117, 176
Office International d'Hygiène Publique, L' 233
oftalmologia 25, 91, 239, 301
Ogawa, Hideoki **323**
Oliver, Percy 111
oncologia 89, 168-175
operações *ver* cirurgia
Opie, Eugene 211
ópio 58, 86, 114, 269
Organização Mundial da Saúde (OMS) 96, 177, 218, 223, 226, 230, **232-233**, 236, 266, 268, 271, 274, 275, 286, 293, 297, 312, 313
Organização Pan-Americana da Saúde 232, 233
Oribásio 40
Oronhyatekha **320**
ossos oraculares 32
ossos, ortopedia 262-265
otoplastia 27
Ottenberg, Reuben 111
Ötzi, a Múmia do Similaun 18
ovários 184, 186, 187, 285
óxido nitroso (gás do riso) 107, 114, 115, 117

P

Pacini, Filippo 142, 204
Padgett, Earl 137
padrões moleculares associados a danos (DAMPs) 161
padrões moleculares associados a patógenos (PAMPs) 161
pâncreas 153, 186-187, 210-213, 253

ÍNDICE 333

pandemias 106, 119, 140, 167, 177, 233, 275, 306-313
Papanicolaou, George 135, 167, 226-227
Papay, Frank 315
papilomavírus humano (HPV) 174, 209
papiro de Ebers 21, 36, 84, 210
papiro de Edwin Smith 16, 20, 21, 26, 53, 88, 170, 171, 192, 263
Paracelso (Philippus von Hohenheim) 13, 17, 56, 57, **58**, 59, 78, 102, 198
paracetamol 86
paralisia infantil 96, 206, 209, 230, 232, 286, 309
parasitas 107, 141, 143, 162, 163, 222, 287, 309
Paré, Ambroise 53
Parkington, John 218
Parkinson, James 194
parteiras 66, **76-77**, 119
parto 66, **76-77**, 115, 116, 118-119
Pasteur, Louis 13, 100, 106-107, 118, 119, 127, 140, 142, **143**, 145, 148, 149-150, 156, 162, 163, 177, 200, 206, 207
pasteurização 124, 142
patógenos 59, 101, 140, 142, 144-145, 157, 158, 160, 161, 166, 198-199, 205, 207, 218, 220-223, 257, 282, 312
patógenos transportados pelo ar 142-143, 144, 145, 177, 312
patologia 123
  celular 106, **134-5**
Paula Souza, Geraldo de 232
Pauling, Linus 74, **321**
Paulo VI, papa 258
Pavlov, Ivan 152, 186, 242, 243
pebrina 143
Pecquet, Jean 256
Peebles, Thomas C. 206
pelagra 202-3
Pelletier, Pierre-Joseph 58
penicilina 13, 140, 166-167, 198, 218, 219-220, 221
percussão 80, 81
peristaltismo 186
Perkin, William Henry 59, 198
Peronne, Peretta 52
pesquisa médica 276-277
Peste Antonina 42-43, 308, 309
peste bovina 286
Peste Negra (1665) 74, 308
Peste Negra 17, 46, **51**, 140, 308, 309
Peyman, Gholam 301
Pfolspeundt, Heinrich von 26, 27
"pílula" (anticoncepcional) 120, 214, 215, 231, **258**
pílula do dia seguinte 258
Pinard, Adolphe 103
Pincus, Gregory 215, 258, 284
Pinel, Philippe 67, **93**, 196
piolhos 118
Pirogov, Nikolai 53
Pitágoras 196
placebos 102, 276
plasma 24, 111, 257
plasmócitos 160, 161, 282-283
Plínio, o Velho 78
pneumoconiose 277
pneumonectomia 267
pneumonia 145, 218, 219, 223, 274
política de "andar com duas pernas" 35
poluição do ar 266

pontos quânticos **304**
Porter, Rodney 160
Pott, Percivall 78
povos nativos 308, 309
Practica Chirurgiae (Rogério de Salerno) 17, 51
pragas 42-3, 46, **51**, 74, 118, 125, 140, 141, 209, 308, 309
Pravdich-Neminsky, Vladimir 224
prensa tipográfica 50
pressão arterial 73, 86, 153
Priestley, Joseph 114
Primeira Guerra Mundial 26, 27, 53, 90, 108, 111, 208, 263-264
Pritchard, James Cowles 196
profilaxia pré-exposição (PrEP) 294
progesterona 187, 258
Projeto Genoma Humano 245, 275, 290, 292, **299**
proteína beta-amiloide 196
próteses
  cirurgia ortopédica 262, 263, 264, 265
  primeiras 26
próteses de quadril 231, 262, 263, 264-265
protozoários 145, 163
psicanálise 166, **178-183**, 242
psicologia 242-243, 280-283
psoríase 239, 295
pulmões
  câncer 174, 231, **266-267**
  circulação sanguínea 70-73
  transplantes 251-252, 253
Purdy, Jean 284, 285
Purkinje, Johann 194
Pylarini, Jacob 97

Q

qi 16, 33, 34, 35, 70
Quain, Jones 136
quarentena 51
queimaduras 27, 137, 253, 315
química 56-9
quimioterapia 167, **172-174**, 265, 267
quimioterapia combinada 174
quinina 58, 59, 102, 162
quinolonas 222

R

Rabi, Isidor 278
racionalistas/dogmáticos 41, 42
radiofármaco 281
radiografia 176
radioterapia 170, 171, **172**, 173, 174, 265, 267
radioterapia conformacional (CRT) 172
raios X/raio-X 60, 166, 167, 172, **176**, 227, 250, 262, 264, 278, 281
Ramazzini, Bernardino 66-67, 78-79
Ramón y Cajal, Santiago 193, 195
Ramon, Gaston 209
raquitismo 201, 202, 203
rastreamento oncológico **226-227**
Rathbone, William 133
reação em cadeia da polimerase (PCR) 274, 290, 291, 292
realidade aumentada 315

receptor de antígeno quimérico (CAR) de células T 175
receptores tipo *toll* (TLR) 161
Recklinghausen, Friedrich von 135
recombinação genética 187
Reed, Walter 177
Reichstein, Tadeus 237, 238
Reid, Ann 311
Reid, John 244
Reitz, Bruce 252
rejeição (transplantes/próteses) 159, 231, 239, 248-253, 263, 275, 283, 303, 315
religião e saúde 83
Remak, Robert 134
remédios populares 21, 53, 56
Renascimento 12, 17
resposta emocional 243
ressonância magnética (MRI) 176, 195, 274, 278-281
ressonância magnética funcional (fMRI) 224, 225
ressonância magnética nuclear (RMN) 278-279, 280
reumatismo 205
Reverdin, Jacques-Louis 137
Revolução Científica 66
Revolução Industrial 79, 107
Ricettario Fiorentino 56, 57
Richards, Linda 133
Richet, Charles 160
rinoplastia 26, 27
Riolan, Jean 73
Ritter, Johann Wilhelm 176
RNA 177, 294, 297, 310
Robertson, Oswald 108, 111
Roblin, Richard 300
Rocks, John 258
Rogério de Salerno 17, 50, 51
Roget, Peter Mark 114
Rokitansky, Karl **319**
Röntgen, Wilhelm 166, 167, 176, 262
Rose, Noel 294
Rosenbach, Friedrich 222
Ross, Ronald 163
Rösslin, Eucharius 76
roubo de corpos 136
Rous, Peyton 111
Roux, Émile 207
Rowntree, Leopold 234
rubéola 101
Rubin, Benjamin 287
Rudbeck, Olaus 257
Ruddock, John 298
Rufo de Éfeso 80
Rush, Benjamin 52
Ruska, Ernst 122, 254
Ruysch, Frederik 256

S

Sackett, Lewis 238
Safar, Peter **322**
Saiki, Randall 290
Sakel, Manfred 92
salicina 58, 87
Salk, Jonas 96, 206, 310
salmonela 145
Salvarsan 13, 59, 140, 158, 166, 199, 218, 221
saneamento

em hospitais **128-133**, 141-142
saúde pública 107, 125-127, 145
Sanger, Frederick 210, 275, 291
Sanger, Margaret 167, 214, **215**, 258
sangria **52**, 73, 276
sanguessugas **52**, 73
sarampo 101, 206, 232, 287, 309
sarcoma de Kaposi 296
saúde internacional **232-233**
saúde mental
  classificação de distúrbios 74, 75
  clorpromazina e antipsicóticos 230, **241**
  cuidado de saúde humanizados 67, **92-93**
  doença de Alzheimer 166, 195, **196-197**, 293
  lítio e transtorno bipolar 230, **240**
  medicina islâmica 47
  psicanálise **178-183**
  terapia comportamental e cognitiva **242**
saúde pública 107, 118, 124-127, 145, 233
  pandemias **308-13**
Saunders, Cicely 231, 268, **269**, 270, 271
Schatz, Albert 221
Schaudinn, Fritz 198
Schauenstein, Walther 226
Schenk, Samuel 284
Schiller, Walter 226
Schleiden, Matthias 134, 152
Schou, Mogens 240
Schwann, Theodor 134, 152
Scribner, Belding 234
secretina 187
sedação *ver* anestesia
Segunda Guerra Mundial 27, 90, 219-220, 230, 264
Semm, Kurt 298
Semmelweis, Ignaz 83, 118, **119**, 124, 141-142
Sonning, Åke 188, 266
sepse 149
septicemia 218, 219, 220
Servetus, Michael 70, 71
Serviço Nacional de Saúde (Reino Unido) 130, 269, 270
sevoflurano 114
sexo
  controle de natalidade **214-215**
  psicanálise 180-183
sexualidade 77
Sharp, Jane 66, 76-77
Sharpey-Schafer, Edward 184, 211
Sherrington, Charles Scott 166, 192, **193**, 194, 195
Shumway, Norman 252
sífilis 13, 58, 59, 140, 158, 166, 198-199, 218, 220-221, 286
sinapses 192, 194, 195, 196, 224
síndrome de Down 231, **245**
síndrome de Edwards 245
síndrome respiratória aguda grave (SARS) 312, 313
síndrome respiratória do Oriente Médio (MERS) 312
sistema distrital de enfermagem 133
sistema imunológico 156-161, 231
  doenças autoimunes **294-297**
  grupos sanguíneos 110-111

imunoterapia 170, 171, **174-175**, 266, 282
linfócitos e sistema linfático **256-257**
transplantes de órgãos 250-251
sistema linfático 160, 172, 231, **256-257**
sistema musculoesquelético 262-265
sistema nervoso 166, 185-186, **190-195**
sistema nervoso autônomo 193
sistema nervoso central (SNC) 193
sistema robótico Da Vinci 298, 305
Skinner, B.F. 230, 242, **243**
Sloane, Hans 97
Smith, Wilson 177, 309
Snow, John 106, 116, 124, 126, **127**, 142
sonhos 181-182, 224
sono REM (movimento rápido dos olhos) 224
Soper, Fred 286, 287
Sorano de Éfeso 43
soroterapia 207, 209
Southwood Smith, Thomas 125, 126
Spallanzani, Lazzaro 244
St. Christopher's Hospice (Londres) 268, 269, 270, 271
Stanhope, Aubrey 207
Stanley, Wendell 177
Starling, Ernest **185**, 186-187, 267
Starzl, Thomas 251
Stenbeck, Thor 172
Steptoe, Patrick 284-285
Stone, Edward 59, 67, **86**, 87
Störck, Anton von 102
sumérios 28, 36
superbactérias 223
superego 182
Sushruta 16, 23, 26-27, 53, 114
Sutherland, John 131
suturas de Carrel 248
Suzuki, Umetaro 201
Svoboda, Robert 22
Sydenham, Thomas 66, 74, **75**, 86
Sylvius, Jacobus 63
Syme, James 149, 151
Sze, Szeming 232, **233**
Szent-Györgyi, Albert 84, 167, 200, 201

T

tabaco **266-267**
tabagismo 231, **266-267**
tabagismo passivo 266
Tagliacozzi, Gaspare 315
talas 262, 263-264, 265
talidomida 231, **259**
Tânato 182
Taubenberger, Jeffery 308, 311
técnicas de esterilização 148, 151
telecirurgia 274, 275, **305**
tendões 262, 265
Teofrasto 36, 37
teoria celular 106, 134, 152
teoria do miasma 51, 124-125, 140-141, 142, 162
teoria dos germes 13, 106-107, 119, 127, **138-145**, 148, 150, 156, 162, 177
terapia antirretroviral (TARV) 294, 297
terapia celular 135
terapia cognitivo-comportamental (TCC) 230, **242-3**
terapia comportamental 230, **242-243**

terapia de choque eletroconvulsivo (ECT) 114, 241
terapia de reposição hormonal (TRH) 187
terapia fágica **204-205**
terapia genética 275, **300**
terapia TRAIL 267
terapias de aceitação 243
termômetros 80, 81
teste de antígeno prostático específico (PSA) 227
testículos 184, 185-186
testosterona 187
tétano 96, 101, 157, 166, 209, 232, 287
tetraciclinas 218, 221-222
Thieller, Max 206
Thiersch, Karl 137, 315
Thomas, Hugh Owen 263-264
Thomson, James 134, 302, **303**
Till, James 302
timo 160, 254, 256
Timoni, Emmanuel 96, 97
tipagem tecidual 251, 292
tipos sanguíneos, identificação 282
tireoide 184, 295
tiroxina 187
Tjio, Joe Hin 245
tomografia computadorizada (TC) 172, 176, 195, 274, 278, **280-281**
tomografia de coerência óptica (OCT) 122, 123
tomografia por emissão de pósitrons (PET) 225, 274, 278, **281**
Tonegawa, Susumu 160
torniquetes 53, 71
tração 263
transferência nuclear de células somáticas (TNCS) 299
transfusão de sangue 53, 106, **108-111**
transplante de rosto 26, 27, 248, 253, 275, **315**
transplantes 13, 26, 27, 111, 159, 223, **246-253**, 275, **315**
transplantes cardiopulmonares **252**
transplantes de córnea 248-249, 253
transplantes de mão 248, 253
transplantes de órgãos 13, 111, 159, 223, 230-231, 239, 246-253, 275, 314
transplantes renais 230, 234, 235, 248, 250, 251, 253, 305
transtorno bipolar 92, 230, **240**, 241
tratamento de fertilidade 275, **284-285**
treinamento/qualificação
  enfermeiras 132-133
  médicos 50-51, 82, **83**, 107
trepanação 16, **19**, 20, 92
triagem 53, 67, **90**
triagem pré-natal 292-293
trissomia 245
Troidl, Hans 298
trombo 134
Trotula 51
Tschermak, Erich 146, 147
tuberculose 13, 48, 96, 101, 140, 144, 145, 156, 166, 174, 207, 208, 218, 221, 223, 232, 274, 309
Tuke, William 93
tumor cerebral 224, 225, 244, 281
tumores ósseos 176, 262, 265
Tumpey, Terrence 311-312
Turner, B.B. 234
Turner, Joseph 111
Twort, Frederick William 204

U

Ullmann, Emerich 248
ultrassom 230, 231, **244**, 262, 265, 278
unidades de cuidados paliativos 231, 268, 269, 270, 271
Urbani, Carlo 312

V

vacina BCG 96, 166, 207, 208-209
vacinação em massa 286-287
vacinação 12, 13, 59, 66, 67, **94-101**, 144, 145, 156, 157, 158, 161, 163, 166-167, 204, 254
  e câncer 174
  erradicação global da varíola **286-287**
  OMS e 232, 233
  pandemias 308-313
  vacinas atenuadas 166, 167, **206-209**
  vacinas recombinantes 293
vacinas à base de plasma 206
vacinas atenuadas 166, 167, **206-209**
vacinas recombinantes 293
Vagbhata 23
Valenzuela, Pablo 293
valetudinários 40, 82
varíola 13, 66, 67, 96-100, 101, 140, 156, 177, 204, 206, 208, 232, 233, 274, **286-287**, 309
varíola bovina 98-100, 207, 286
variolação 97, 98
varredura 278, 278-281
Varro, Marcus Terentius 140, 162
vasos sanguíneos 111, 248, 280, 298
Vauquelin, Louis 58
veias 70, 71, 72, 73
venenos 57, 58, 59, 102, 117, 153
Vesalius, Andreas 12, 17, 43, 50, 60, 61, 62, **63**, 71, 88, 136, 152, 193-194
vias neurais 192, 195
Virchow, Rudolf 106, 134, **135**
virologia **177**, 310-311
vírus 100, 101, 145, 159, 161, 163, 166, 292
  bacteriófagos e terapia fágica **204-205**
  e câncer 174
  engenharia genética 293
  HIV **294-297**
  interferon 254
  pandemia 306-313
vírus do mosaico do tabaco 177
Visser, Lynn Sayre 90
visualização 243
vitamina C (ácido ascórbico) 67, 84, 85, 200, 203, 277
vitaminas 167, **200-203**, 277
Vitória, rainha 115, 116, 127, 131, 151
Vitrúvio 140
vivissecção 153
Vorderman, Adolphe 201
Vries, Hugo de 146

W

Wakley, Thomas 126, **319**
Walden, George 213

Waller, Augustus D. 188, 189, 255
Walsh, Declan 271
Walter, William Grey 224, **225**
Wang Shuhe 34
Wardlaw, Joanna **323**
Warren, John 116
Washington, George 52
Watson, James 230, 290-291, 299, 310
Watson, John 242-243
Weekes, Claire 242, 243
Weiner, Alexander 108, 111
Wells, Horace 115, 116, 117
Wild, John 244
Wilkins, Maurice 290, 291
Williams, Daniel Hale **320**
Williams, Robley 310
Willis, Thomas 194
Wilmut, Ian 299
Winston, Robert 292
Withering, William 56
Wöhler, Friedrich 56, 59
Wong, Caine 196
Wood, Fiona **323**
Woodall, John 84
Wortley Montagu, Mary 66, 96, 97
Wright, Almroth 156, 159, 208
Wright, Jane 173, **174**
Wundt, Wilhelm 180
Wyngaarden, James 299

X

xamãs 18, 19, 20

Y

Yamanaka, Shinya 275, 302, 303, 314
Yersin, Alexandre 207
Yi Yin 32
yin e yang 16, 32, 33, 35
Young, Thomas 73, 91

Z

Zakrzewska, Maria 121
ZEUS (robótica médica) 305
Zhang Zhongjing 35
Zhen Quan 35
Zika, vírus 163
Zirm, Eduard 248-249
zoonoses 296, **312-313**
Zuckerberg, Mark 140
zur Hausen, Harald 170, 174

CRÉDITOS DAS CITAÇÕES

MEDICINA ANTIGA E MEDIEVAL

18 Mircea Eliade, historiador romeno da religião

20 Heródoto, historiador grego

22 *Ashtanga Hridayam*, século V A.E.C.

26 Gaspare Tagliacozzi, cirurgião italiano

28 Hipócrates, médico grego

30 Eu Yan Sang, empresa especializada na medicina tradicional chinesa

36 Hipócrates

38 Cláudio Galeno, médico romano

44 Avicena, médico islâmico

50 Guy de Chauliac, cirurgião francês

52 Alcunha de François Broussais, médico francês e defensor da sangria

53 Emil Geist, professor estadunidense de cirurgia ortopédica

54 Paracelso, médico suíço

60 William Harvey, médico inglês

CORPO CIENTÍFICO

68 William Harvey

74 Provérbio irlandês

76 Eucharius Rösslin, médico alemão

78 Bernardino Ramazzini, médico italiano

80 Herman Boerhaave, médico holandês

82 Florence Nightingale, enfermeira e estatística britânica

84 Richard Hawkins, marinheiro inglês

86 Edward Stone, clérigo britânico

88 James Paget, cirurgião britânico

90 Dominique-Jean Larrey, cirurgião militar francês

91 John Dalton, químico e meteorologista britânico

92 Marquês de Sade, nobre e filósofo francês

94 PublicHealth.org, site estadunidense de informações de saúde pública

102 Samuel Hahnemann, médico alemão

103 René Laënnec, médico francês

CÉLULAS E MICRÓBIOS

108 Andreas Libavius, químico e médico alemão

112 Rainha Vitória

118 Site do Serviço Nacional de Saúde (NHS) do Reino Unido

120 Elizabeth Blackwell, médica britânica

122 Rudolf Virchow, patologista alemão

124 Steve Johnson, *O mapa fantasma*, 2006

128 Florence Nightingale

134 Rudolf Virchow

136 William Smellie, obstetra escocês

137 Louis Ollier, cirurgião francês

138 Louis Pasteur, químico francês

146 Genetic Disorders UK, instituição de caridade britânica

148 Joseph Lister, médico britânico

152 Wilhelm Wundt, fisiologista alemão

154 Élie Metchnikoff, médico russo

162 Site do Serviço Nacional de Saúde (NHS) do Reino Unido

VACINAS, SOROS E ANTIBIÓTICOS

168 *O oncologista*, 2013

176 Wilhelm Röntgen, físico alemão

177 Claus Wilke e Sara Sawyer, virologistas estadunidenses

178 Sigmund Freud, neurologista austríaco

184 Ernest Starling, fisiologista britânico

188 Willem Einthoven, fisiologista holandês

190 Charles Scott Sherrington, neurofisiologista britânico

196 Alois Alzheimer, psiquiatra alemão

198 Paul Ehrlich, cientista alemão

200 Nikolai Lunin, bioquímico russo

204 Félix d'Hérelle, microbiologista franco--canadense

206 Departamento de Saúde e Serviços Humanos dos Estados Unidos

210 Frederick Banting, médico canadense, e Ernest Starling

214 Margaret Sanger, enfermeira estadunidense e feminista

216 Revista *Time*, 1944

224 Steven Rose, neurocientista e autor britânico

226 Chris Groves, diretor britânico de rastreamento oncológico de intestino

SAÚDE GLOBAL

232 Site da Organização Mundial da Saúde

234 Willem Kolff, médico holandês

236 Philip Hench, médico estadunidense

240 John Cade, psiquiatra australiano

241 *The BMJ* (*British Medical Journal*), 2007

242 Site do Serviço Nacional de Saúde (NHS) do Reino Unido

244 Ian Donald, médico britânico

245 Marthe Gautier, pesquisadora francesa de pediatria

246 Joshua D. Mezrich, cirurgião de transplantes estadunidense

254 Toine Pieters, *Interferon: The Science and Selling of a Miracle Drug*, 2012

255 Arne Larsson, engenheiro sueco e o primeiro paciente a receber um marca-passo implantado

256 Site da Biblioteca Bodleian, Universidade de Oxford, Reino Unido

258 Letty Cottin Pogrebin, escritora estadunidense

259 Frances Oldham Kelsey, farmacologista estadunidense nascida no Canadá

260 Anil Gambhir, consultor em cirurgia ortopédica, Wrightington Hospital, Reino Unido

266 Governo do Reino Unido, slogan antifumo

268 Cicely Saunders, enfermeira, assistente social e médica britânica

GENES E TECNOLOGIA

276 Archibald Cochrane, médico escocês

278 Site da Fermilab, laboratório estadunidense de física de partículas

282 *BMC Biotechnology*, 2011

284 Patrick Steptoe, ginecologista britânico

286 Tedros Adhanom Ghebreyesus, diretor-geral da Organização Mundial da Saúde

288 James Watson, biólogo molecular estadunidense

294 Bill Clinton, 42º presidente dos Estados Unidos

298 *The Palgrave Handbook of the History of Surgery*, 2017

299 Francis Collins, geneticista estadunidense

300 Theodore Friedmann, pesquisador estadunidense

301 Melinda Rose e Hank Hogan, escritores estadunidenses

302 EuroStemCell, projeto da União Europeia focado no engajamento do público com a pesquisa com células-tronco

304 Alpharmaxim, agência britânica de comunicações de saúde

305 Jacques Marescaux, cirurgião francês

306 Liam Donaldson, diretor médico do Reino Unido (1998–2010)

314 EuroStemCell

315 Jérôme Hamon, paciente francês de transplante facial

336

AGRADECIMENTOS

A Dorling Kindersley gostaria de agradecer a Debra Wolter, Ankita Gupta e Arushi Mathur pela assistência editorial; Alexandra Black pela revisão de texto; Helen Peters pela indexação; Stuti Tiwari pela assistência na design; Harish Aggarwal, Designer Sênior da DTP; Priyanka Sharma, Coordenadora Editorial de Capas; Saloni Singh, Editora de Capas, Vagisha Pushp, Assistente de Pesquisa de Imagens.

CRÉDITOS DAS IMAGENS

A editora gostaria de agradecer pela permissão para reproduzir as imagens:

(Legenda: a: acima; b: abaixo/inferior; c: centro; d: distante; e: esquerda; f: direita; t: topo)

19 Alamy Stock Photo: Prisma Archivo (be). **Getty Images:** Mira Oberman / AFP (tf). **20 Alamy Stock Photo:** William Arthur (bf). **21 SuperStock:** DeAgostini (tf). **23 Alamy Stock Photo:** Dinodia Photos RM (tf). **25 akg-images:** Gerard Degeorge (te). **27 Alamy Stock Photo:** Photo Researchers / Science History Images (te). **29 Alamy Stock Photo:** Fine Art Images / Heritage Images (bf); Photo12 / Archives Snark (te). **34 Alamy Stock Photo:** Science History Images (te); View Stock (bf). **37 Getty Images:** DEA / A. Dagli Orti (bc); **Science Photo Library:** Middle Temple Library (te). **41 Alamy Stock Photo:** PhotoStock-Israel (be). **42 Alamy Stock Photo:** Classic Image (te). **43 Alamy Stock Photo:** The Print Collector (te). **46 Alamy Stock Photo:** Pictures From History / CPA Media Pte Ltd (cfb). **48 Alamy Stock Photo:** Pictures From History / CPA Media Pte Ltd (bf). **49 Alamy Stock Photo:** Chronicle (te); **Rex by Shutterstock:** Gianni Dagli Orti (te). **51 Alamy Stock Photo:** Fine Art Images / Heritage Image Partnership Ltd (te); Werner Forman Archive / National Museum, Prague / Heritage Image Partnership Ltd (bf). **53 Science Photo Library:** Sheila Terry (cf). **56 Alamy Stock Photo:** PhotoStock-Israel (bf). **57 Alamy Stock Photo:** The History Collection (bf). **58 Alamy Stock Photo:** World History Archive (tf). **59 Alamy Stock Photo:** Zoonar GmbH (tf). **62 Bridgeman Images:** Christie's Images. **63 Alamy Stock Photo:** Oxford Science Archive / Heritage Images / The Print Collector (be); **Wellcome Collection:** De Humani Corporis Fabrica Libri Septem (tf). **70 Getty Images:** DeAgostini. **72 Wellcome Collection:** (tc). **73 Alamy Stock Photo:** Oxford Science Archive / Heritage Images / The Print Collector (cb); Timewatch Images (tf). **74 Alamy Stock Photo:** Photo12 / Ann Ronan Picture Library (bc). **75 Alamy Stock Photo:** Science History Images (te). **77 Alamy Stock Photo:** Album / British Library (te). **79 Alamy Stock Photo:** The Keasbury-Gordon Photograph Archive / KGPA Ltd (bc). **80 Alamy Stock Photo:** The Picture Art Collection (bc). **81 Wellcome Collection:** Hermann Boerhaave. Gravura em linhas por F. Anderloni baseada em G. Garavaglia (be). **83 Getty Images:** Hulton Archive (te). **84 Alamy Stock Photo:** Robert Thom (bc). **85 Alamy Stock Photo:** Science History Images (tf). **87 123RF.com:** ivdesign (tc/ Ácido salicílico); **Dreamstime.com:** Alptraum (tf); Evgeny Skidanov (te); Levsh (tc); **Getty Images:** SeM / Universal Images Group (bf). **89 Alamy Stock Photo:** Hamza Khan (be); **Dreamstime.com:** Georgios Kollidas (tf). **91 Alamy Stock Photo:** Garo / Phanie (cfb). **93 Wellcome Collection:** Tucker, George A. (bc); Philippe Pinel/ Litografia por P. R. Vignéron (tf). **96 Science Photo Library:** CCI Archives. **97 Alamy Stock Photo:** Fine Art Images / Heritage Image Partnership Ltd (bc). **99 Alamy Stock Photo:** The Print Collector / Heritage Images (be); **Getty Images:** Christophel Fine Art / Universal Images Group (tf). **100 Alamy Stock Photo:** Ann Ronan Picture Library / Heritage-Images / The Print Collector (tf). **101** Número global de mortes de crianças por ano - por causa da morte: https://ourworldindata.org/vaccination. **103 Getty Images:** DeAgostini (cf). **109 Wellcome Collection** (te). **110 Getty Images:** Keystone-France / Gamma-Keystone (be). **111 Alamy Stock Photo:** Patti McConville (bf); **Getty Images:** Aditya Irawan / NurPhoto (be). **114 Alamy Stock Photo:** Granger Historical Picture Archive (be). **115 Bridgeman Images:** Archives Charmet (te). **116 Dreamstime. com:** Alona Stepaniuk (t). **117 Alamy Stock Photo:** Medicshots (be); Photo Researchers / Science History Images (tf). **118 Getty Images:** Johann Schwarz / SEPA.Media (bc). **119 Alamy Stock Photo:** Pictorial Press Ltd (be). **121 Alamy Stock Photo:** Mary Evans / Library of Congress / Chronicle (tf); **Getty Images:** Topical Press Agency (be). **123 Alamy Stock Photo:** Historic Images (be); **Science Photo Library:** Science Source (tc). **126 Alamy Stock Photo:** Pictorial Press Ltd (be). **127 Alamy Stock Photo:** GL Archive (te); Photo Researchers / Science History Images (bc). **131 Alamy Stock Photo:** Pictorial Press Ltd (bf). **132 Wellcome Collection:** Diagrama das causas de mortalidade no exército (be). **133 Alamy Stock Photo:** David Cole (be); World Image Archive (tf). **135 Alamy Stock Photo:** Pictorial Press Ltd (tf). **136 Getty Images:** Mashuk (bf). **140 Alamy Stock Photo:** INTERFOTO / History (bf). **141 Alamy Stock Photo:** Science History Images (te). **142 Alamy Stock Photo:** WorldPhotos (te). **143 Alamy Stock Photo:** Lebrecht Music & Arts (tf); **Science Photo Library:** Dennis Kunkel Microscopy (be). **144 Alamy Stock Photo:** Photo12 / Ann Ronan Picture Library (bc). **145 Alamy Stock Photo:** GL Archive (tc); **Dreamstime. com:** Helder Almeida (tc/ mão); Mikhail Rudenko (tc/ nariz); Valentino2 (tf). **147 Alamy Stock Photo:** FLHC 52 (tf). **149 Alamy Stock Photo:** GL Archive (be); **Getty Images:** Bettmann (tf). **151 Alamy Stock Photo:** IanDagnall Computing (tf); **Dreamstime.com:** Coplandj (t). **152 Alamy Stock Photo:** Pictorial Press Ltd (bf). **153 Alamy Stock Photo:** Granger Historical Picture Archive (tf). **157 Internet Archive:** L'Immunité Dans Les Maladies Infectieuses (te); **Science Photo Library:** National Library of Medicine (bf). **159 Alamy Stock Photo:** Juan Gaertner / Science Photo Library (tf); **Rex by Shutterstock:** AP (be). **160 Alamy Stock Photo:** Geoff Smith (be). **161 Dreamstime.com:** Juan Gaertner (bf). **162 Alamy Stock Photo:** The History Collection (tf). **163 Alamy Stock Photo:** Pictorial Press Ltd (tf). **171 Alamy Stock Photo:** Photo Researchers / Science History Images (tc); **Wellcome Collection** (te). **172 Unsplash:** nci (be. **174 Alamy Stock Photo:** Everett Collection Inc (be). **175 Science Photo Library:** Steve Gschmeissner (te). **176 Alamy Stock Photo:** Science History Images (cf). **180 Alamy Stock Photo:** Granger Historical Picture Archive (bf). **181 Alamy Stock Photo:** World History Archive (te). **183 Alamy Stock Photo:** Heeb Christian / Prisma by Dukas Presseagentur GmbH (cb); **Pictorial Press Ltd** (tf). **185 Alamy Stock Photo:** GL Archive (tf). **187 Science Photo Library:** LENNART NILSSON, TT (tf). **189 Alamy Stock Photo:** Granger Historical Picture Archive (be); World History Archive (tf) **193 Alamy Stock Photo:** Archive Pics (tf); Granger, NYC. / Granger Historical Picture Archive (te). **195 Science Photo Library:** Zephyr (bf). **196 Alamy Stock Photo:** Science Photo Library / Juan Gaertner (bf). **197 Alamy Stock Photo:** Colport (be). **198 Alamy Stock Photo:** Granger Historical Picture Archive (bc). **199 Alamy Stock Photo:** World History Archive (tf). **203 Getty Images:** The LIFE Images Collection / Herbert Gehr (tc, be). **204 Science Photo Library:** LEE D. SIMON (bc). **205 Alamy Stock Photo:** The Picture Art Collection (tf). **208 Getty Images:** Keystone- -France\Gamma-Rapho (be). **209 Alamy Stock Photo:** Niday Picture Library (te). **211 Alamy Stock Photo:** Everett Collection Historical (tf); **Dreamstime. com:** Vichaya Kiatyingangsulee (te); Reddogs (tl/1). **213 Getty Images:** Chris Ware / Keystone Features (be). **215 Alamy Stock Photo:** Everett Collection Historical (te); Everett Collection Historical (tf). **218 Alamy Stock Photo:** Keystone Pictures USA / Keystone Press (be); **Getty Images:** Bettmann (tf). **220 Alamy Stock Photo:** Alpha Stock (tf); **Science Photo Library:** Corbin O'grady Studio (be). **221 University of Wisconsin, Madison:** Dr. Cameron Currie (bf). **222 Alamy Stock Photo:** Science Photo Library (bf). **225 Getty Images:** Science & Society Picture Library (te); **Science Photo Library:** SOVEREIGN, ISM (bc). **227 Alamy Stock Photo:** Everett Collection Inc (tf); **Wellcome Collection** (te). **233 Szeming Sze Estate:** (tf). **235 Alamy Stock Photo:** INTERFOTO (be). **237 Science Photo Library:** (te). **239 Alamy Stock Photo:** Granger Historical Picture Archive (be). **243 Alamy Stock Photo:** Granger Historical Picture Archive (be). **245 Alamy Stock Photo:** WENN Rights Ltd (cf). **249 Science Photo Library:** Jean-Loup Charmet. **251 Alamy Stock Photo:** Pictorial Press Ltd (be). **252 Getty Images:** Rodger Bosch / AFP (te). **255 Dreamstime.com:** Kaling Megu (bf). **257 Alamy Stock Photo:** Photo Researchers / Science History Images (tf). **262 Alamy Stock Photo:** Cultural Archive (be). **263 Alamy Stock Photo:** The Reading Room (bf). **264 Dreamstime.com:** Sebastian Kaulitzki (tc). **265 Alamy Stock Photo:** Mike Booth (te). **267 Getty Images:** Dibyangshu Sarkar / AFP (bf). **269 Alamy Stock Photo:** PA Images (tf). **271 Alamy Stock Photo:** BH Generic Stock Images (te). **277 Cardiff University Library:** Cochrane Archive, University Hospital Llandough. (tf). **279 Alamy Stock Photo:** DPA Picture Alliance (be). **280 Alamy Stock Photo:** Science Photo Library (tf). **281 Getty Images:** BSIP / Universal Images Group (bf). **283 Getty Images:** Bettmann (tf); NASA: (te). **284 Getty Images:** Central Press / Hulton Archive (cb). **285 Alamy Stock Photo:** PA Images / Rebecca Naden (be). **287 Science Photo Library:** David Scharf (bf). **290 Alamy Stock Photo:** Photo Researchers / Science History Images (tf); **Science Photo Library:** A. Barrington Brown, ® Gonville & Caius College (be). **291 Rex by Shutterstock:** Karl Schoendorfer (te). **293 Getty Images:** Tomohiro Ohsumi (te). **297 Getty Images:** AFP / Stephane De Sakutin (tf); Barbara Alper (be). **299 Getty Images:** Handout (bf). **300 Alamy Stock Photo:** Science History Images (be). **303 PLOS Genetics:** ® 2008 Jane Gitschier (be); **Science Photo Library:** NIBSC (tc). **305 Science Photo Library:** Peter Menzel (cfb). **308 Alamy Stock Photo:** Everett Collection Historical (tf). **309 Alamy Stock Photo:** Everett Collection Inc (be). **313 Alamy Stock Photo:** Cultura Creative Ltd / Eugenio Marongiu (bf). **314 Alamy Stock Photo:** BSIP SA (cb).

Para mais informações, consulte: www.dkimages.com

Conheça todos os títulos da série:

  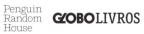

   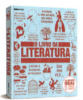 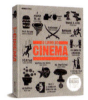

 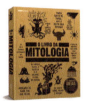 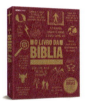 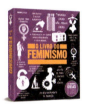 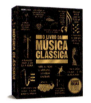

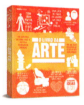 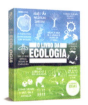 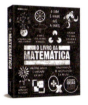 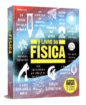 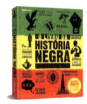

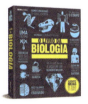 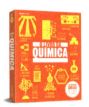 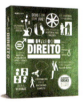 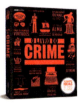 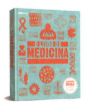

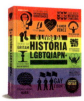